中华舌诊观止

（第二版）

陆小左　刘　毅　主编

全国百佳图书出版单位
中国中医药出版社
·北　京·

图书在版编目（CIP）数据

中华舌诊观止 / 陆小左，刘毅主编 . -- 2 版 .
北京 : 中国中医药出版社，2025. 4
ISBN 978-7-5132-9366-2

Ⅰ. R241.25

中国国家版本馆 CIP 数据核字第 2025UX3558 号

中国中医药出版社出版
北京经济技术开发区科创十三街 31 号院二区 8 号楼
邮政编码　100176
传真　010-64405721
山东润声印务有限公司印刷
各地新华书店经销

开本 880×1230　1/32　印张 16.25　彩插 0.25　字数 407 千字
2025 年 4 月第 2 版　2025 年 4 月第 1 次印刷
书号　ISBN 978－7－5132－9366－2

定价　88.00 元
网址　www.cptcm.com

服 务 热 线　010-64405510
购 书 热 线　010-89535836
维 权 打 假　010-64405753

微信服务号　zgzyycbs
微商城网址　https://kdt.im/LIdUGr
官 方 微 博　http://e.weibo.com/cptcm
天猫旗舰店网址　https://zgzyycbs.tmall.com

如有印装质量问题请与本社出版部联系（010-64405510）

《中华舌诊观止》编委会

主　编　陆小左　刘　毅

副主编（以姓氏笔画为序）

于志峰　李　甜　曹　亭
曹宏梅　董利利　谢　敬

编　委（以姓氏笔画为序）

丁　然　王　赛　王春峰
田　飞　刘妮波　张海芳
胡广芹　常　飞　谢月敏

内容提要

舌诊是中医望诊的重要内容。本书选取的舌诊六书，均为舌诊各个时期的代表作。《敖氏捷径伤寒金镜录》为现存最早的舌诊专著，经杜本增订后得以传世。《伤寒舌鉴》为清代张登所撰，张氏在《敖氏捷径伤寒金镜录》和《观舌心法》的基础上“正其错误，削其繁芜，汰其无预于伤寒者，而参入家大人治案所纪，及己所亲历，共得百二十图”。《舌鉴辨正》为梁玉瑜所作，以《活人心法·舌鉴》一书为原本，是在梁氏家传秘法的基础上，参之临证实践，逐条厘正《舌鉴》谬误而成的舌诊专著。《临症验舌法》上卷结合虚实、阴阳、脏腑等辨证要略，阐述临床验舌的方法；下卷具体分析见何证、何舌当用何方治疗，条理井然，使后世医家学习验舌之法时有理可循，有据可依。《察舌辨症新法》主要论述伤寒病舌象，也有温病和杂病舌象，书中图文并茂，观察入微，是有较高学术价值的舌诊专著。《彩图辨舌指南》把历代医家论舌之精华集于一书，凡察舌治病之法，皆摘录无遗，是一部学习中医必备的验舌专书。本书适用于中医临床工作者及广大的中医爱好者阅读参考。

序　言

遵吾师陆小左教授嘱，为《中华舌诊观止》校勘作序，诚惶诚恐。

这本书已经出版10年，其间曾6次加印，受到了中医界特别是中青年读者的欢迎。难能可贵的是，再版时校勘者再做勘校，将发现的极少错误纠正，这种锲而不舍、精益求精的精神和治学态度，令我敬佩，也与中医学在当代之发展高度契合。

当前，中医学正处于难得的发展机遇期。在国内，中医在维护个人健康，在疾病治疗、康复中的显著作用得到了前所未有的认同；在国外，使用中医药的国家和地区越来越多。习近平总书记曾指出："中医药是中华民族的瑰宝，一定要保护好、发掘好、发展好、传承好。"保护、发掘、发展、传承好中医药，要做的工作有许多，其中，勘校中医药典籍就是一项事关中医药学发展的基础性工作。

中医与西医的显著差异是，中医在中华民族5000年的发展中延绵不断，其预防、诊治疾病的逻辑一以贯之，其理念、理论、基本体系紧密相连，其概念、推理、判断的具体方法历久弥新。历代先贤在临证中总结出了维护健康、诊治疾病的经验，留下了许多极其珍贵的经典著作，中医的精华就在这些典籍之中。发掘、整理先贤的著作，在守正、传承精华基础上创新，是发展中医的需要，是当代中医人的神圣职责。本书的再版，就反映了校勘者对在守正创新中发展中医的清醒认识和扎实工作。

就中医人才的成长而言，读经典、做临床、善总结是必由之路。中医具有鲜明的实践性，所以读经典不能替代临床、不能脱离临床。读经典的目的是为临床打基础，指导临床，解决临床上面临的问题，而且只有在临床中实践才能深化对经典的理解，经典指导下的临床还要不断总结提高。但是，不读经典的临床往往是盲目的，不但走不远，甚至会走弯路。纵观中医几千年的历史，读经典既是历代名家的成功之道，也是学中医的规矩。这本系统记述舌诊的书正是读经典的珍贵典籍。

舌诊属于望诊范畴，是望诊的重要内容。在望、闻、问、切中，“望”位列首位，有“望而知之谓之神”之说。“望”的目的是“知”。望是知的前提、基础。有诸内，必形于外。从望到知，具有必然性。当然，分辨患者证型，要四诊合参，望离不开闻、问、切。在望、闻、问、切后，还要对望、闻、问、切中获得的诸多信息分析、判断。但望诊，特别是望舌，在辨证中的作用非常重要，可为临床识病、识证提供直观，甚至独有的依据。

致敬杏林先贤在为患者解除病痛中潜心创建的舌诊方

法，记录并编辑成书，使舌诊在当今的传承成为可能！

致敬校勘者为传承中医的良苦之心和艰辛努力，促进了舌诊在当今的传承！

天津中医药大学教授　张金钟

2025年2月

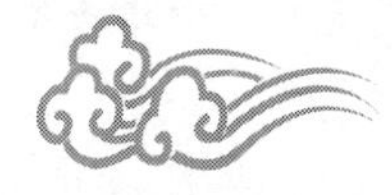

再版前言

中医舌诊是最具特色的中医传统诊法之一，犹如一颗璀璨的明珠，在中医学的浩瀚星空中闪耀着独特而迷人的光芒，在临床上发挥着不可替代的作用。《中华舌诊观止》自初版问世以来，犹如一阵春风，吹进了中医爱好者、从业者以及众多关注健康人士的心田，在中医知识的传播与舌诊文化的推广方面发挥了积极的作用。

众所周知，中医的发展需要继承精华，守正创新。但中医古籍汗牛充栋，如何在其中寻找到精华的部分，是我们中医从业者一大难题。《中华舌诊观止》收录了自元代以来有关舌诊最重要的六部古籍，希望能继承精华，提高中医工作者对舌诊研究及临床应用的水平。初版的《中华舌诊观止》颇受好评，这不仅是编辑和编写者共同努力的结果，也是广大读者对中医智慧的致敬，让古老的舌诊技术在现代社会中焕发出新的生机。

在初版发行后的日子里，我们收到了来自各界的反馈。广大读者对舌诊这一独特的中医诊断方法表现出了浓厚的兴趣，他们通过阅读本书，对中医的舌诊的由来有了更深刻的理解。许多中医从业者也给予了高度评价，认为本书为临床舌诊提供了丰富的参考资料，有助于提高诊断的准确性。然而，我们也清楚地意识到初版存在的一些不足之处。

基于中医的发展和需求，我们决定对《中华舌诊观止》进行再版修订。此次，我们订正了错漏偏差之处，对文献原文进一步作了校勘，希望能提高质量，满足读者的需要。

中医文化源远流长，舌诊作为其中的重要组成部分，承载着中华民族数千年的健康智慧。再版《中华舌诊观止》是我们传承和弘扬中医文化的又一重要举措。我们希望通过这本书，能够让更多的人了解中医舌诊的神奇之处，让中医这一古老的医学在现代社会中继续发挥其不可替代的作用，为人类的健康事业作出更大的贡献。

我们要感谢所有参与本书编写、修订和出版工作的人员。感谢那些为舌诊研究默默奉献的专家学者，感谢广大读者对初版的支持与厚爱，也感谢出版社为本书再版提供的机会和支持。愿再版的《中华舌诊观止》能够成为中医舌诊领域的重要之作，为中医文化的传承与发展书写新的篇章。

陆小左

2025 年 2 月

前 言

舌诊为中医望诊的重要内容，是以舌质和舌苔状态来探究体内气血阴阳运行、脏腑功能变化的常用诊查手段。早在殷商之际的文献中便零星散见关于舌诊的描述;《黄帝内经》对舌多有论述，并提出“望舌诊病”，可见古代医家对舌诊在诊断中的应用已有一定程度的研究。张仲景《伤寒杂病论》继承了《黄帝内经》及前辈医家对舌诊的认识，观察到舌质、舌苔代表了不同的病理生理变化，在临床实践的基础上予以发展并灵活应用，丰富了《黄帝内经》中的舌诊理论。

从晋至唐，舌诊继续发展。隋代巢元方《诸病源候论》对舌的观察更加细致，唐代孙思邈《备急千金要方》专列“舌论”一章。宋元时期学术争鸣，医家对《伤寒论》中的舌诊进行整理和研究，推动了舌诊的发展。金代成无己在《伤寒明理论》中有一篇“舌上苔”专论，实为最早的舌诊专篇。而元代杜本在敖氏原著基础上增订之《敖氏捷径伤寒金镜录》为首部舌诊专著，确定了一套比较系统的“辨舌用药”的体系，标志着舌诊体系的成熟。

明清时期，舌诊仍然在伤寒病和六经辨证的框架内发展。明代申斗垣著《伤寒观舌心法》，把杜氏三十六舌，发展为一百三十七舌；清代张登又继申氏而承之，“由是取《观舌心法》，正其错误，削其繁芜，汰其无预于伤寒者，而参入家大人治案所纪，及己所亲历”著成《伤寒舌鉴》；梁玉喻的《舌鉴辨正》，又多辨正张氏之说。其后，傅松元著《舌胎统志》，改苔色分门为舌色分门；刘以仁著《活人心法》，对温热病辨舌经验有所补充；杨云峰的《临证验舌法》多是经验之谈；清末民初，刘恒瑞著《察舌辨症新法》，主要论述白、黄、黑三种舌苔的诊断法，同时与治法并提，亦颇有益于临床。

民国曹炳章撰《彩图辨舌指南》，附彩图一百二十二舌和墨图六舌，初步利用现代解剖学等来阐明中医舌诊原理，并汇集历代医家论舌之精华为一书，为近代研究舌诊之重要参考。

回顾民国之前的舌诊发展历程，舌诊这一理论体系的形成和发展，经历了很长的历史时期。当今，舌诊研究正在逐步向微观研究和定量检测等方面深入，然若缺少中医理论的指导，将不能反映中医宏观、整体、辨证的指导思想，无法在临床取得突破。同时，中医舌诊文献中蕴藏着前人丰富的诊查经验，可以为我们提供大量的研究线索，有助于提高临床诊查水平，故中医舌诊古籍文献不可不读。

《左传·襄公二十九年》云:“（季札）见舞《韶箾》者，曰:‘……观止矣！若有他乐，吾不敢请已。’”观止，意谓所闻见的事物已达到最高境界，无以复加。《中华舌诊观止》所选之《敖氏捷径伤寒金镜录》等六书，即赅括舌诊各个时期的代表作，以飨读者，以期在新的历史条件下挖掘传统舌诊的内涵，进一步科学揭示中医舌诊的诊断意义，推动舌诊发展。

本书得到了国家科技支撑计划（2012BAI25B05）的支持，同时感谢同行专家的指导。

然限于水平，点校过程中疏漏之处在所难免，敬请专家与同道提出宝贵意见，以便再版时修订提高。

《中华舌诊观止》编委会

二零一四年六月

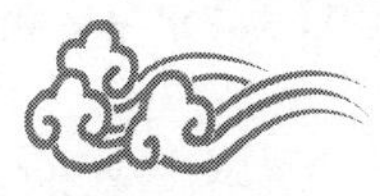

点校说明

一、本次校勘整理工作，以对校、本校为主，他校为辅，慎用理校。遵循古籍校勘的基本规范，对原书内容不改编、不删节，尽量保持古籍原貌。凡底本错、脱、衍、倒等讹误之处，参照校本改正并出校记。凡底本与校本不一致，然文义两通者，或难以判定孰是孰非者，不改底本但出校记说明。

二、书名以底本正文首卷卷端为依据。

三、因古籍皆是竖排，故原书中用“右”字以代表前文者，整理为横排后，一律改为“上”字。

四、本书校勘，遇有异同，除非明显错字、别字径改，原则上不改动底本，而改必于校记中予以说明。对于书中出现的古今字、异体字、假借字、避讳字，一般以今字/正字律齐（如“凉”改“凉”，“决”改“决”，“冲”改“冲”，“係”改“系”，“祕”改“秘”，“尅”改“克”），特殊情况除外（如“证”与“症”，“舌胎”与“舌苔”，因有特殊含义，不予径改）。

五、凡书中所引古籍，文字与原著虽有出入，但不悖医理者，均不校改。

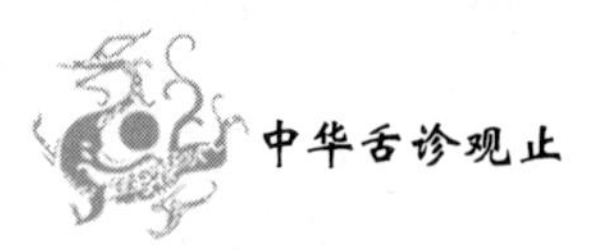

六、原书中药物名称，存在不规范，如“勾籐”“梹榔”“括蒌”“泡姜”等，以现代通用药物名称进行规范。

七、序跋对于了解古籍的成书及流传过程大有裨益，故底本序跋全部保留。

八、各书底本、校本如下。

《敖氏捷径伤寒金镜录》以明嘉靖三十八年（1559）马崇儒序刊本为底本，参校清道光十五年两仪堂重刻本和清光绪二十二年上海图书集成印书局排印《医林指月》丛书本。

《舌鉴辨正》以清光绪二十三年（1897）丁酉兰州固本堂书局刊本影印本为底本，参校清光绪三十一年（1905）滇黔节署重印本和民国九年（1920）石印本。

《彩图辨舌指南》以民国十年（1921）绍兴育新书局石印本为底本，参校民国十七年（1928）集古阁石印本。

《察舌辨症新法》以岳麓书社影印《中国医学大成》丛书本为底本，参校人民卫生出版社1960年本。

《伤寒舌鉴》以《四库全书》本为底本，参校上洋桢记藏板同治九年（1870）重镌本和及民国五年（1916）江东书局石印本。

《临症验舌法》以民国二十五年（1936）《中国医学大成》本为底本，参校民国二十七年（1938）排印本。

九、《彩图辨舌指南》原书卷4～6尚有分卷目录，本次点校将其删除。原书目录与正文有出入者，以正文律齐，不出校记。

总目录

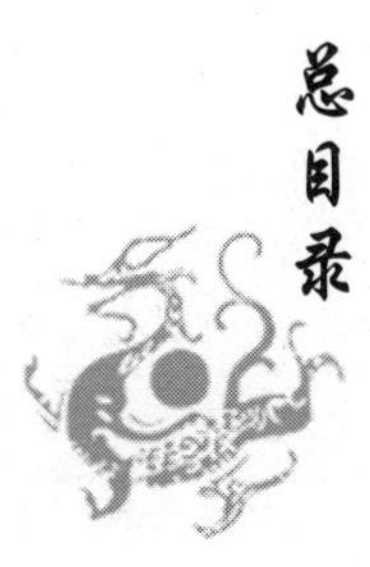

敖氏捷径伤寒全镜录

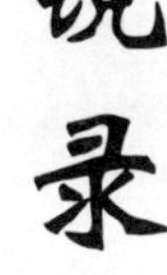

原著（元）·敖氏
增订（元）·杜本

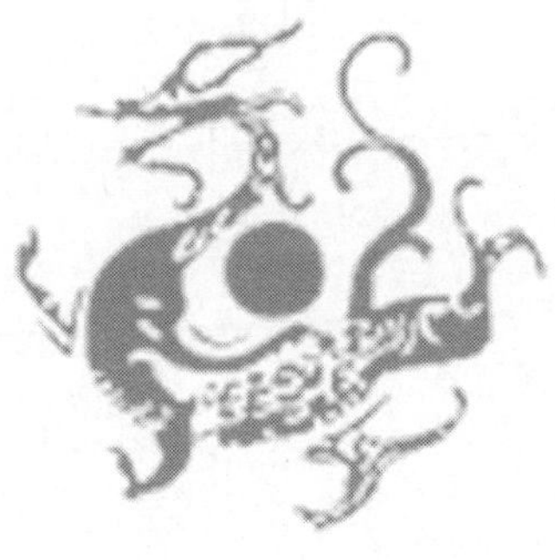

前　言

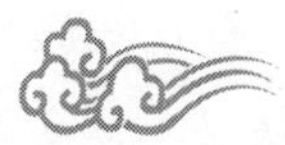

本书为现存最早的舌诊专著，经杜本增订后得以传世。

杜本，号清碧学士，字伯原，元代清江人。苦志于学，经史多手写成集。顺帝时，以处士召为翰林侍制，兼国史院编修官，辞疾不行。卒于至正十年（1350）秋。有弟子崇安人卢仁传其诗法。

人之受病，伤寒为甚。舌乃心之苗，病见于此。敖氏不知何许人也，有舌法十二首，以验伤寒表里。杜本恐未尽诸证，复作二十四图并方治，增订为三十六验舌法，专以舌色视病。张仲景论但云白胎胎滑，而本书则更有纯红、纯黄、黑、刺、裂之别，复于仲景大柴胡汤、小柴胡汤、白虎汤、五苓散、三承气汤等方之外，更用凉膈散、天水散、解毒汤、玄参升麻葛根汤、化斑汤等方。全书先图其状，再著其情，而后别其方药，乃识伤寒之捷法，对伤寒家大有裨益。

明嘉靖年间，薛己对其再加润色，收入《薛氏医案》中，本书遂流行于世。

续刊伤寒金镜录序

伤寒一症，传变不常。有本传、越经传、巡经传、巡经得度传、误下传、表里传、上下传。顷刻之间，生死系焉。可以寄人死生者，惟医焉耳矣。夫何脉理玄妙，七表八里九道，形似难辨。此庸医所以接踵而杀人者多也。元若敖氏抱独见之明，著《金镜录》一书。只以舌证，不以脉辨。其法浅而易知，试而辄效。诚千载不偶之秘书也。惟黑舌之症，稍有未尽。如舌之黑而紫、黑而湿润、黑而濡滑、黑而柔软，皆寒证也；黑而肿、黑而焦、黑而干涩、黑而卷缩、黑而坚硬、黑而芒刺、黑而拆裂，皆热证也。学医者推类以尽其余，则庶几矣。予在南都，偶得此书，深珍重之。后会副宪笃斋汤公，出是编示之。极称其善，已命工梓行会稽郡矣。予患天下之人，未尽知也。复梓之以广其传云。

赐同进士出身大理寺左寺正陈楠书

伤寒金镜录论

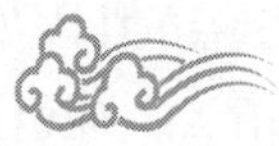

《伤寒》一书，自汉张仲景先生究其精微，得其旨趣，乃万世之龟鉴也。论中梓讹难明，晋叔和成其章序，成无择[①]《明理论》，刘河间五运六气，参同《仲景钤法》[②]，则病之所变，预可知也。阴阳传变汗瘥图局[③]，曰汗、曰吐、曰下。死生吉凶棺墓图局[④]，曰死、曰生。随治随效，如响应声，则万举万全矣。元敖氏辨舌三十六法，传变吉凶，深为妙也。舌乃心之苗，心君主之官，应南方赤色，甚者或燥，或涩、青、白、黑。是数者，热气浅深之谓。舌白者，肺金之色也。由寒水甚而制火，不能平金，则肺自甚，故色白也。舌青者，肝木之色也。由火甚而金不能平木，则肝木自甚[⑤]，故色青也。色青为寒者讹矣[⑥]。仲景法曰：少阴病，下利清谷。色青者，热

① 成无择：疑作“成无已”。

②《仲景钤法》：元·马宗素《伤寒钤法》。

③ 汗瘥图局：按运气学说推断某时日患伤寒者因汗出而病瘥之法。详见元·马宗素《伤寒钤法》。

④ 棺墓图局：按运气学说，将患伤寒者生年之干支与得病日之干支推算，以判定疾病转归之说。详见元·马宗素《伤寒钤法》。

⑤ 肝木自甚:《医林指月》丛书本作“肝木自盛”，后“舌黄者，由火甚”，“甚”亦作“盛”。

⑥ 色青为寒者讹矣:《医林指月》丛书本作“人谓色青为寒者讹矣”，在“色青者，热在里也，大承气汤下之”之后。

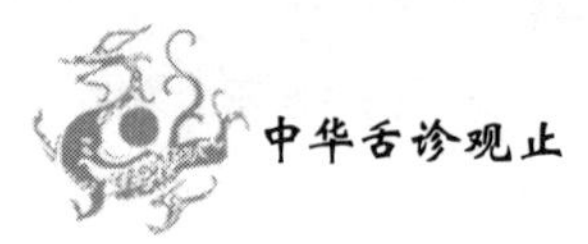

在里也，大承气汤下之。舌黄者，由火甚，则水必衰。所以一水不能制五火，而脾土自旺，故色黄也。舌红为热，心火之色也。或赤者，热深甚也。舌黑亦言为热者，由火热过极，则反兼水化，故色黑也。五色应五脏固如此。敖氏以舌白者邪在表，未传于里也。舌白胎滑者，痛引阴筋，名脏结也。舌之赤者，邪将入也。舌之紫者，邪毒之气盛也。舌之红点者，火之亢极也。舌之燥裂者，热之深甚也。或有黑圈黑点者，水之萌发也。舌根黑者，水之将至也。舌心黑者，水之已至也。舌全黑者，水之体也，其死无疑矣。舌黄者，土之正色也。邪初入于胃，则本色微黄发见。舌黄白者，胃[①]热而大肠寒也。舌之通黄者，则胃实而大肠[②]燥也。调胃承气汤下之，黄自去矣。舌灰黑者，厥阴肝木相承[③]，速用大承气汤下之，可保，但五死一生矣。大抵伤寒传变不一，要须观其形、察其色、辨其舌、审其证、切其脉，对证用药，在于活法。如脉浮紧而涩者，日数虽多，邪在表也，汗之而愈。若脉沉实而滑，日数虽少，邪在内也，下之而痊。其有半表半里，传到少阳只一证，则小柴胡汤主之，无不效也。太阴腹满自利，脉沉而细者，附子理中汤主之。太阴腹满时痛便硬者，桂枝加大黄汤主之。少阴舌干口燥，津不到咽者，人参白虎汤主之。少阴发热而恶寒，脉沉而迟者，麻黄附子细辛汤，助阳而汗之。厥阴舌卷囊缩，脉沉而弦者，为毒气藏；脉沉而短者，用承气汤下之。若厥冷耳聋囊缩，脉沉而弦者，少阳两感，不治之症也。此则三阴有可汗、可下、可温之理。敖君立法辨舌，自为专门。体认之精，当时尝著《点点金》及《金镜录》二书，皆秘之而不传。余于正德戊辰岁，见一人能辨舌色，用药辄效。因

① 胃：原误作“谓”，据两仪堂本、《医林指月》丛书本改。

② 肠：字原脱，据两仪堂本补；《医林指月》丛书本亦无“肠”字。

③ 厥阴肝木相承：两仪堂本作“乃厥阴肝经相乘”。

叩之[1]，彼终不言。偶于南雍得《金镜录》，归检之，乃知斯人辨舌用药之妙，皆本是书。惟《点点金》一书，则于伤寒家多有不切。其与仲景《钤法》奥旨同者，特《金镜录》尔。故余并刊于官舍，使前人之书，皆得以行于世，而四方学人，亦知所去取云。

时嘉靖己丑岁仲冬吉旦
南京太医院院判长洲薛己识
青藩良医所良医马崇儒校刊

① 叩之：原作“扣之”，据两仪堂本改。

敖氏伤寒金镜录

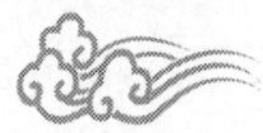

凡伤寒热病传经之邪，比杂病不同。必辨其脉症舌，表里汗下之，庶不有误。况脉者，血之腑，属阴。当其得病之初，正气相搏，若真气未衰，脉必滑数而有力。病久热甚气衰，脉必微细而无力。方数而甚也，但可养阴退阳，此识脉之要也。或初病即恶寒发热，后必有渴水燥热之证。或逆厥而利，此热证传经之邪也。若始终皆热证，惟热而不恶寒。故伤寒为病，初则头痛，必无发热恶寒渴水之症。一病便有逆厥泄利，或但恶寒而无发热，此寒证也。此识证之妙也。如舌本者，乃心之窍于舌[①]。心属火，主热，象离明。人得病，初在表，则舌自红而无白胎等色。表邪入于半表半里之间，其舌色变为白胎而滑见矣。切不可不明表证。故邪传于里未罢，则舌必见黄胎，乃邪已入于胃，急宜下之，胎黄自去而疾安矣。至此医之不依次序，误用汤丸，失于迟下，其胎必黑，变症蜂起。此为难治。若见舌胎如漆黑之光者，十无一生。此心火自炎，与邪热二火相攻[②]，热极则有兼化水象，故色从黑而应水化也。若乃脏腑皆受，邪毒日深，为证必作热证。虽宜下之，乃去胸中之热[③]，否则其热散入络脏之中，鲜有不死者。譬如

---

① 乃心之窍于舌:《医林指月》丛书本作“乃心之窍”，“于舌”二字疑衍。

② 相攻:《医林指月》丛书本作“相乘”。

③ 乃去胸中之热:《医林指月》丛书本作“泻去胃中之热”。

火之自炎，初则红，过则薪为黑色炭矣。此亢则害，承乃制。今以前十二舌明著，犹恐未尽诸证，复作二十四图并方治列于下，则区区推源寻流，实可决生死之妙也。

至正元年一阳月上澣之日

清碧学士杜先生著

伤寒用药说

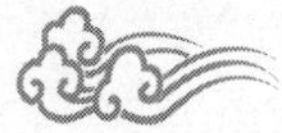

夫医者何？犹防之将也。凡视人疾，在究其浅深之异而疗之。且疾之袭人，若寇之侵境。方其至也，必瞰其势之强弱。先以安抚，次以讲和。戒严守御，以防其返也。如坚然不退，至再至三。恣强肆侮，意谋土地也。当此之际奈何？必选将练兵，克期攻战，寇灭乃已。若怆惶无措，则地土陷矣。岂非将者不识韬略，不知合变，以致误也。可胜叹哉！夫今之医，不阅方书，不察脉理，临症茫然。当解而不解，当吐下而不吐下，畏首畏尾，颠倒错乱，助病日深。殊不知医乃司命，其可轻忽如此？大抵病之轻浅者，即为和解。深重者，即便攻击。故曰用药之时，“胆欲大而心欲小”，毋使君臣失职，佐使不当，反嫁疾焉。苟能如将之用兵，进退合宜，操存有法，何疾之不知也。余每察脉用药，觉有疑滞，幸承先师之诲。故姑撮其要领，以告后人云。

至正改元一阳吉日

永和三仙至人萧璜鸣书

目　录

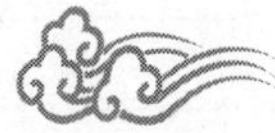

敖氏捷径伤寒金镜录①

白胎舌

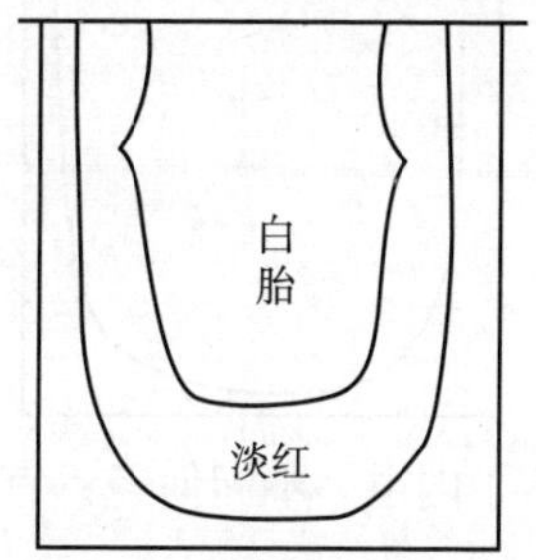

舌见白胎滑者，邪初入里也。丹田有热，胸②中有寒。乃少阳半表半里之证也。宜用小柴胡汤、栀子豉汤治之。

小柴胡汤

柴胡四钱　黄芩　甘草　人参各二钱　半夏二钱

上㕮咀。每服一两。水一钟半，姜三片，枣一枚③，煎至一钟。温服。

---

① 敖氏捷径伤寒金镜录：两仪堂本作“伤寒验症看舌法”，《医林指月》丛书本作“元敖氏伤寒金镜录”。

② 胸：原作“脑”，据两仪堂本改。

③ 枣一枚：两仪堂本作“枣二个”，《医林指月》丛书本作“枣二枚”。

栀子豉汤[①]

栀子十四枚，生用，劈　香豉四合，绵裹

上二味，以水三盏，先煎栀子，约减一盏半，内香豉再煎，至一盏。温服。

将瘟舌

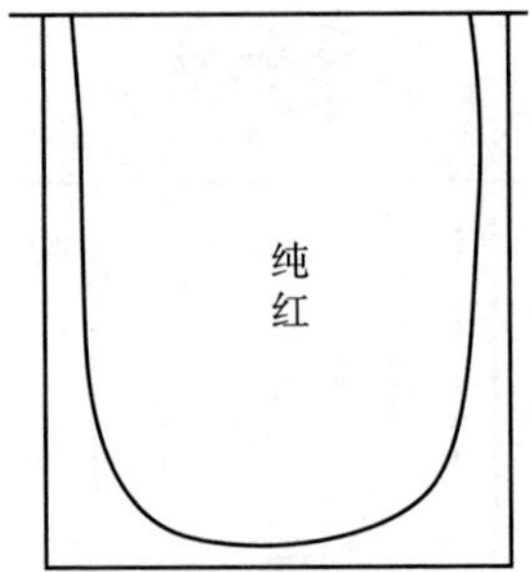

舌见红色，热蓄于内也。不问何经，宜用透顶清神散治之。

透顶清神散

猪牙皂角　细辛　白芷　当归

上为细末，各等分，和匀。病患先噙水一口，以药少许吹鼻内，吐出水，取嚏为度。如未嚏，仍用此药吹入。凡瘟疫之家，不拘已未患者，皆宜用之。

---

① 栀子豉汤：方及煎法原脱，据《医林指月》丛书本补。

中焙舌

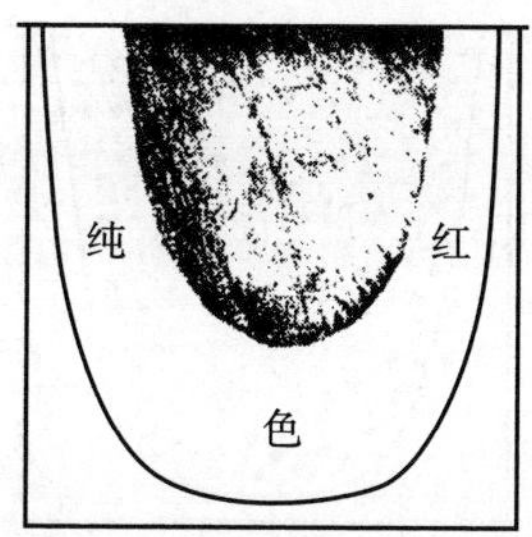

舌见红色，内有黑形如小舌者，乃邪热结于里也。君火炽盛，反兼水化。宜凉膈散、大柴胡汤下之也。

凉膈散

生甘草二两　大黄二两[①]　连翘四两　山栀子一两　薄荷叶　黄芩　朴硝各一两

每服一两，水二盏，淡竹叶二十余片，煎至一盏。去渣，入生蜜少许。不拘时热服，以利为度。

大柴胡汤

柴胡四钱　黄芩　芍药　半夏各一钱五分　大黄二钱五分　枳实麸炒，二钱

上㕮咀，每服八钱。以水一钟半，姜三片、枣一枚，煎一钟。温服。

---

① 二两：《医林指月》丛书本作“三两”。

生斑舌

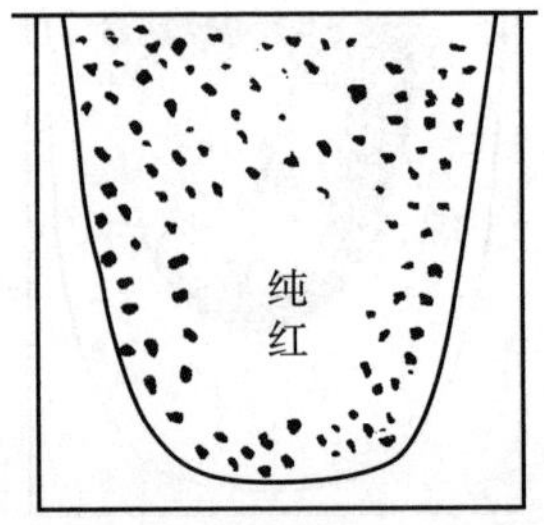

舌见[1]红色而有小黑点者，热毒乘虚入胃，蓄热则发斑，宜用玄参升麻葛根汤、化斑汤解之。

玄参升麻葛根汤即玄参升麻汤加葛根，方见后[2]

玄参　升麻　葛根各等分

上㕮咀，以水一盏半，煎一盏。温服。

化斑汤即白虎汤加人参，方见后

① 见：原作“有”，据《医林指月》丛书本改。

② 方见后：后未见玄参升麻葛根汤，据《医林指月》丛书本补。

红星舌

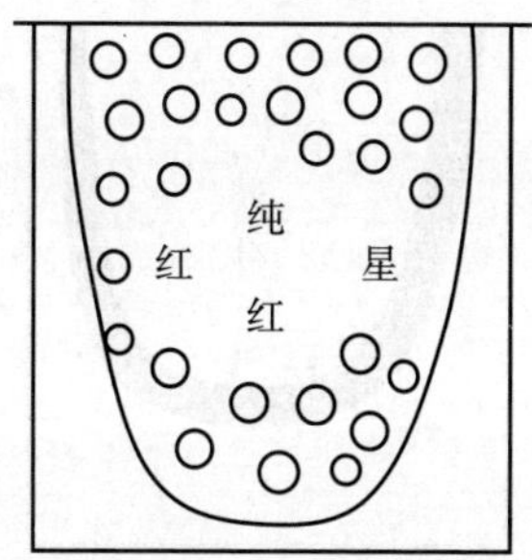

舌见淡红，中有大红星者，乃少阴君火，热之盛也。所不盛者，假火势以侮脾土，将欲发黄之候[①]也。宜茵陈五苓散治之。

五苓散

泽泻二两五钱　茯苓　猪苓　白术各一两五钱　官桂[②]五钱　木通　滑石各[③]一两　甘草炙，一两

上为末。每服五钱，入姜汁并蜜各少许，用白滚汤调服。

---

① 候：原作“后”，据两仪堂本改。

② 官桂:《医林指月》丛书本作“肉桂”。

③ 各：原脱，据《医林指月》丛书本补。

黑尖舌

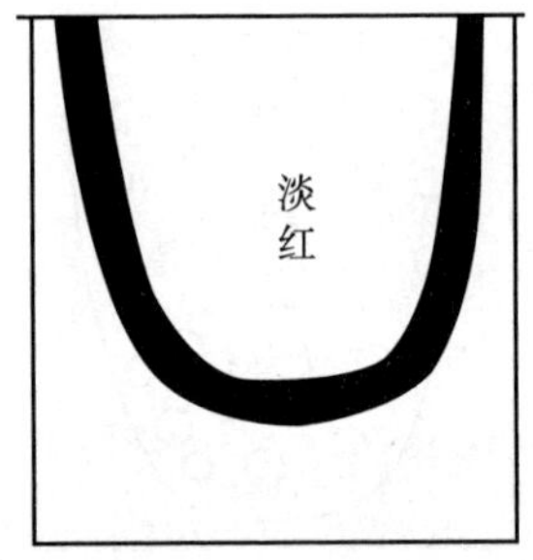

舌见红色，尖见青黑者，水虚火实，肾热所致。宜用竹叶石膏汤治之。

竹叶石膏汤方见后[①]

竹叶二十片　石膏一两　半夏二钱　甘草二钱　麦门冬二钱　人参三钱　粳米一撮

水二盏，煎服。

里圈舌

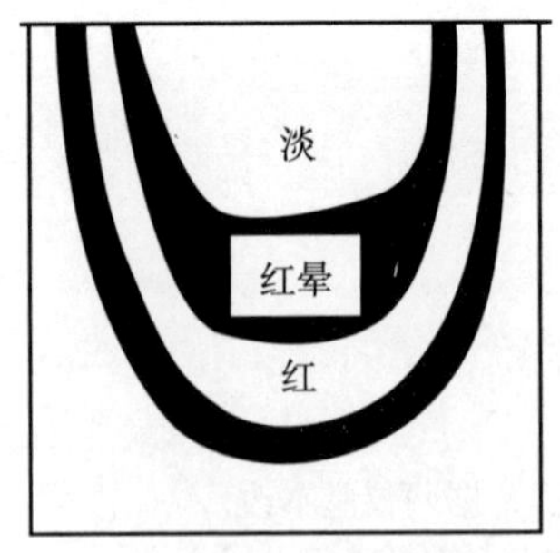

① 方见后：后未见竹叶石膏汤方，据《医林指月》丛书本补。

舌见淡红色，而中有一红晕，沿皆纯黑。乃余毒遗于心包络之间，与邪火郁结，二火亢极，故有是证。以承气汤下之。

承气汤①

炙甘草三钱　大黄六钱　芒硝二钱

上㕮咀，用水一钟半。先煎甘草、大黄，将熟去渣，下芒硝。再煎三五沸，顷热服。

人裂舌

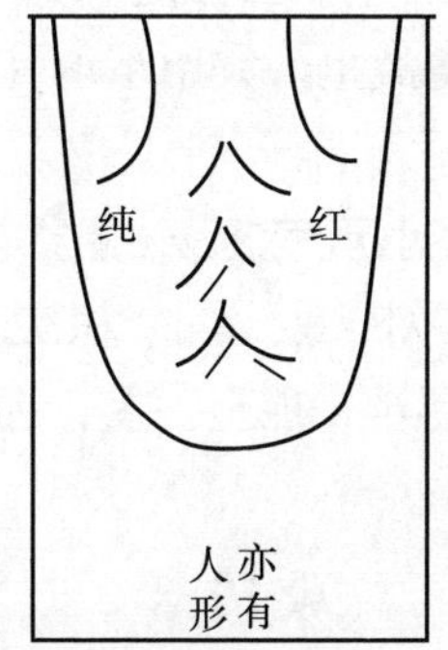

舌见红色，更有裂纹如人字形者，乃君火燔灼，热毒炎上，故发裂也。宜用凉膈散治之。

凉膈散 方见前

① 承气汤:《医林指月》丛书本作“调胃承气汤”，并注曰：旧本只承气汤三字，而药味则调胃承气方也，恐不知者有误认之谬，故补调胃二字于上，以为大小承气之别。参见下“里黑舌”条。

虫碎舌

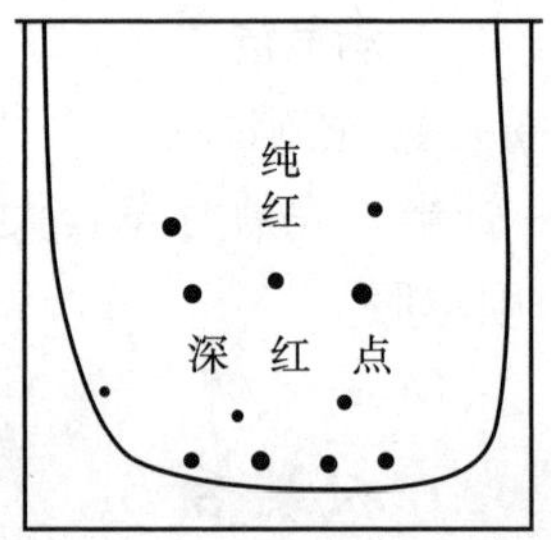

舌见红色，更有红点如虫蚀之状者，乃热毒炽甚，火在上、水在下，不能相济故也。宜用小承气汤下之。

小承气汤 方见前①

大黄四钱，去皮　厚朴三钱，姜制　枳实二钱，炙

上三味，以水一盏半，煎至一盏，去滓服。

厥阴舌

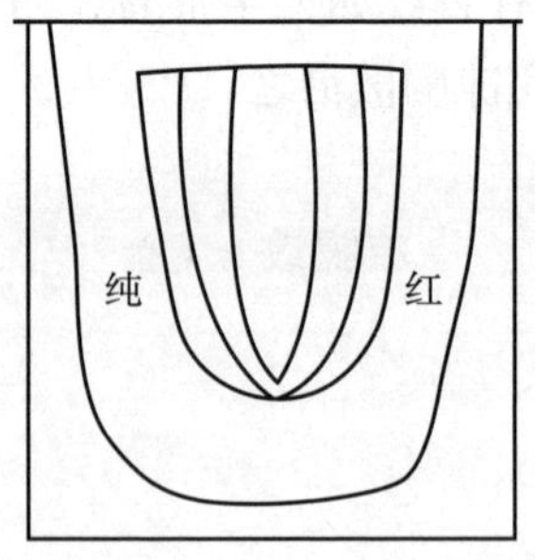

① 方见前：前未见小承气汤方，以下据《医林指月》丛书本补。

舌见红色，内有黑纹者，乃阴毒厥于肝经主筋[①]，故舌见如丝之形也，用理中合四逆汤治之。

四逆汤

附子一枚，去皮，生作八片　甘草六钱二分半　干姜半两，炮

上㕮咀，每服五钱。水一钟，煎六分。不拘时，温服。

理中汤

人参　甘草炙　干姜炮　白术炒

各等分[②]。服法如前。

里黑舌

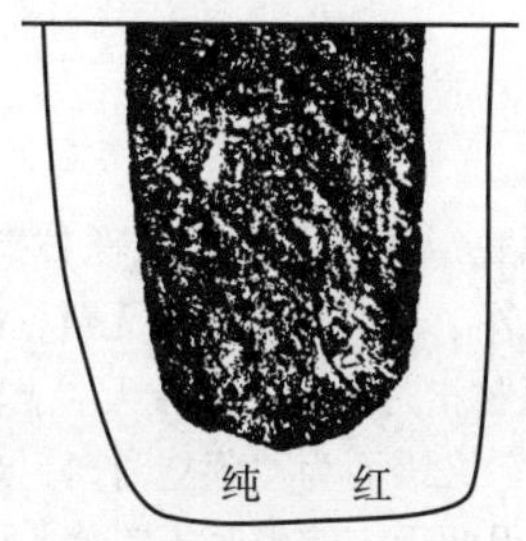

舌见红色，内有干硬黑色，形如小长舌有刺者，此热毒炽甚，坚结大肠，金受火制，不能平木故也。调胃承气汤下之。承气汤服法照前。

炙甘草三钱　大黄六钱　芒硝二钱

---

① 乃阴毒厥于肝经主筋：《医林指月》丛书本作“乃阴毒厥于肝经，肝主筋”。

② 各等分：原佚，据《医林指月》丛书本补。

死现舌

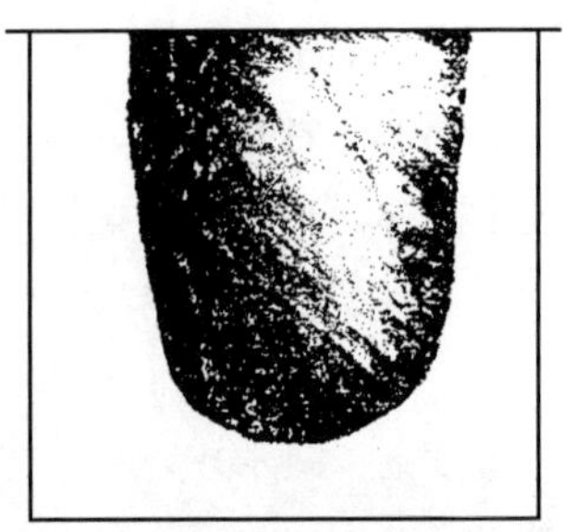

舌见黑色，水克火明矣，患此者百无一治。治者宜审之[①]。上前舌，惟有色图，恐其久而渝淡无辨，故注之[②]。

① 治者宜审之：原脱，据两仪堂本、《医林指月》丛书本补。

② 上前舌，惟有色图，恐其久而渝淡无辨，故注之：此疑为薛氏润色之文，两仪堂本、《医林指月》丛书本皆无“上前舌，惟有色图，恐其久而渝淡无辨，故注之”之语而为“薛立斋曰：余在留都时，地官主事郑汝东妹婿，患伤寒，得此舌，院内医士曾禧，谓当用附子理中汤，人咸惊骇，遂止，亦莫能疗，困甚治棺。曾与之邻，往视之，谓用前药，犹有生理。其家既待以死，拼从之。数剂而愈。大抵舌黑之证，有火极似水者，即杜学士所谓薪为黑炭之意也。宜凉膈散之类，以泻其阳。有水来克火者，即曾医士所疗之证是也。宜理中汤以消阴翳，又须以老生姜切片擦其舌，色稍退者可治，坚不退者不可治。弘治辛酉，金台姜梦辉患伤寒亦得此舌，手足厥冷，呕逆不止。众医犹作火治，几致危殆，判院吴仁斋用附子理中汤而愈。夫医之为道，有是病必用是药，附子疗寒，其效可数。奈何世皆以为必不可用之药，宁视人之死而不救，不亦哀哉。至于火极似水之证，用药得宜，效应不异，不可便谓为百无一治而弃之也。”

黄胎舌

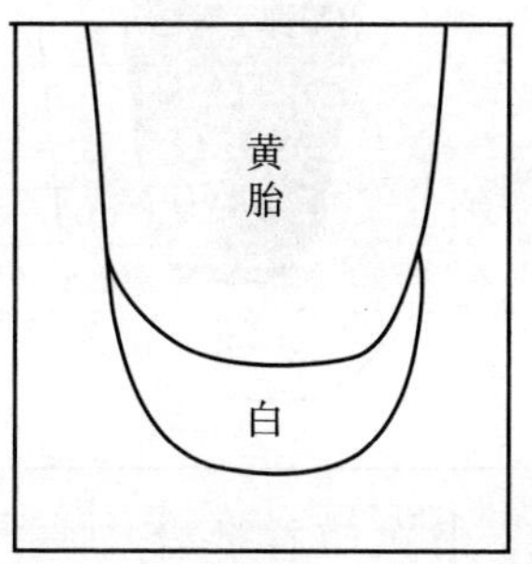

舌见尖白根黄，其表证未罢，须宜解表，然后方可攻之。如大便秘者，用凉膈散加硝黄泡服。小便涩者，五苓散加木通合益元散加姜汁少许，以白滚汤不拘时调服。

凉膈散　五苓散　二方俱见前

益元散[①]

滑石六两　甘草一两，炙

上为极细末。每服二三钱，温水下或新汲水下。

① 益元散：方及服法原佚，据《医林指月》丛书本补。

黑心舌

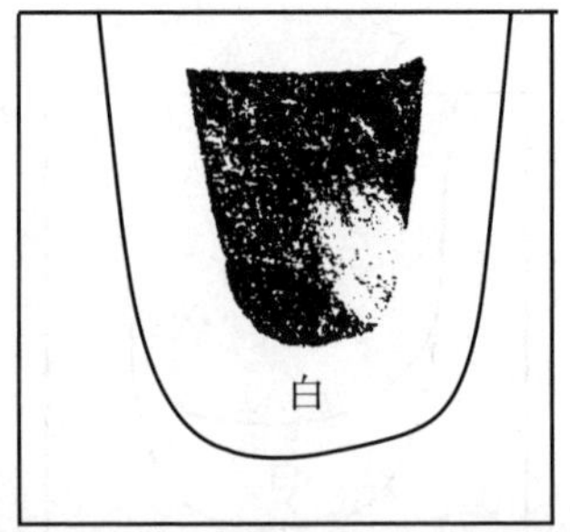

舌见弦白心黑，脉沉微者难治，脉浮滑者可汗，沉实者可下。始病即发此者，乃危殆之甚也。调胃承气汤下之。

调胃承气汤 方见前

十五舌[①]

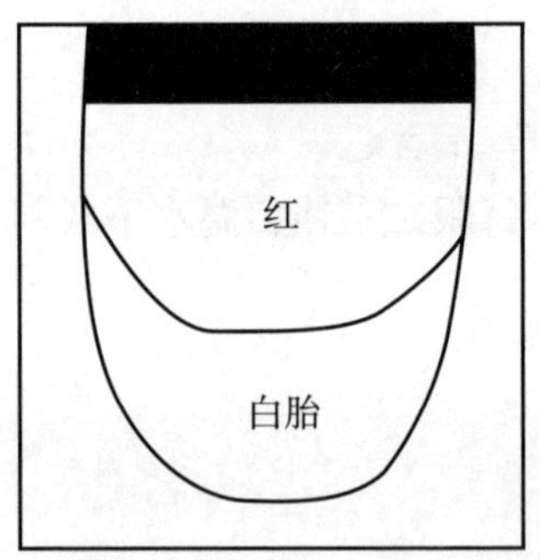

舌尖白胎二分，根黑一分者，必有身痛恶寒。如饮水不至甚者，五苓散。自汗渴者，白虎汤。下利者，解毒汤可。此亦危证也。

---

① 十五舌：此及以下诸舌原皆无名，依次序而名之。

五苓散 方见前

白虎汤

知母一钱五分　甘草炙，一钱　石膏四钱　糯米一撮

上㕮咀。每服一两。用水一钟半，入糯米先煎。下诸味再煎，去滓服之。加人参亦可。

解毒汤

黄连一两　黄柏五钱　山栀子二十枚　黄芩五钱

上㕮咀，每服五钱。水一钟半，煎至一钟。去滓热服。

十六舌

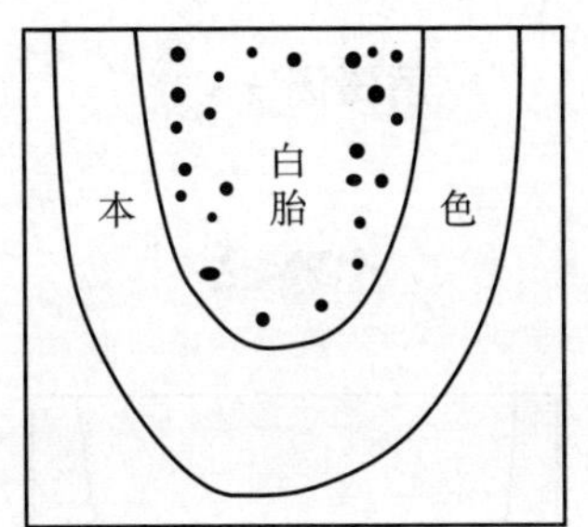

舌见白胎，中有小点[①]乱生者，尚有表证。其病来之[②]虽恶，宜凉膈散微表之。表退即当下之，下用调胃承气汤。

凉膈散　调胃承气汤 二方见前

① 小点:《医林指月》丛书本作“小黑点”，两仪堂本作“黑点”。

② 来之：原作“求之”，据两仪堂本改,《医林指月》丛书本作“之来”。

十七舌

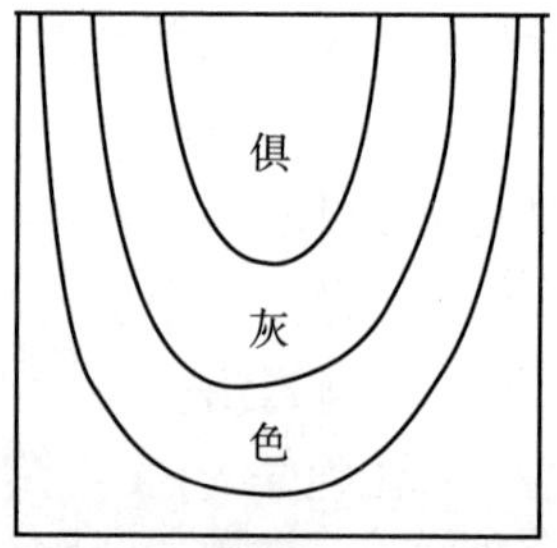

舌见如灰色，中间更有黑晕两条，此热乘肾与命门也。宜急下之，服解毒汤，下三五次，迟则难治。如初服，加大黄，酒浸泡，量大小用之。

解毒汤 方见前

十八舌

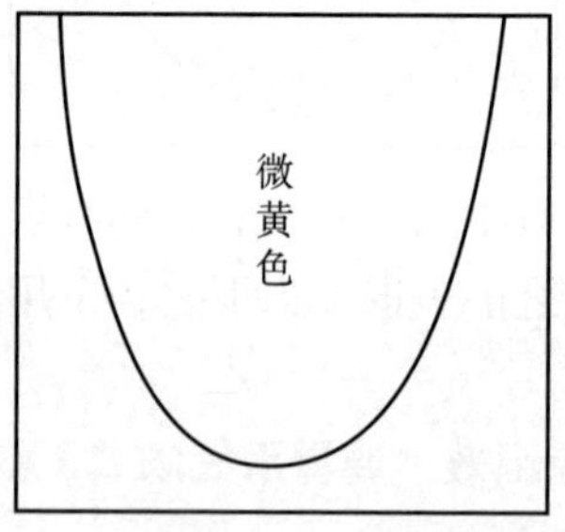

舌见微黄色者，初病即得之。发谵语，此由失汗，表邪入里也。必用汗下兼行，以双解散加解毒汤，两停主之。

双解散加解毒汤

防风　川芎　当归　芍药　大黄　麻黄　连翘　芒硝各半两　石膏　黄芩　桔梗各一两　滑石三两　甘草二两　荆芥半两　白术　山栀各半两

上㕮咀。每服一两。水一钟半，姜三片，煎八分。服不拘时。一云有桂枝二两。

十九舌

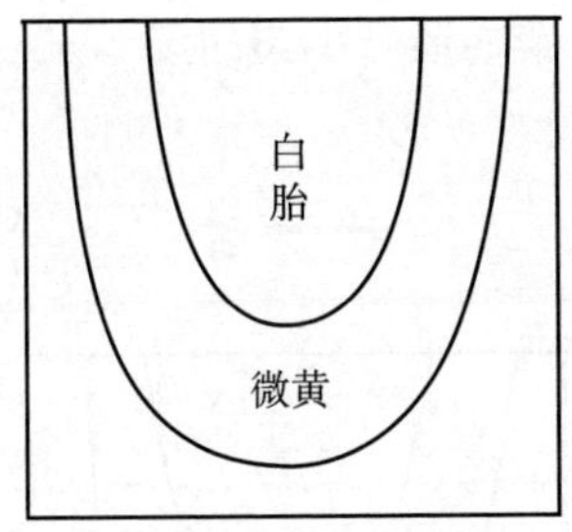

舌中见白胎，外则微黄者，必作泄。宜服解毒汤。恶寒者，五苓散。

解毒汤 方见前

五苓散 方见前

二十舌

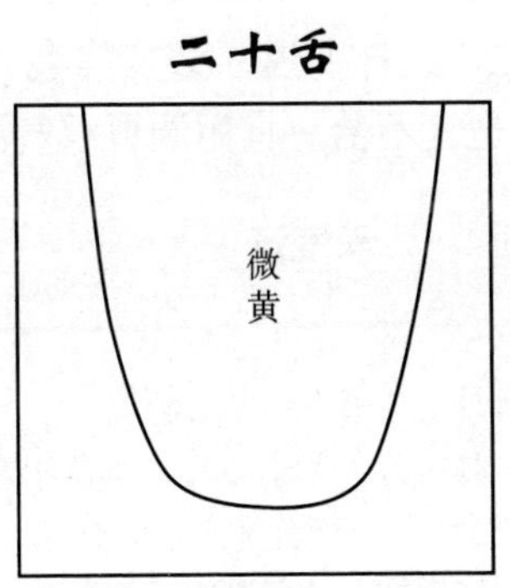

舌见微黄色者，表证未罢。宜用小柴胡汤合天水散主之。可下者，大柴胡汤下之，表里双除，临证审用之。

天水散

太原甘草炙，一两[①]　桂府滑石六两

上各另为末。每服五钱。入生姜汁并蜜各少许，用白滚汤任意调服。如发表用豆豉、葱头煎汤调服。

大柴胡汤　小柴胡汤 二方见前

廿一舌

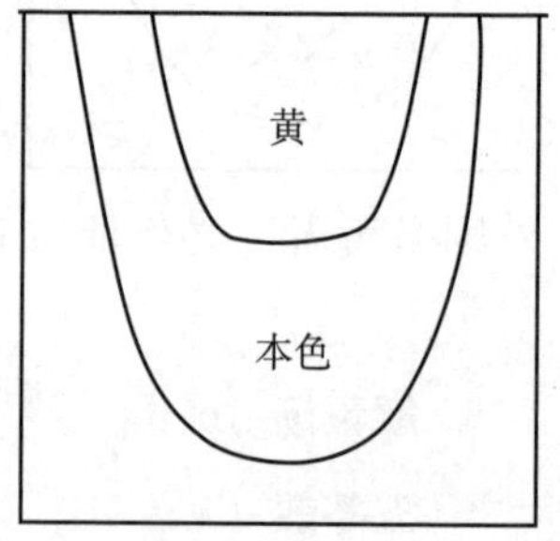

舌有黄心色者，必初白胎而变黄色也。皆表而传里，热已入胃，宜急下之[②]。若下迟，必变黑色，为恶症，为恶亢害[③]，鬼贼邪气深也，不治。宜用调胃承气汤下之。

承气汤 方在前

① 一两:《医林指月》丛书本作“二两”。

② 宜急下之:《医林指月》丛书本作“宜急用调胃承气汤下之”。段末“宜用调胃承气汤之下。”不符合文义，应删除。

③ 为恶亢害:《医林指月》丛书本作“为亢害”。

廿二舌

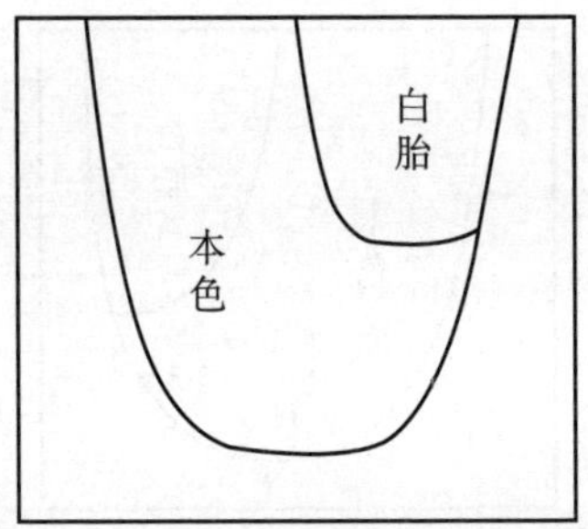

舌左有白胎而自汗出者，不可下。宜白虎汤，加人参三钱服之。

白虎汤 方见前

廿三舌

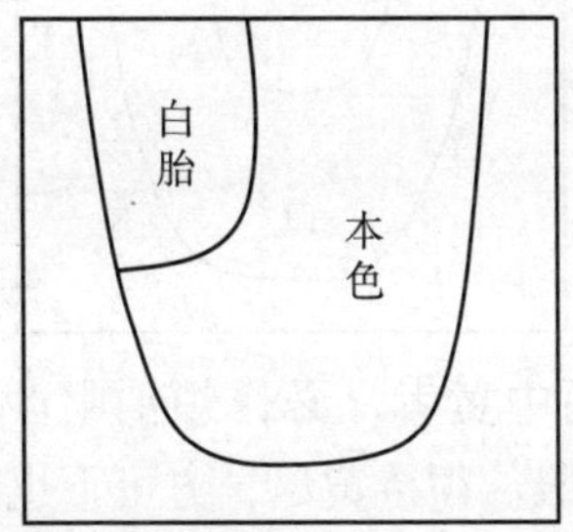

舌右有白胎滑，病在肌肉。为邪在半里半表，必往来寒热。宜小柴胡汤和解之。

小柴胡汤 方见前

廿四舌

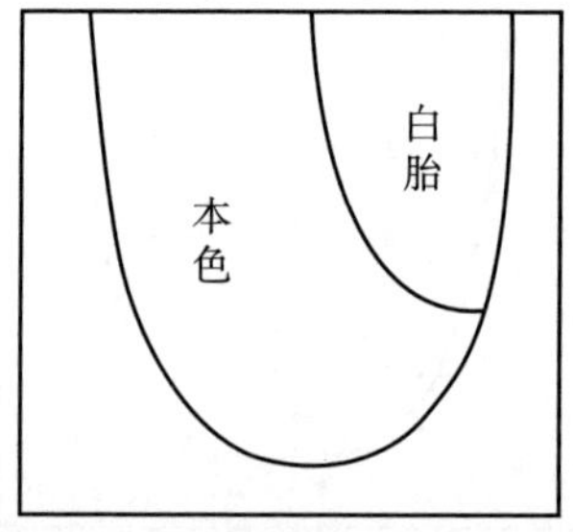

舌左见白胎滑者，此脏结之证。邪并入脏，难治。

廿五舌

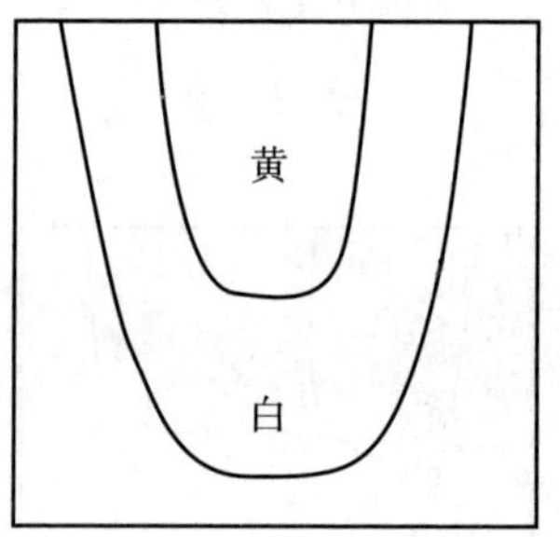

舌见四围白而中黄者，必作烦渴呕吐之症。兼有表者，五苓散、益元散兼服。须待黄尽，方可下也。

五苓散　益元散 二方见前

廿六舌

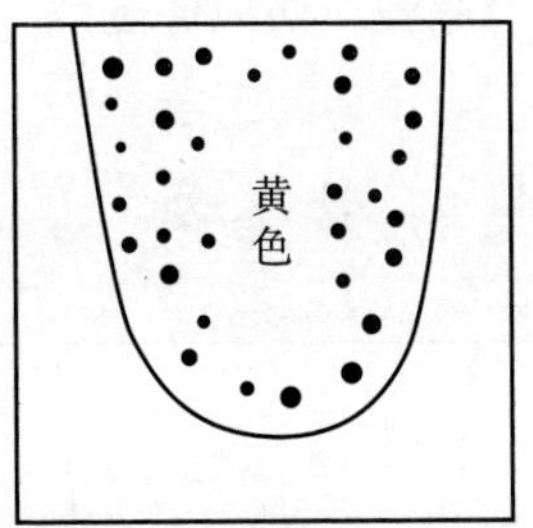

舌见黄色而有黑点者，邪遍六腑，将入五脏也。服调胃承气汤下之。次进和解散，十救四五也。

调胃承气汤 方见前

和解散

陈皮一钱　厚朴姜制，一钱　藁本　桔梗各五钱　甘草炙，五分　苍术三钱

上㕮咀。水一钟半，姜三片，枣二枚。煎七分。去滓。不拘时服。

廿七舌

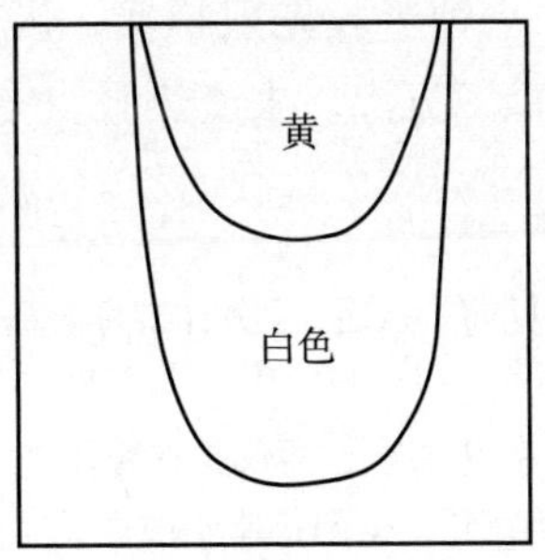

舌见黄，尖白者，表少里多。宜天水散一服，凉膈散二服，合而服之。脉弦者，防风通圣散主之。

天水散　凉膈散　防风通圣散[①] 三方见前

廿八舌

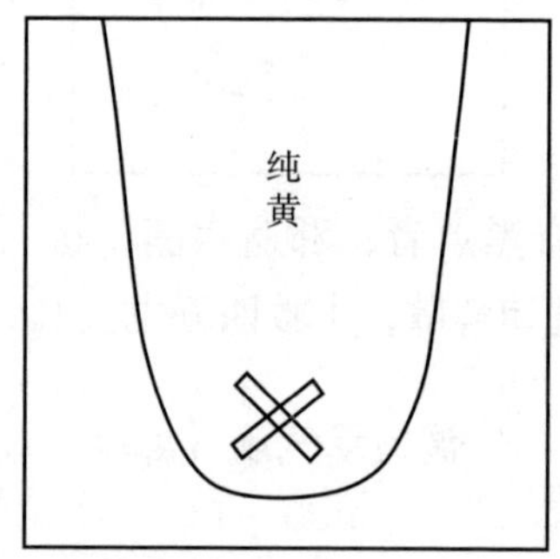

舌见黄而涩，有膈[②]瓣者，热已入胃，邪毒深矣。心火烦渴，急宜大承气汤下之。若身发黄者，用茵陈蒿汤。下血，用抵当汤。水在胁内，十枣汤。结胸[③]甚者，大陷胸汤。痞用大黄泻心汤。

大承气汤

厚朴姜制，三钱　枳实麸炒，二钱　大黄三钱　芒硝二钱

每服一两。水一钟半。先煎枳实，候热，方入大黄。再煎数沸，入芒硝。煎三五沸。去渣热服。

---

① 防风通圣散：见前十八舌。《医林指月》丛书本注曰：即双解散、解毒汤二方合用者是。

② 膈：《医林指月》丛书本、两仪堂本皆作“隔”。

③ 结胸：原作“结脑”，据两仪堂本改。

茵陈汤

茵陈五钱　大黄三钱　山栀子七枚

上每服一两。水一盏半，先煎茵陈半熟，次入二味。再煎去渣。通口热服。

抵当汤①

水蛭糯米炒，七个　虻虫炒，去翅足，七个　大黄三钱

上作一服。水一盏半，煎一钟，去渣。通口服。

十枣汤

芫花醋浸炒　大戟　甘遂煨，各等分

上每服二钱。弱人减半。以水一钟半，大枣十枚，劈碎，煎取八分。去渣。通口服。

大陷胸汤

大黄七钱　芒硝三钱　甘遂末四分

用水二钟，先煎大黄至一钟。去渣，下芒硝。煎三五沸，再下甘遂末。温服取利。

大黄泻心汤

大黄五钱　黄连　黄芩各二钱五分

上作一服。水二钟，煎一钟。去渣，通口服。若有宿食痰饮者，加半夏曲二钱。

---

① 抵当汤:《医林指月》丛书本此方尚有“桃仁，三十个，去皮尖”。

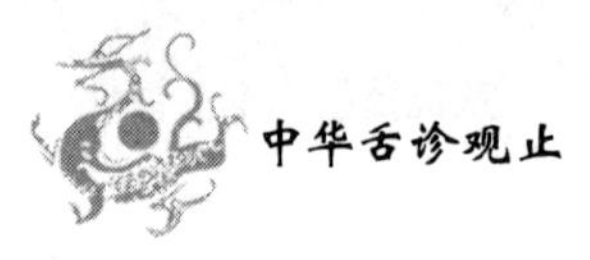

廿九舌

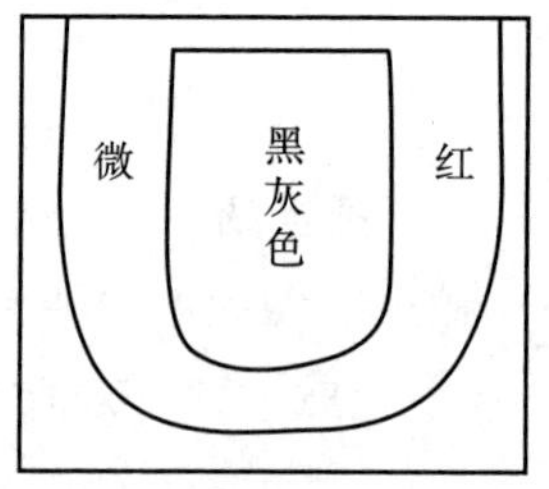

舌见四边微红，中央灰黑色者，此由失下而致。用大承气汤下之。热退可愈。必三四下方退。五次下之而不退者，不治。

大承气汤 方见前

三十舌

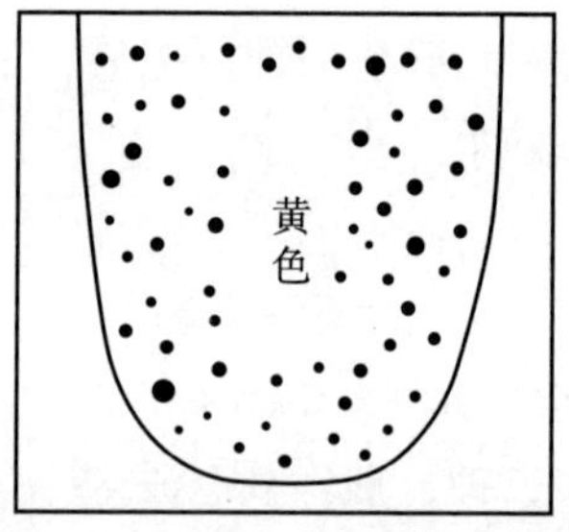

舌见黄而黑点乱生者，其症必渴，谵语。脉滑[①]者生，脉涩者死。循衣摸床者不治。若下之，见黑粪亦不治。下宜大承气汤。

大承气汤 方见前

① 脉滑:《医林指月》丛书本和两仪堂本皆作“脉实”。

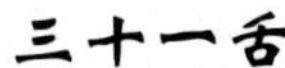

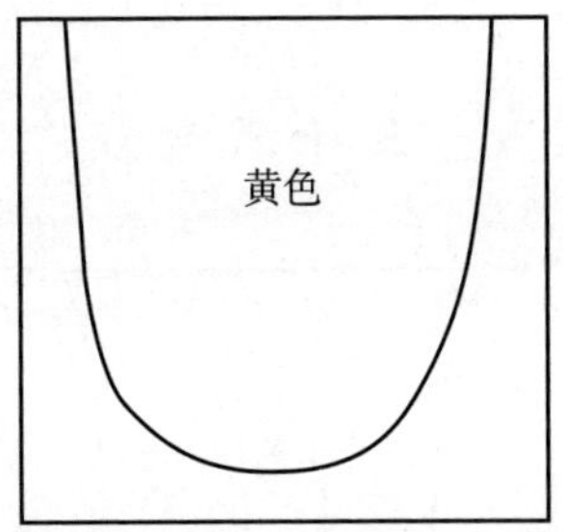

舌见黄，中黑至尖者，热气已深，两感见之，十当九死。恶寒甚者亦死。不恶寒而下利者可治。宜用调胃承气汤主之。

调胃承气汤 方见前

三十二舌

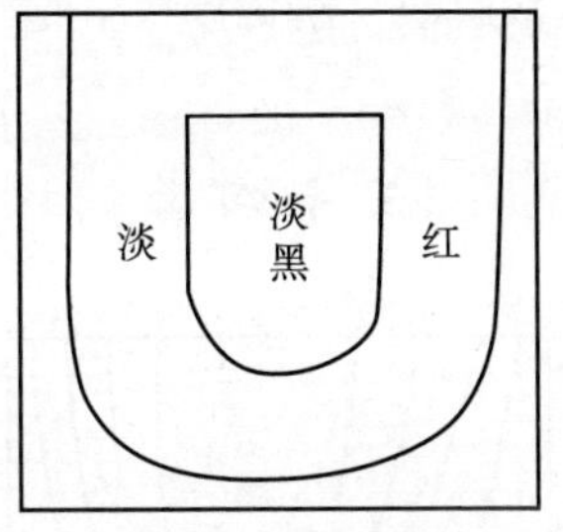

舌见外淡红、心淡黑者，如恶风，表未罢，用双解散加解毒汤相半。微汗之，汗罢急下。如结胸[①]烦躁，目直视者，不治。非结胸者可治。

① 结胸：原作“结脑”，据《医林指月》丛书本改。

双解散 方见前

解毒汤 方见前

三十三舌

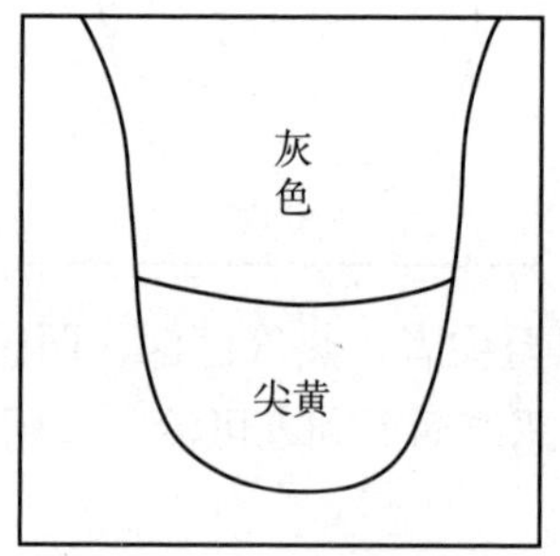

舌见灰色尖黄，不恶风寒，脉浮者，可下之。若恶风恶寒者，用双解散、解毒汤主之。三四下之，见粪黑不治。

双解散　解毒汤 二方见前

三十四舌

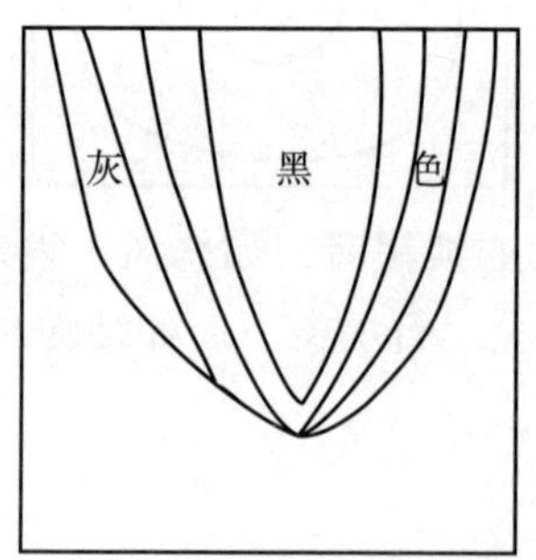

舌见灰黑色而有黑纹者，脉实[①]，用大承气汤下之。脉浮，渴饮水者，用凉膈散解之。十可救其二三。

大承气汤　凉膈散 二方见前

三十五舌

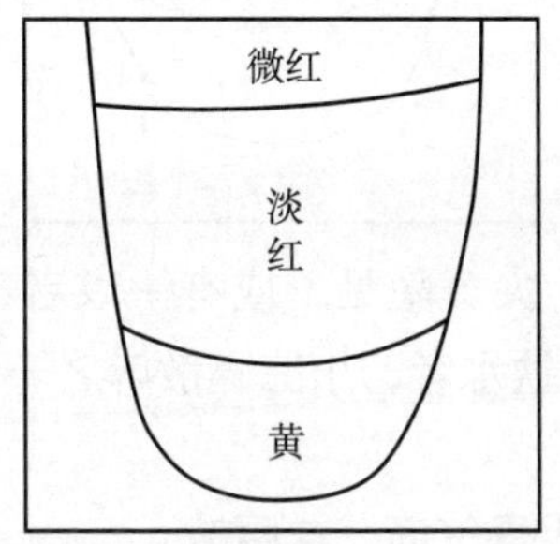

舌根微黑尖黄，脉滑者，可下之。脉浮者，当养阴退阳。若恶风寒者，微汗之，用双解散。若下利，用解毒汤。十生七八也。

双解散　解毒汤 二方见前

① 脉实：原脱，据《医林指月》丛书本补。

三十六舌

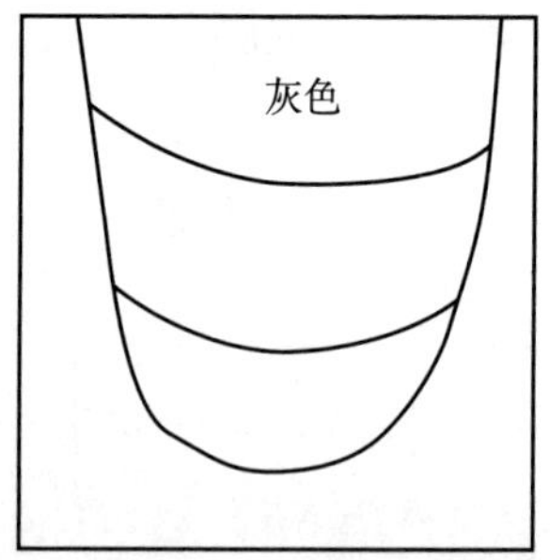

见舌根微黑，尖黄隐见，或有一纹者，脉实，用大承气汤下之。脉浮，渴饮水者，用凉膈散解之。十可救其二三[①]。

大承气汤　凉膈散　二方见前

以上三十六舌，乃伤寒验症之捷，临症用心处之，百无一失。

① 十可救其二三:《医林指月》丛书本作“十可救其一二”。

伤寒金镜录后序

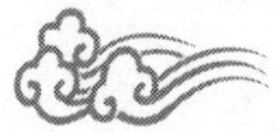

伤寒之病，传变不一。瞬息之间，死生决焉。专门之医，每病于此。予观古虞廷尉陈君彦材所送《金镜》一录，元敖氏立辨三十六舌图，法详以证，证附以方。明白简要，可以使人缘形以察脉，由粗以而得精。中砭剂于膏肓，寄死生于呼吸。不苦其难，而卒应其变。虽病者地乏良医，亦有所据，而易为力。其不尽然者天乎，诚哉伤寒家之捷径也。用梓之以广其传。夫良医犹良相也，相传得斯，不误天下苍生司命者，其鉴之哉，其鉴之哉。

西蜀笃斋汤绍恩谨识

嘉靖己未仲夏日

北海尧岗马崇儒校刊

伤寒舌鉴

原著

清·张登

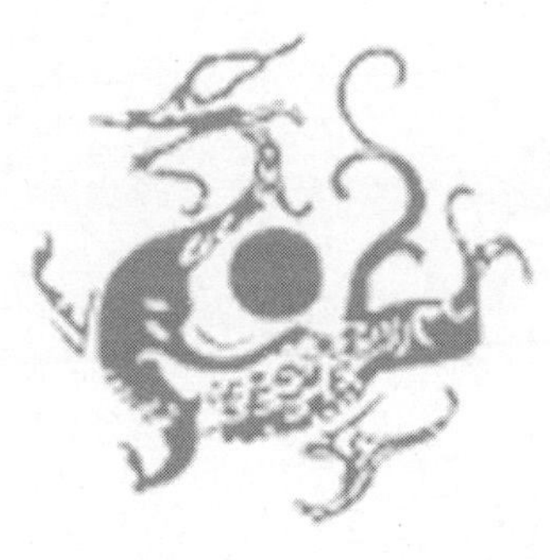

前　言

《伤寒舌鉴》为清朝张登所撰，成书于1667年。张登，字诞先，吴江人，出身于世医家庭，系清代名医张璐之子。张氏在《敖氏捷径伤寒金镜录》和《观舌心法》的基础上，"正其错误，削其繁芜，汰其无预于伤寒者，而参入家大人治案所纪，及己所亲历，共得百二十图"。其中包括白、黄、黑、灰、红、紫等多种舌苔，并附妊娠伤寒舌。每种舌苔除有总论叙述外，均附图说明。全书文图对照，内容丰富，条分缕析，言简意赅，是一部颇有价值的伤寒舌诊专著。

本次点校以《钦定四库全书·子部·伤寒舌鉴》为底本，参校上洋桢记藏板同治九年重镌本以及民国五年江东书局石印本，在文字上加以核校，对衍文讹字予以改正，并加注说明。

自 序

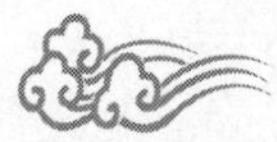

尝读仲景书，止言舌白、胎滑，并无黄、黑、刺、裂。至《金镜录》始集三十六图。逮后观舌心法，广至一百三十有七。何后世证变之多若此。宁知伤寒自表传里，舌胎必由白滑而变他色，不似伏邪瘟疫等热毒，自内达外之一病便见黄黑诸胎也。观仲景论中，一见舌白、胎滑，即言难治。安有失治而致变者乎？所以仲景止言白胎，已见一斑，不烦琐屑。后人无先圣治未病之能，势不得不反覆辨论以启蒙昧。盖邪气入里，其虚实寒热之机，必现于舌，非若脉法之隐而不显也。况阴盛格阳，与邪热郁伏，多有假证假脉。惟验舌上胎色之滑、燥、厚、薄，昭若冰鉴，无所遁形。由是取观舌心法，正其错误，削其繁芜，汰其无预于伤寒者，而参入家大人治案所纪，及已所亲历，共得百二十图，命曰伤寒舌鉴，授之剞劂，以公同志临证之一助云。

康熙戊申如月诞先张登书于隽永堂

目　录

白胎舌总论

黄胎舌总论

黑胎舌总论

灰色舌总论

红色舌总论

紫色舌总论

霉酱色胎舌总论

蓝色胎舌总论

妊娠伤寒舌总论

白胎舌总论

伤寒邪在皮毛，初则舌有白沫，次则白涎白滑，再次白屑白疱。有舌中、舌尖、舌根之不同，是寒邪入经之微甚也。舌乃心之苗，心属南方火，当赤色。今反见白色者，是火不能制金也。初则寒郁皮肤，毛窍不得疏通，热气不得外泄，故恶寒发热。在太阳经，则头痛、身热、项背强、腰脊痛[①]等证，传至阳明经，则有白屑满舌。虽证有烦躁，如脉浮紧者，尤当汗之。在少阳经者，则白胎白滑，用小柴胡汤和之。胃虚者，理中汤温之。如白色少变黄者，大柴胡、大小承气分轻重下之。白舌亦有死证，不可忽视也。

微白滑胎舌

寒邪初入太阳，头痛、身热、恶寒、舌色微白有津。香苏散、羌活汤之类发散之。

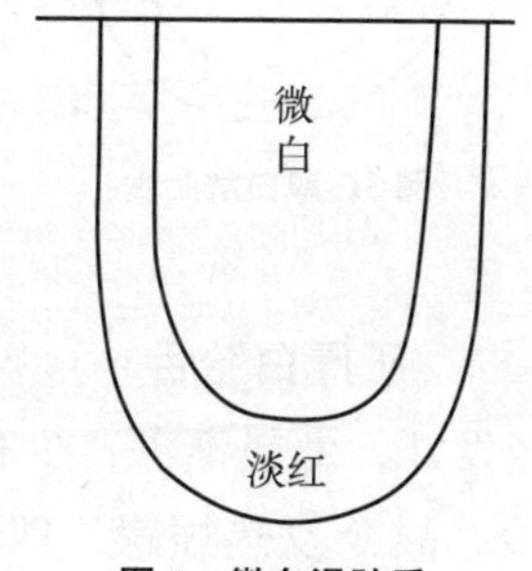

图1　微白滑胎舌

① 痛：大魁桢记本作“疼”。

薄白滑胎舌

此太阳里证舌也。二三日未曾汗，故邪入丹田渐深。急宜汗之。或太阳与少阳合病，有此舌者，柴胡桂枝汤主之。

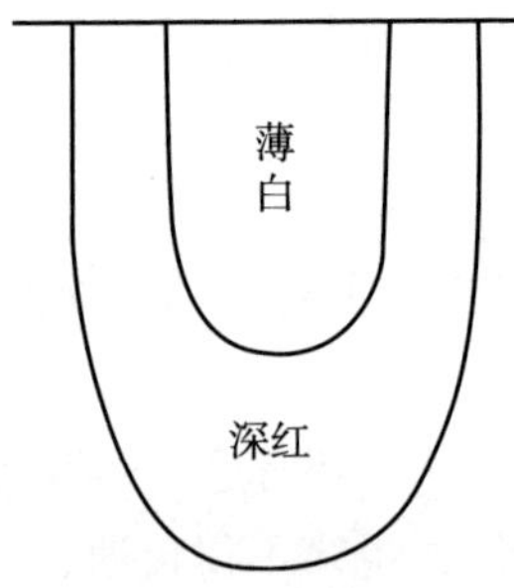

图 2　薄白滑胎舌

厚白滑胎舌

病三四日，其邪只在太阳，故胎纯白而厚，却不干燥。其证头疼发热，脉浮而紧。解表自愈。

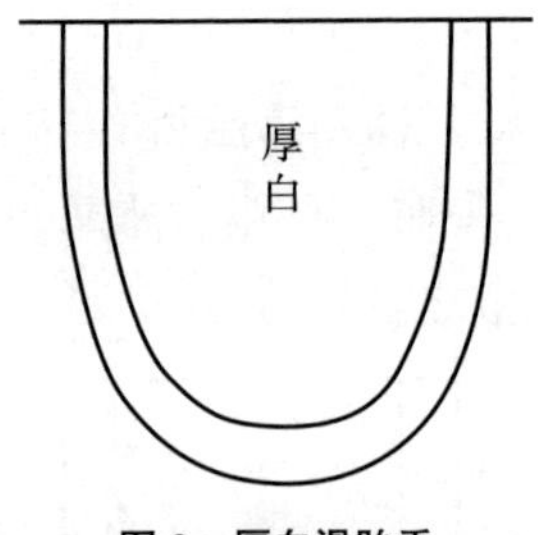

图 3　厚白滑胎舌

干厚白胎舌

病四五日，未经发汗，邪热渐深，少有微渴。过饮生冷，停积胸中，营热胃冷，故令发热烦躁，四肢逆冷，而胎白干厚，满口白屑。宜四逆散加干姜。

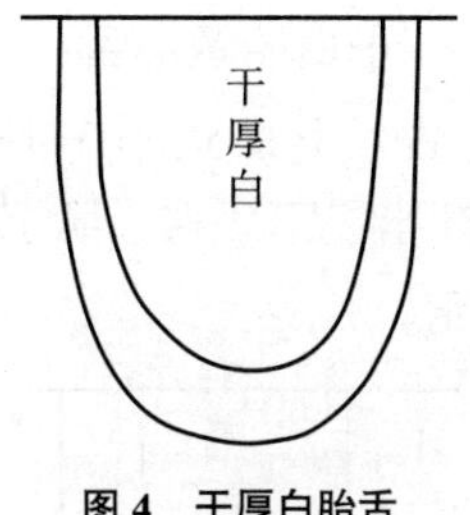

图4　干厚白胎舌

白胎黄心舌

此太阳经初传阳明腑病舌也。若微黄而润，宜再汗。待胎燥里证具，则下之。若烦躁呕吐，大柴胡汤加减。亦有下淡黄水沫，无稀粪者，大承气下之。

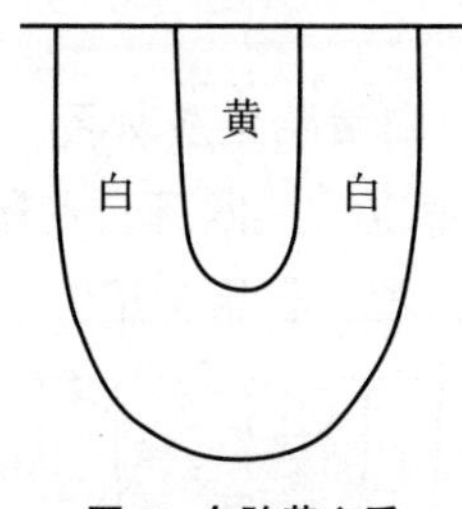

图5　白胎黄心舌

白胎黄边舌

舌中见白胎，外有微黄者，必作泄。宜用解毒汤。恶寒者五苓散。

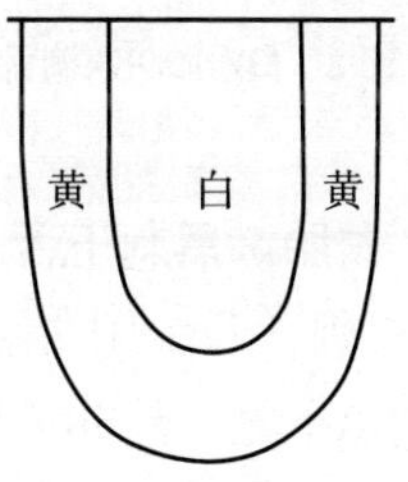

图6　白胎黄边舌

干白胎黑心舌

此阳明腑兼太阳舌。其胎边白中心干黑者，因汗不彻，传至阳明所致。必微汗出、不恶寒、脉沉者，可下之。如二三日未曾汗，有此舌必死。

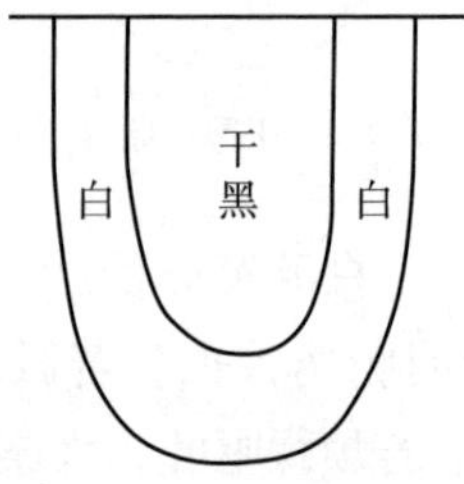

图 7　干白胎黑心舌

白滑胎尖灰刺舌

此阳明腑兼少阳舌也。三四日自利脉长者生，弦数者死。如有宿食，用大承气下之，十可全五。

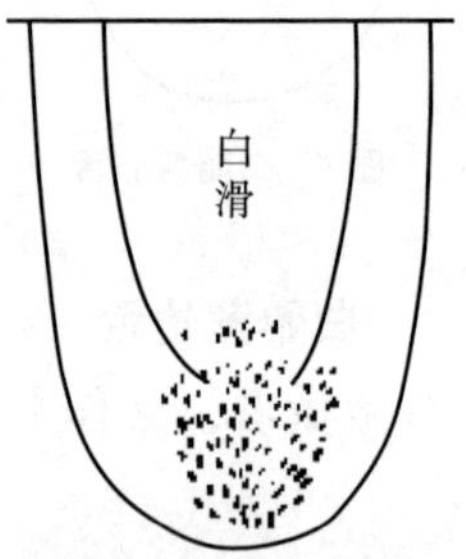

图 8　白滑胎尖灰刺舌

白胎满黑刺干舌

白胎中生满干黑芒刺，乃少阳之里证也。其证不恶寒反恶热者，大柴胡加芒硝急下之。然亦危证也。

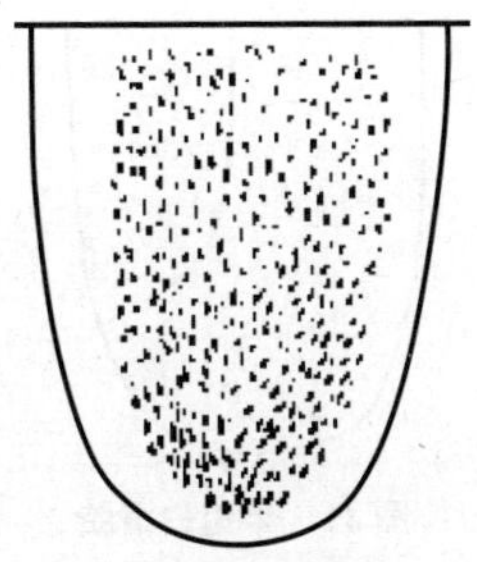

图 9　白胎满黑刺干舌

白滑胎黑心舌

白胎中黑，为表邪入里之候。大热谵语，承气等下之。倘食复而发热，或利不止者，难治。

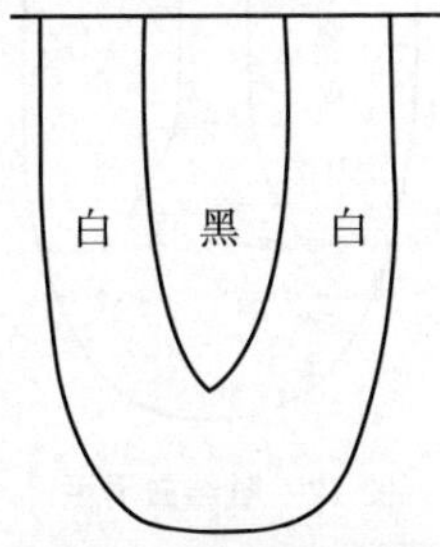

图 10　白滑胎黑心舌

半边白滑舌

白胎见于一边，无论左右，皆属半表半里。并宜小柴胡汤。左加葛根，右加茯苓。有咳嗽引胁下痛而见此舌，小青龙汤。夏月多汗自利，人参白虎汤。

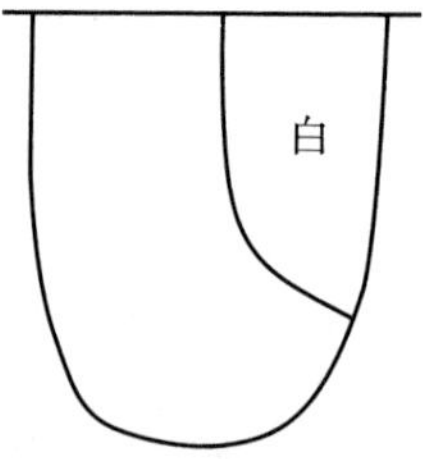

图 11　半边白滑胎

脏结白滑舌

或左或右，半边白胎，半边或黑或老黄者，寒邪结在脏也。黄连汤加附子。结在咽者，不能语言。宜生脉散合四逆汤，可救十中一二。

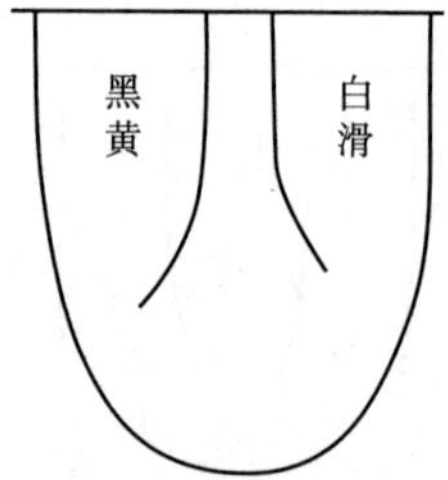

图 12　脏结白滑舌

白胎黑斑舌

白胎中有黑小斑点乱生者。乃水来克火。如无恶候，以凉膈散、承气汤下之，十中可救一二。

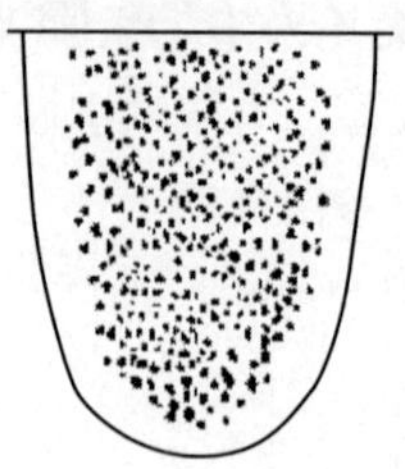

图 13　白胎黑斑舌

白胎燥裂舌

伤寒胸中有寒，丹田有热，所以舌上白胎。因过汗伤营，舌上无津，所以燥裂。内无实热，故不黄黑。宜小柴胡加芒硝微利之。

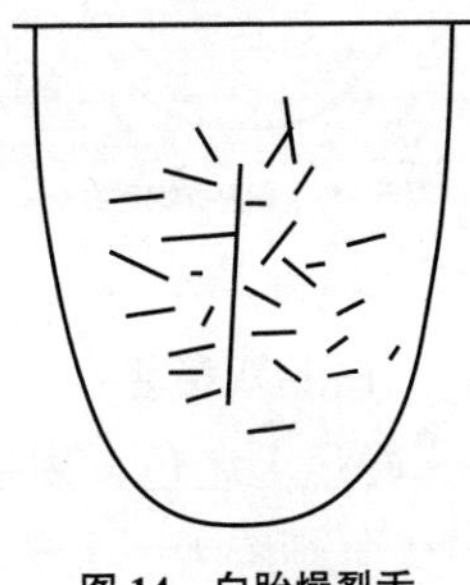

图 14　白胎燥裂舌

白胎黑根舌

舌胎白而根黑。火被水克之象，虽下亦难见功也。

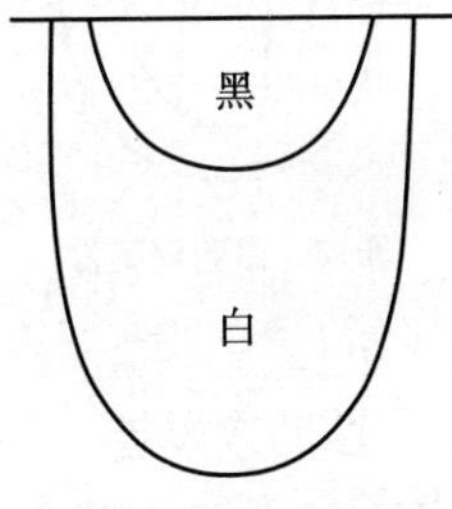

图 15　白胎黑根舌

白尖黄根舌

邪虽入里，而尖白未黄。不可用承气，宜大柴胡汤加减。下后无他证，安卧神清，可生。倘再有变证，多凶。

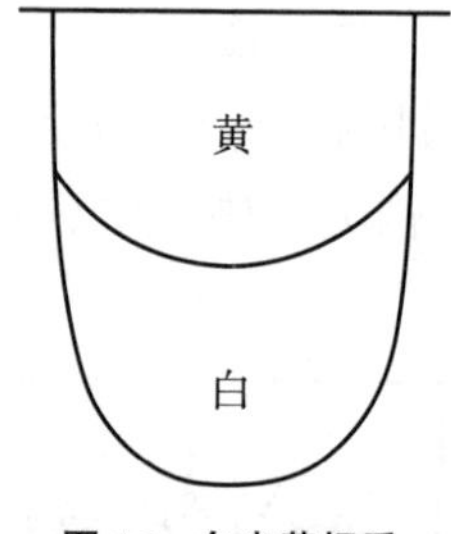

图 16　白尖黄根舌

白胎双黄舌

此阳明里证舌也。黄乃土之色，因邪热上攻，致令舌有双黄。如脉长恶热，转矢气烦躁者，大柴胡、调胃承气下之。

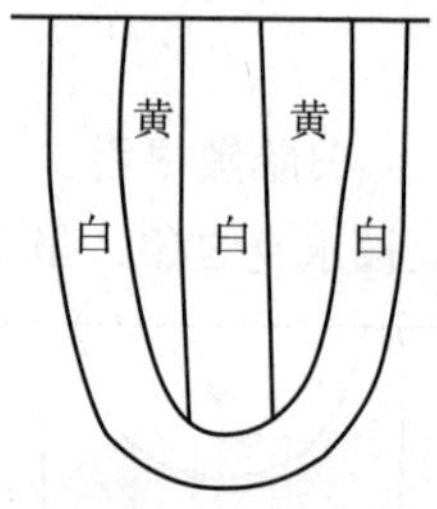

图 17　白胎双黄舌

白胎双黑舌

白胎中见黑色两条。乃太阳少阳之邪入于胃，因土气衰绝，故手足厥冷，胸中结痛也。理中汤泻心汤选用。如邪结在舌根，咽嗌而不能言者，死证也。

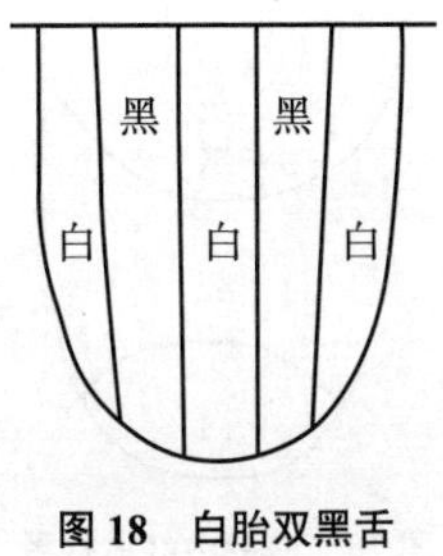

图 18　白胎双黑舌

白胎双灰色舌

此夹冷食舌也。七八日后见此舌而有津者，可治。理中四逆选用。无津者不治。如干厚见里证，则下之。得汤次日灰色去者安。

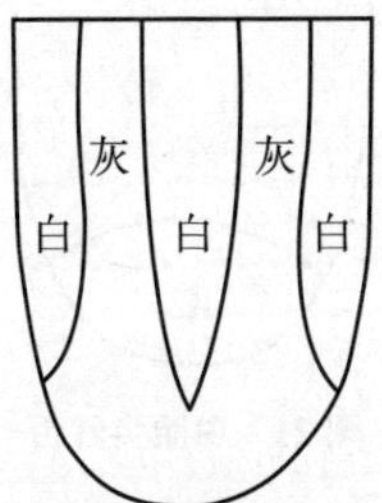

图 19　白胎双灰色舌

白尖中红黑根舌

舌尖白而根灰黑。少阳邪热传腑，热极而伤冷饮也。如水停津液固结而渴者，五苓散。自汗而渴者，白虎汤。下利而渴者，解毒汤。如黑根多、白尖少、中不甚红者，难治。

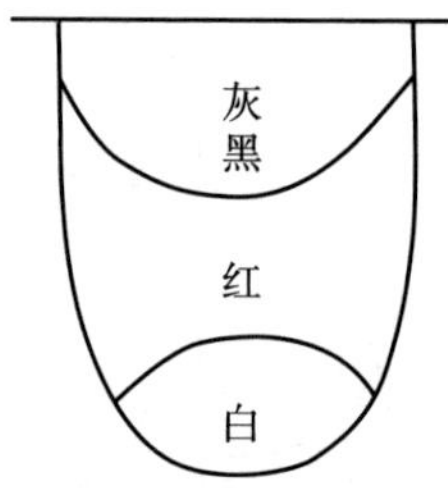

图 20　白尖中红黑根舌

白胎尖红舌

满舌白滑而尖却鲜红者，乃热邪内盛，而复感客寒入少阳经也。小柴胡汤加减。

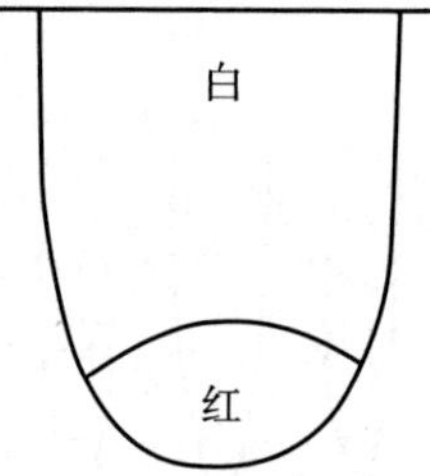

图 21　白胎尖红舌

白胎中红舌

此太阳初传经之舌也。无汗者发汗，有汗者解肌。亦有少阳经者，小柴胡汤加减。

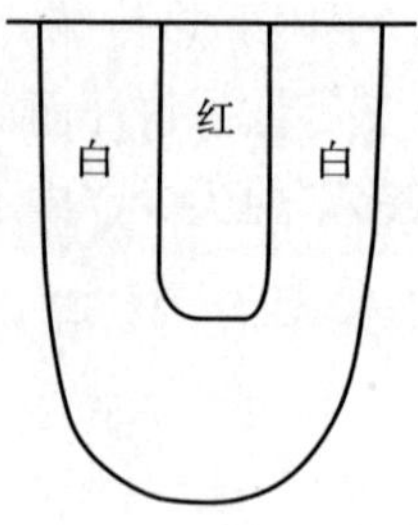

图 22　白胎中红舌

白胎变黄舌

少阳证罢，初见阳明里证，故胎变黄色。兼矢气者，大柴胡汤下之。

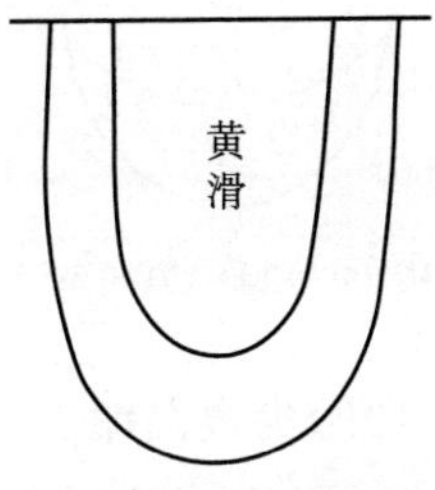

图 23　白胎变黄舌

白尖红根舌

舌尖胎白。邪在半表半里也。其证寒热、耳聋、口苦、胁痛、脉弦。小柴胡汤和解之。

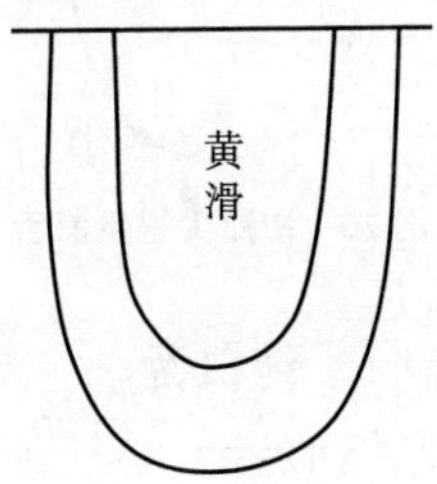

图 24　白尖红根舌

白胎尖灰根黄舌

此太阳湿热并于阳明也。如根黄色润、目黄小便黄者，茵陈蒿汤加减。

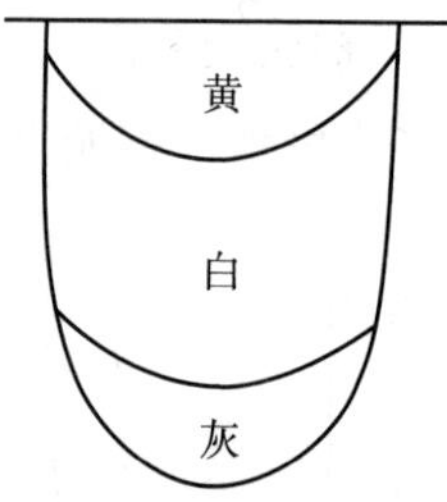

图 25　白胎尖灰根黄舌

白胎尖根俱黑舌

舌根尖俱黑而中白。乃金水太过，火土气绝于内。虽无凶证，亦必死也。

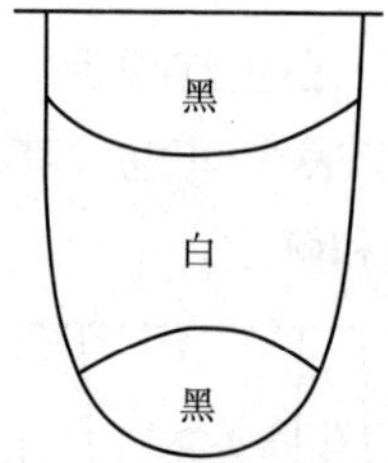

图 26　白胎尖根俱黑舌

纯白舌

白胎老极，如煮熟相似者。心气绝而肺色乘于上也。始因食瓜果冰水等物，阳气不得发越所致。为必死候。用枳实、理中，间有生者。

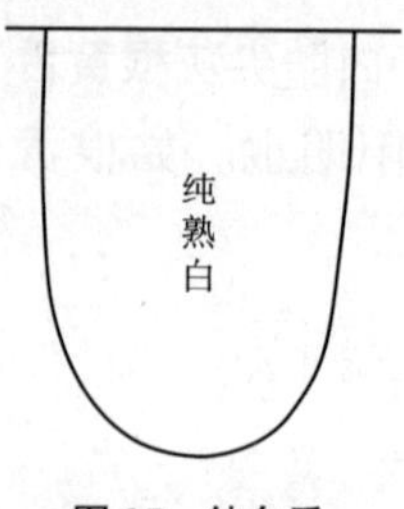

图 27　纯白舌

淡白透明舌

年老胃弱，虽有风寒，不能变热。或多服汤药，伤其胃气，所以淡白通明，似胎非胎也。宜补中益气加减治之。

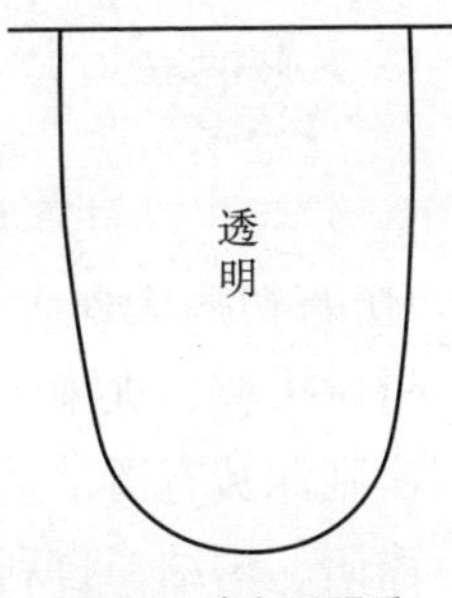

图 28　淡白透明舌

白胎如积粉舌

此舌乃瘟疫初犯募原也。达原饮。见三阳表证，随经加柴胡、葛根、羌活。见里证，加大黄。

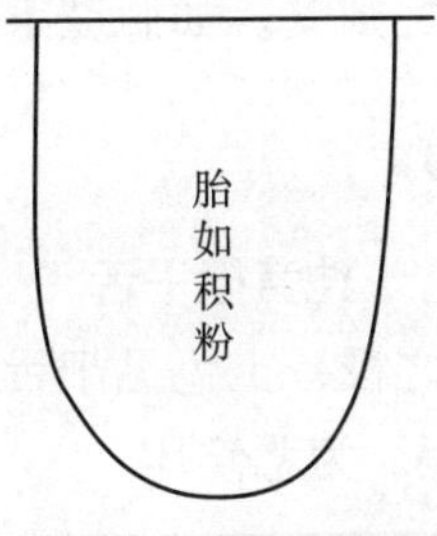

图 29　白胎如积粉舌

黄胎舌总论

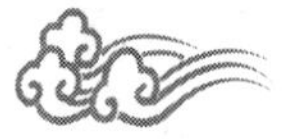

黄胎者，里证也。伤寒初病无此舌，传至少阳经，亦无此舌。直至阳明腑实，胃中火盛，火乘土位，故有此胎。当分轻重泻之。初则微黄，次则深黄有滑，甚则干黄焦黄也。其证有大热、大渴、便秘、谵语、痞结、自利。或因失汗发黄，或蓄血如狂。皆湿热太盛、小便不利所致。若目白如金，身黄如橘，宜茵陈蒿汤、五苓散、栀子柏皮汤等。如蓄血在上焦，犀角地黄汤。中焦，桃仁承气汤。下焦，代抵当汤。凡血证见血则愈，切不可与冷水，饮之必死。大抵舌黄证虽重，若脉长者，中土有气也，下之则安。如脉弦下利、舌胎黄中有黑色者，皆危证也。

纯黄微干舌

舌见黄胎。胃热之极，土色见于舌端也。急宜调胃承气下之。迟则恐黄老变黑。为恶候耳。

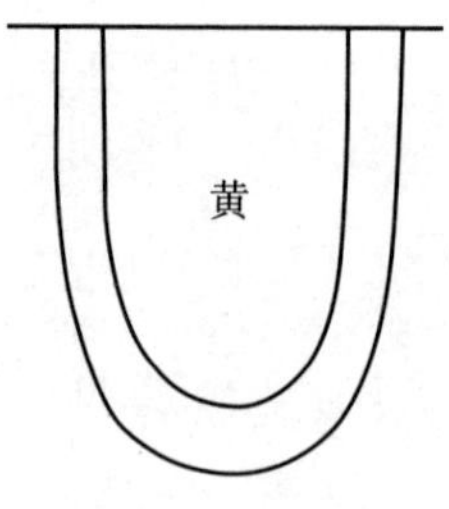

图 30　纯黄微干舌

微黄胎舌

舌微黄而不甚燥者。表邪失汗而初传里也。用大柴胡汤。若身目俱黄者，茵陈蒿汤。

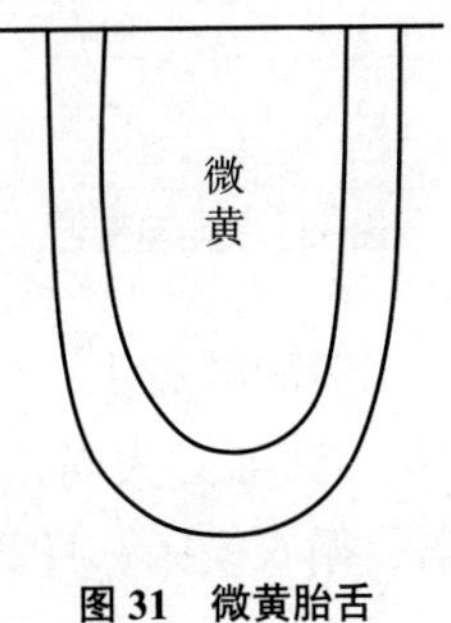

图 31　微黄胎舌

黄干舌

舌见干黄。里热已极，急下勿缓。下后脉静身凉者生，反大热而喘脉躁者死。

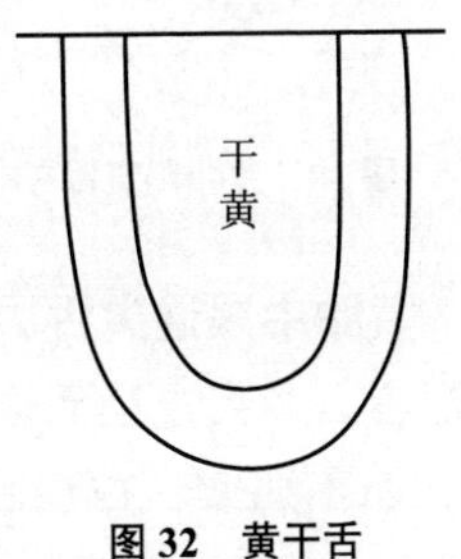

图 32　黄干舌

黄胎黑滑舌

舌黄而有黑滑者。阳明里证具也。虽不干燥，亦当下之。下后身凉脉静者生。大热脉躁者死。

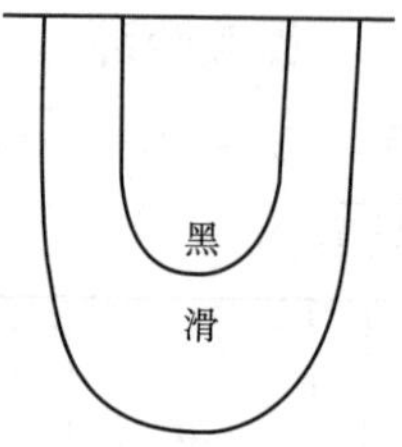

图 33　黄胎黑滑舌

黄胎黑斑舌

黄胎中乱生黑斑者。其证必大渴谵语。身无斑者，大承气下之。如脉涩、谵语、循衣摸床、身黄斑黑者，俱不治。下出稀黑粪者死。

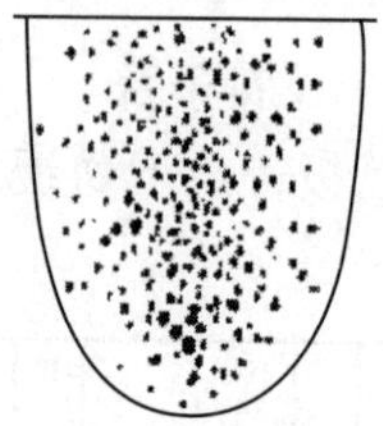

图 34　黄胎黑斑舌

黄胎中黑通尖舌

黄胎从中至尖通黑者。乃火土燥而热毒最深也。两感伤寒必死。恶寒甚者亦死。如不恶寒，口燥咽干，而下利臭水者，可用调胃承气汤下之。十中可救四五。口干齿燥形脱者，不治。

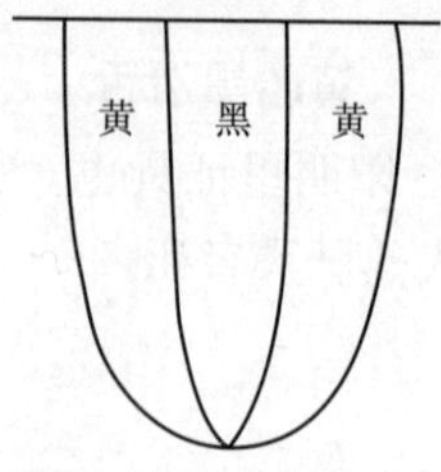

图 35　黄胎中黑通尖舌

老黄隔瓣舌

舌黄干涩而有隔瓣者。乃邪热入胃，毒结已深。烦躁而渴者，大承气汤。发黄者，茵陈蒿汤。少腹痛者，有瘀血也，抵当汤。结胸，大陷胸汤。

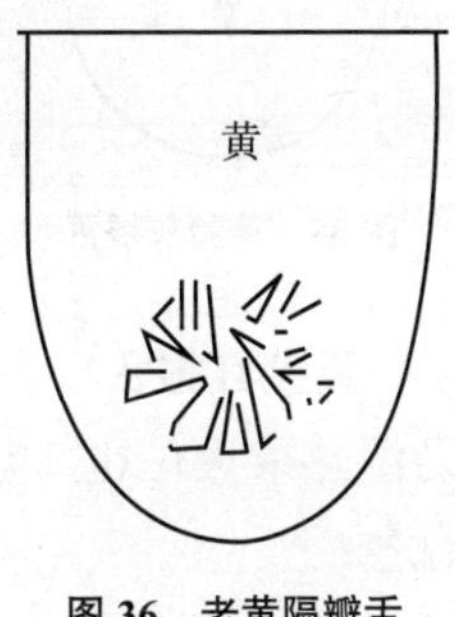

图 36　老黄隔瓣舌

黄尖舌

舌尖胎黄。热邪初传胃腑也。当用调胃承气汤。如脉浮恶寒，表证未尽，大柴胡两解之。

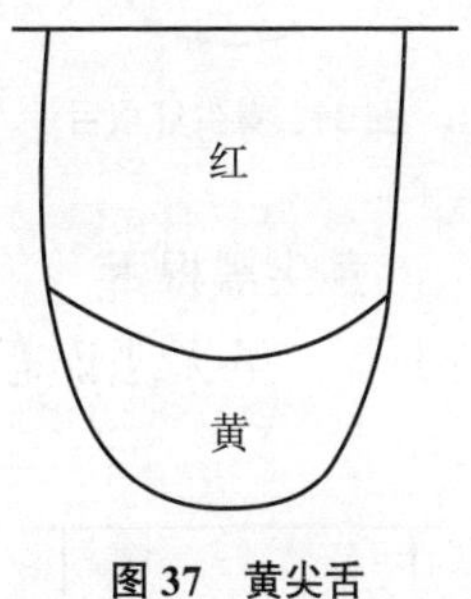

图 37　黄尖舌

黄胎灰根舌

舌根灰色而尖黄。虽比黑根少轻，如再过一二日，亦黑也。难治。无烦躁直视，脉沉而有力者，大柴胡加减治之。

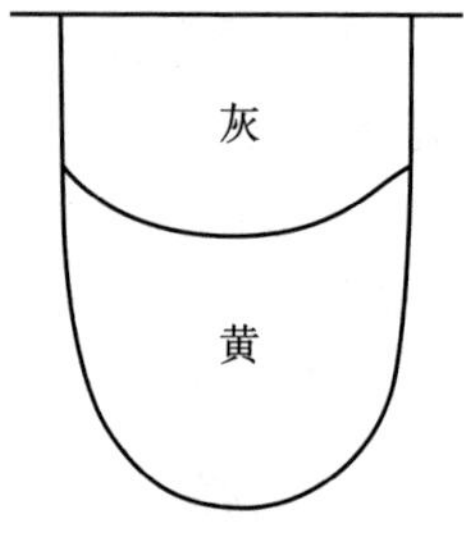

图 38　黄胎灰根舌

黄尖红根舌

根红而尖黄者。乃湿热乘火位也。瘟热初病，多有此舌。凉膈解毒等药，消息治之。

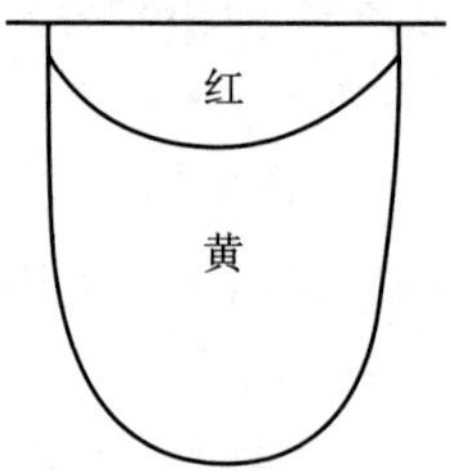

图 39　黄尖红根舌

黄尖黑根舌

舌黑根多而黄尖少者。虽无恶证恶脉，诚恐暴变一时，以胃气竭绝故耳。

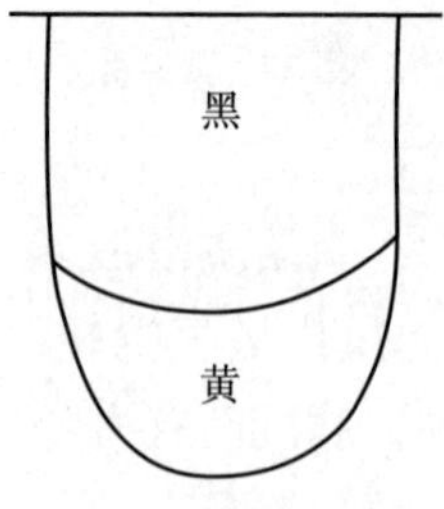

图 40　黄尖黑根舌

黄胎黑刺舌

舌胎老黄极而中有黑刺者。皆由失汗所致。邪毒内陷已深，急用调胃承气下之，十中可保一二。

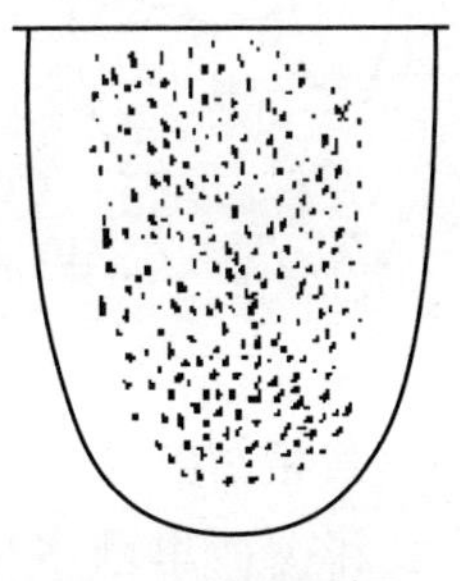

图 41　黄胎黑刺舌

黄大胀满舌

舌黄而胀大者。乃阳明胃经湿热也。证必身黄、便秘、烦躁，茵陈蒿汤。如大便自利而发黄者，五苓散加茵陈、栀子、黄连等治之。

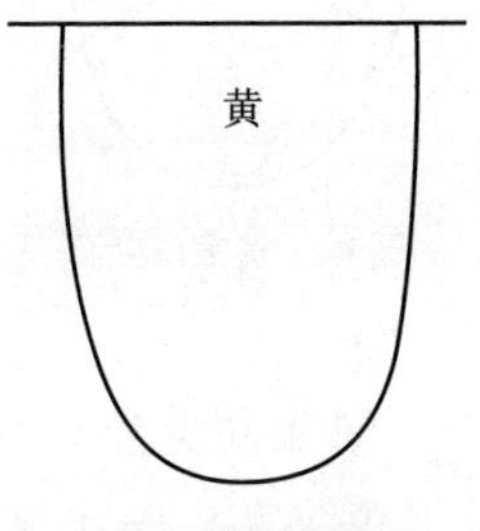

图 42　黄大胀满舌

黄尖白根舌

舌根白尖黄，其色倒见。必是少阳经传阳明腑病。若阳明证多者，大柴胡汤。少阳证多者，小柴胡汤。如谵语烦躁者，调胃承气汤。

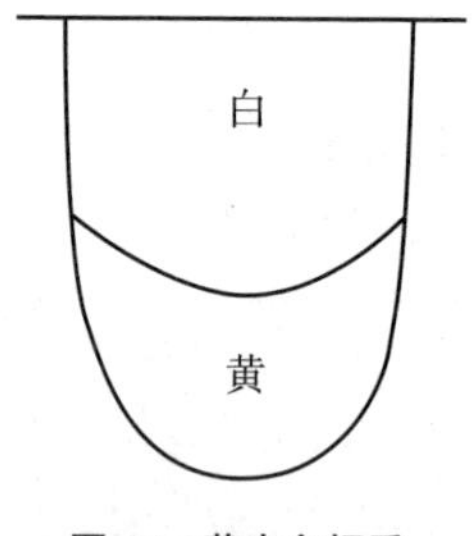

图 43　黄尖白根舌

黄根白尖舌

舌尖白根黄。乃表邪少而里邪多也。天水散、凉膈散合用。如阳明无汗、小便不利、心中懊侬者，必发黄，茵陈蒿汤。

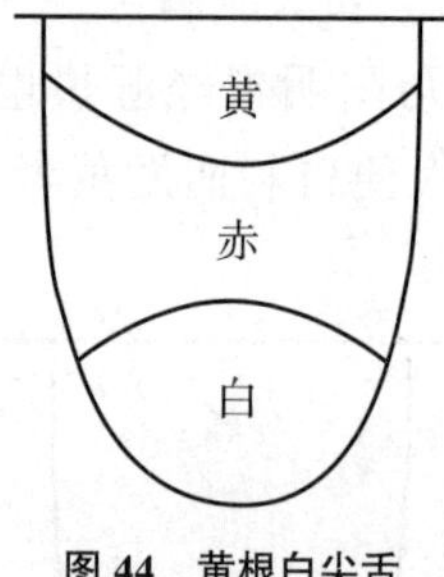

图 44　黄根白尖舌

黄根灰尖舌

舌乃火位。今见根黄尖灰，是土来侮火也。不吐不利、心烦而渴者，乃胃中有郁热也，调胃承气加黄连。

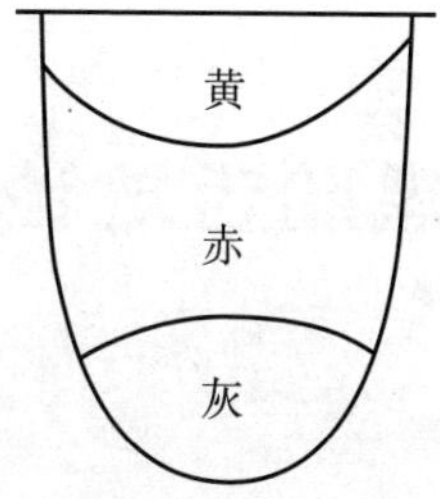

图 45　黄根灰尖舌

黄根白尖短缩舌

舌见根黄尖白而短硬，不燥不滑，但不能伸出。证多谵妄烦乱，此痰夹宿食占据中宫也。大承气加姜、半主之。

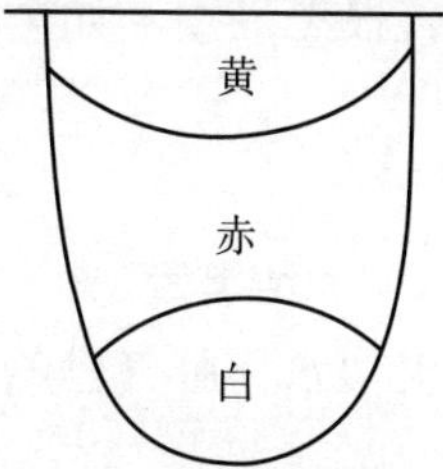

图 46　黄根白尖短缩舌

黑胎舌总论

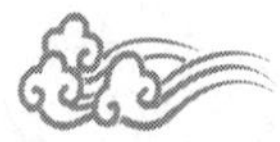

伤寒五七日，舌见黑胎，最为危候。表证皆无此舌。如两感一二日间见之，必死。若白胎上渐渐中心黑者，是伤寒邪热传里之候。红舌上渐渐黑者，乃瘟疫传变，坏证将至也。盖舌色本赤，今见黑者，乃水来克火，水极似火，火过炭黑之理。然有纯黑、有黑晕、有刺、有隔瓣、有瓣底红、瓣底黑者。大抵尖黑犹轻，根黑最重。如全黑者，纵神丹亦难救疗也。

纯黑舌

遍舌黑胎。是火极似水，脏气已绝。脉必结代，一二日中必死。切勿用药。

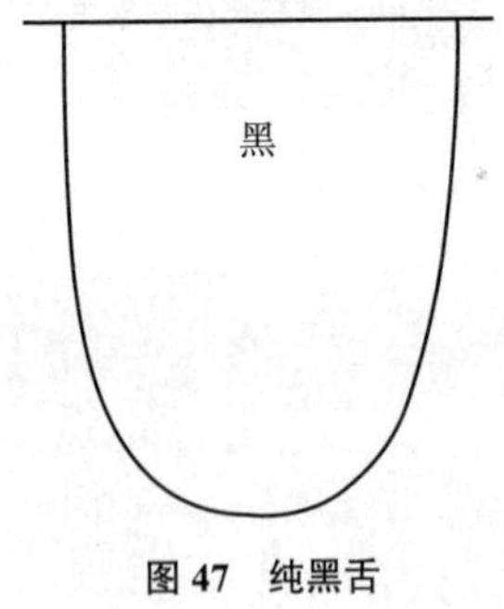

图 47　纯黑舌

黑胎瓣底红舌

黄胎久而变黑。实热亢极之候，又未经服药，肆意饮食，而见脉伏、目闭、口开、独语、谵妄。医遇此证，必掘开舌胎，视瓣底红者，可用大承气下之。

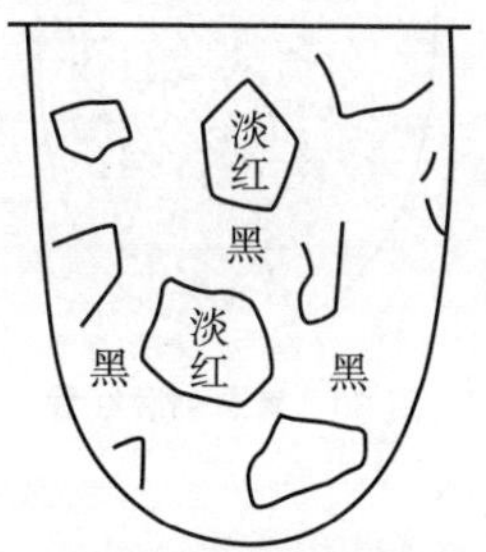

图 48　黑胎瓣底红舌

黑胎瓣底黑舌

凡见瓣底黑者，不可用药。虽无恶候，脉亦暴绝，必死不治。

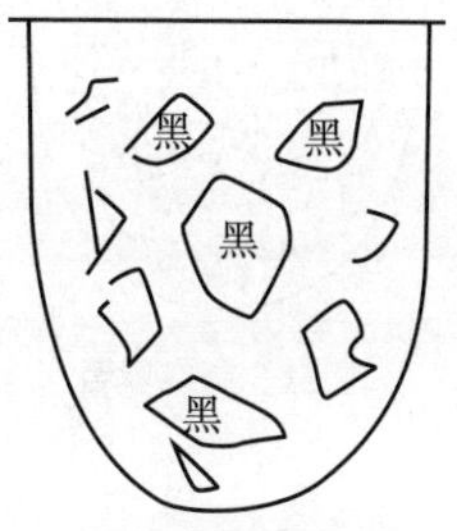

图 49　黑胎瓣底黑舌

满黑刺底红舌

满舌黑胎，干燥而生大刺，揉之触手而响。掘开刺底红色者，心神尚在。虽火过极，下之可生。有肥盛多湿热人，感冒发热，痞胀闷乱，一见此舌，急用大陷胸丸攻下。后与小陷胸汤调理。

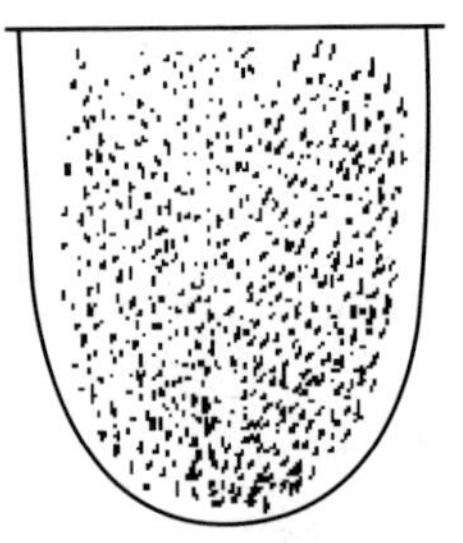

图 50　满黑刺底红舌

刺底黑舌

刺底黑者，言刮去芒刺，底下肉色俱黑也。凡见此舌，不必辨其何经何脉，虽无恶候，必死勿治。

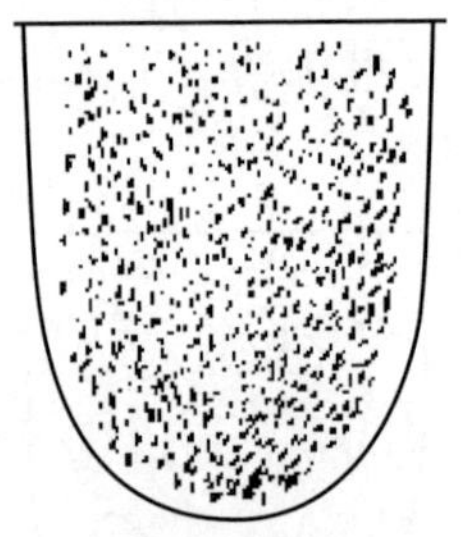

图 51　刺底黑舌

黑烂自啮舌

舌黑烂而频欲啮。必烂至根而死。虽无恶候怪脉，切勿用药。

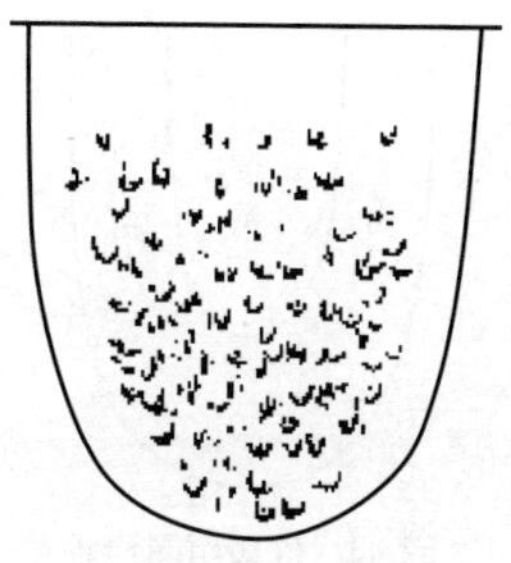

图 52　黑烂自啮舌

中黑边白滑胎舌

舌见中黑边白而滑。表里俱虚寒也。脉必微弱，证必畏寒，附子理中汤温之。夏月过食生冷而见此舌，则宜大顺、冷香选用。

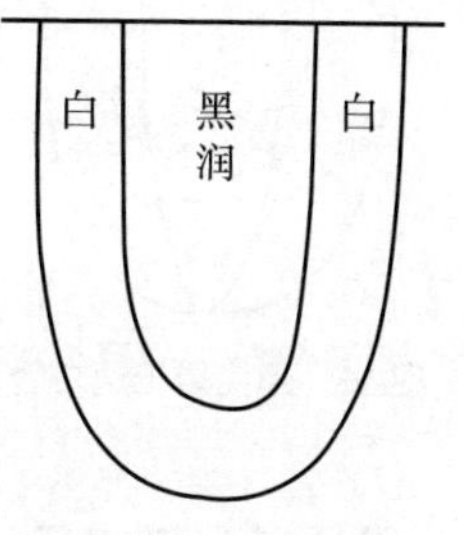

图 53　中黑边白滑胎舌

红边中黑滑舌

舌黑有津。证见谵语者，必表证时不曾服药，不戒饮食，冷物结滞于胃也。虚人黄龙汤，或枳实理中加大黄。壮实者用备急丸热下之。夏月中暍，多有此舌，以人参白虎汤主之。

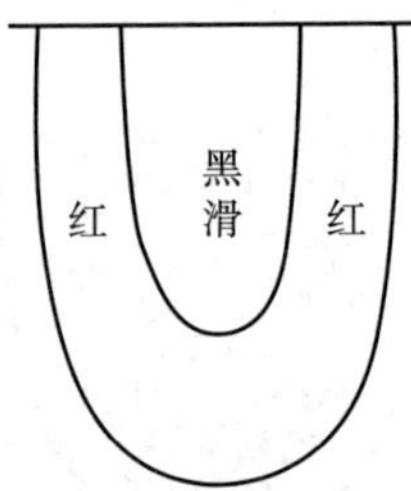

图 54　红边中黑滑舌

通尖黑干边白舌

两感一二日间，便见中黑边白厚胎者，虽用大羌活汤，恐无济矣。

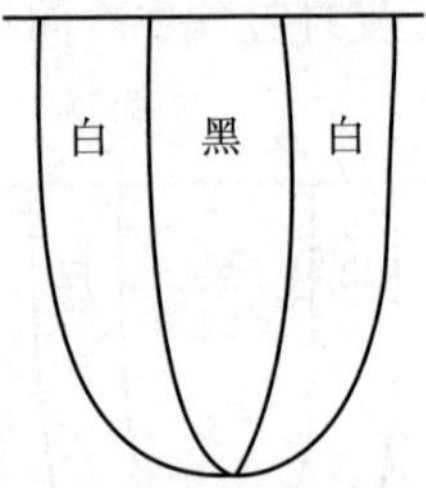

图 55　通尖黑干边白舌

黑边晕内微红舌

舌边围黑，中有红晕者。乃邪热入于心包之候，故有此色。宜凉膈合大承气下之。

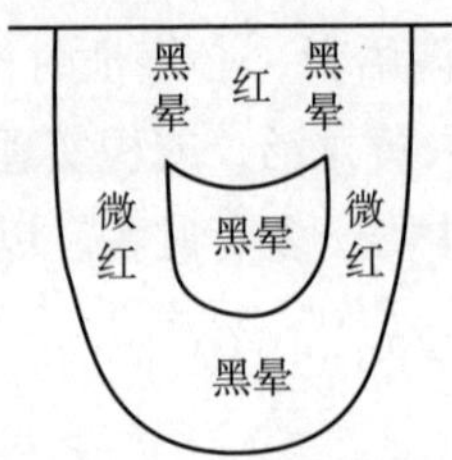

图 56　黑边晕内微红舌

中焙舌

舌胎中心黑厚而干。为热盛津枯之候。急宜生脉散合黄连解毒汤以解之。

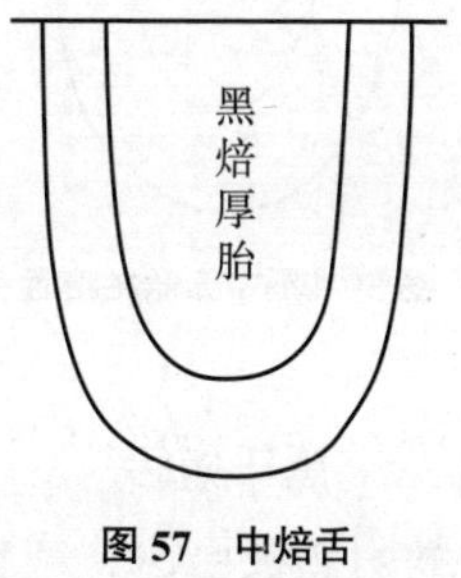

图 57　中焙舌

中黑无胎干燥舌

舌黑无胎而燥。津液受伤而虚火用事也。急宜生脉散合附子理中主之。

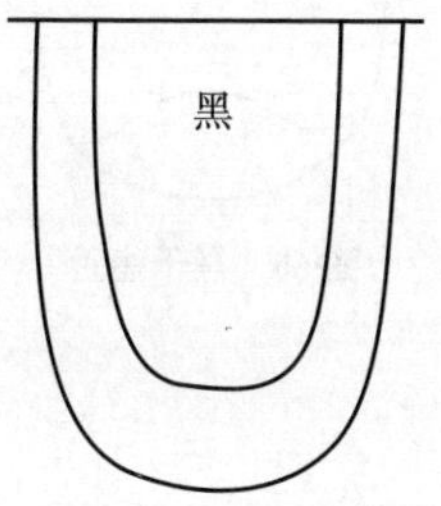

图 58　中黑无胎干燥舌

黑中无胎枯瘦舌

伤寒八九日，过汗，津枯血燥，舌无胎而黑瘦。大便五六日不行，腹不硬满，神昏不得卧，或时呢喃叹息者，炙甘草汤。

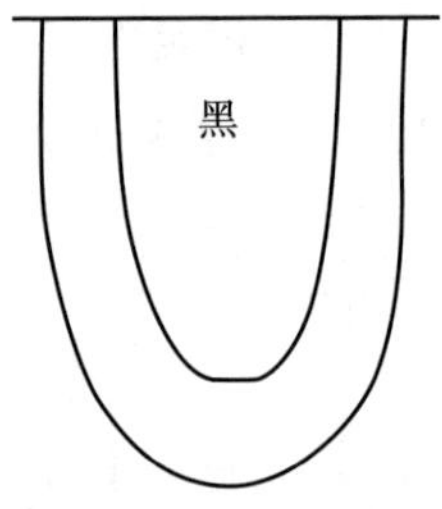

图 59　黑中无胎枯瘦舌

黑干短舌

舌至干黑而短。厥阴热极已深，或食填中脘，䐜胀所致。急用大剂大承气下之，可救十中一二。服后，粪黄热退则生，粪黑热不止者死。

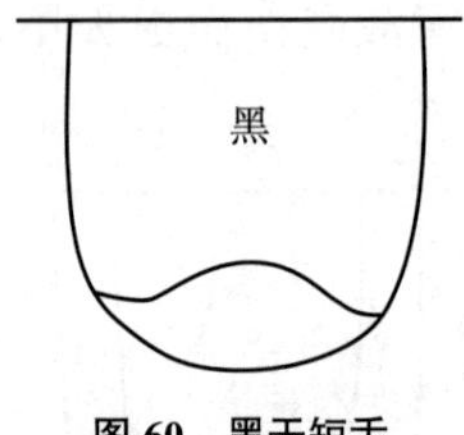

图 60　黑干短舌

灰色舌总论

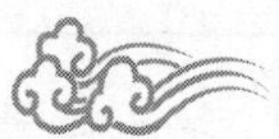

灰色舌，有阴阳之异。若直中阴经，则即时舌便灰黑而无积胎。若热传三阴，必四五日表证罢而胎变灰色也。有在根在尖在中者，有浑舌俱灰黑者。大抵传经热证，则有灰黑干胎，皆当攻下泄热。若直中三阴之灰黑无胎者，即当温经散寒。又有蓄血证，其人如狂，或瞑目谵语，亦有不狂不语，不知人事，而面黑舌灰者，当分轻重以攻其血。切勿误与冷水，引领败血入心而致不救也。

纯灰舌

舌灰色无胎者。直下①三阴而夹冷食也。脉必沉细而迟，不渴不烦者，附子理中四逆汤救之。次日，舌变灰中有微黄色者生。如渐渐灰缩干黑者死。

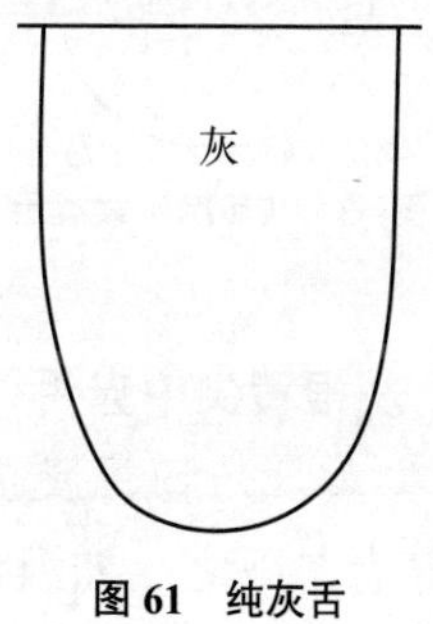

图 61　纯灰舌

① 下：大魁桢记本作“中”。

灰中舌

灰色现于中央。而消渴、气上冲心、饥不欲食、食则吐蛔者，此热传厥阴之候，乌梅丸主之。

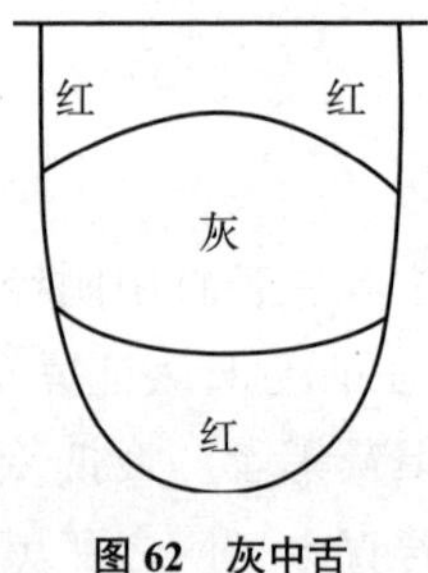

图 62　灰中舌

灰黑胎干纹裂舌

土邪胜水，而舌见灰黑纹裂，凉膈、调胃皆可下之，十中可救二三。下后，渴不止热不退者，不治。

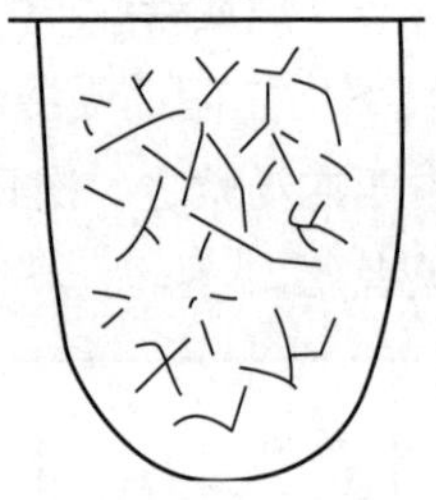

图 63　灰黑胎干纹裂舌

灰根黄尖中赤舌

舌根灰色而中红尖黄。乃肠胃燥热之证。若大渴谵语，五六日不大便，转矢气者，下之。如温病热病，恶寒脉浮者，凉膈、双解选用。

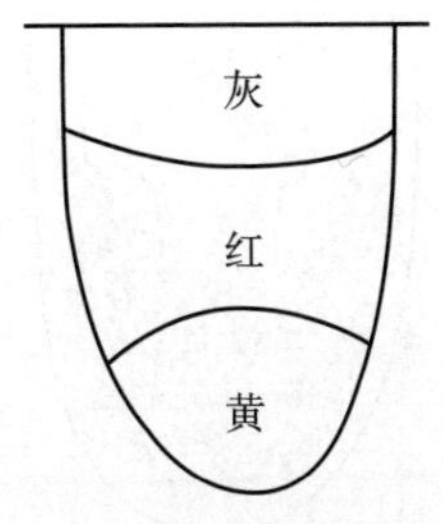

图 64　灰根黄尖中赤舌

灰色重晕舌

此瘟病热毒，传变三阴也。热毒传内一次，舌即灰晕一层。毒盛故有重晕，最危之证。急宜凉膈、双解解毒，承气下之。一晕尚轻，二晕为重，三晕必死。亦有横纹二三层者，与此重晕不殊。

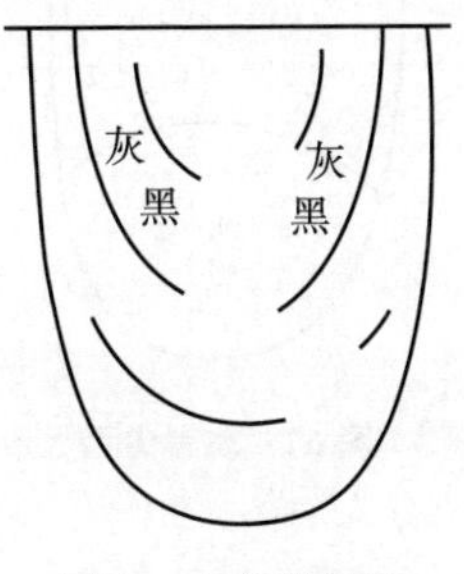

图 65　灰色重晕舌

灰黑干刺舌

灰黑舌中又有干刺。而见咽干、口燥、喘满，乃邪热结于少阴，当下之。然必待其转矢气者，方可下。若下之早，令人小便难。

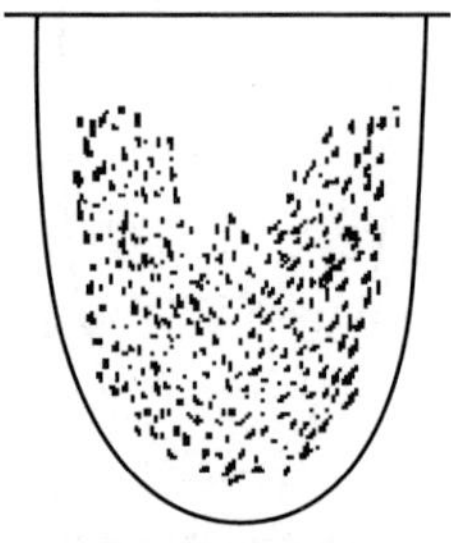

图 66　灰黑干刺舌

灰黑尖舌

已经汗解而见舌尖灰黑，有宿食未消，或又伤饮食，邪热复盛之故，调胃承气汤下之。

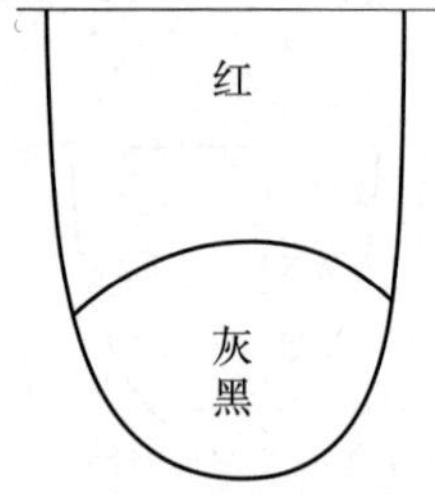

图 67　灰黑尖舌

灰黑尖干刺舌

舌尖灰黑有刺而干。是得病后犹加饮食之故。虽证见耳聋、胁痛、发热、口苦，不得用小柴胡。必大柴胡或调胃承气加消导药，方可取效。

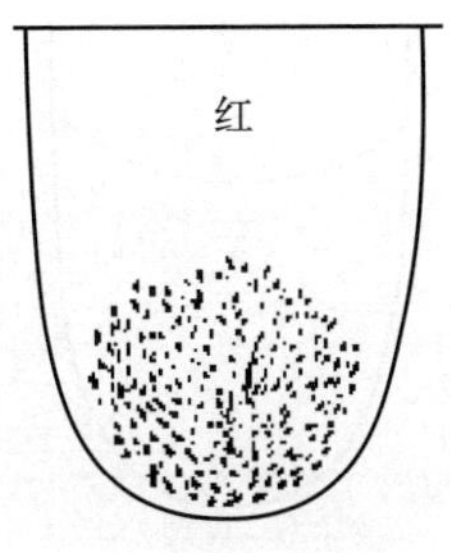

图 68　灰黑尖干刺舌

灰中黑滑舌

淡淡灰色中间，有滑胎四五点如墨汁。此热邪传里，而中有宿食未化也。大柴胡汤。

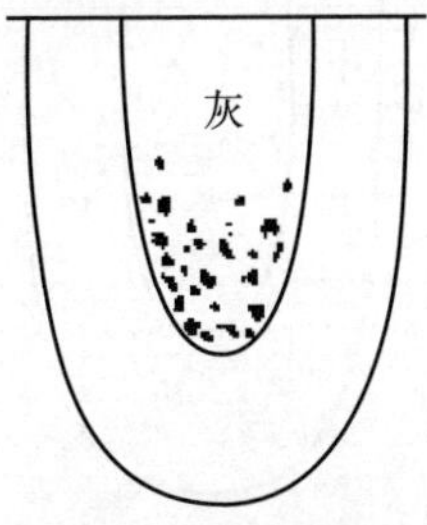

图 69　灰中黑滑舌

灰黑多黄根少舌

舌灰色而根黄。乃热传厥阴，而胃中复有停滞也。伤寒六七日不利，便发热而利、汗出不止者死。正气脱也。

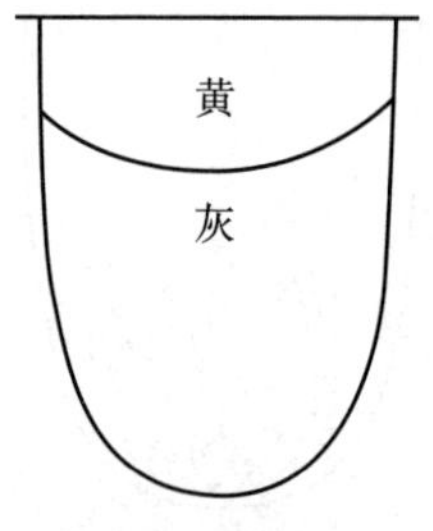

图 70　灰黑多黄根少舌

边灰中紫舌

舌边灰黑而中淡紫，时时自啮舌尖为爽。乃少阴厥气逆上，非药可治。

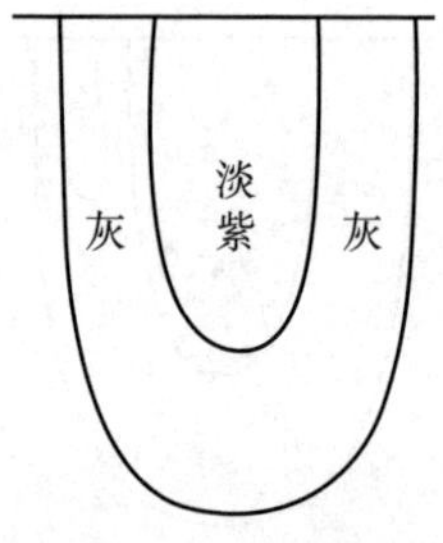

图 71　边灰中紫舌

红色舌总论

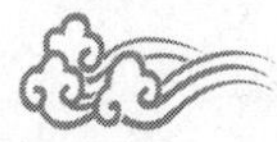

夫红舌者，伏热内蓄于心胃，自里而达于表也。仲景云：冬伤于寒，至春变为温病，至夏变为热病，故舌红而赤。又有瘟疫疫疠，一方之内，老幼之病皆同者，舌亦正赤而加积胎也。若更多食，则助热内蒸，故舌红面赤，甚者面目俱赤而舌疮也。然病有轻重，舌有微甚。且见于舌之根尖中下左右，疮蚀胀烂，瘪细长短，种种异形，皆瘟毒火热蕴化之所为也。其所治亦不同。当解者内解其毒，当砭者砭去其血。若论汤液，无过大小承气、黄连解毒、三黄石膏等。比类而推可也。

纯红舌

舌见纯红色。乃瘟疫之邪热初蓄于内也。宜败毒散加减，或升麻葛根汤等治之。

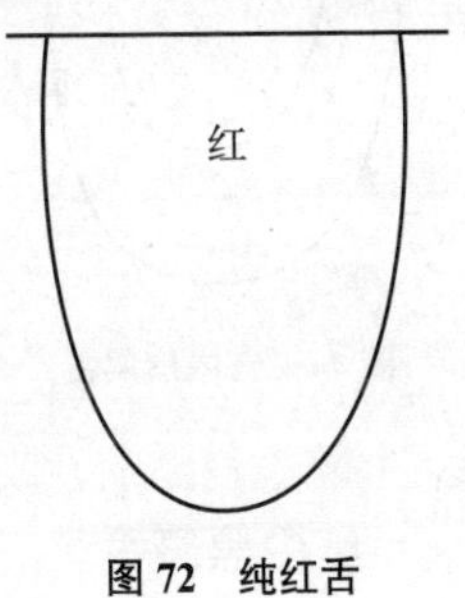

图 72　纯红舌

红中淡黑舌

舌红中见淡黑色而有滑者。乃太阳瘟疫也。如恶寒，有表证，双解散合解毒汤微微汗之。汗罢急下。如结胸烦躁直视者，不治。

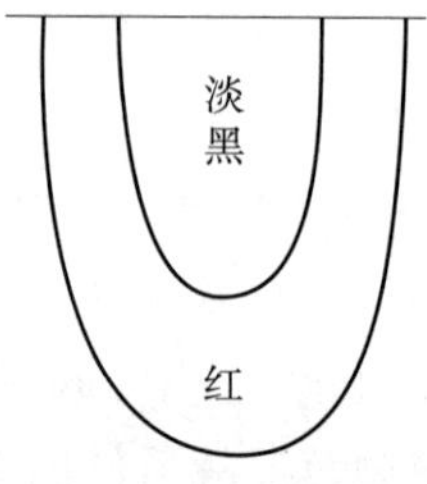

图 73　红中淡黑舌

红中焦黑舌

舌见红色，中有黑形如小舌。乃瘟毒内结于胃，火极反兼水化也，宜凉膈散。若黑而干硬，以指甲刮之有声者，急用调胃承气汤下之。

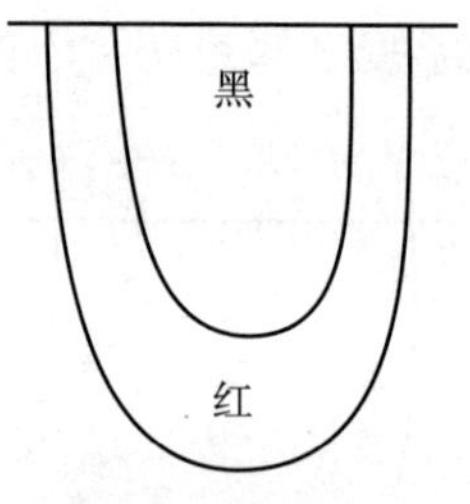

图 74　红中焦黑舌

红中黑斑舌

见小黑斑星于红舌上者。乃瘟热乘虚入于阳明，胃热则发斑也。或身上亦兼有红赤斑者，宜黑参升麻汤、化斑汤等治之。

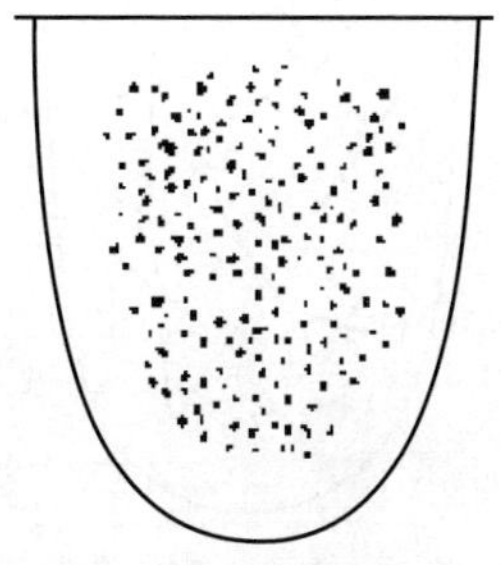

图 75　红中黑斑舌

红内黑尖舌

舌本红而尖黑者。足少阴瘟热乘于手少阴也。竹叶石膏汤。

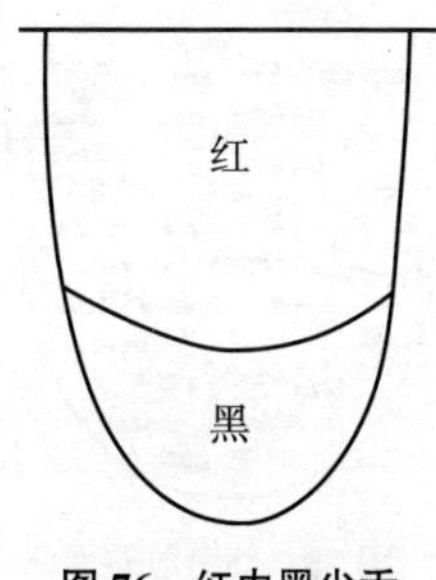

图 76　红内黑尖舌

红色人字纹裂舌

舌红甚而又有纹裂者。阳明热毒熏蒸膈上，故现人字纹也。宜服凉膈散。如渴甚转矢气者，大承气下之。

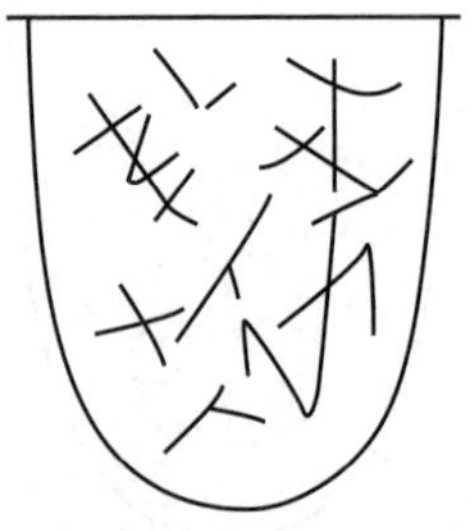

图 77 红色人字纹裂舌

红断纹裂舌

相火来乘君位，致令舌红燥而纹裂作痛。宜黄连解毒汤加麦门冬寒润之。

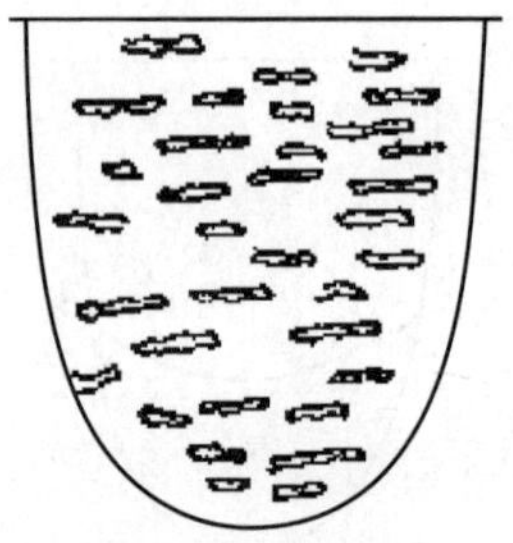

图 78 红断纹裂舌

红内红星舌

舌见淡红色，又有大红星点如疮瘰者。湿热伤于脾土，罨而欲发黄之候。宜茵陈蒿汤、五苓散选用。

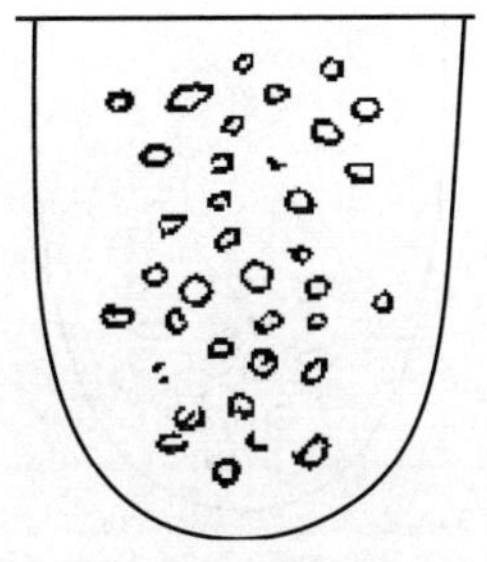

图 79　红内红星舌

深红虫碎舌

舌红更有红点，坑烂如虫蚀之状。乃水火不能既济，热毒炽盛也。不拘日数，宜小承气汤下之。不退，再以大承气下之。

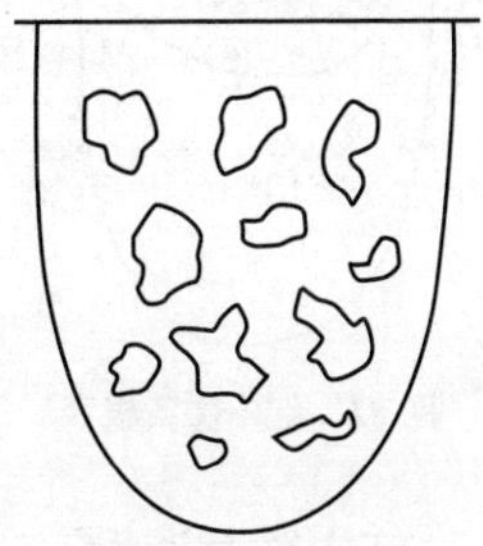

图 80　深红虫碎舌

红色紫疮舌

瘟疫多有此舌。其证不恶寒，便作渴烦躁，或咳痰者，宜解毒汤加黑参、薄荷，并益元散治之。尺脉无者必死。战栗者亦死。

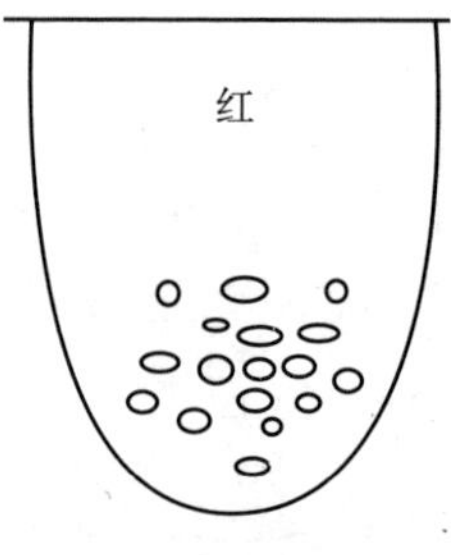

图 81　红色紫疮舌

红中微黄根舌

热入阳明胃腑，故舌根微黄。若头汗、身凉、小便难者，茵陈蒿汤加栀子、香豉。

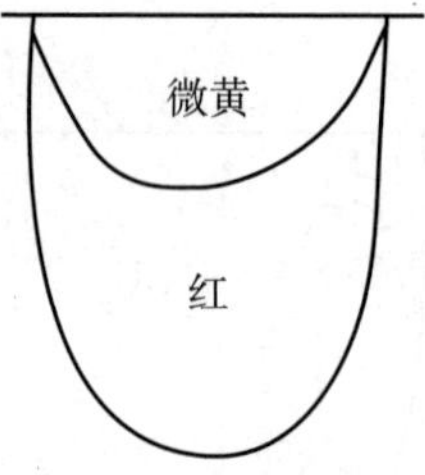

图 82　红中微黄根舌

红中微黄滑舌

病五七日，舌中有黄胎，是阳明证。如脉沉实谵语，虽胎滑，宜大柴胡汤。若干燥者，此内邪热盛，急用大承气下之。

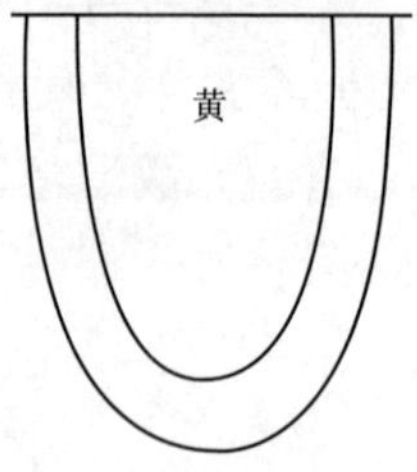

图 83　红中微黄滑舌

红长胀出口外舌

舌长大胀出口外。是热毒乘心，内服泻心汤。外砭去恶血。再用片脑、人中黄掺舌上，即愈。

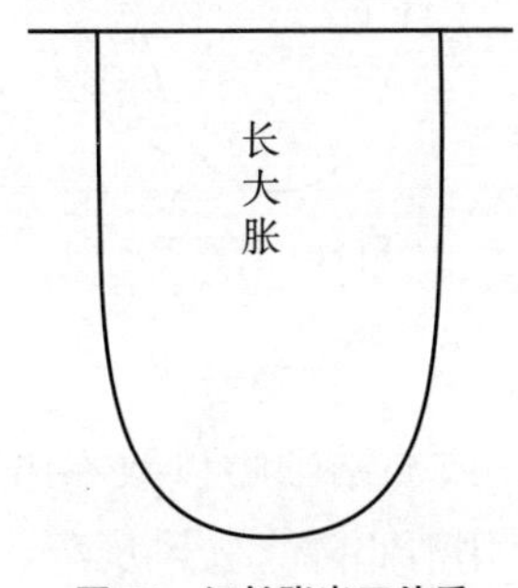

图 84　红长胀出口外舌

红䑛舌

舌频出口为弄舌。䑛至鼻尖上下或口角左右者，此为恶候。可用解毒汤加生地黄。效则生，不效则死。

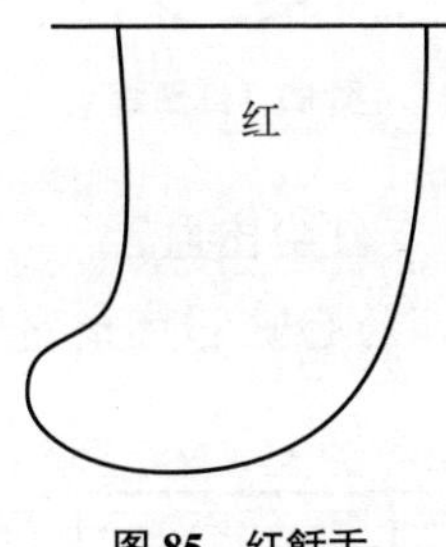

图 85　红䑛舌

红痿舌

舌萎软而不能动者。乃是心脏受伤，当参脉证施治。然亦十难救一也。

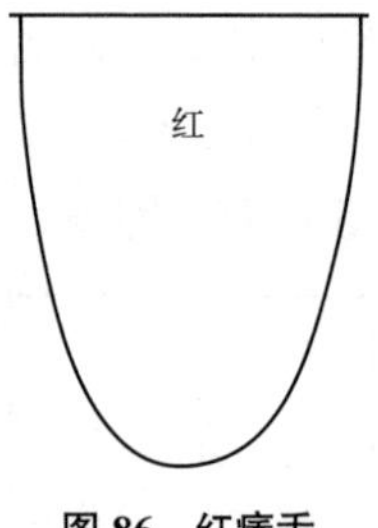

图 86　红痿舌

红硬舌

舌根强硬失音，或邪结咽嗌以致不语者。死证也。如脉有神而外证轻者，可用清心降火去风痰药。多有得生者。

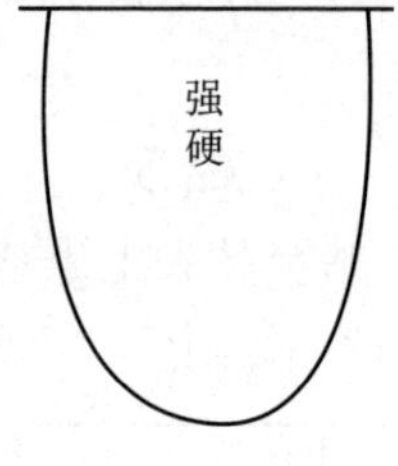

图 87　红硬舌

红尖出血舌

舌上出血如溅者。乃心脏邪热壅盛所致。宜犀角地黄汤加大黄、黄连辈治之。

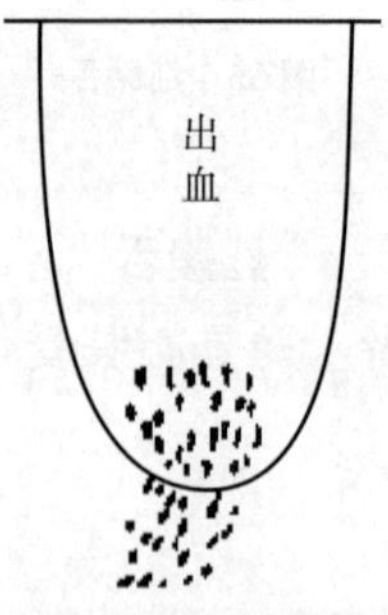

图 88　红尖出血舌

红中双灰干舌

瘟热病而舌见两路灰色。是病后复伤饮食所致。令人身热谵语，循衣撮空。如脉滑者，一下便安。如脉涩下出黑粪者死。

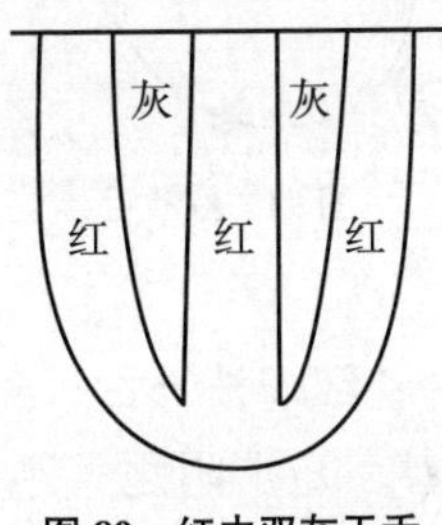

图 89　红中双灰干舌

红尖白根舌

红尖是本色，白胎为表邪。如恶寒、身热、头痛，宜汗之。不恶寒、身热、烦渴者，此太阳里证也，五苓散两解之。

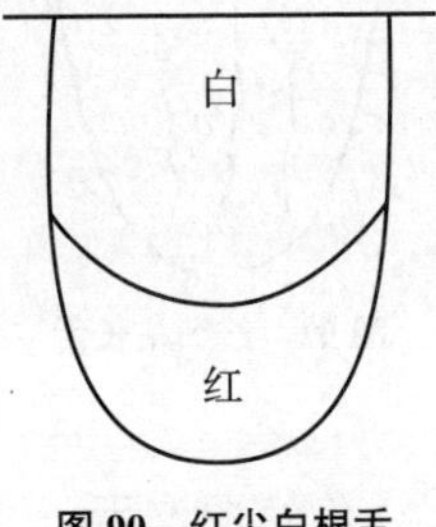

图 90　红尖白根舌

红战舌

舌战者，颤掉不安，蠕蠕瞤动也。此证因汗多亡阳，或漏风所致。十全大补、大建中汤选用。

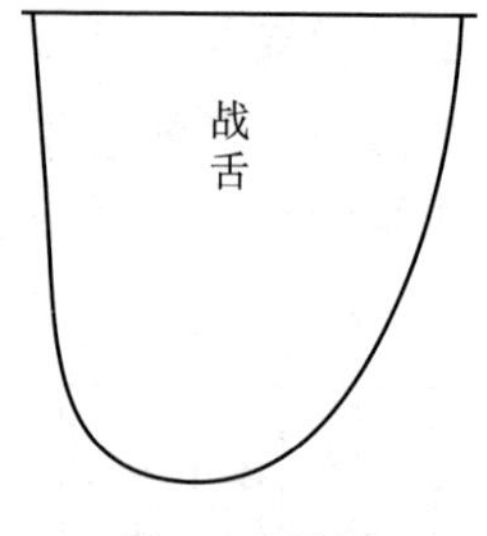

图 91　红战舌

红细枯长舌

舌色干红而长细者。乃少阴之气绝于内，而不上通于舌也。纵无他证，脉再衰绝，朝夕恐难保矣。

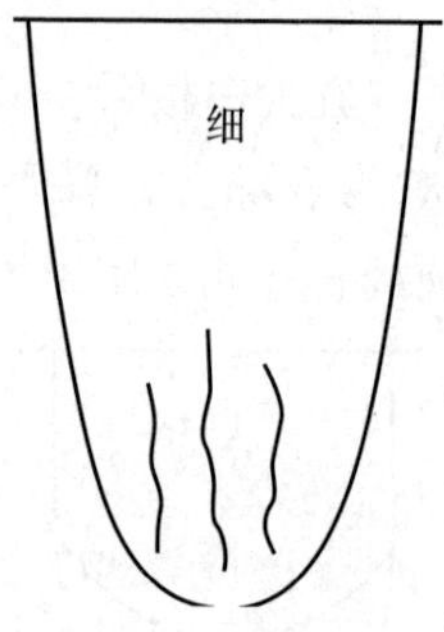

图 92　红细枯长舌

红短白泡舌

口疮舌短有疱。声哑、咽干、烦躁者，乃瘟疫强汗，或伤寒未汗而变此证。宜黄连犀角汤、三黄石膏汤选用。

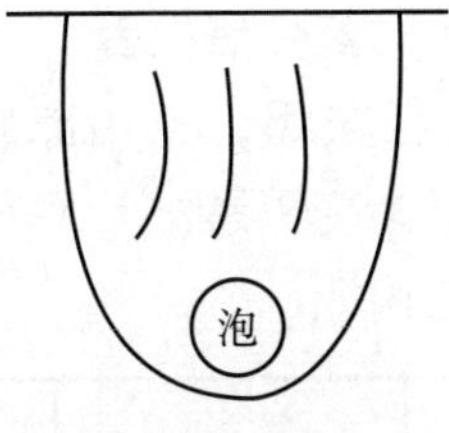

图 93　红短白泡舌

边红通尖黑干舌

瘟病不知调治，或不禁饮食，或不服汤药，而致舌心干黑。急下一二次。少解再下。以平为期。

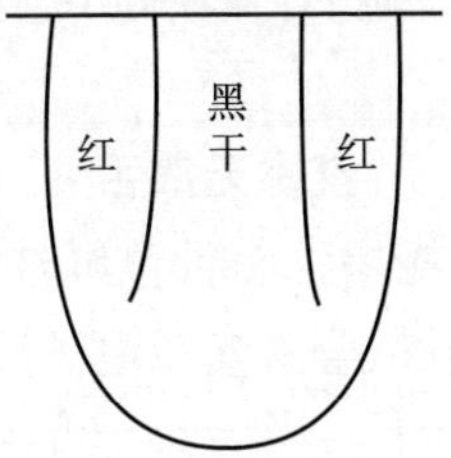

图 94　边红通尖黑干舌

红尖紫刺舌

汗后食复而见红尖紫刺，证甚危急，枳实栀子豉汤加大黄下之。仍刮去芒刺，不复生则安，再生则危。

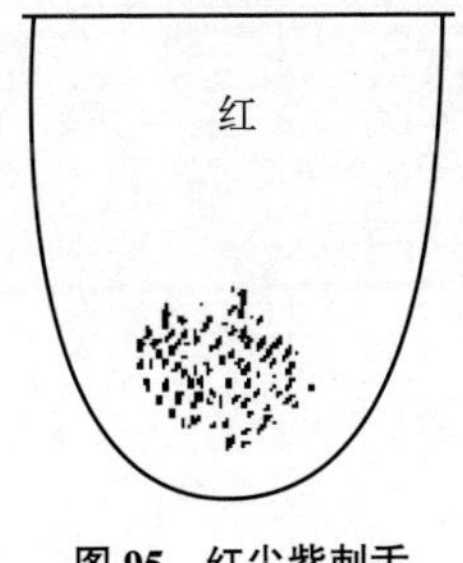

图 95　红尖紫刺舌

红尖黑根舌

瘟疫二三日，舌根灰黑，急用凉膈、双解微下之。至四五日后，火极似水，渐变深黑，下无济矣。若邪结于咽，目瞑脉绝油汗者，一二日内死。

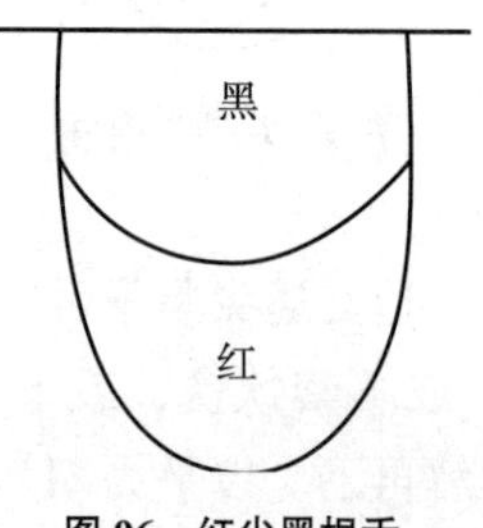

图 96　红尖黑根舌

红嫩无津舌

汗下太过，津液耗竭，而舌色鲜红柔嫩如新生，望之似润，而实燥涸者，生脉散合人参三白汤治之。然多不应也。

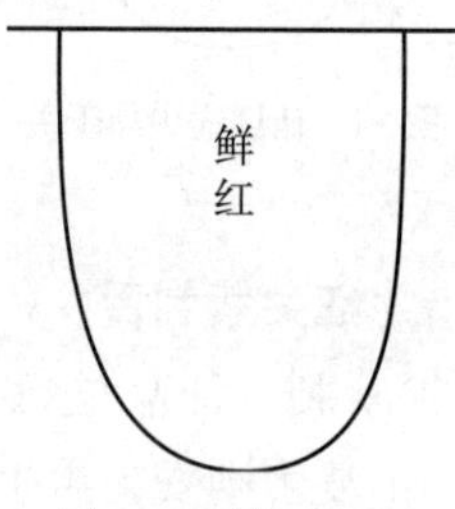

图 97　红嫩无津舌

紫色舌总论

紫舌胎者，酒后伤寒也。或大醉露卧当风，或已病而仍饮酒，或感冒不服药，而用葱姜热酒发汗，汗虽出而酒热留于心包，冲行经络，故舌见紫色，而又有微白胎也。胎结舌之根尖，长短厚薄，涎滑干焦。种种不同，当参其源而治之。

纯紫舌

伤寒以葱酒发汗，酒毒入心。或酒后伤寒，皆有此舌。宜升麻葛根汤加石膏、滑石。若心烦懊侬不安，栀子豉汤。不然，必发斑也。

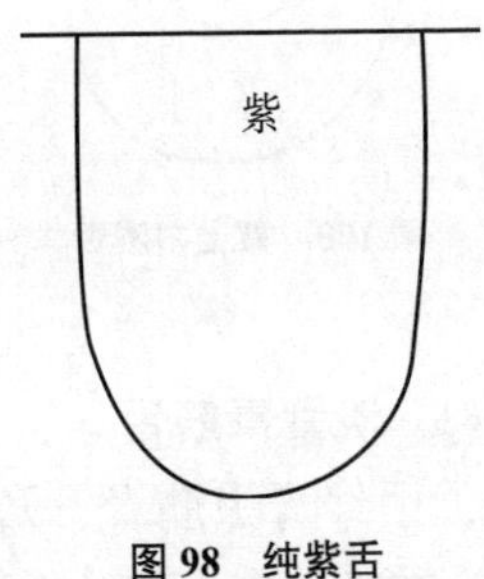

图 98　纯紫舌

紫中红斑舌

舌浑紫而又满舌红斑。或浑身更有赤斑者，宜化斑汤、解毒汤，俱加葛根、黄连、青黛。有下证者，凉膈散。

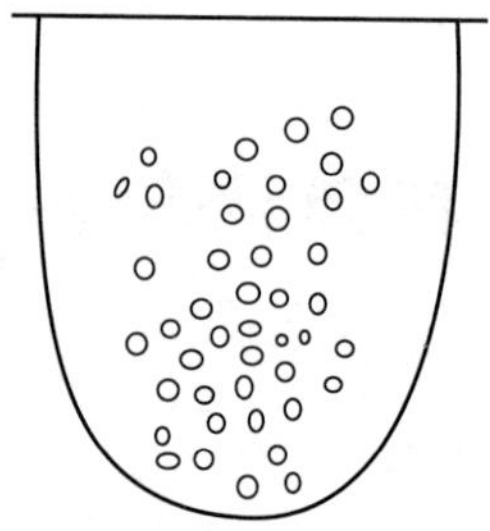

图 99　紫中红斑舌

紫上白滑舌

舌紫而中见白胎者，酒后感寒，或误饮冷酒所致。亦令人头痛、恶寒、身热。随证解表可也。

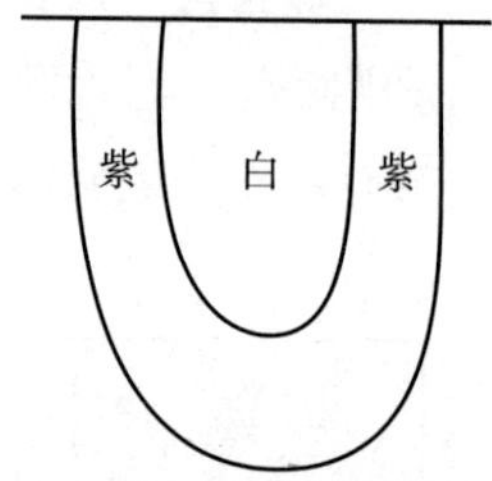

图 100　紫上白滑舌

淡紫青筋舌

舌淡紫带青而润，中绊青黑筋者，乃直中阴经。必身凉、四肢厥冷，脉沉面黑。四逆、理中等治之。

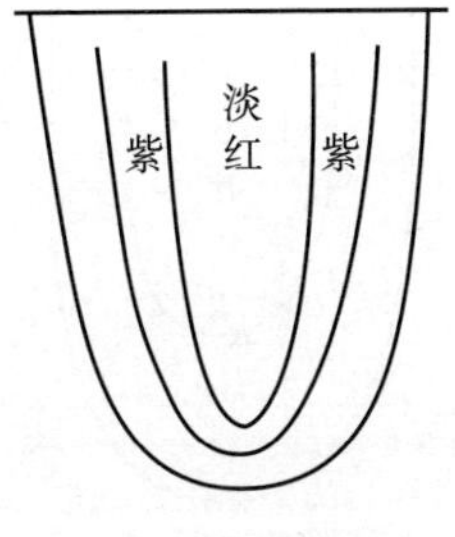

图 101 淡紫青筋舌

紫上赤肿干焦舌

舌边紫而中心赤肿。足阳明受邪，或已下，便食酒肉，邪热复聚所致。若赤肿津润，大柴胡微利之。若烦躁厥逆脉伏，先用枳实理中，次用小承气。

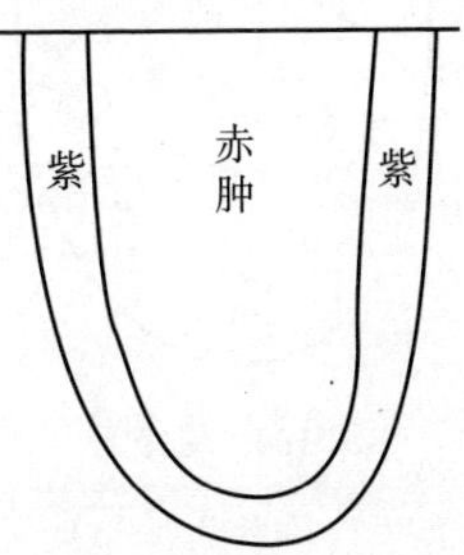

图 102 紫上赤肿干焦舌

紫上黄胎干燥舌

嗜酒之人伤于寒，至四五日，舌紫，上积干黄胎者，急用大承气下之。如表证未尽，用大柴胡汤。

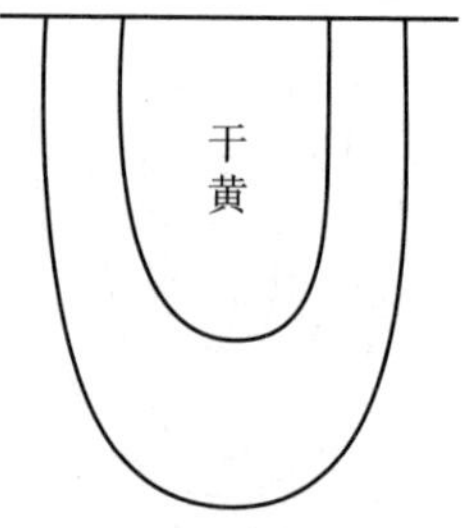

图 103　紫上黄胎干燥舌

紫短舌

舌紫短而团圞者，食滞中宫而热传厥阴也。急用大承气汤下之。下后热退脉静舌柔和者生。否则死。

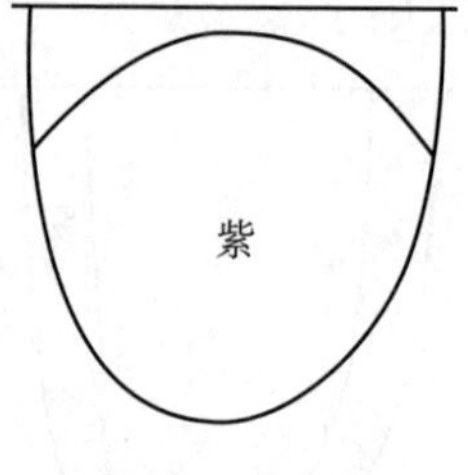

图 104　紫短舌

紫上黄胎湿润舌

舌淡青紫而中有黄湿胎。此食伤太阴也。脉必沉细。心下脐旁按之硬痛或矢气者，小承气加生附子。或黄龙汤主之。

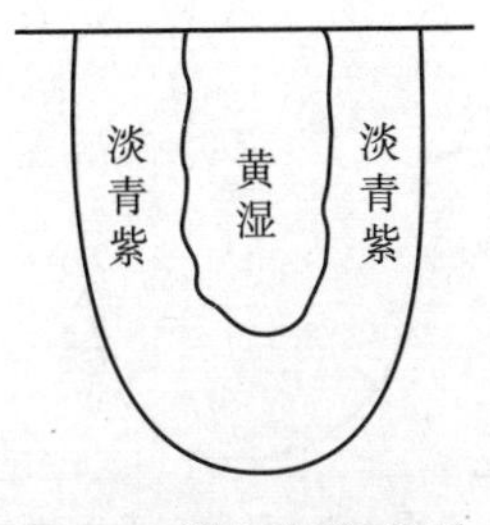

图 105　紫上黄胎湿润舌

紫尖蓓蕾舌

感寒之后，不戒酒食，而见咳嗽生痰，烦躁不宁，舌色淡紫，尖生蓓蕾。乃酒湿伤胆，味痰伤胃所致也。宜小柴胡汤加减治之。

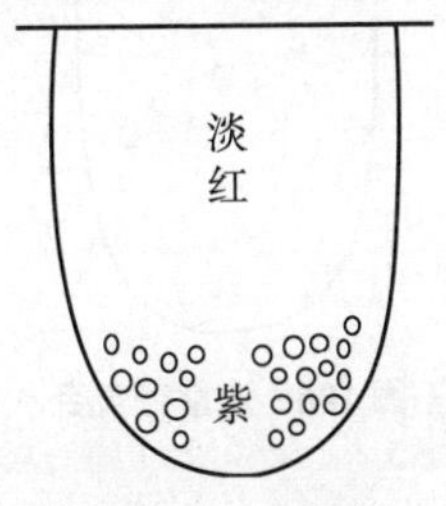

图 106　紫尖蓓蕾舌

熟紫老干舌

舌全紫如煮熟者。乃热邪传入厥阴，至笃之兆。当归四逆汤。

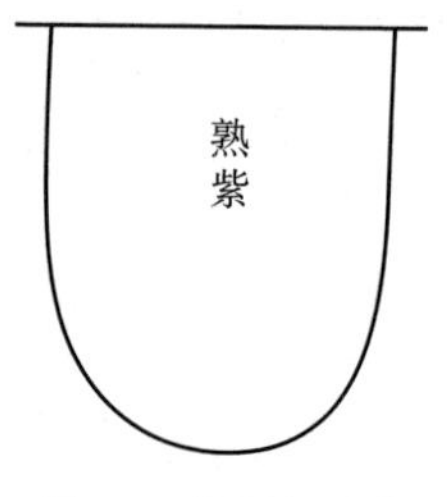

图 107　熟紫老干舌

淡紫带青舌

舌色青紫无胎，且滑润瘦小。为直中肾肝阴证。吴茱萸汤、四逆汤急温之。

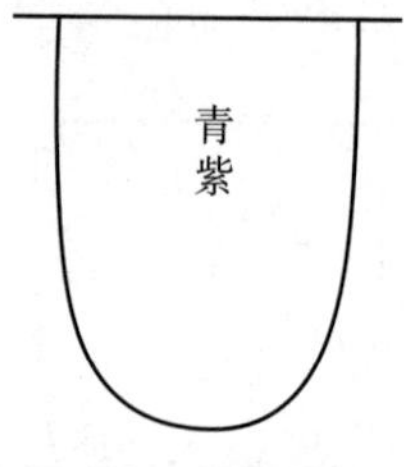

图 108　淡紫带青舌

淡紫灰心舌

舌淡紫而中心带灰，或青黑，不燥不湿者。为邪伤血分。虽有下证，只宜犀角地黄汤加酒大黄微利之。

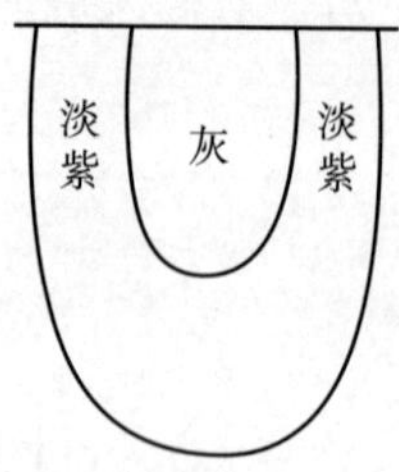

图 109　淡紫灰心舌

霉酱色胎舌总论

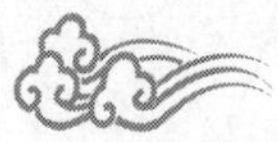

霉酱色胎者，乃夹食伤寒。一二日间即有此舌，为寒伤太阴，食停胃腑之证。轻者胎色亦薄，虽腹痛，不下利，桂枝汤加橘、半、枳、朴。痛甚加大黄。冷食不消加干姜、厚朴。其胎色厚而腹痛甚不止者，必危。舌见酱色，乃黄兼黑色，为土邪传水，证必唇口干燥大渴。虽用下夺，鲜有得愈者。

纯霉酱色舌

舌见霉色。乃饮食填塞于胃，复为寒邪郁遏，内热不得外泄，湿气熏蒸，罨而变此色也。其脉多沉紧。其人必烦躁腹痛，五七日下之不通者，必死。太阴少阴气绝也。

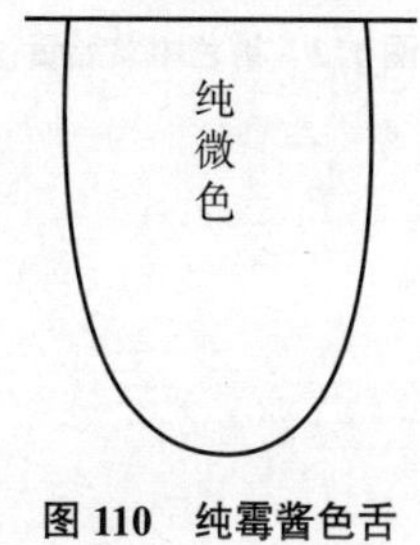

图 110　纯霉酱色舌

中霉浮厚舌

伤寒不戒荤腻，致胎如酱饼浮于舌中。乃食滞中宫之象。如脉有胃气，不结代，嘴不尖，齿不燥，不下利者，可用枳实理中汤，加姜汁炒川连。若舌胎揩去复长仍前者，必难救也。

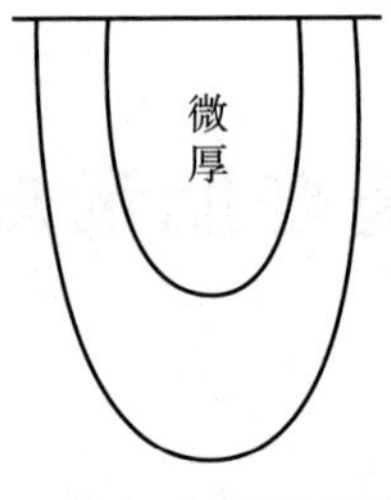

图 111　中霉浮厚舌

霉色中黄胎舌

舌霉色中有黄胎。乃湿热之物郁滞中宫也。二陈加枳实、黄连。若胎干黄，更加酒大黄下之。

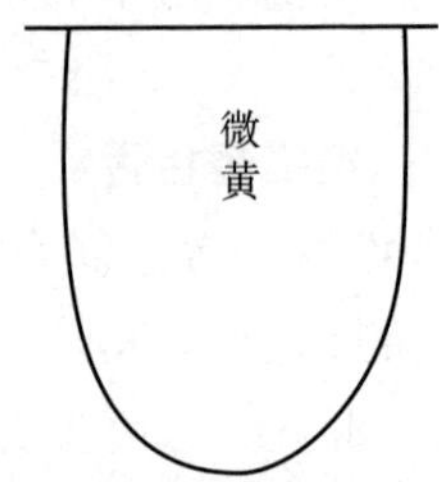

图 112　霉色中黄胎舌

蓝色胎舌总论

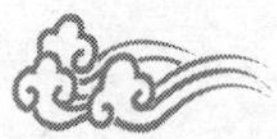

蓝色胎者，乃肝木之色发见于外也。伤寒病久，已经汗下，胃气已伤，致心火无气，胃土无依，肺无所生，木无所畏，故乘膈上而见纯蓝色。是金木相并，火土气绝之候，是以必死。如微蓝，或稍见蓝纹，犹可用温胃健脾、调肝益肺药治之。如纯蓝色者，是肝木独盛无畏。虽无他证，必死。

微蓝舌

舌见纯蓝色。中土阳气衰微，百不一生之候。切勿用药。

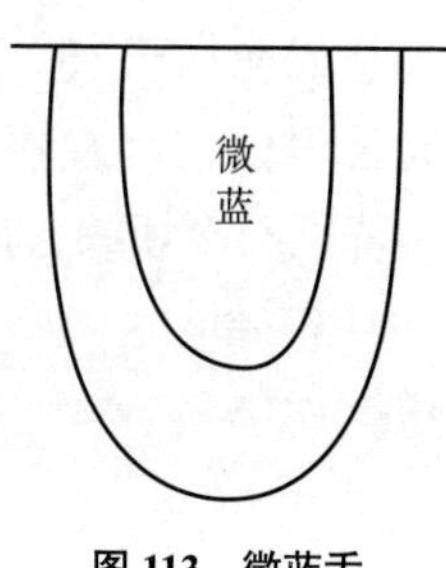

图 113　微蓝舌

蓝纹舌

舌见蓝纹。乃胃土气衰，木气相乘之候。小柴胡去黄芩，加炮姜。若因寒物结滞，急宜附子理中、大建中。

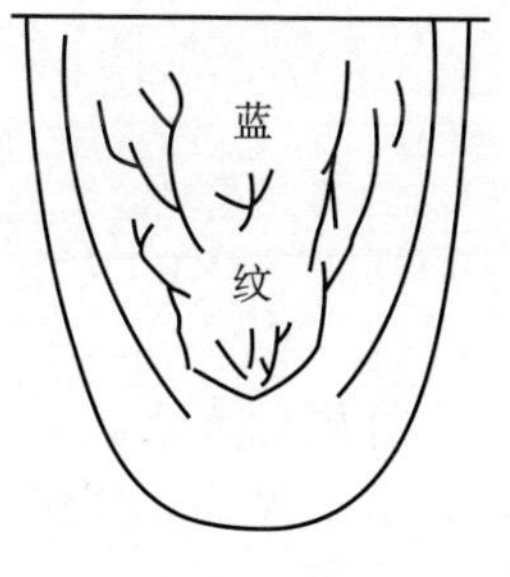

图 114　蓝纹舌

妊娠伤寒舌总论

妊娠伤寒，邪入经络。轻则母病，重则子伤。枝伤果必坠，理所必然。故凡治此，当先固其胎气。胎安则子母俱安。面以候母，舌以候子。色泽则安，色败则毙。面赤舌青者，子死母活。面舌俱青沫出者，母子俱死。亦有面舌俱白，母子皆死者，盖谓色不泽也。

孕妇伤寒白胎舌

孕妇初伤于寒，而见面赤舌上白滑，即当微汗以解其表。如面舌俱白，因发热多饮冷水，阳极变阴所致。当用温中之药。若见厥冷烦躁，误与凉剂，则厥逆吐利而死。

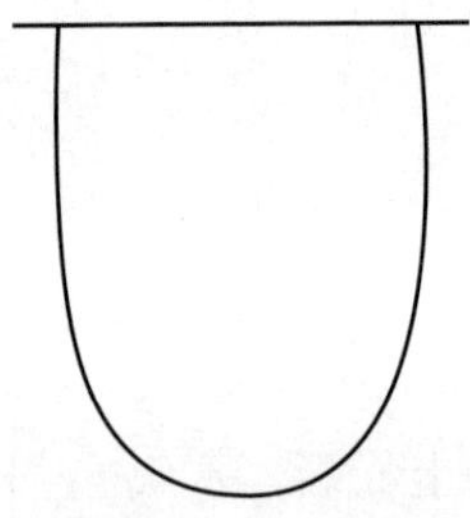

图 115　孕妇伤寒白胎舌

孕妇伤寒黄胎舌

妊娠面赤舌黄，五六日里证见，当微利之。庶免热邪伤胎之患。若面舌俱黄，此失于发汗，湿热入里所致。当用清热利水药。

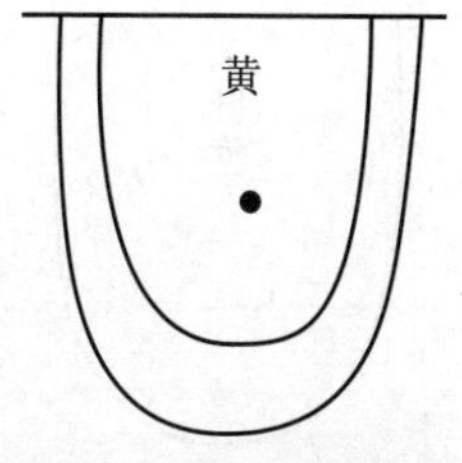

图 116　孕妇伤寒黄胎舌

孕妇伤寒灰黑舌

妊娠面舌俱黑，水火相刑。不必问其月数，子母俱死。面赤舌微黑者，还当保胎。如见灰黑，乃邪入于[①]宫。其胎必不能固。若面赤者，根本未伤，当急下以救其母。

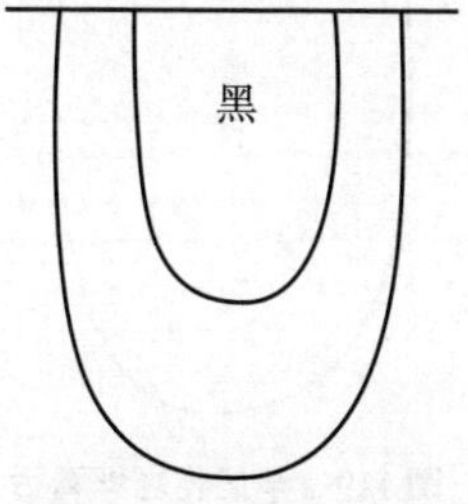

图 117　孕妇伤寒灰黑舌

孕妇伤寒纯赤舌

妊娠伤寒温热，而见面舌俱赤，宜随证汗下，子母无虞。伤寒面色皎白，而舌赤者，母气素虚，当用姜、桂等药。桂不坠胎，庞安常所言也。若面黑舌赤，亦非吉兆。若在临月，则子得生而母当死[②]。

---

① 于：大魁桢记本作“子”。

② 死：大魁桢记本作“殒”。

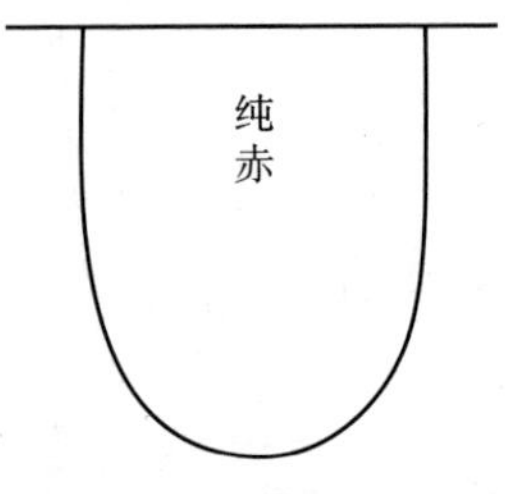

图 118　孕妇伤寒纯赤舌

孕妇伤寒紫青舌

妊娠伤寒而见面赤舌紫，乃酒毒内传所致。如淡紫戴青，为阴证夹食。即用枳实理中四逆辈，恐难为力也。若面赤舌青，母虽无妨，子殒腹内。急宜平胃散加芒硝下之。

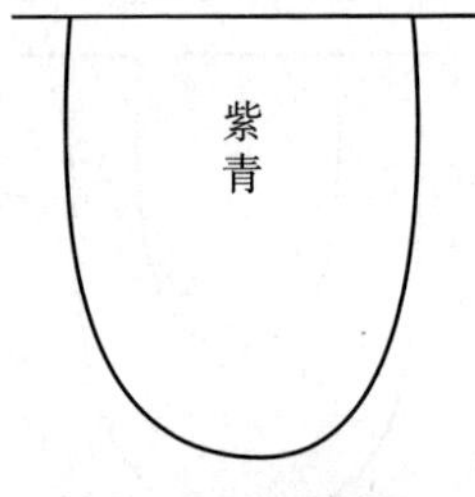

图 119　孕妇伤寒紫青舌

孕妇伤寒卷短舌

妊娠面黑而舌干卷短，或黄黑刺裂，乃里证至急。不下则热邪伤胎，下之危在顷刻。如无直视循衣撮空等证，十中可救一二。

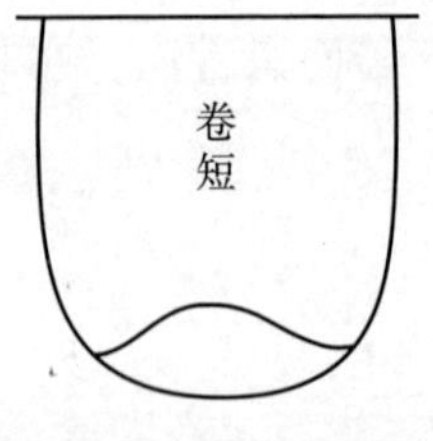

图 120　孕妇伤寒卷短舌

舌鉴辨正

原著 清·梁玉瑜
录 陶保廉

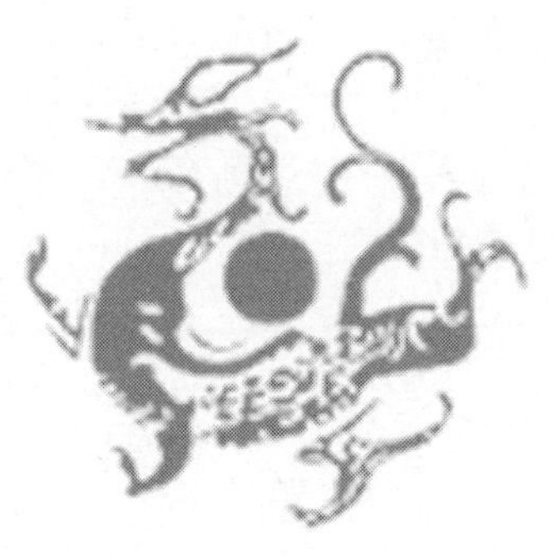

前　言

《舌鉴辨正》为梁玉瑜在医学方面的代表作。梁玉瑜，字特岩，清代广东茂名人。他家世业岐黄，家传医学二百余年，他本人对医学有很深的钻研，并以舌诊见长。梁玉瑜任太守时，缘事出塞，闲暇为幕僚诊治病痛，令吐其舌，据此下方，用药多愈。

《舌鉴辨正》分上下两卷，是在秀水陶保廉的协助下，以《活人心法·舌鉴》一书为原本，在梁氏家传秘法基础上，参之临证实践，逐条厘正《活人心法·舌鉴》谬误而成的舌诊专著。

梁氏《舌鉴辨正》一书中记载的诊舌经验，以舌色为纲，分为白舌、黄舌、黑舌、灰舌、红舌、紫舌、霉酱舌、蓝舌、妊娠伤寒舌九类，衍化出149种临床常见舌态类型，并分别附有图片及详尽的病理、治法用药，形成了一套完整的、立体的辨舌诊疗体系。同时，梁氏提倡摒弃清时好用温补的医风，注重辨证论治，强调治法不能一味遵循古书，应实事求是，才能收到良好的治疗效果，梁氏的经验值得后人重视和发扬。

限于时间和校注者的学力，本书肯定存在不少缺点和错误，诚愿得到广大专家、学者及读者的批评指正。

序

上古诊脉，不止于手，凡乳下见《素问》平人气象论、两额、两颊、耳前、足指、踝后《素问》决死生论、趺阳《伤寒论》，无不按切，又不第于寸、关、尺分三焦王叔和《脉经》，寸主上焦，出头及皮毛；关主中焦，腰腹；尺主下焦，少腹至足，兼以轻重别脏腑《脉经》持脉，如三菽之重为肺部，如六菽之重为心部，如九菽之重为脾部，如十二菽之重为肝部，按之至骨为肾部。所谓三部九候详《素问》，其术良多，后世失传，但诊手脉，则三部亡其二，即以手论，如《素问》尺内尺外一节见《脉要精微论》，释之者纷若聚讼，莫得其谛，则九候又亡其八，于此而犹强执方寸之腕，高谈脉理，夫亦惝恍迷离，聊尊故事耳。闲尝涉猎医书，一证兼数脉，一脉兼数证，脉象由臆度，病状括万千，言之多文，行之鲜实，轩岐心法，藐不可追。术家论著，半属自欺，揆之鄙意，未敢尽信。身瘦多病，听医者妄言之妄治之，久不得效。诿诸天命，继思于切脉之外别求一法。

见《四库书目》载吴江张登《舌鉴》一卷，以舌审病，立术颇新，然寓吴江二十余载，未见此书。近年侍严亲宦游足迹半于中国，时时善病，各省名医亦皆据脉立方，其能言阴阳传变、五行生克、运气流行诸空谈者，即侈然自足，而于切实治病之技，究无把握。岁癸巳，在新疆，偶理旧书，心烦骨疼，愈甚，论者咸指为虚，主滋阴降火，明年益剧，入夜热气上冲，胸膈烦躁，四肢搐战，友人为言茂名梁特岩先生，世精于医，缘事出塞，可求治焉。既见先生，令吐其舌，决为实热，服苦寒多剂，闻者皆骇，而气冲搐战等事渐止，体中舒泰。叩先生所学，以察舌色舌苔为主，秘其家传，慎不肯宣。意必与张诞先《舌鉴》相似，属坊友觅得蜀板《舌鉴》，大喜，以示先生，谓与家传之术迥殊。保廉因条举以问，固请先生辨其谬，而正其偏，日录数条，三阅月成二卷，名曰《舌鉴辨正》，非独为医林别树一帜，实足辅切脉之穷也。抑又闻之《素问》云“舌转可治”大奇论，《金匮》云“舌黄可下”，《伤寒论》有舌白苔滑及舌干急下诸说，华佗“察色诀”云“舌卷黑者死”见《脉经》，观病于舌，自古有之，则以此书为复古也可，舌不隔膜，且为心苗，目视明澈，胜于手揣，则以此书与《脉经》并行也亦可。

光绪甲午孟夏秀水陶保廉序于乌鲁木齐

凡　例

——吴江张登《伤寒舌鉴》一卷，求之不得，四川万县王文选所刻《活人心法》四册，内有《舌鉴》，据云合张氏一百二十舌，《薛氏医案》三十六舌，梁邑段正谊瘟疫十三舌，择录一百四十九舌，是王文选所编，不尽张登原本，而张氏之说，固十居其九也。今即取此为原本。王文选非知医之人，又云《舌鉴》出于《医通》，不知《医通》为吴江张璐所辑，璐字石顽，而《舌鉴》为张登所撰，登字诞先。

——《舌鉴》统论舌色，不分脏腑部位，兹冠全舌分经图于卷首，系明季良医秘传，以察各脏病机，遵之数世，确有征验。

——原本图象太拘，如中黑边白、右黑左白、白中双黄之类，病舌所显之色，其界限断非截然分清，惟偏浓偏淡处，自有不同之状。阅历深者，必能知之，阅者勿泥图以观。

——原本拘执五行，以颜色之生克，决病人之或剧或死，间有可治者，亦束手坐视矣。今废弃旧说，阅历深者，自知病状未必尽合五行。

——原本拘于伤寒日数，不知病情万变，安能悉如古法，伤寒传经，无一定日数，所传之经，亦无一定次序，而传经亦不但伤寒，凡伤暑伤热皆能传也。

——原本只以舌色辨伤寒，不知种种杂病，皆可观舌以别寒热虚实。

——辨舌较证脉稍易，脉隔皮而舌无皮也。寒脉不变，热脉多变，而舌色则不乱也。切脉凭指，涉于恍惚；而观舌凭目，尤为昭著也。脉动之源根于心，每刻心跳若干次，则脉动亦若干次，以脉验心病颇显，以脉验他脏之病每易混乱，况病人心血阻滞，往往病未必死，而脉已结代或伏乱。惟舌居肺上，腠理与肠胃相连，腹中元气，熏蒸酝酿，亲切显露，有病与否，昭然若揭，亦确然可恃。

——小病以舌脉参判，久病及略重之病，脉有时不可凭者，则当舍脉凭舌，切勿拘执脉象。

——图说只见大概，耳闻不如面授，看书不如临证。

——原本既经辨驳，不能概录，以省繁文。

——原本以舌分类，不以病分类，未能尽合鄙意，惟不欲大反前规，故诸舌次序，悉依原本。宜参看《医学答问》凭舌辨证之法。

——原本绘舌，虽多有不常见者，有常见而或遗漏者，阅者以意会之，势不能一一申说。

——各条所论，有前后重复者，有言不尽意者，阅者谅之。

——举世但知外症有腐坏之状，不知内科诸症，脏腑经络，亦多有发热处，或腐坏处，舌色改变，腹中之恶状可想，投以温补滋补，非益其热而促之烂乎？故非重剂苦寒不可。言之骇听，泥古者必以为非；阅历深者或自悟乎。

目　录

卷　一

卷　二

卷 一

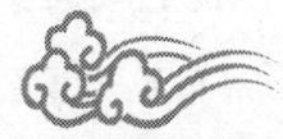

茂名梁玉瑜传
秀水陶保廉录

全舌分经图

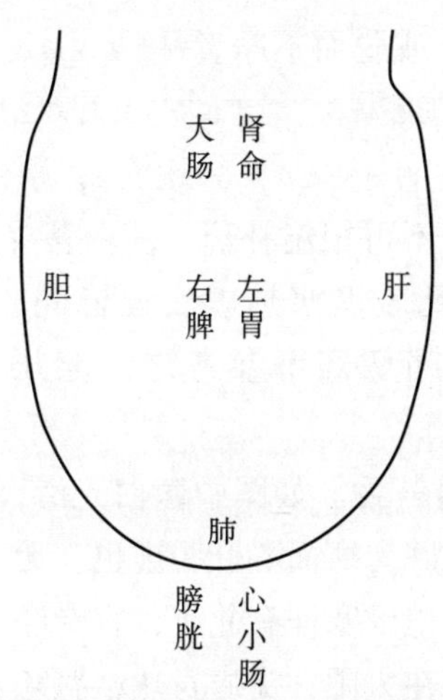

舌根主肾命大肠应小肠膀胱；舌中左主胃，右主脾；舌前面中间属肺；舌尖主心，心包络小肠膀胱应大肠命；舌边左主肝，右主胆舌尖统应上焦，舌中应中焦，舌根应下焦。

白舌总论

白舌为寒，表证有之，里证有之，而虚者热者实者亦有之故白舌辨病较难，不独伤寒始有白舌，而白舌亦可以辨伤寒，其类不一，白浮滑薄苔，刮去即还者，太阳表寒邪也。白浮滑而带腻带涨，色分各经，刮之有净有不净者，邪在半表半里也。全舌白苔，浮涨浮腻，渐积而干，微厚，刮不脱者谓刮去浮面而其底仍有，寒邪欲化火也。辨伤寒舌大约如此。伤寒亦有黄舌、黑舌，分论于后。至若杂病之人，舌白嫩滑，刮之明净者，里虚寒也。无苔有津，湿而光滑，其白色与舌为一刮之不起垢泥，是虚寒也，口唇必润泽无缝，白厚粉湿滑腻苔，刮稍净，而又积如面粉发水形者，里寒湿滞也。白粗涩，有朱点，有罅纹之苔粗涩则不光泽，朱点则显其脏腑有热，裂罅纹多因误服温药之故，白干胶焦燥满苔，刮不脱，或脱而不净者刮去垢泥后底子仍留污质腻涩不见鲜红，里热结实也。此舌颇多，其苔在舌，比之面上傅粉，刮之多垢，其白色与舌为二物，是热也。与前论之虚寒舌相反，当认明。此苔由浅而深将黄未黄，或竟变黑者也，不可用温补药。若白苔夹变别色见于某经，即是某经病重，凡表里寒热虚实证皆同。辨舌者宜于望闻问切四事参考之，庶几不瘥。

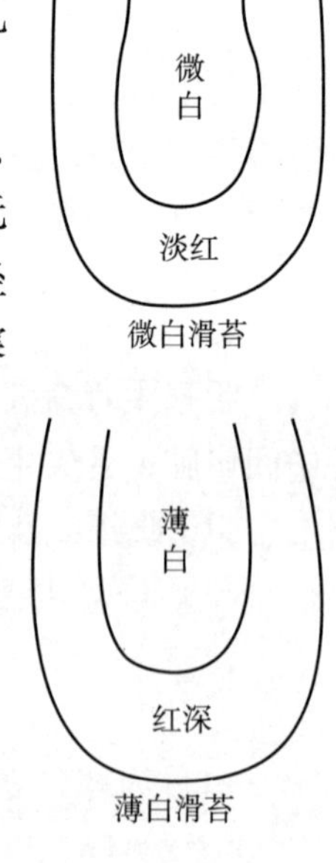

微白滑苔

薄白滑苔

第一，微白滑苔舌。如图中微白光滑，边淡红而有津，此脾胃寒而心肝胆虚也。无病人见此可勿药。里虚寒证有此舌，宜专经温补；若初感寒邪在太阳，头痛身热，恶寒无汗，脉浮紧而见此舌者，宜温散表药。凡感邪尚浅者，多未显于舌，必执此为伤寒之舌则谬。

第二，薄白滑苔舌。如图中薄白，尖深红，此脾胃微寒而心经热也。无病人有此勿药。若见脾胃寒证偏于白滑，重在滑字，湿而多津，宜用辛温药治；若见心经热证偏于深红少津，宜用清凉药。若初感热邪在太阳，头痛身热无汗，眩晕口干，鼻气热者，宜用凉散表邪药，得汗自愈此系初感邪，未见于舌也，不可拘定白舌为寒，而误用温散。旧说泥于二三日伤寒未曾汗，太阳与少阳合病，方有是舌，则谬甚。

第三，厚白滑苔舌。如图中厚白，尖边无异色，此脾胃有寒湿也。表里证皆有之。伤寒邪在太阳，口不干，舌不燥，头痛发热，无汗恶寒身痛，脉浮紧者，宜麻黄汤发汗自愈凡表证两脸必热。若杂病里证，宜白茯、白术、苍术、干姜、附子等药若舌厚白不滑，无津而燥，是实热也，断不可用此等温药，旧说治法亦合，惟仅言表证，未及里证耳。

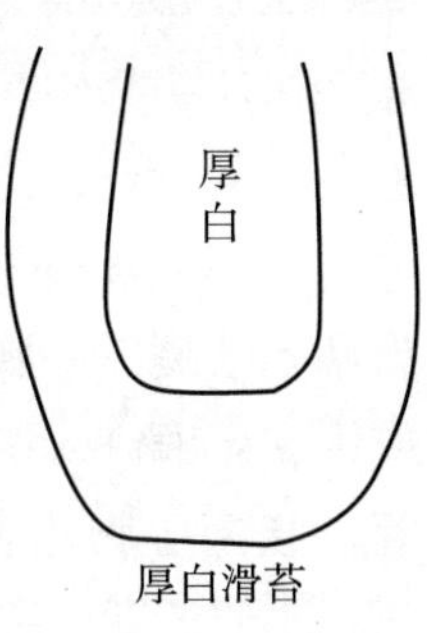

厚白滑苔

第四，干厚白苔舌。中干厚白，尖边无异色，脾胃热滞也。里证宜三仙丹梁氏三仙丹，用黄芩、厚朴、枳实，加石斛、山楂、麦芽等药，若伤寒表证见此舌，是邪热在少阳，其证多口苦耳聋，发热烦躁，四肢逆冷，寒热往来不等，宜小柴胡汤，旧说谓营热胃冷未合。

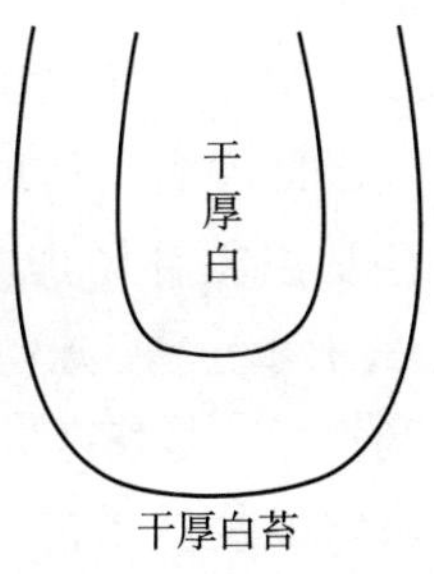

干厚白苔

第五，白苔黄心舌。伤寒传至阳明也。若微黄而滑润，仍当汗解，宜柴葛汤。若苔焦口渴，烦躁谵语，烧热，宜白虎三黄等汤。若苔燥大便闭，宜大柴胡汤柴胡、大黄、枳壳、半夏、赤芍、黄芩、生姜、大枣。若杂病里证见此舌，中黄刮不净者，脾胃实热也，宜白虎三黄，大黄酌用。若中间黄苔，一刮即明净，余苔俱白色不红，而

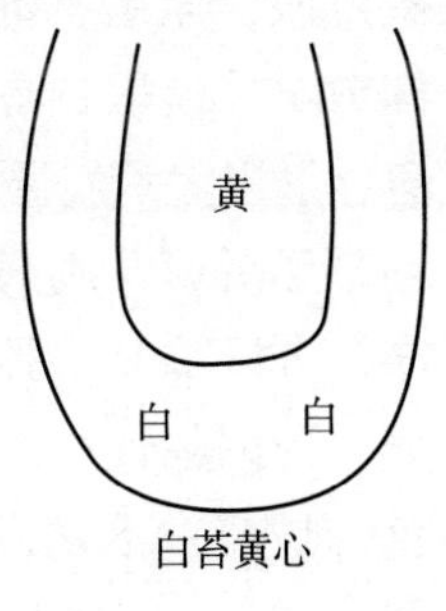

白苔黄心

多津湿润者，则为寒证，宜分经辨准，用辛温药，旧说未尽善。

第六，白苔黄边舌。如刮之净者，无病人也所谓净者，必须清洁光明，见淡红润泽之底，若底留粗涩垢腻如薄浆糊一层者，即为不净，即是内热。刮不脱或不净者，是脾胃真热假寒黄色是真热，白色是假寒，心肝肺膀胱为阳火逼迫，邪火实火均为阳火，而移热于大肠也，其为病多咳痛，心胸热，小便涩，大便或结或泄热极则脾缩不灵故亦泄，或泻红白痢不等。咳痛心胸热者，宜生石膏、知母、三黄、花粉、竹茹等药；小便涩者，宜木通、车前、三黄等药；大便结或泄者，宜调胃承气汤；红白痢者，宜芩连治痢汤，旧说拘于中白为寒，误也。

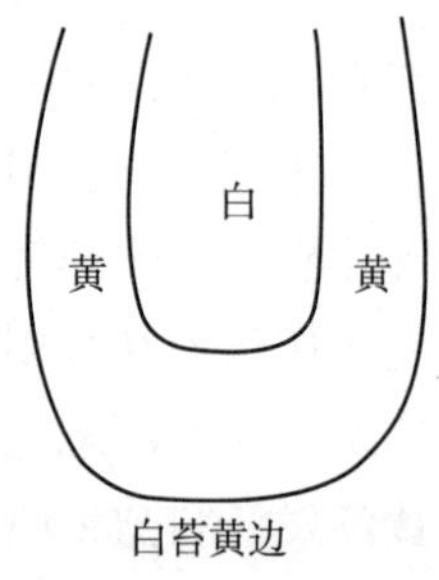

白苔黄边

第七，干白苔黑心舌。其黑苔湿润，一刮即净者，里证真寒假热舌也，当以十全甘温救补汤加减治之黄芪、人参、白术、熟地、川芎、归身、鹿茸、白芍、茯神、甘草。若干黑刮不净，是伤寒邪已化火，传阳明胃腑证，每常发烧谵语，口干渴，不恶寒，或自汗从头面出至颈而止者不等，宜白虎汤。不次急服，至黑苔渐退，周身出汗透彻烧退即愈矣。倘服白虎数剂，而中苔仍干黑，烧热未退，大便闭急，继以大承气汤，间用破格白虎三黄，不次急投，必俟干者湿，黑者退，则病愈。若不明利害，偏执臆断之书，忌用苦寒，自误其生，别无补救之法。如旧说云二三日未汗有此舌必死，皆因临证少，未能凭舌求治耳，辨伤寒舌必拘几日见某色，是茹古不化，以耳为目，误己误人，莫知其谬，能辨舌

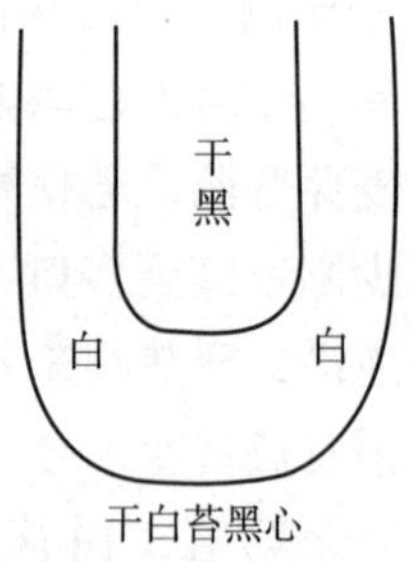

干白苔黑心

者，不论一日十日，即以所见之色，分经辨证，对病用药，其效如神。

第八，白滑苔尖灰刺舌。如湿润刮之即净者，真寒假热也，表里证均有，宜辛温燥湿。若干厚刮不净者，是脾胃为湿热困，心肺热极，里证也，宜苦寒药。若伤寒见此舌而干厚者，亦邪热入里，热逼心肺矣，不必论脉之长短，即用大承气汤，不次急下，以灰刺退净为止，十不失一。若服药限于一日一剂，则非救急之法。旧说指为阳明兼少阳舌，脉弦数者死，拘定旧法，不能急泄里热，宜其死也。

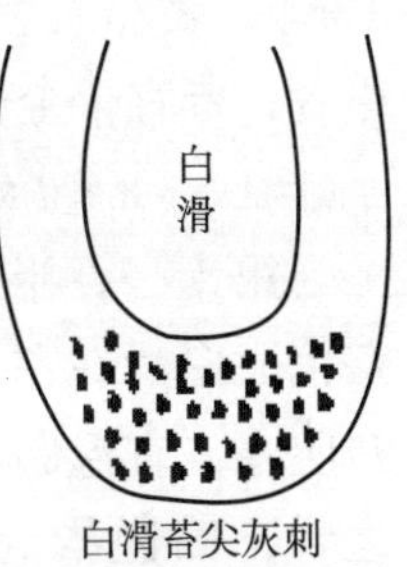

白滑苔尖灰刺

第九，白苔满黑干刺舌。如刮之黑刺即净，光润不干，口渴而消水不多，发烧欲剥衣滚地者，在杂病为真寒假热之里证，以甘温除大热法加减甘温救补汤治之愈曾治痉此等病。若刮之不净，干燥粗涩，乃十二经皆热极，不独伤寒传阳明里证始有此舌也，旧说谓其证不恶寒而恶热者，大柴胡加芒硝急下之，遵伤寒古法不错，今人惑于时书偏说，谓芒硝等药不可轻服，见有此舌，不敢急投，或限以一日一剂，误人多矣。能知辨舌利害者，凡各病里证见此舌，即以十全苦寒救补汤生石膏、知母、黄芩、黄连、黄柏、大黄、芒硝、厚朴、枳实、犀角，不次急投，服至黑刺退净为止，履险可必如夷。

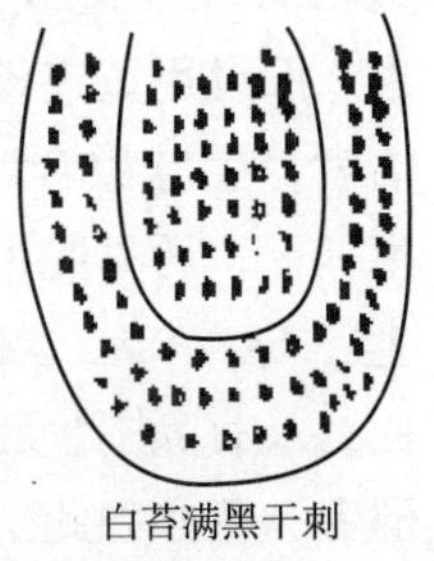
白苔满黑干刺

第十，白滑苔黑心舌。若刮之即净而湿润者，真寒假热舌也，宜十全辛温救补汤附子、干姜、肉桂、豆蔻、木香、陈皮、半夏、川

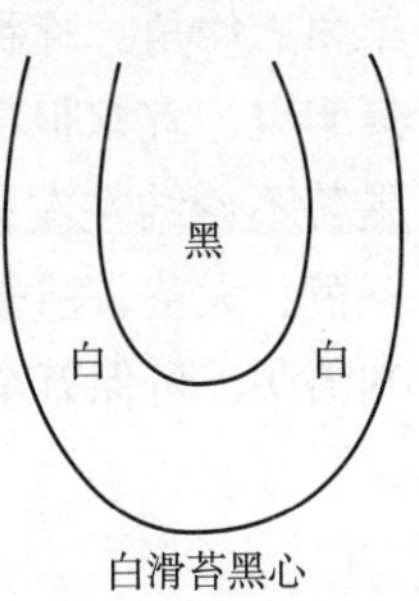

白滑苔黑心

椒、丁香、藿香，若刮不净而腻涩粗燥者，实热里证也，宜平阳清里汤《传薪集》方，生石膏、知母、黄芩、黄连、黄柏、暹犀角、羚羊角、生甘草，表邪入里者亦有之，大热谵语，或食复发热，或利不止者，皆宜十全苦寒救补汤见前加减，不次急投凡言不次急投者，皆当循环连进，此家传历代经验者也，服至黑苔退净为准，迟疑难治。

第十一，半边白滑舌。白滑无苔，乃寒也。白滑在左乃肝寒，宜温肝药；在右乃胆寒，宜温胆药，然伤寒证无如此清楚之舌，旧说指为半表半里，用小柴胡加减，不知合否，余不敢妄断。

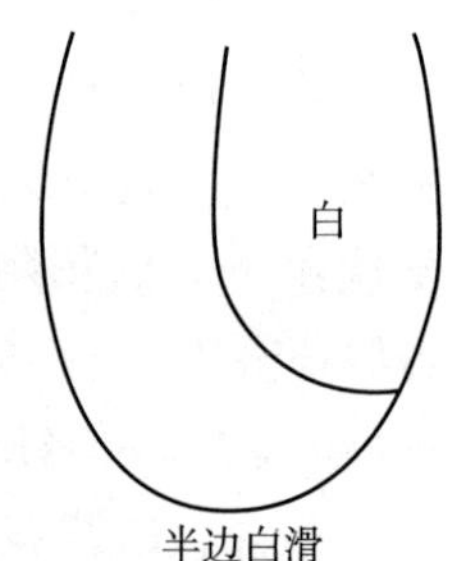

半边白滑

第十二，脏结白滑舌。或左或右，半边白苔，半边或黑或老黄色，邪结在脏也。旧说用黄连汤加附子，结在咽不能言语者，生脉散合四逆汤，可救十中一二。家训云，历见此舌，依此等治法，十无一生。凡言家训者，皆余六世祖得诸名师秘传，历代口授经验之词。白滑无苔舌，虚寒体也，感寒邪者，色亦如此。若半边有黄黑苔，则寒邪已传里，郁结在脏，久而化火矣，当舍其白滑，急治其标，看某边色见老黄或黑者，即从黄黑边治，左黄黑者，邪火逼肝也，宜用胡黄连、羚羊角、犀角、青蒿、山栀、石膏、知母等药；右黄黑者，邪火逼胆也，宜龙胆草、青蒿、柴胡、石膏、知母、三黄等品。黄黑苔不论结左右，喉痛不能语言者，宜山豆根、石膏、知母、三黄、大黄、桔梗、甘草等药对病施治，瞑眩乃瘳，见此舌能知治法，可保万全。

黑黄　白滑

脏结白滑

第十三，白苔黑斑舌。如刮之即净者，微湿热也，宜泄湿清热。若刮不净者底子腻涩，粗燥干苦，十二经皆实热，阳火烧阴将竭也，皆里证，无表证。不论伤寒传里及诸病证，见此舌者，以十全苦寒救补汤加减见第九舌，不次急投，服至黑斑退净方愈，万无一失。或偶试用凉膈散、承气汤，迟疑缓投，亦难补救，明利害者当详酌之。旧说指白中斑点谓水克火，仅能十救一二，谬甚。

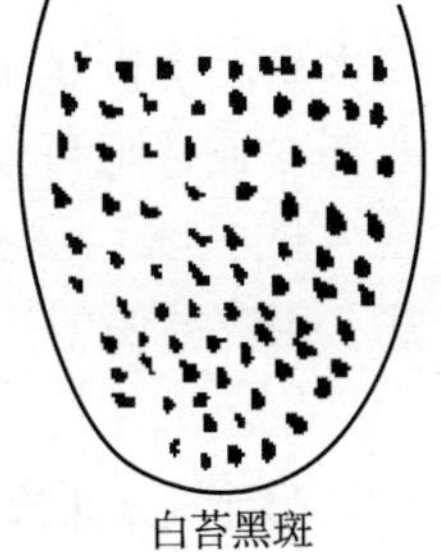
白苔黑斑

第十四，白苔燥裂舌。旧说谓伤寒胸中有寒，丹田有热，故苔白，因过汗伤营，舌中无津，故燥裂，内无实热，故不黄黑，用小柴胡加芒硝微下之。医家多主此说。然似是而非，治病罕效，家训云，白苔燥裂舌，乃因误服温补，灼伤真阴所致，非伤寒过汗所致也。无黄黑色者，真阴将枯竭，舌上无津，苔已干燥，故不能变显他色，脏腑有逼坏处，故舌形罅裂也。治宜大承气汤大黄、芒硝、厚朴、枳实急下以救真阴，历试良效。

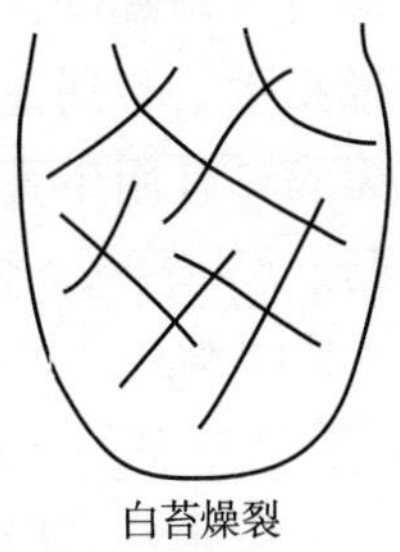
白苔燥裂

第十五，白苔黑根舌。若黑根无积腻，白苔薄滑，刮之即净，舌上多津，口不渴，或渴而不消水者，真寒假热也。宜十全辛温救补汤见第十舌加减，不次急投，黑根自退，病即愈。若黑根积腻粗涩，白苔干厚，刮之不净，无津燥苦，口渴消水者，真热假寒也。宜十全苦寒救补汤加减，不次急投，黑根渐退，疾乃瘳，旧说泥于火被水克之象，固甚谬甚。

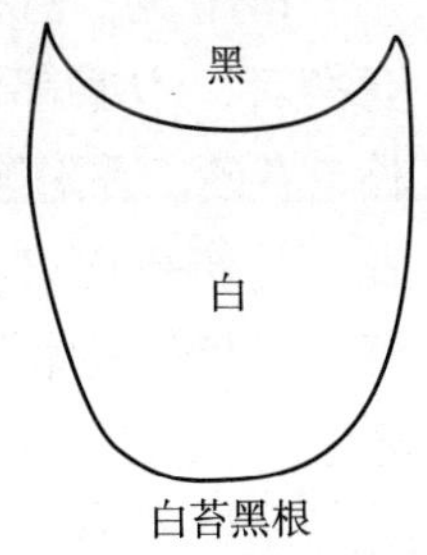

白苔黑根

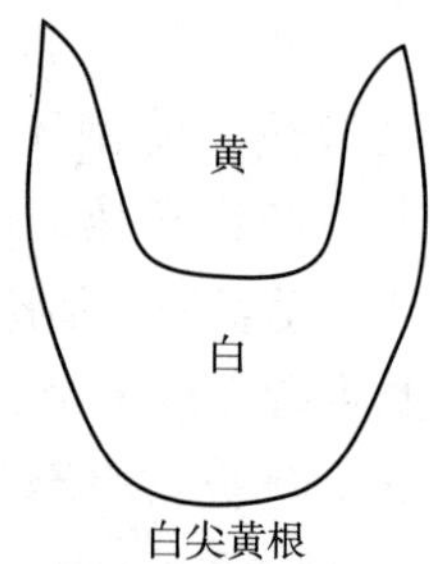

白尖黄根

第十六，白尖黄根舌。伤寒邪初入里化火也。未可遽用承气，宜大柴胡汤，若非伤寒证，则当分经辨色，干黄为热，润白为寒若尖上之白厚腻粗涩，则概作热论，专经对病，用药补偏。

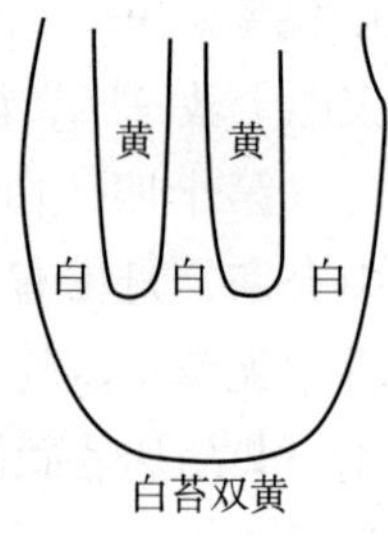

白苔双黄

第十七，白苔双黄舌。旧说云此阳明里证也，因邪热上攻，致舌有双黄，恶热转矢气烦躁者，大柴胡调胃承气下之，其说是也。若别证见此舌，是脾胃热而诸经无病，宜用生大黄、三黄、枳壳、厚朴等药。此是白中夹黄耳，未必如图式之整齐分明也，凡此等图当以意会之，不可拘泥。

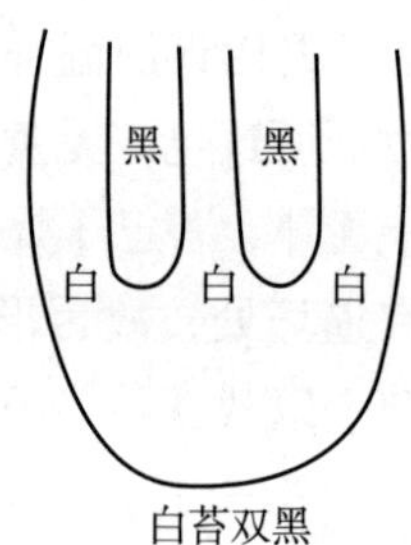

白苔双黑

第十八，白苔双黑舌。乃寒邪入里化火，热逼脾胃也。实热杂证皆有之，宜白虎汤去粳米、甘草，加大黄治之人尚能饭食故去粳米，恐药力薄故去甘草。旧说用理中汤，医家多如此，误人不少，当明辨之。

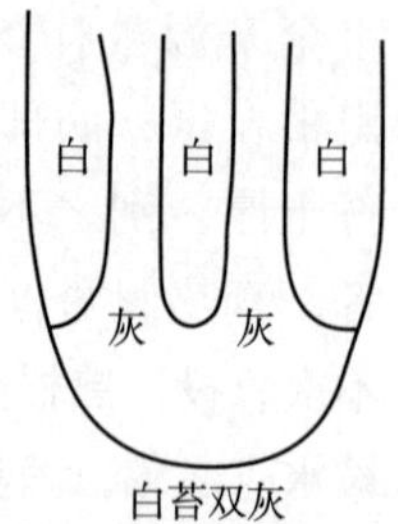

白苔双灰

第十九，白苔双灰舌。如滑润一刮即亮净者，中寒郁滞也，宜姜、桂、附、厚朴、春砂、香附等药。如干厚无津，刮不净者，乃伤寒化火，郁热攻里也，宜大承气急下，灰色退净乃愈。旧说云无津者不治，非也。

第二十，白尖中红黑根舌。如舌尖白而根灰黑少者，乃少阳邪热传腑，热极而伤冷饮也，水停津液固结而渴者，宜四苓散；自汗而渴者，宜白虎汤；下利而渴者，宜三黄解毒汤，旧说是也。若黑根多，白尖少，中鲜红，或不甚红而干涩者，宜大承气汤，不次急投，黑根退净乃愈。

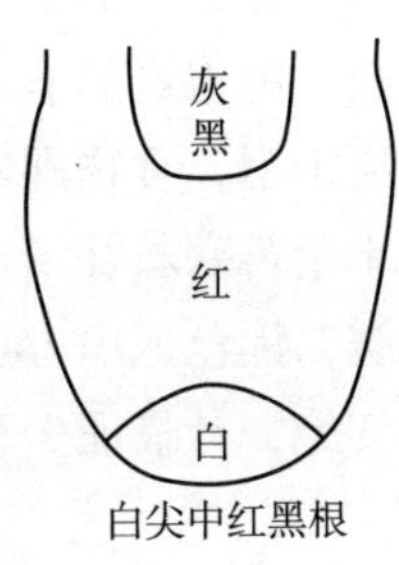

白尖中红黑根

第二十一，白苔中红舌。太阳经初传也，无汗者发汗，有汗者解热。亦有在少阳者，小柴胡汤加减治之，旧说是也。

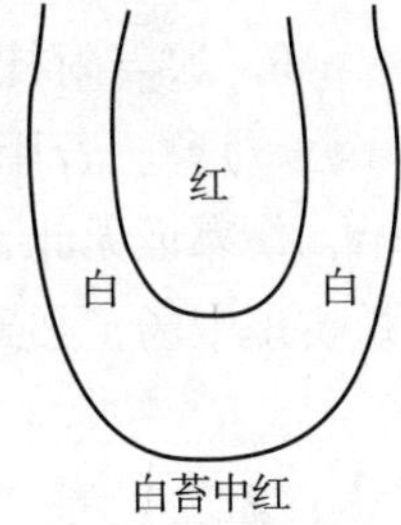

白苔中红

第二十二，白尖红根舌。邪在半表半里也，其证寒热往来，耳聋口苦胁痛，脉浮弦，小柴胡汤和解之，旧说是。

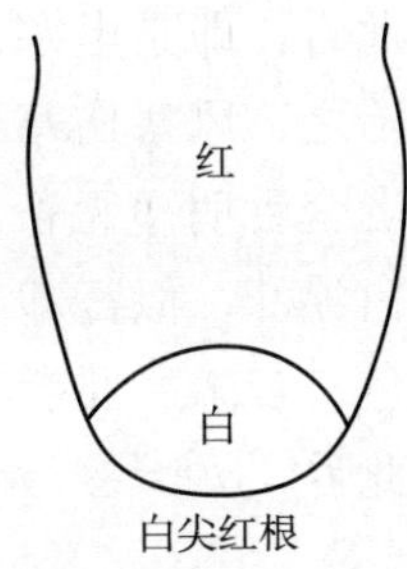

白尖红根

第二十三，白苔尖灰根黄舌。太阳经热并于阳明也。如根黄色间白，目黄小便黄者，宜茵陈蒿汤加减，旧说是。

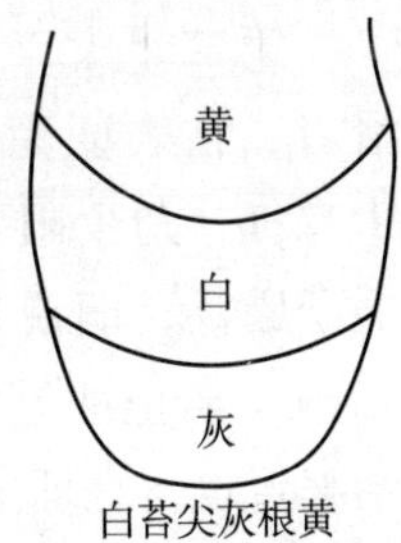

白苔尖灰根黄

第二十四，白苔尖根俱黑舌。干厚刮不净者，乃心肾热极，脾胃真热假寒也，其证多发烧谵语，呃逆干呕，食物即吐，昏迷似睡而却非睡，惟十全苦寒救补汤见第九舌，不次急投，勿稍迟缓，黑色退净方愈。旧说谓金水太过，火土气绝，乃临证少治法穷之论也，谬甚。

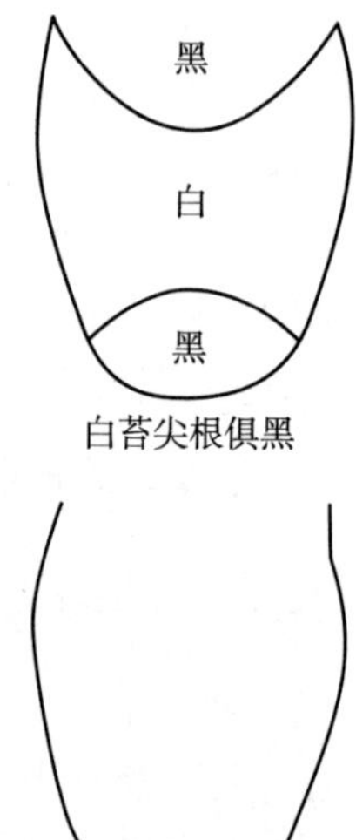

白苔尖根俱黑

第二十五，纯熟白舌。光滑无苔。乃气血两虚，脏腑皆寒极也，宜十全甘温救补汤见第七舌，加姜附桂，不次急投，至白色生活转淡红乃愈。若用药迟疑，虚寒过度，即难治，伤寒证无此舌，如旧说谓冷食停积，用枳实理中汤，必致十无一生，所见多矣。

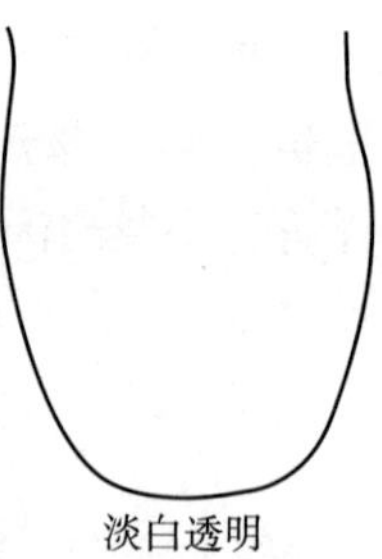
纯熟白舌

第二十六，淡白透明舌。不论老幼见此舌，即是虚寒，宜补中益气汤加姜桂附治之，风寒伤寒证均无此透明之舌。透明者全舌明净无苔，而淡白湿亮，间或稍有白浮涨，似苔却非苔也，此为虚寒舌之本色，若感寒邪者有薄浮滑苔，故云伤寒无此舌。以上二者，为虚寒白舌之准。

淡白透明

第二十七，白苔弦淡红舌。其白苔薄滑者，在表证为邪初入里，丹田有热，胸中有气，乃少阳半表半里证，宜小柴胡汤、栀子豉汤，旧说是也。凡邪在半表里者，多宜散表防里。若里证见此舌，白胎一刮即光净者乃寒结脾胃也，宜理中汤。

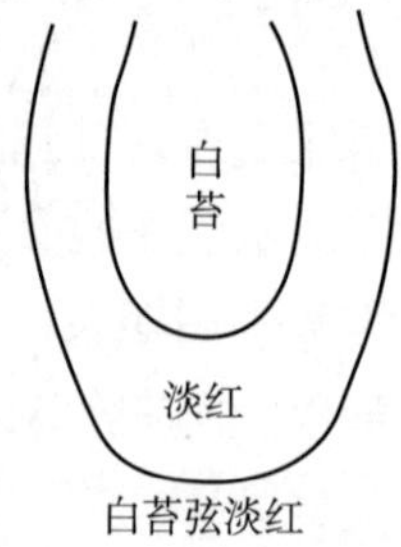

白苔弦淡红

第二十八，白苔黑点舌。伤寒白苔中黑小点乱生尚有表证者，其病来之虽恶，宜用凉膈散微表之连翘、栀仁、大黄、甘草、朴硝、条芩、薄荷、竹叶。表退即当下，用调胃承气汤，旧说是也。若里证则仿第十三舌。

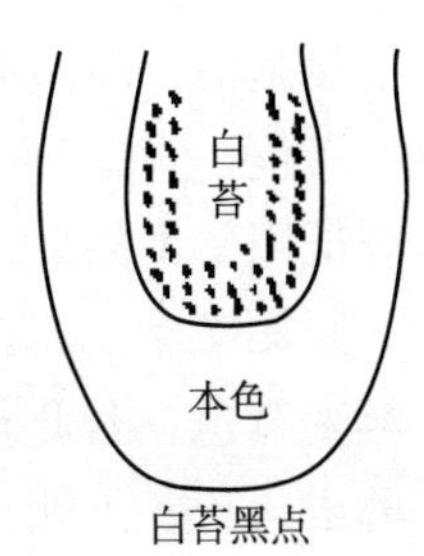

白苔黑点

第二十九，右白苔滑舌。病在肌肉，邪在半表半里，必往来寒热，宜小柴胡汤和解之，旧说是。

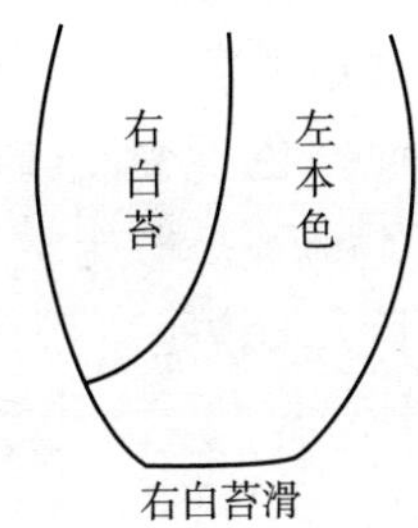

右白苔滑

第三十，左白苔滑舌。此脏结之证，邪并入脏，最难疗治。若属阳证口渴腹胀喜饮冷者，宜承气汤下之，若阴结口渴而不喜饮冷胸中痞满者，宜济川煎当归、川芎、苁蓉、泽泻、升麻、枳壳。旧说是也。

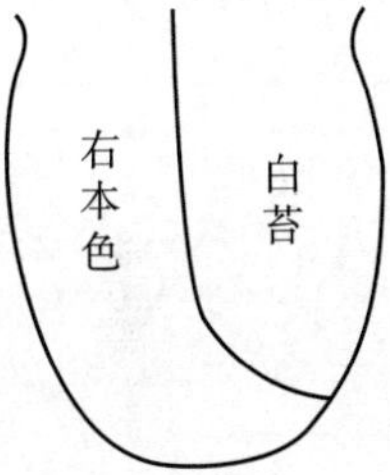

右
本
色
白
苔

左白苔滑

第三十一，遍白舌。如全舌光白无苔，则虚寒也；如淡白兼微红无苔，则无病人也；若瘟疫见此舌，则舌上必有烟雾白色盖满，而有恶寒发热，胸脘不清，或呕吐头痛身痛，日晡烦热，口臭难闻等证，宜以十全苦寒救补汤急投之，非表证也。旧说云疫邪在表，用达原饮二剂而安者槟榔、厚朴、草果仁、知母、白芍、黄芩各一钱，甘草八分。或是白滑苔舌则可，否则谬。盖辨色未明，

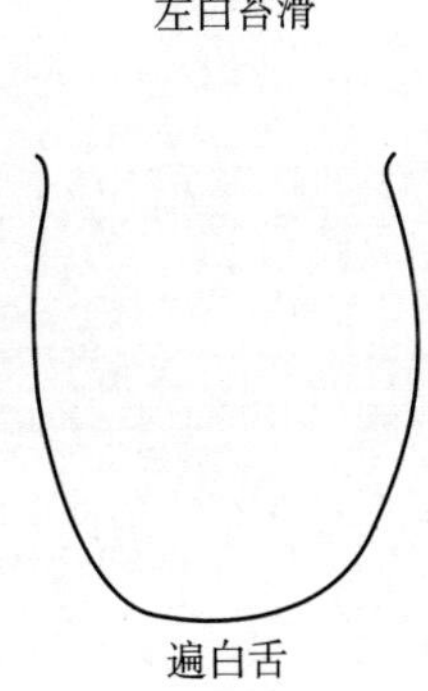
遍白舌

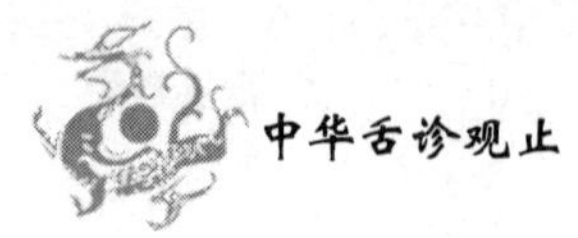

懵然施治，而偶中者也，倘舌白如积粉遍布，滑而不黄者，乃寒滞也，宜温中行滞，表证无此舌。旧说云邪在胃家，又三阳表证用柴葛羌活，里证加大黄，俱谬。

第三十二，白苔干硬舌。有似砂皮一名水晶苔，凡厚白苔本能变黄色，若此苔当其白时，津液已干燥，邪虽入胃，不能变黄，宜急下之，用承气。如白苔润泽者，邪在膜原也，邪微苔亦微，邪毒既盛，苔如积粉满布，此时未敢遽下，而苔色不变，口渴喜饮冷者，服三消饮即达原饮加大黄、羌葛、柴胡、姜、枣，次早即显黄色，旧说是。

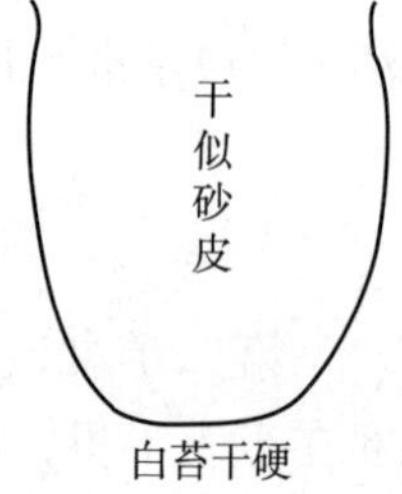

白苔干硬

黄舌总论

黄苔舌表里实热证有之，表里虚寒证则无。刮之明净，即为无病必须清洁光明，见淡红润泽之底，凡言净者皆仿此。刮之不净，均是热证刮后仍留粗涩垢腻如薄浆糊一层者，或竟刮不脱者。浅黄腻薄者，微热也；干涩深黄腻厚者，大热也；芒刺焦裂老黄，或夹灰黑色者，极热也。黄苔见于全舌，为脏腑俱热，见于某经，即某经之热，表里证均如此辨，乃不易之理也。治里证分经辨准，对病用药，必不差讹。表证风火暑燥，皆有黄舌，惟伤寒邪在太阳少阳时，均无黄苔，待邪传阳明腑，其舌必黄，初浅久深，甚则老黄，或夹变灰黑，其证多大热大渴，或无汗，或自汗谵语，痞结咽干，目暗，大小便秘，衄血吐血，蓄血如狂，自利清水不等。以舌脉相较，审证无误，若邪火里逼，实热里结诸危证，其脉往往伏代散乱，奇怪难凭。重病久病亦然，更有轻病，而脉即伏乱者，则当舍脉凭舌，专经急治，斯为尽善，若泥于火乘土位故有黄苔之说，迂执误人矣。

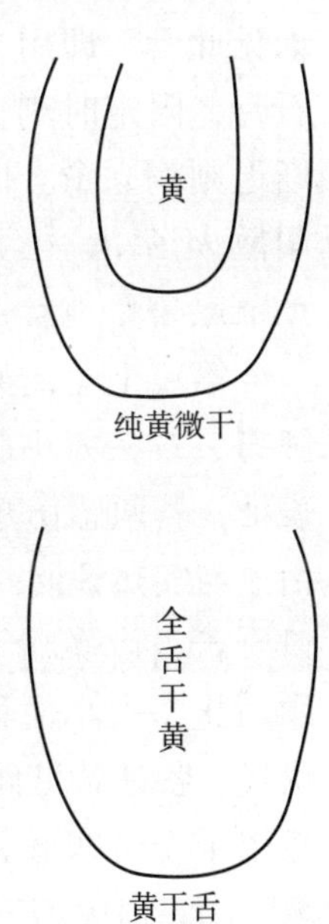

纯黄微干

黄干舌

第三十三，纯黄微干舌。伤寒传经至阳明腑，寒邪已化火，故舌中尤黄，其证多大热大渴谵语不等，宜白虎汤，不次急投，至黄苔渐退乃愈。若辨舌不准，过于迟疑，邪必传入更深也，如杂病里证见此舌者，是脏腑皆热，宜三黄承气酌用。

第三十四，黄干舌。全舌干黄，脏腑均大热，有病皆属里证无表证。不论伤寒杂证见此舌，即为实热，宜十全苦寒救补汤见第九舌，不次急投，虽大热喘躁频泻亦不虑，以服至黄退色润为愈，十无一失。旧说云下后脉静者生，大热喘躁者死，是未知舍脉凭舌之法，又不敢连用苦寒，何以望生。

第三十五，黄苔黑滑舌。其黑滑在中者，均阳明胃里证，无表证，宜白虎汤去粳米，加三黄，不次急投，至舌净而止。如大便闭则加大黄大便不闭未可急下。旧说谓下后身凉脉静者生，大热脉躁者死，舍舌执脉，以判生死，实因阅历未深，欺己欺人耳。

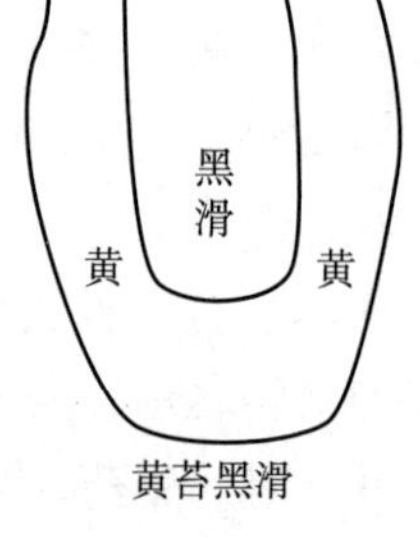

黄苔黑滑

第三十六，黄苔黑斑舌。在杂病为脏腑实热，在伤寒为邪传阳明转入三阴，其证或大热大渴，谵语狂乱，口燥咽干，循衣摸床，身发黄黑斑不等，医书多云不治。如见此舌，即用十全苦寒救补汤，倍加生石膏，限定时刻，不次急投，服至黄黑胎渐退则病立愈。旧说治谵语发斑者，用升阳散火汤人参、当归、黄芩、柴胡、麦冬、白术、芍药、陈皮、甘草、茯苓，误人多矣，愿勿惑于其说。

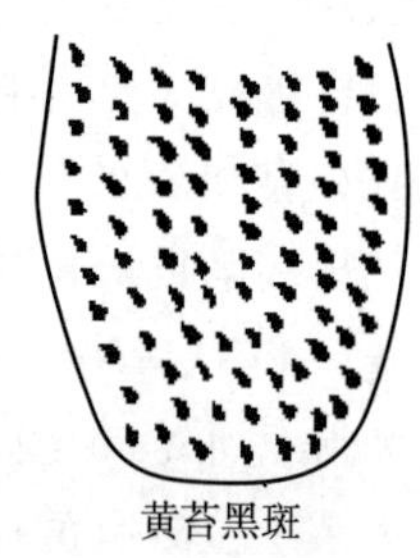
黄苔黑斑

第三十七，黄苔中黑通尖舌。乃心肺、脾胃、肾、大小肠均热极也，皆里证，无表证，若两感伤寒见此舌，则邪已入阴矣，治法与实热证同。凡昏愦或恶寒或不恶寒，口干苦，齿燥咽干，头面自汗如珠出，至颈而止，大小便秘，下利臭水，六脉怪奇伏代，各证若见此舌，医书俱云难治不治，然用十全苦寒救补汤分为三黄白虎汤、大承气汤、白虎汤三剂分之则力足，循环连服不次急投，约一个时辰

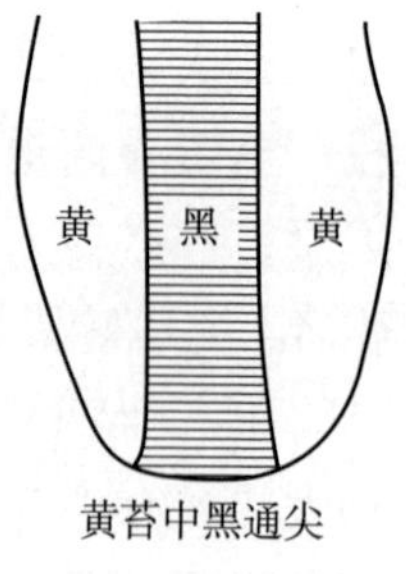

黄苔中黑通尖

内三剂各饮一服，如舌中黑渐退则可略疏，至黑苔退净乃愈。此舌多为危病，能对证用药，十可救七，旧说用调胃承气，又不急投，十中恐难救一。

第三十八，黄尖舌。邪热初传胃腑也，宜调胃承气汤大黄、芒硝、甘草，如脉浮恶寒，表证未尽，则宜大柴胡汤两解之①，旧说是也。

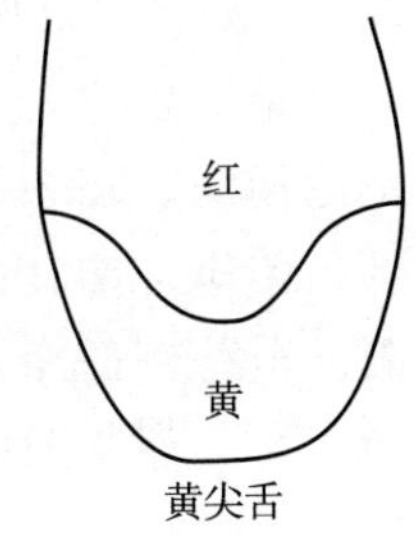

黄尖舌

第三十九，黄苔灰根舌。虽比黑根少轻，其实里热已急，如脉沉有力而不烦躁直视者，宜大柴胡加减治之；如烦躁直视宜大承气下之，旧说是也，惟只举一端耳。

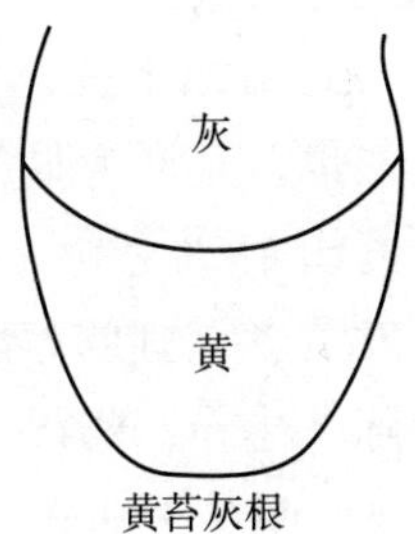

黄苔灰根

第四十，黄尖红根舌。湿热乘火位也。瘟热初病，多有此舌，宜凉膈散连翘、大黄、芒硝、甘草、栀子、黄芩、薄荷、竹叶，解毒汤黄芩、黄柏、黄连、山栀等药消息治之，旧说是也。

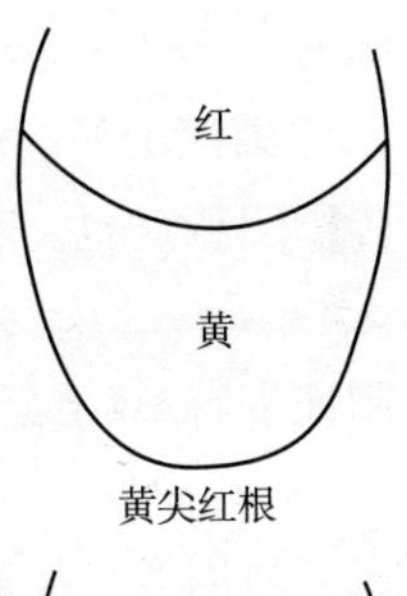

黄尖红根

第四十一，黄尖黑根舌。黑处多而尖尚黄，是各经皆极热，而心经尚未极也，不论何病，皆属里证，即用苦寒救补汤，分单间服，以大承气另为一单也，不次急投，以服至黑根退净为准，病即愈，可保

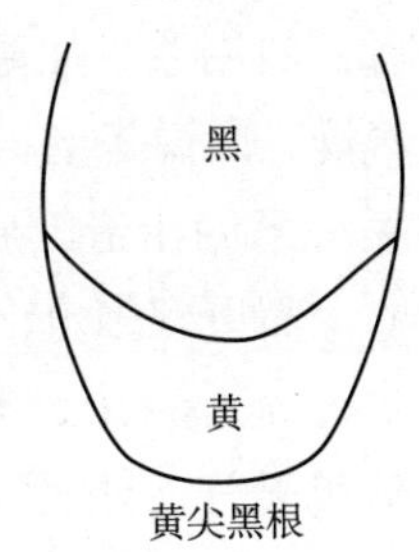

黄尖黑根

① 则宜大柴胡汤两解之：校本民国九年（1920）石印本同此，清光绪乙巳（1905）冬滇黔节署重印云南高等学堂铸板版本为“大柴胡汤解之”。

万全，若畏用苦寒，虽胃气未竭，亦必转瞬而绝也，如旧说之迂，甘心坐视，见死不救矣。

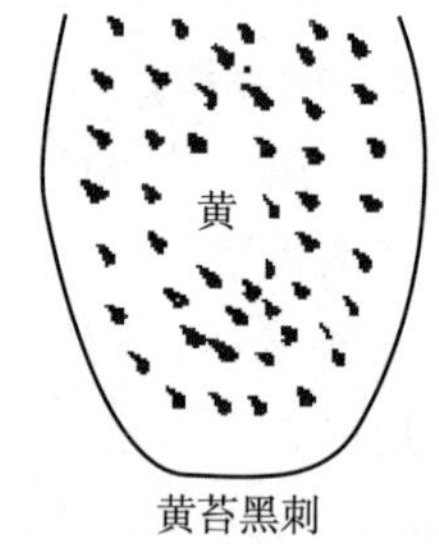

黄苔黑刺

第四十二，黄苔黑刺舌。脏腑极热也，不论何病，在杂病为实热里结，在伤寒为邪已传里，均宜白虎汤及大承气汤循环间服，至苔刺退净乃愈，旧说用调胃承气仅微下之，而不敢连投苦寒，脏腑必坏，逡巡亦足误人。

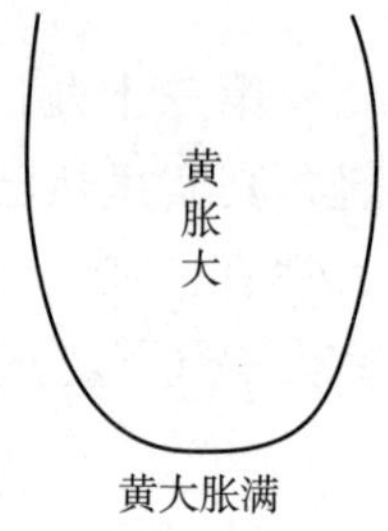

黄大胀满

第四十三，黄大胀满舌。阳明胃经湿热也，其证为眼黄身黄便闭烦躁者，宜茵陈蒿汤茵陈蒿先煎，栀子、大黄后入，若小便不利而发黄者，宜四苓散茯苓、猪苓、泽泻、白术，加茵陈、栀子、黄连、木通，旧说是也，如无上各证，而发热烦躁，胸中满，困倦不安者，宜大承气。

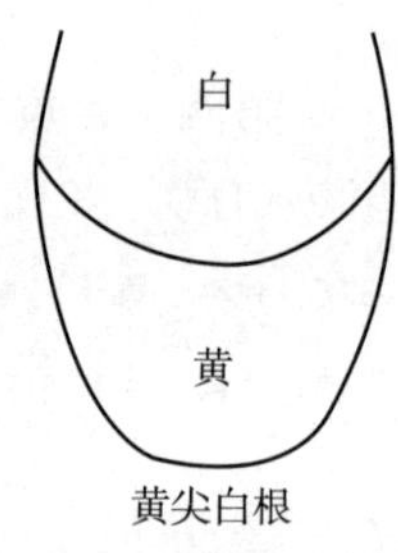

黄尖白根

第四十四，黄尖白根舌。伤寒少阳胆经传阳明腑病也。若阳明证多者口苦咽干，腹满微喘，发热恶寒，脉浮紧，宜大柴胡汤见第五舌；少阳证多者头痛发热，脉弦细，宜小柴胡汤柴胡、黄芩、人参、甘草、生姜、半夏、大枣，若胸烦外热者，勿用参，如谵语烦躁内热者，宜调胃承气汤，旧说是也。

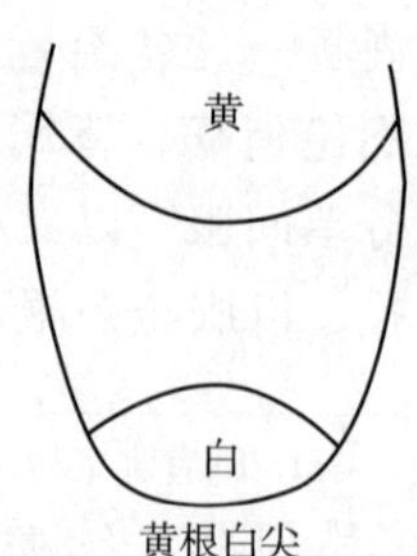

黄根白尖

第四十五，黄根白尖舌。在伤寒为表邪少而里邪多也，宜益元散滑石六两、甘草一两为末，加辰砂少许，与凉膈散见四十舌合用；如阳明无汗，小便不利，心中懊烦者，必发黄，宜茵陈蒿汤见前，旧说是也，如大便难，胸中闷，睡时多梦者，里证实热也，宜调胃承气汤。

第四十六，黄根灰尖舌。如不吐不利，心烦而渴者，胃中有郁热也，宜调胃承气见三十八舌，加黄连灰色在尖，舌尖属心，故兼清心，旧说是也。

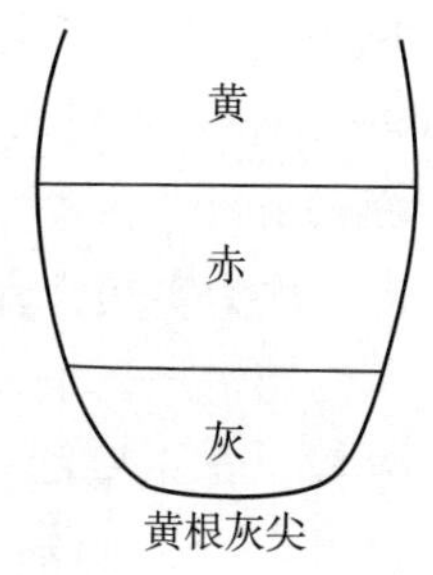

黄根灰尖

第四十七，黄根白尖短缩舌。短而硬，不燥不滑但不能伸出，其证多评语①烦乱，乃痰夹宿食占据中宫也，宜大承气，加生姜、半夏治之，旧说是也。

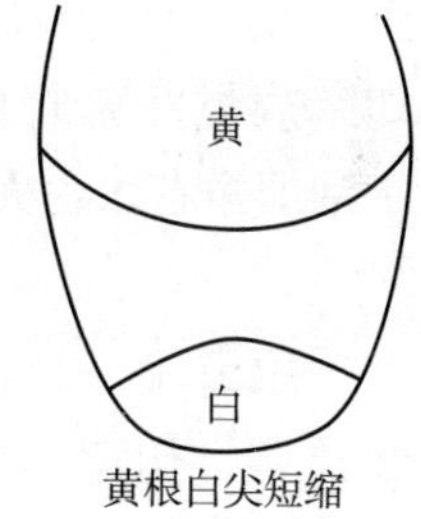

黄根白尖短缩

第四十八，黄苔舌。如伤寒见尖白根黄，则表证未罢也，宜先解表，然后攻里，如大便塞者，宜凉膈散见四十舌，小便涩者，宜四苓散、益元散合用，加木通，旧说是也。若杂病见此舌，色黄结实者，均属实热里证，宜分经审病，用苦寒药凡黄舌皆为实症热症，无虚症寒症，辨舌者当知之。

黄
白　尖
黄苔舌

第四十九，初病微黄舌。伤寒初病失汗，谓当用表散之时失误未表也，表邪入里，见此舌者，每发评语，宜并用双解散防风、荆芥、连翘、麻黄、薄荷、川芎、当归、白芍、白

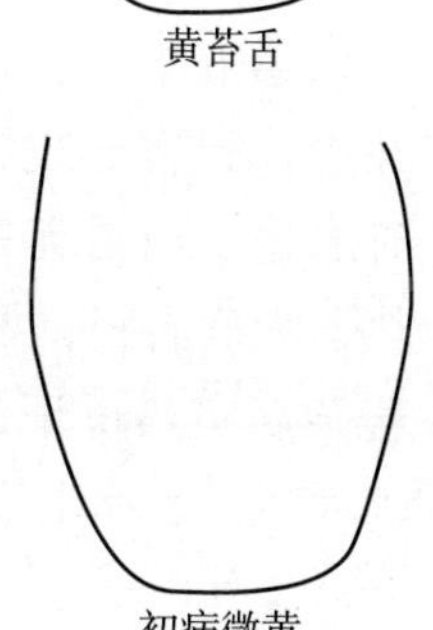
初病微黄

① 评语：校本民国九年（1920）石印本同此，清光绪乙巳（1905）冬滇黔节署重印云南高等学堂铸板版本为“谵语”。

术、山栀、黄芩、石膏、桔梗、甘草、滑石，解表兼解里，和血复调气，故曰双解散。本方加大黄、芒硝，名防风通圣散，治表里俱实热，河间方也。解毒汤见四十舌汗下兼行，旧说是也。若邪传入深，及杂病里证见此舌，均为实热，宜白虎三黄等汤①。

第五十，日久微黄舌。如伤寒表病未罢者，宜小柴胡汤合益元散；若微黄而兼腻者，宜大柴胡汤下之；若身目俱黄者，热湿也，宜茵陈汤表里并除，旧说是也。如杂病里症见此舌者，均为实热，如黄色一刮即净者，为无病，可以勿药。

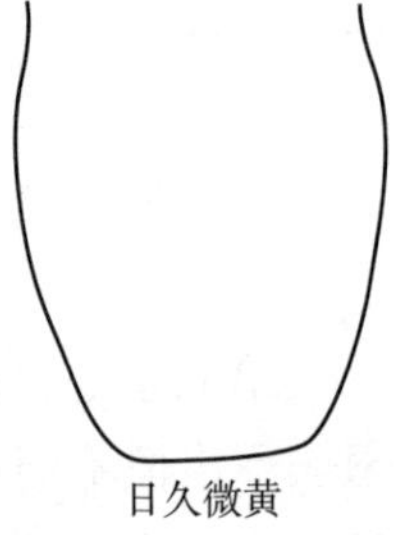
日久微黄

第五十一，白苔变黄舌。伤寒表邪失于汗解，初传入阳明，寒邪已化火，其证多大热大渴，宜竹叶白虎汤生石膏、知母、竹叶，从阳明经发汗清解之，自愈，此邪在半表半里，不可骤下，如旧说急下之，必致陷胸矣。如全舌皆变黄而苔涩，则宜大承气汤以下之，望舌者宜留意，勿误。

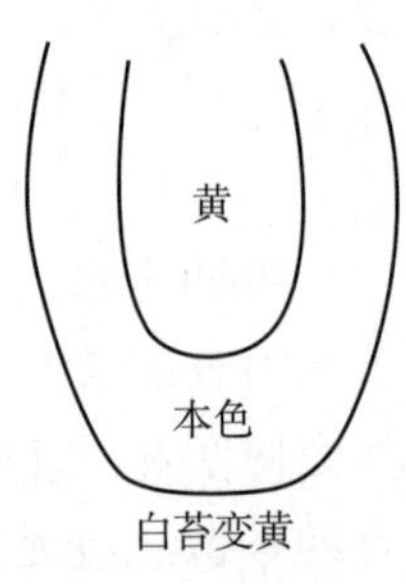

白苔变黄

第五十二，黄苔白弦舌。此舌常有黄在中，脾胃热也，白在弦，别经无热，或有寒也。白滑无苔为寒，若干厚或涩则亦热，为病尚轻，如感热邪表证，宜凉散之；若杂病实热里证，宜清凉脾胃。旧说专指烦渴呕吐表症则迂矣。上二条当与第五、第十六、十七、第四十四五、第四十八、五十四诸条参看。

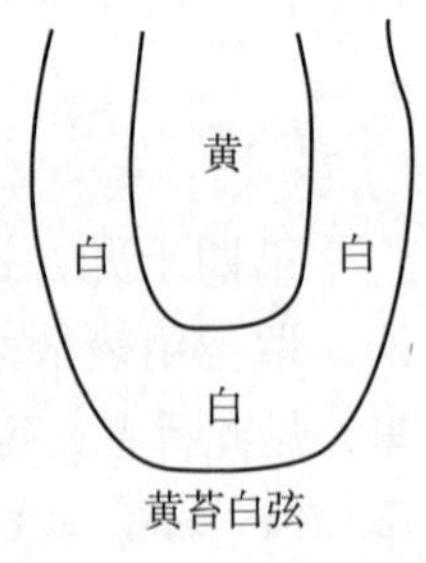

黄苔白弦

---

① 宜白虎三黄等汤：校本民国九年（1920）石印本同此，清光绪乙巳（1905）冬滇黔节署重印云南高等学堂铸板版本为“宜白虎汤三黄等汤”。

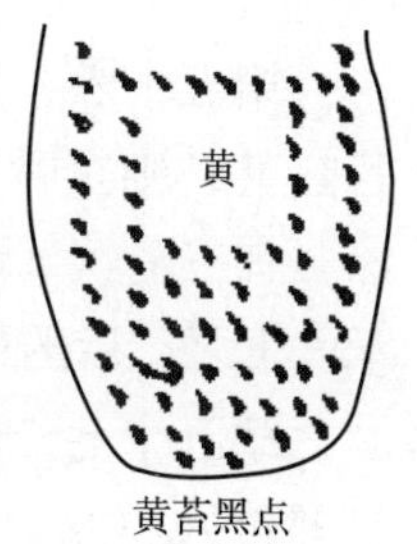

黄苔黑点

第五十三，黄苔黑点舌。脏腑全热也，不论何病或伤寒传里化火，或感暑热邪逼里，或杂病实热里症，均宜白虎汤去粳米，与大承气汤间服，不次急投，候黑点退净方愈。若旧说投调胃承气后，即进和解散，恐十难救一也。与第三十五、三十六、三十七、三十九、四十一、四十二诸舌互考。

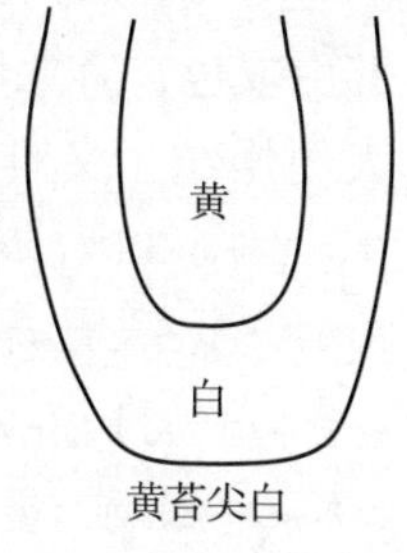

黄苔尖白

第五十四，黄苔尖白舌。如表症未去，宜先解表，后攻里。如大便秘，宜凉膈散；小便不利，宜四苓散，加木通、车前，旧说是也；若杂证，见舌中黄为脾胃热，舌根黄为肾肠俱热，宜白虎汤加大黄凉泻之。黄苔退净，舌尖之白即反红色，本治则末亦治也，与第四十八、五十二两舌参看。

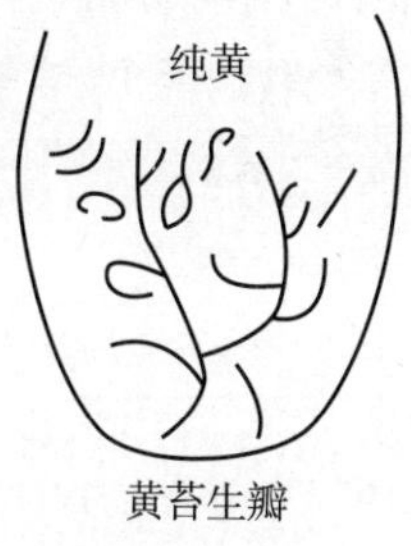

黄苔生瓣

第五十五，黄苔生瓣舌。苔黄而涩，中有花瓣形者，热入胃腑，邪毒深矣，心火烦渴，宜大承气急下之；身黄如橘，目黄如金者，宜茵陈汤；如下焦蓄血者，宜桃仁抵当汤热在下焦，少腹硬满，瘀血在里，小便自利，屎硬如狂，善忘诸症宜之，大黄、生地、归尾、桃仁、穿山甲、元明粉、桂心，蓄水在胁内肿胀者，宜十枣汤芫花醋炒，甘遂面煨，大戟蒸晒，大枣先煮，结胸甚者，宜大陷胸汤，伤寒当表而误下之，膈痛烦躁，心下硬而痛者，为结胸，用大黄、芒硝、甘遂，先煮大黄，有痞血者，宜大黄泻心汤大黄、黄连，旧说尽善。诸方皆重剂，勿妄用，须熟于伤寒，随症详审。

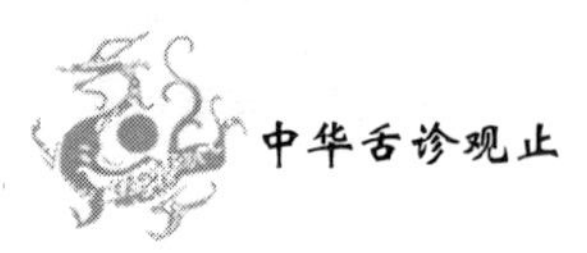

第五十六，黄变沉香舌。焦燥之状也。若热甚，则全舌将变黑，生芒刺，邪毒最深，宜三消饮见三十二舌，加重大黄，或以大承气下之，后酌用养营诸汤见后，旧说是。

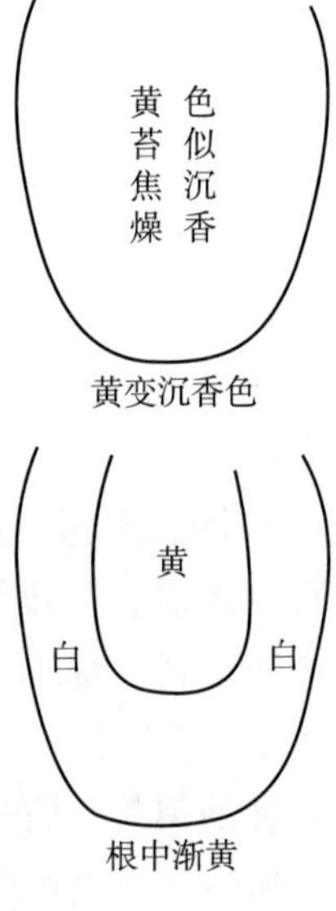

黄变沉香色

根中渐黄

第五十七，根中渐黄舌。外有白厚苔，热邪传入膜原也，舌根渐黄至中央，邪初入胃也。如有疫症，已传三阳，宜达原饮，见三十一舌。如胸膈满痛，大渴烦躁者，伏邪内攻也，宜急用三消饮下之，如既下后，大便燥结，又难再攻者，宜清燥养营汤知母、花粉、当归、白芍、陈皮、地黄汁、甘草、灯心，疫为热病，暴攻之后，余邪未尽，阴血未复，不可遽补，致生异症，凡阴枯血燥者，宜此汤。或承气养营汤即小承气加知母、当归、白芍、生地，治伏邪未尽，攻补两难者。如痰壅不清，胸闷胁胀者，宜蒌贝养营汤知母、花粉、贝母、瓜蒌霜、橘红、白芍、当归、苏子、生姜，如痰中带血，加藕节、茅根，旧说是也。与第五十一、五十二参看。

黑舌总论

凡舌苔见黑色，病必不轻，寒热虚实各证皆有之，均属里证，无表证也。在伤寒病，寒邪传里化火，则舌苔变黑，自舌中黑起，延及根尖者多，自根尖黑起者少。热甚则芒刺，干焦罅裂，其初必由白苔变黄，由黄变黑，甚至刮之不脱，湿之不润者，热极伤阴也。病重脉乱，舍脉凭舌，宜用苦寒以补阳火之偏，急下以救真阴之弊。在杂病，见黑苔，皆因实热伤里也，亦惟连泻炽火，毋使枯竭。若虚寒而舌黑者，则必湿滑无苔多津，口不苦，唇不燥，无朱点，无芒刺，无罅裂，刮之明净，如水浸猪腰，有淡淡瀜瀜之形，是脏腑极寒之舌也，宜用十全辛温救补汤《传薪集》。亦有真寒假热证，而见黑舌者，其舌必全黑而不分经，且必由淡白之时忽然转黑，其初无变黄之一境，约略望之，似有焦黑芒刺干裂之状，然刮之必净，湿之必润，环唇皆白，而不红焦，寒结在脏也，其证亦周身大热，烦躁恶衣被，与实热邪火证相似，实则中宫寒极，阳气尽发于外也，口大渴，喜冷，饮水却不多[①]，与实热诸证略异，外假热而里极寒也，患此假证之人，必烦乱昏沉，六脉必迟弱无力，大便结，常欲下而不下，宜甘温救补汤甘温除大热之法也，更有阴虚肾水亏而舌黑者，颇似寒舌之光亮无苔，又似热舌之焦干无津，详细审察乃可无误。其病状必不同，宜参看《医学答问》卷二辨阴火内伤篇，治宜六味地黄汤，加减急投然阴虚内伤之舌，大都绛色无苔。若肾绝舌黑过尖，言归于命，别无治法。有烟瘾之人，常多黑舌，看法当比平常病人之黑舌减一二等算。又有误食物而染黑者，宜明辨之。

---

① 饮水却不多：校本清光绪乙巳（1905）冬滇黔节署重印云南高等学堂铸板版本同此，民国九年（1920）石印本为“喜饮冷水，却不多”。

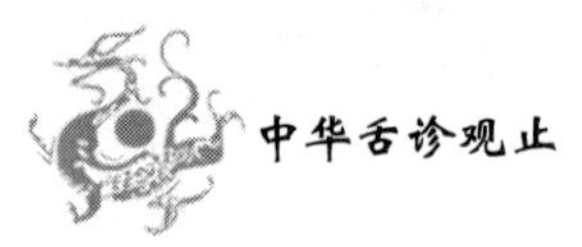

第五十八，纯黄黑苔舌。乃实热已极，逼伤真阴也，不论何病何脉均里证无表证，病人气血不舒，脉多伏乱难凭，确见其舌，纯黄兼黑，苔厚干涩，刮不净，谓底子不清洁光明，不显淡红润泽之色也，或刮不脱者，即用破格三黄白虎汤黄芩、黄柏、黄连、生石膏、知母，均破格重用也，与大承气汤大黄、芒硝、厚朴、枳实，循环间服，不次急投，服至黑苔退净则立效。若旧说云，火极似水，脏气已绝，脉必代结，一二日中必死，是泥于五行，拘于六脉，罔知补救，误人多矣。

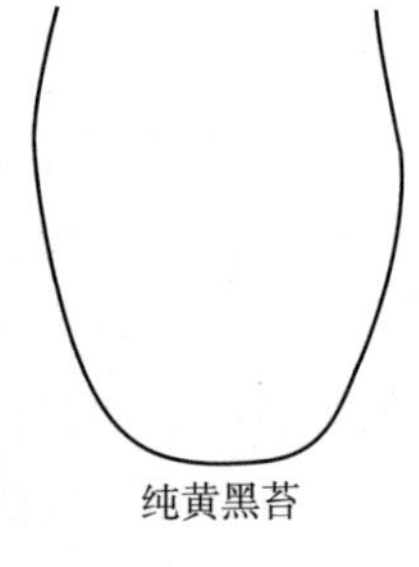
纯黄黑苔

第五十九，黑苔瓣底红舌。脏腑热甚，灼血销津也，多因实热人误服温补燥药，逼伤阴血，故瓣底见淡红，其证口开目闭、烦躁谵语、狂妄便闭不等，勿论脉之伏代怪奇，即用破格三黄白虎加暹罗、真犀角与大承气汤循环间服，不次急投，黑瓣脱净方愈。若旧说仅以承气下之，而不敢重用苦寒，急凉血分，知其一不知其二，救人安能救澈[①]乎？

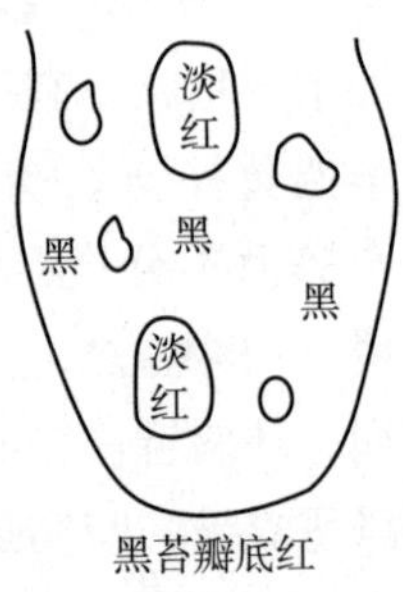

黑苔瓣底红

第六十，黑苔瓣底黑舌。家训云，此乃脏腑实热已极，或因六气之燥火侵淫，或因百药之燥火逼迫，燥火与阳火病人素有实火，曰阳火虚火为阴火，交战于中，熏蒸于上，而成此舌。犹之当暑炎热，土木生菌，惟大雨时行，即自销灭，可知舌有黑瓣，非大寒凉药，断难起死回生。此证多大热大渴，口开吹气，或绞肠痛绝，或头脑胀痛

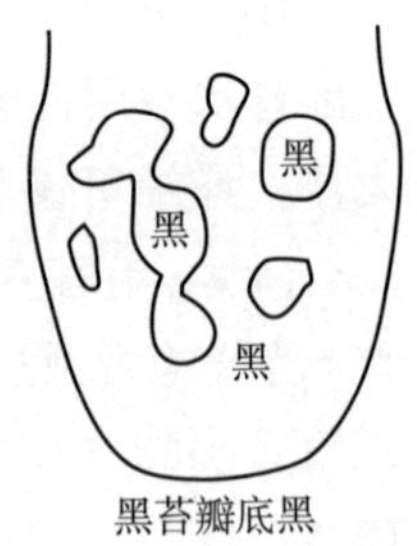

黑苔瓣底黑

① 澈：同“彻”。

求死，或口噤不言，或浑身发臭难闻，或猝然仆地，不省人事，双目直视不等，不论见何怪脉，舍脉凭舌，看黑瓣尚未敷满，仍可救治，急用十全苦寒救补汤生石膏八两研粉，生知母六钱去毛，黄柏四钱，黄芩六钱，黄连、生大黄、芒硝各三钱，生陈厚朴一钱，生枳实钱半，暹犀角尖四钱，四倍石膏，或分为三黄白虎汤及大承气汤，用两罐煮之，不拘时刻，不次急投凡言不次者，皆不限定剂数，须轮流急灌，服至黑瓣渐退，舌底渐红则病愈，知此法者，虽危不死，倘不明利害，忌服苦寒，或不敢多服，必死无疑，别无救法也。如旧说云，见此舌不可用药，虽无恶候，脉亦暴绝，不治，此拘于切脉，无知妄断，医家卸肩之积习耳。余于辛卯七月，道出清江浦，见船户数人，同染瘟病，浑身发臭，不省人事，医者俱云不治，置之岸上，徐俟其死。余目击心悯，姑往诊视，皆口开吹气，舌则黑苔黑瓣底，其亲人向余求救，不忍袖手，即教以用十全苦寒救补汤，生石膏加重四倍，循环急灌，一日夜连投多剂，病人络续泻出极臭之红黑粪，次日舌中黑瓣渐退，复连服数剂，三日皆痊愈。是时清江疫疠大作，未得治法，辄数日而死，有闻船户之事者，群来求治，切其脉，皆怪绝难凭，望其舌，竟皆黑瓣底，均以前法告之，其信者，皆二三日即愈，其稍知医书者，不肯多服苦寒，仍归无救，余因稍有感冒，留住十日，以一方活四十九人，颇得仙方之誉。

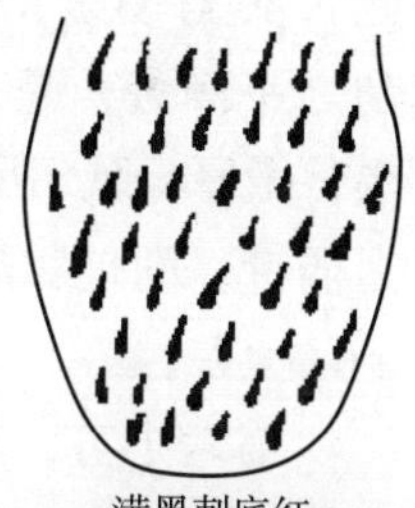
满黑刺底红

第六十一，满黑刺底红舌。全舌黑苔干燥，而生大刺，手揉之有声，掘开刺底，尚见红色，不论何病皆里证，脏腑热极，宜合用破格三黄白虎大承气，不次急投，以黑刺退净为止，病必愈，万无一失。旧说但知以大陷胸汤下之，而不知寒凉急投，其黑刺必不退，倘能十救一二，亦幸事耳。

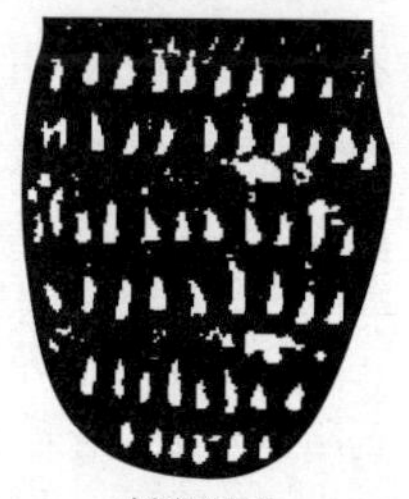
刺底黑舌

第六十二，刺底黑舌。刮开芒刺，底下舌色俱黑也，用六十舌苦寒急救之法，尚有可医。旧说谓不必辨其何经何脉，虽无恶候必死，勿治，此固医家搪饰之常法，然病家往往见重症，安于必死，惟谋进独参汤，以尽人事，执定勿用苦寒，亦足以酿成时医之恶习也。

第六十三，黑烂自啮舌。脏腑极热，兼受秽毒也，患杨梅疮者多有之，他证罕见，宜三黄银花承气等剂，土茯苓作茶饮，治如不效，则将如旧说所云，黑烂而频欲啮，必烂至根而死也。

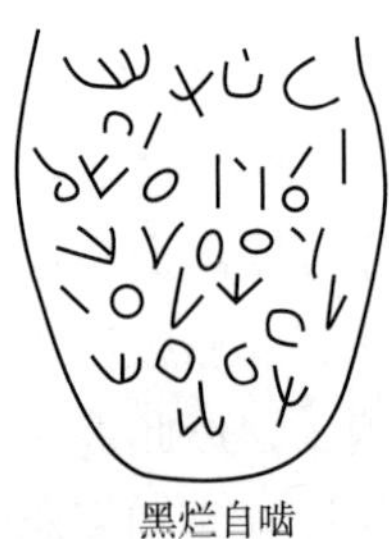
黑烂自啮

第六十四，中黑边白滑舌。旧说谓表里俱虚寒，脉必迟弱，证必畏寒，附子理中汤温之人参、白术、附子、干姜、甘草，夏月过食生冷而见此舌者，则酌用大顺散肉桂、杏仁、干姜、甘草，治虚寒人，夏月停冷食呕呃者，冷香散生附片、草果仁、橘红、甘草、炙生姜[①]，然此舌必当慎辨，若黑色润泽，光滑无苔，刮之平净者，是寒也，可遵旧说治之。若黑苔微厚粗腻，虽滑而刮之不净，口苦唇燥，外无寒证，脉非迟弱者，则是实热，宜用清凉脾胃药，寒热之判，势如冰炭。当参看黑舌总论。

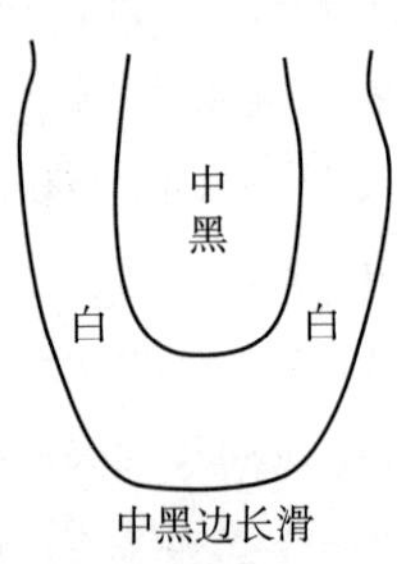

中黑边长滑

第六十五，红边中黑滑舌。是脾胃肝胆俱热，而夹有湿邪也。若伤寒证见谵语者，为初传阳明，宜白虎汤发汗自愈，大渴大热则倍用之。旧说谓冷食结滞，虚人用黄龙汤即大承气加甘草、党参、当归、姜、枣、桔

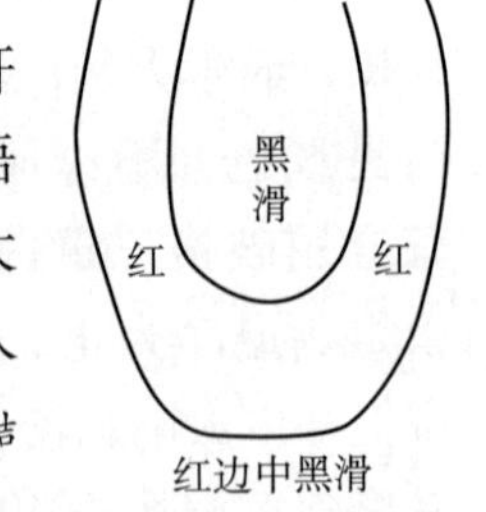

红边中黑滑

① 生附片、草果仁、橘红、甘草、炙生姜：校本民国九年（1920）石印本同此，清光绪乙巳（1905）冬滇黔节署重印云南高等学堂铸板版本为“生附片、草果仁、橘红、甘草各二钱”。

梗，邪热传里，谵语，发渴身热，心下硬痛，下利皆清水，此名结热利证，非内寒而利也，宜此汤，衰老者去芒硝，壮实人用备急丸巴豆一钱去净油，生姜三钱，大黄三钱，共为末，作丸如豆大，治热邪暴死，夏月中暍者，用人参白虎汤，三法虽不甚谬，然难见效。

第六十六，通尖黑干边白舌。是脏腑实热，感触火燥熏蒸湿气，故边白也，其证多大热大渴，谵语烦躁，便闭咽干不等，宜白虎汤、大承气汤合用连服，以黑退为度，如旧说指为阴阳两感伤寒，用大羌活汤羌活、防风、独活、细辛、防己、黄芩、黄连、苍术、白术、甘草、知母、川芎、生地黄，及冲和灵宝饮即大羌活汤去独活、防己、黄连、苍白术、知母，加柴胡、白芷、葛根、石膏，误人多矣，盖拘定白黑判阴阳，而不知黑舌均里证，无表证，况既干而通尖，里急已极，尚可杂投驱风之燥药乎？

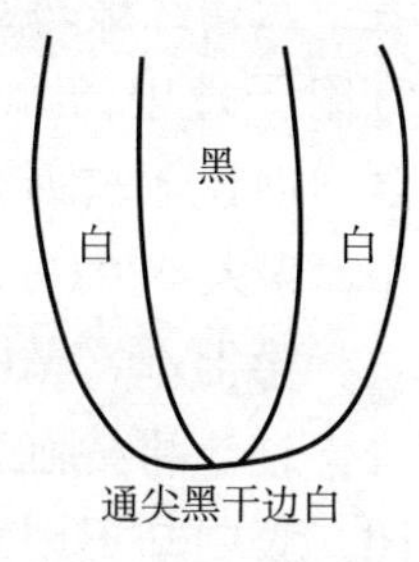

通尖黑干边白

第六十七，黑边晕内微红舌。邪热入于心包之候，宜凉膈散见四十舌，合大承气汤下之，旧说是也。

凡黑舌偶有寒者，红舌则无寒证，故黑晕间红，可断为热。

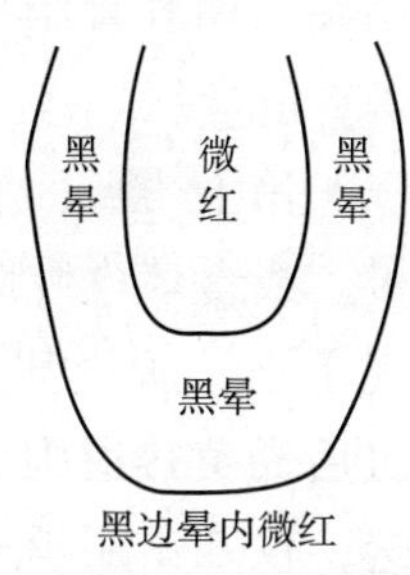

黑边晕内微红

第六十八，中心黑厚舌。黑苔燥厚，脾胃极热也，宜破格三黄白虎、大承气汤相间连服，至黑净乃愈。如旧说用生脉散党参、麦冬、北五味，合黄连解毒汤黄连、黄芩、黄柏、栀子仁，虽无大误，然病难愈也。

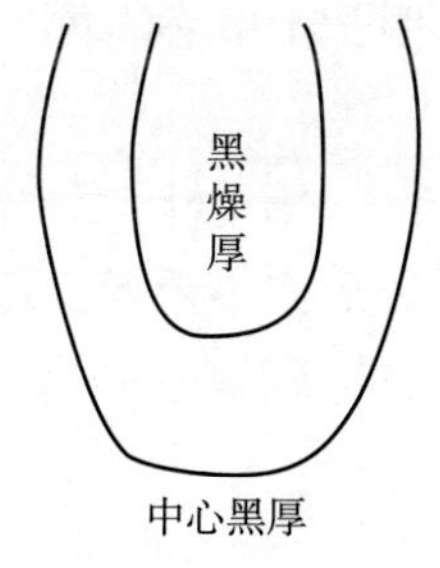

中心黑厚

第六十九，中黑无苔干燥舌。此舌宜详辨，如中黑无苔，而舌底干燥，有小点纹可见者，乃胃经实热，并无六气侵扰也，宜破格白虎三黄治之；如中黑无苔，而舌底湿嫩，光滑无点纹者，乃胃经虚寒舌中属胃，亦非六气所扰也，宜附子理中汤见六十四舌，加肉桂、黄芪治之。旧说不辨寒热，专用生脉散合附子理中，误人不少。

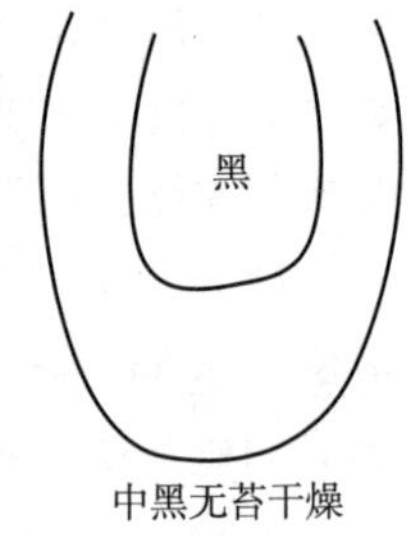

中黑无苔干燥

第七十，黑中无苔枯瘦舌。伤寒八九日，过汗津枯血燥，舌无苔而黑瘦，大便闭，腹中却不硬满，神昏不寐，或时呢喃叹息者，宜炙甘草汤炙甘草、桂枝、人参、生地、寸冬、麻仁、生姜、大枣，旧说是也。若杂病里证见此舌者，乃脾胃素热而又误服温补辛燥药，伤其真阴也，宜大承气汤下之，辨舌宜留意。

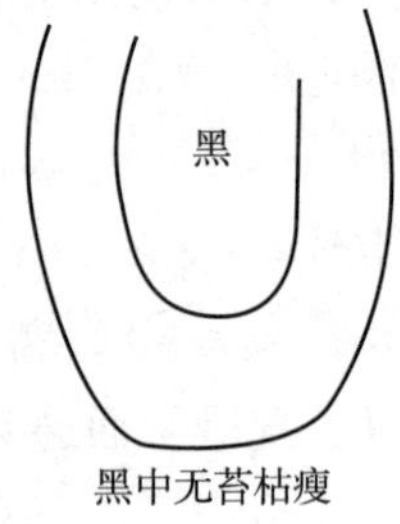

黑中无苔枯瘦

第七十一，黑干短舌。旧说谓厥阴热极，或食填中脘肿胀所致，急用大剂大承气下之，所论甚是，又云十中可救一二，服后粪黄热退则生，否则死者，此识见未透，仅知试用承气，而不敢多投，若能连服，十中必能救八九。

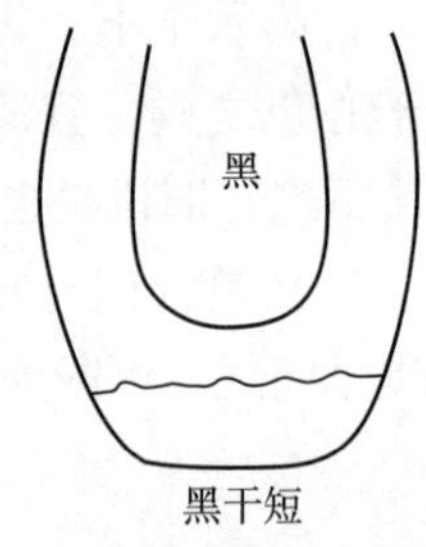

黑干短

第七十二，中焙舌。其色纯红，内有黑形如小舌者，乃邪热结于里，君火炽盛，宜凉膈散见四十舌，大柴胡汤见第五舌，旧说是也。

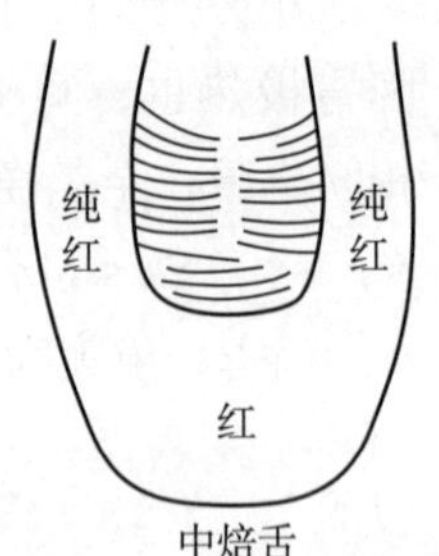

中焙舌

第七十三，里黑舌。外见红色，内有干硬黑色似小长舌，其上有刺者，热毒盛炽，坚结大肠，急用调胃承气汤下之，旧说不谬，然不如用白虎汤、大承气相间连服，必愈。

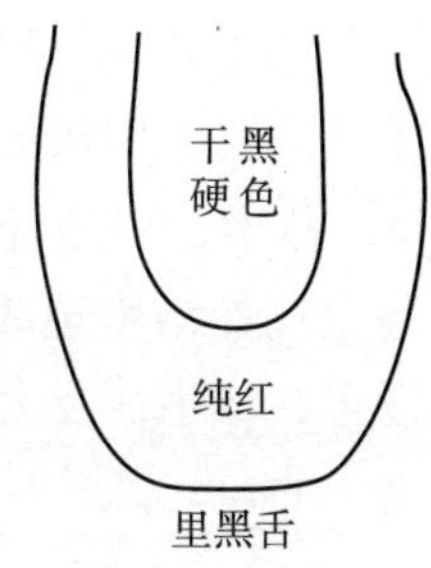

里黑舌

第七十四，满黑舌。凡舌色全黑，本为阴绝，当即死，而有迟延未死者，非脏腑极热，即为极寒，尚留一线生机，苟能辨准，补偏救弊，却可不死。如全黑无苔，而底纹粗涩干焦，刮之不净者，极热也，不论何证何脉，皆宜十全苦寒救补汤见第九舌，数倍生石膏，急投必愈；如全黑无苔，而底纹嫩滑湿润，如浸水腰子，淡淡瀜瀜，洗之不改色者，极寒也，不论何证何脉，宜十全辛温救补汤见第十舌，重加姜桂，急投可愈。旧说谓水克火，百无一生，则迂矣。参看总论。

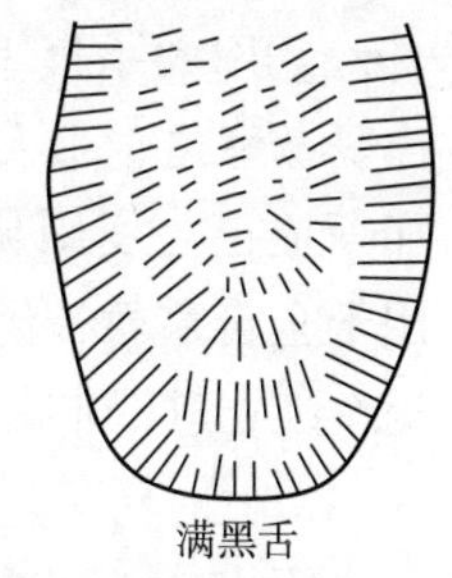
满黑舌

第七十五，弦白黑心舌。在伤寒为邪入阳明，化火已久，热逼太阴少阴也，宜破格白虎汤及大承气汤轮服，不次急投，黑心退净则愈。在杂病为实热症，如吐血者，宜三黄白虎加犀角，大便闭者，宜大承气，大热大渴者，宜白虎汤勿用甘草，若拘于弦白为寒，而不用苦寒药，则无救法。旧说兼用五苓散，谬也。若舌底光滑湿润，刮之明净，无点罅焦纹者，则为寒，宜与上条参看。

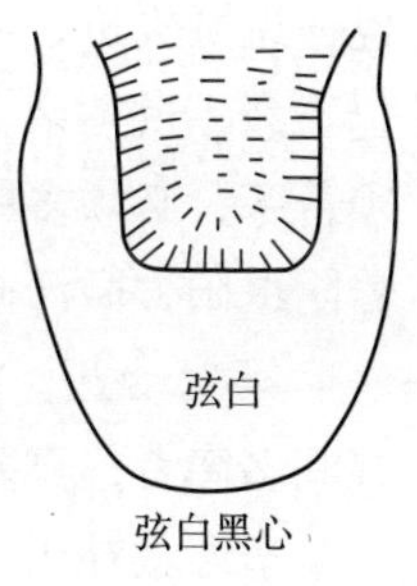

弦白黑心

第七十六，弦红中微黑舌。外淡红中淡黑者，如恶风则表证未罢，用双解汤见四十九舌，解毒汤四十舌，各半，以微汗之，汗罢即下之，旧说是也；如结胸烦躁，目直视者，宜大陷胸汤见五十五舌，及大承气间服，旧说云不治者，非也。

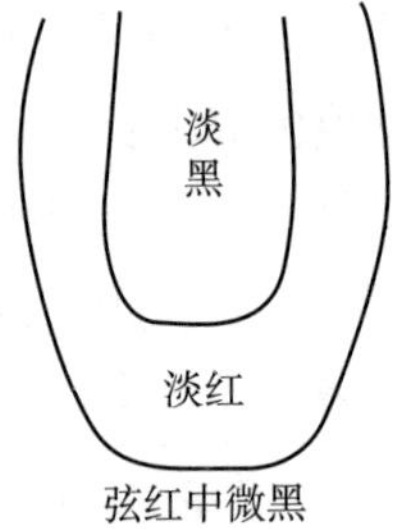

弦红中微黑

第七十七，灰色黑纹舌。旧说谓脉实者，急用大承气下之，若脉浮渴饮水者，凉膈散解之，十人可救一二，依此法不过如斯而已。实则见此舌，不论何证何脉，用十全苦寒救补汤，不次急投，服至黑灰退净则立愈，非临证多者，不知其妙也。

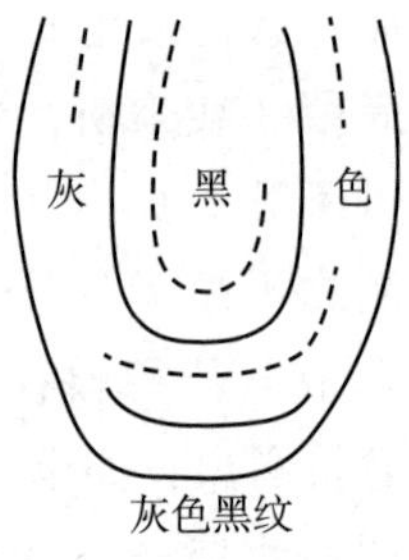

灰色黑纹

第七十八，根黑尖黄舌。乃脏腑实热之最显者，不论何证何脉，宜十全苦寒救补汤见第九舌，不次急投，服至黄黑退净则立愈，万无一失。若见识不到，畏苦寒药如猛虎，迟疑失机，或偶尔尝试，舌色不退，病仍不愈，反谓余言之谬，不知大热内炽，必须苦寒，必须多服连服，否则自误耳。旧说养阴退阳，微汗微下诸术，皆缓不济急矣。

第七十九，中心黑苔舌。若刮之即净，湿润多津者，真寒假热也，间或有之，治宜十全辛温救补汤，不次急投，至舌色不黑则病愈；若刮之不净，干焦腻厚者，脾胃热极也，不论何病何脉，宜破格苦寒救补汤，倍

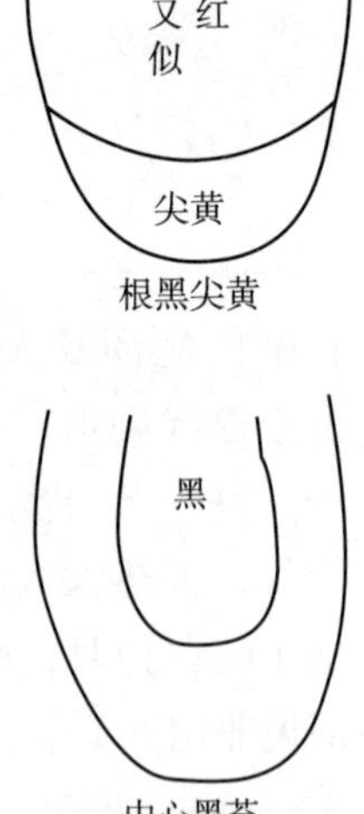

根黑尖黄

中心黑苔

加石膏，不次急投，服至黑净则立愈。旧说但知以承气下之，而不兼凉脾胃，势难痊愈也。

第八十，全黑无苔舌。如无点无罅，湿滑多水，如水浸腰子，淡淡灖灖者，极虚寒也，宜十全辛温救补汤，见第十舌。如无点无罅，干燥少津，光亮似钱者，即绛舌之变，阴虚肾水涸也，妊娠者亦有之，宜十全甘寒救补汤生地、麦冬、天冬、葳蕤、元参、沙参、淮山药、牡丹皮、泽泻、地骨皮，加减酌用。如有点有罅，干燥无津，涩指如锉者，极实热也，宜十全苦寒救补汤见第九舌，数倍生石膏，不次急投，服至黑色转红则愈。如黑色暗淡，无苔无点无罅，非湿非干，似亮不亮者，阳虚气血亏也，久病见之，不吉，宜十全甘温救补汤见第七舌，凡见此舌，皆危证也，均里证无表证，寒热虚实务当详辨，稍有不明，便易取祸。旧说糊涂，余不复述。以上三舌与七十四舌参看。

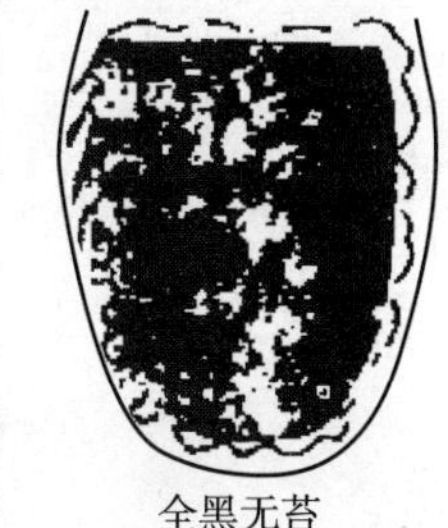

全黑无苔

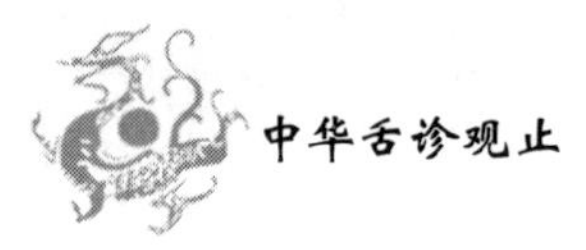

卷　二

茂名梁玉瑜传
秀水陶保廉录

灰色舌总论

灰色不列五色，乃色之不正也，舌见灰色，病概非轻，均里证，无表证。有实热证，无虚寒证。有邪热传里证，有时疫流行证，郁积停胸证，蓄血如狂证，其证不一，而治法不外寒凉攻下寒凉以救真阴，攻下以除秽毒，在当用之时，不得訾为戕伐焉。《舌鉴》旧载总论，谓热传三阴，则有灰黑干苔，皆当攻下泄热是也，又谓直中三阴，见灰黑无苔者，当温经散寒，此说甚谬，盖灰黑与淡黑色，颇相似，惟灰则黑中带紫，淡则黑中带白之殊耳。若寒邪直中三阴者，其舌淡黑无苔，宜温经散寒，如热邪直中三阴者，其舌灰黑无苔，宜三黄白虎大承气并用连投，失出失入，其害非轻，愿望舌者，小心谨慎焉。

第八十一，纯灰舌。全舌无苔而少津者，乃火邪直中三阴证也，或烦渴，或二便闭，或昏迷不省人事，脉则散乱沉细伏代不等，舍脉凭舌，均属里证凡灰舌无表证，治宜三黄白虎大承气并用，急速连投，服至灰色转黄转红为止，病则立愈。旧说误指为寒，用附子理中汤见六十四舌，四逆汤生附子、甘草、干姜，安得不致渐渐灰缩干黑而死乎？

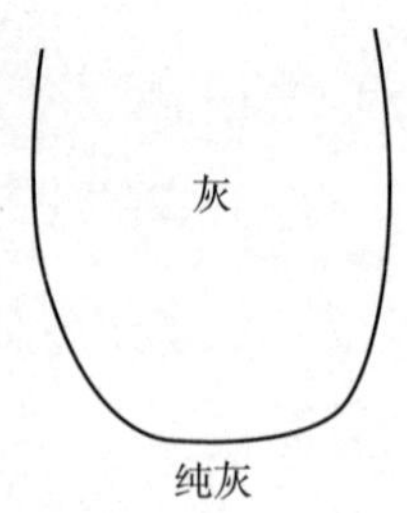

纯灰

第八十二，灰中舌。伤寒热邪传入厥阴，舌中央灰色而消渴，气上冲心，饥不欲食，食则吐蚘者，宜乌梅丸乌梅、细辛、干姜、当归、黄连、附子、川椒、桂枝、人参、黄柏，此丸又治寒痢，旧说是也。若杂病见此舌，为实热里证，则宜大承气与白虎汤合用。

灰中舌

第八十三，灰黑苔干纹裂舌。此脏腑热极，又因误食热物，或误服温补辛燥药，灼伤真阴所致凡裂纹者，多因误食温燥物之故，治宜破格十全苦寒救补汤见第九舌，不次急投，服至灰黑色退，纹裂自平则立愈。如旧说仅用凉膈散、调胃承气下之，热不退则不敢再用寒凉，遂归于不治，姑息贻祸也。

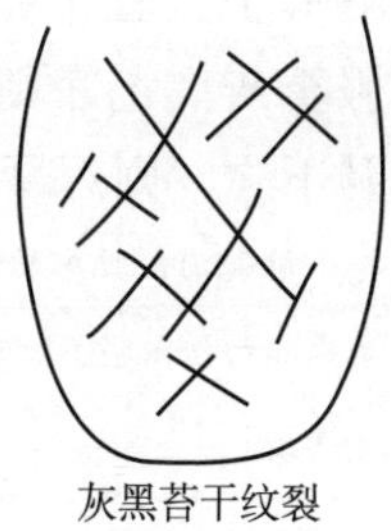

灰黑苔干纹裂

第八十四，灰根黄尖中赤舌。肠胃燥热也，如大渴谵语，或五六日不大便者，以大承气急下之。如瘟疫证，热证，恶寒脉浮者，酌用凉膈散第四十舌，双解散见四十九舌，旧说是也。

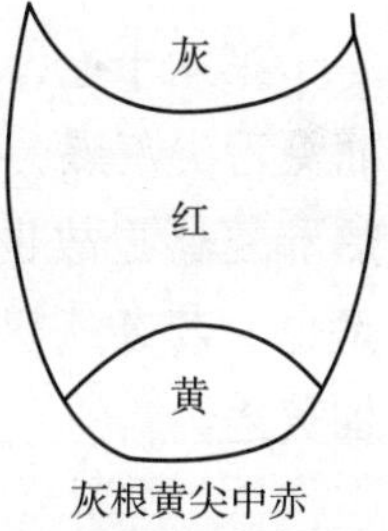

灰根黄尖中赤

第八十五，灰色重晕舌。此瘟病热毒传遍三阴也，热毒传内一次，舌增灰晕一层，最危之证，急用凉膈散或双解散，见上，黄连解毒汤、大承气汤下之。一晕尚轻，二晕为重，三晕必死，亦有横纹二三层者，与此不殊，旧说如此尚合理。惟热毒传里已深，凉膈、双解二方，嫌有表药，不

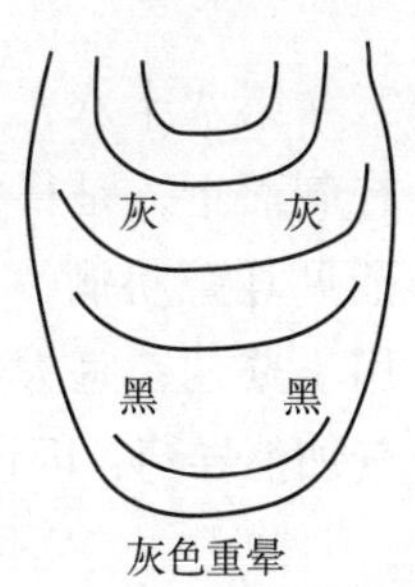

灰色重晕

宜，解毒汤太轻，大承气仅能利下而未能透凉脏腑，不如用十全苦寒救补汤，四倍加生石膏，不次急投，服至灰晕退净为止，虽见二三重晕，均能救活。

第八十六，灰黑干刺舌。伤寒邪传少阴，口燥咽干证偶见此舌，宜大承气下之，或脏腑实热已极，大热大渴，胸中烦躁，内痛胀满，饮食不进，一食即吐，常作干呕等证，宜十全苦寒救补汤，不次急投，服至灰黑色净则立愈。旧说必待其转矢气乃下之，则迟疑误人矣。《伤寒论》阳明篇，少与小承气汤，腹中转矢气者，有燥屎也，乃可攻之，彼系热邪初传阳明，故用探试之法，今见灰黑舌，且有干刺，是热邪已结阴分，无可疑矣。

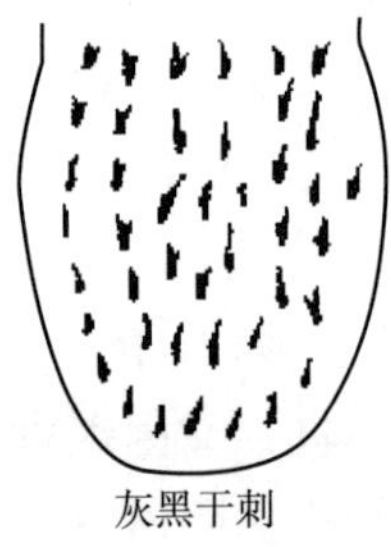
灰黑干刺

第八十七，灰黑尖舌。伤寒已经汗解，而见舌尖灰黑，有宿食未消，或又伤饮食，热邪复盛之故也，以调胃承气下之，旧说是也。若杂病里热见此舌，宜大承气汤重加黄连。

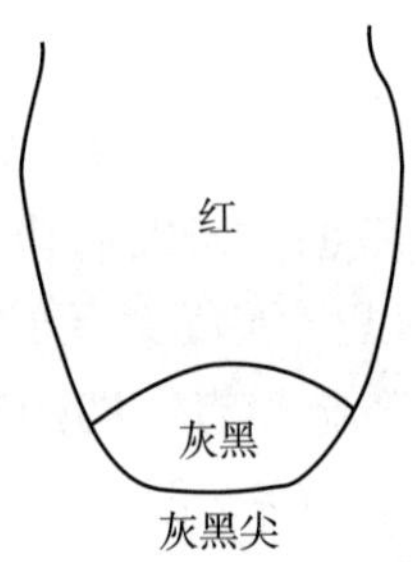

灰黑尖

第八十八，灰黑尖干刺舌。舌尖灰黑有刺而干，是得病后犹如常饮食之故，虽证见耳聋胁痛，发热口苦，非少阳病，勿用小柴胡，宜大柴胡汤见第五舌，或调胃承气加消导药，旧说是也。

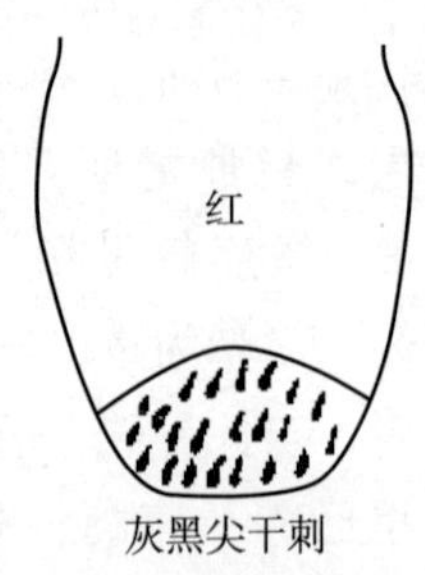

灰黑尖干刺

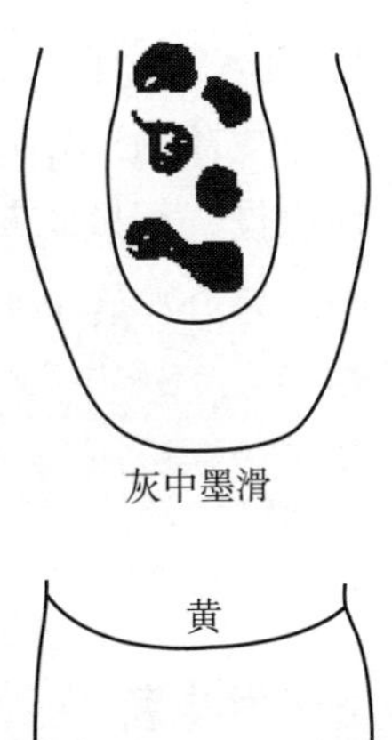
灰中墨滑

第八十九，灰中墨滑舌。淡淡灰色中间，有滑苔四五点如墨汁，此热邪传里，而腹有积食未化，宜大柴胡汤，旧说是也。

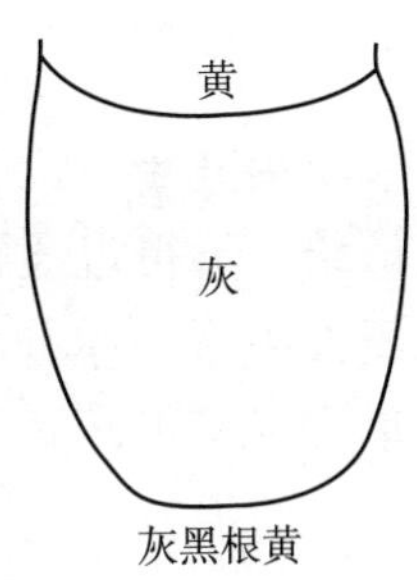

灰黑根黄

第九十，灰黑根黄舌。如苔厚干燥，刮之不净者，乃热入厥阴，脏腑实热，而脾胃之火尤炽也，其证多为胃有积滞，二便闭，发单烧热，大渴消水，自汗不止，出至颈，而以下不出者，诸病急宜十全苦寒救补汤以收汗，服至二便利，则热渴自汗必止，待舌色明净则痊愈。旧说谓伤寒六七日，不利便发热而渴，汗出不止者，正气脱，必死，其说未尽然也。

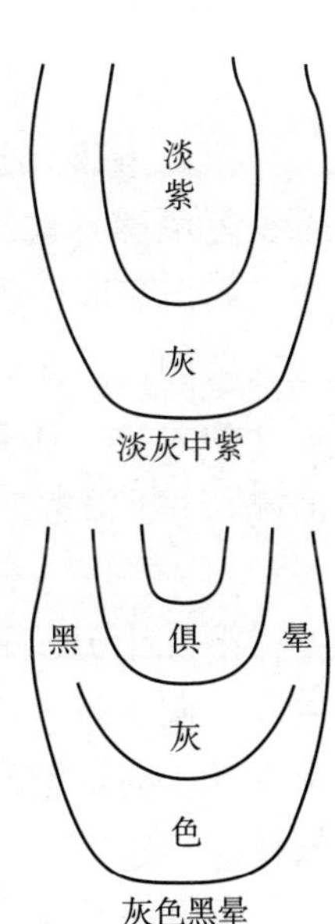

淡灰中紫

灰色黑晕

第九十一，淡灰中紫舌。瘟疫中脏者居多，伤寒邪传手少阴，热逼心经者亦有之，其证多卒然倒地，不省人事，或狂妄昏迷，或疾呼大叫，或自啮舌尖，或拍胸嗟恨不等。治宜三黄泻心汤[大黄、黄连、黄芩]，加黄柏、连翘、木通、生甘草，不次急投，服至舌色渐净则必愈，若稍涉迟疑，淡灰转黑，淡紫转蓝，邪毒攻心已甚，而伤腐脾胃，则不治矣。旧说云，自啮舌尖，少阴厥气逆上，非药可治者，盖误于迟疑耳。

第九十二，灰色黑晕舌。乃热毒中脏腑，火气交攻，故全舌灰色，兼起黑晕，时疫热毒中脾胃，逼及于肾，多见此舌；

伤寒救治失宜，邪陷厥阴，亦有此舌。不论何证何脉，将十全苦寒救补汤，分为二剂，先服大承气，后服三黄白虎等药，循环急投，至黑晕灰色渐退则愈。旧说知急下之而用酒泡大黄，则误矣。凡治实热及疫症，宜生大黄，专泻阳分之火；治阴虚证，宜酒浸九蒸熟大黄；治伤寒证，宜酒洗大黄，以一洗为度，若炮制太过，失其生气，凝而不走，润而不凉，投之实热人，必将阳分之病引入阴分，更难治也。

第九十三，灰黑弦红舌。乃脾胃实火郁结，不得流通也，伤寒化火传入阳明而逼太阴者，亦有之。不论何证何脉，宜大承气汤，不次急投，服至灰黑色退净则必愈。旧说云，三四次下之方退，若五六次下之不退不治者，此未彻底明白之谈也。

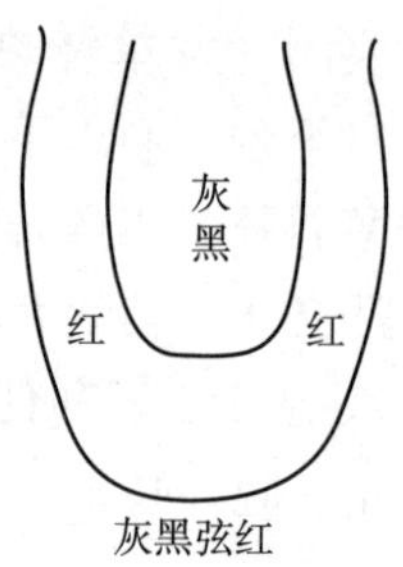

灰黑弦红

第九十四，心灰弦黄舌。乃脏腑本热，毒疫复中脾胃也，宜三黄大承气急下之则愈；或伤寒证，误服补中药，燥伤脾胃者，宜大柴胡汤下之，如下见黑粪，急以破格苦寒救补汤，不次速投，至舌净则必愈。旧说云，不治者，误也。

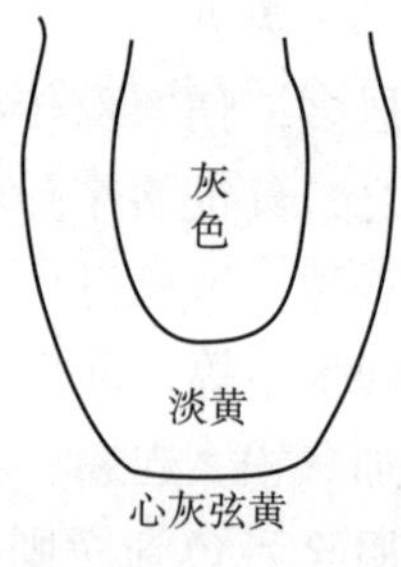

心灰弦黄

第九十五，微灰生刺舌。疫邪中脾胃居多，或实热人误服温补辛燥药所致。不论老少，何证何脉，见此舌即宜十全苦寒救补汤，分二剂先大承气后三黄白虎等，不次急投，至舌净乃愈。旧说用三消饮见三十二舌，

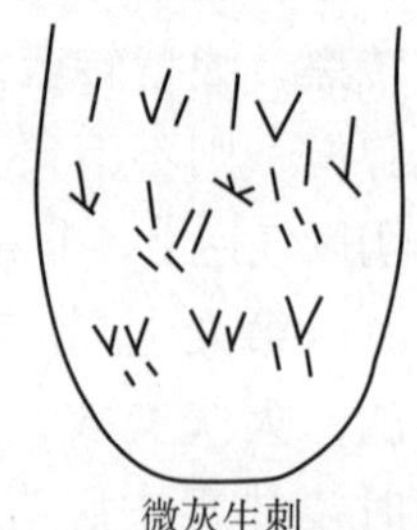
微灰生刺

则兼有表药羌葛、柴胡也，舌色如此，皆里证，断不可表，温药，槟榔、草果、姜、枣也，此时切忌温，老人用生脉散人参、麦冬、五味甘补，酸涩必敛住热邪矣，皆谬误。

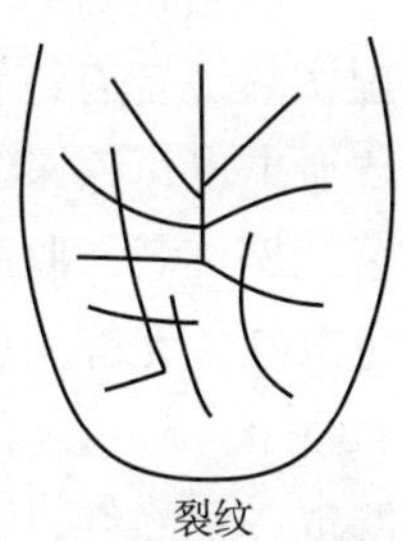
裂纹

第九十六，裂纹舌。血液灼枯也，内热失治，邪火毒炽者有之，宜大承气急下，以救真阴，则裂纹自平，旧说是也。

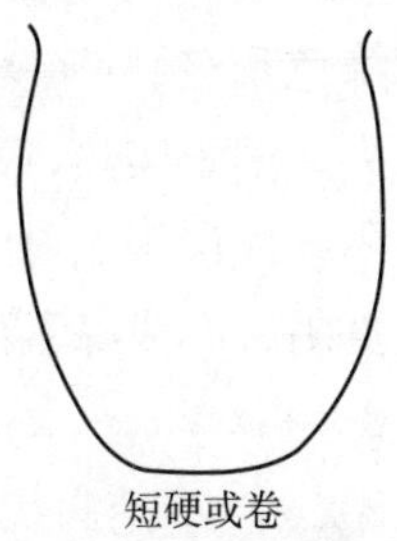
短硬或卷

第九十七，短硬或卷舌。凡舌短，由于生就者，乃初生时将含口之血吞下之故，无关寿夭，若因病缩短不能伸出者，危证也，伤寒邪陷三阴，及实热证火逼三阴，皆能短舌，不论何脉，当辨其苔色，如确是内热，则宜大承气急下，以救真阴。若少阴自绝证，则不治。凡舌硬者即强舌、木舌、重舌、肿舌、大舌之类，脏腑俱热，而心经尤热也，宜十全苦寒救补汤加黄连、连翘各二钱，不次急服，凡舌卷者，伤寒邪入厥阴，舌卷囊缩，目睛直视，乃脏腑极热而肝血涸也，宜十全苦寒救补汤加羚羊角三钱，不次急投则愈，旧说未尽善。

红舌总论

全舌淡红，不浅不深者，平人也。有所偏则为病，表里虚实热证皆有红舌，惟寒证则无之。如全舌无苔，色浅红者，气血虚也；色深红者，气血热也；色赤红者，脏腑俱热也；色紫红瘀红者，脏腑热极也。中时疫者有之，误服温补者有之。色鲜红，无苔无点，无津津舌底出，无液液舌面浮者，阴虚火炎也有苔可作热论，虚极不能生苔。色灼红，无苔无点而胶干者，阴虚水涸也；色绛红，无苔无点，光亮如钱，或半舌薄小而有直纹，或有泛涨而似胶非胶，或无津液而咽干带涩不等，红光不活，绛色难名，如猪腰将腐难以言状，水涸火炎，阴虚已极也。瘦人多火，偏于实热，医者拘于外貌，辄指为虚，误服温补，灼伤真阴，或误服滋补名为滋阴降火，实则腻涩酸敛胶黏，实热引入阴分，渐耗真阴，亦成绛舌而为阴虚难疗矣其初必有黄苔，医者不知，久之内伤已甚，不能显苔，而变绛色矣，凡阴虚火旺之病，自生者极少，多由医家误用补药逼成也。不论病状如何，见绛舌则不吉，《舌鉴》旧载总论，引仲景云，冬伤于寒，至春变为温病，至夏变为热病，故舌红面赤，此专指瘟疫与伤寒也，而红舌各病，实非瘟疫伤寒所可赅括，勿泥古以致误。

第九十八，纯红舌。非纯而不杂，即瘀红之色也，脏腑极热者，中时疫者，误服温补者，皆有之，宜三黄白虎加连翘，或大小承气等药酌用但求病愈，不必拘合古方。此舌亦有表证者，则两脸周身必发热，头晕目眩，乍热乍寒，脉浮数，邪热在太阳也，宜薄荷、荆芥、竹叶、葛根、生甘草，凉散表邪，不可遽用寒凉攻下。旧说专指

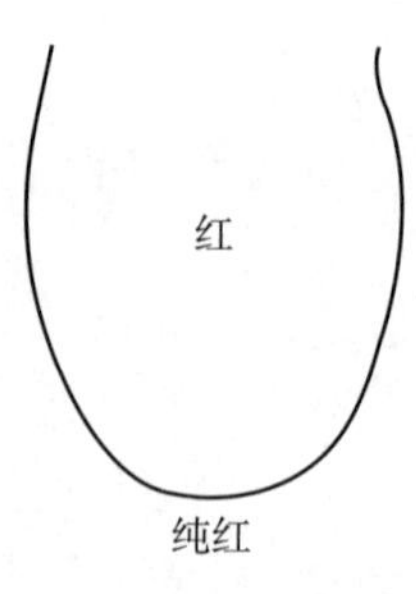

纯红

表证，用人参败毒散人参、羌活、独活、柴胡、前胡、桔梗、川芎、枳壳、茯苓、甘草，余恪守家训，不敢妄用人参喻嘉言谓用参数分，入表药中，助元气，以为驱邪之主，余谓今昔物性不同，今日之参只能升提温补，投之实热人，徒补邪气耳。柴胡升燥少阳经，羌活、独活通燥诸经，必风邪深入方可用。若热邪在太阳，用之适引邪入他经。

第九十九，红中淡黑舌。脏腑实热也，不论何病何脉，皆里证，无表证，伤寒传里，大发烧热，结胸烦躁，二便秘，双目直视，或疫毒中三阴，均有此舌，宜十全苦寒救补汤，不次急投，舌净必愈。旧说先汗后下，又以结胸为不治，殊未当也。与六十五、六十八、七十二、七十三、七十六、九十三诸条参看。

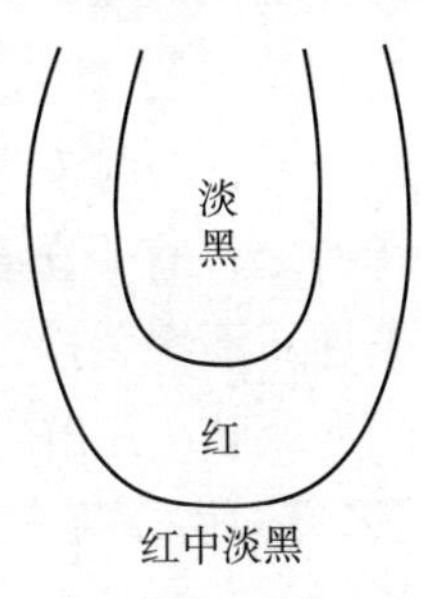

红中淡黑

第一百，红中焦黑舌。脏腑俱热，而脾胃尤热也。误服温补，及中时疫者有之，不论何脉，皆属里证，宜十全苦寒救补汤，倍加生石膏，不次急投，勿稍迟疑，以服至焦黑退净为准，则必愈。旧说近是，尚嫌姑息。

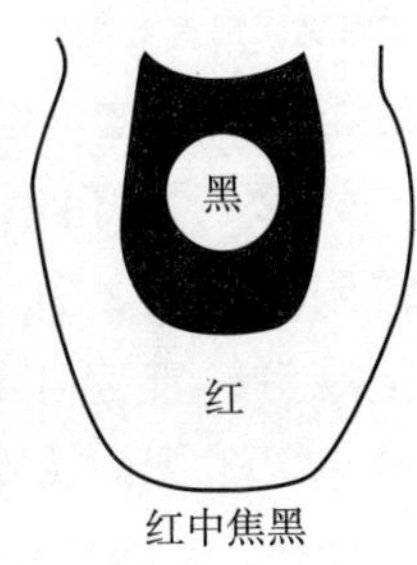

红中焦黑

第一百零一，红内黑尖舌。脏腑皆热，而心经尤热也，伤寒邪火逼手少阴，瘟热直中手少阴。误服补心药，热伤心血者，皆有之，宜大承气汤加黄连三钱，连翘、黄芩、黄柏各二钱，服至黑尖退净则愈。旧说谓足少阴瘟热乘手太阴，用竹叶石膏，未当。

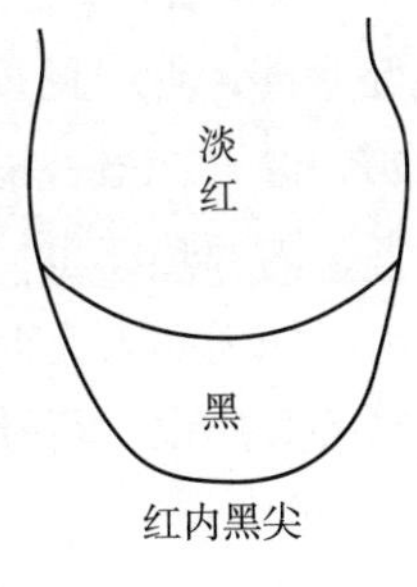

红内黑尖

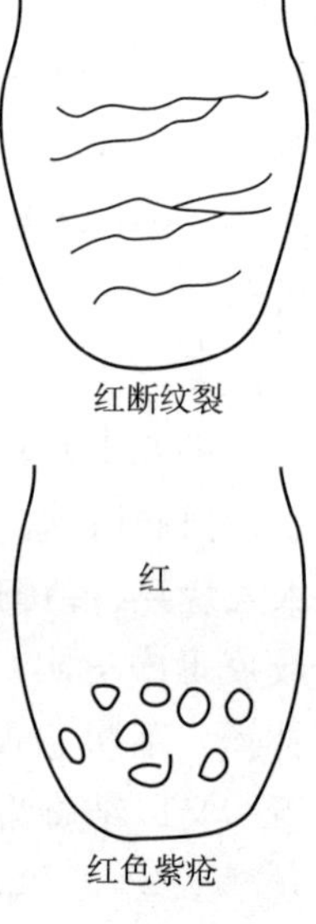

红断纹裂

红色紫疮

第一百零二，红断纹裂舌。如舌色赤红，厚苔腻而裂纹者，脏腑实热也，宜十全苦寒救补汤，倍加犀角；如灼红色即比绛色略鲜，无苔无点而纹裂者，阴虚火炎也，旧说用黄连解毒汤加麦冬，可也。阳火阳药，阴火阴药，误投必败。

第一百零三，红色紫疮舌。疮在心肺经位者，乃时疫毒中心肺，或杨梅毒注心肺皆有之，宜十全苦寒救补汤，倍加生石膏、黄连，不次急投，至疮平则愈。旧说谓瘟疫烦渴或咳，用解毒汤见四十舌，并益元散加黑参、薄荷此时非大承气不能驱毒，非白虎不能救阴，解毒益元，轻不济事，黑参为阴分凉药，病在阳火，而反泻阴火，则无益有损，薄荷亦不对证，尺脉无则死病重脉乱，当舍脉凭舌，皆不明治法之论也。

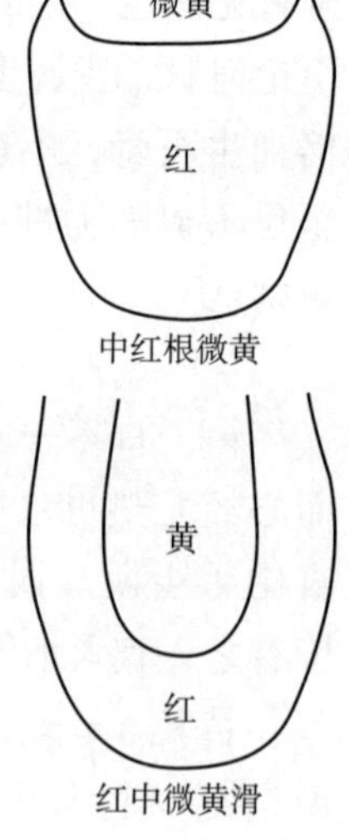

中红根微黄

红中微黄滑

第一百零四，中红根微黄舌。伤寒邪传阳明胃腑，宜白虎汤，若头汗身凉，小便难者，宜茵陈蒿汤加栀子、香豉，旧说是也。若无病人见此舌，为脏腑微热，可以勿药倘有病发，勿投温补。

第一百零五，红中微黄滑舌。伤寒病五七日，舌中见黄苔，则为阳明证；如脉沉实，谵语，虽苔滑，亦宜大柴胡汤；若干燥者，内邪热盛也，急以大承气下之，旧说是也。如无病人有此舌，是脏腑本热，而饮食复留湿热也，行动即消化，可勿用药。

第一百零六，红长胀出口外舌。热毒乘心也，内服三黄泻心汤大黄、黄连、黄芩，外用银针砭去恶血从舌之脾经，轻针以出毒，若误中筋络，来血不止，亦足误人，以龙脑香即上冰片也，人中黄渗之即愈，旧说是也。如不针，则合用大承气三黄泻心汤，不次急投，必大泻频泻乃愈。

长大胀

红长胀出口外

第一百零七，红舐①舌。天行燥火，时疫症有之，全舌必紫而兼瘀，脏腑为疫毒内攻，逼迫心经，所以舌长出口外，时弄不止，或舐上下唇左右口角，或舐至鼻尖不等，宜十全苦寒救补汤，倍加川连、生石膏，不次急投，至舌收回乃愈。知治法者，可以十全，否则十无一生。旧说用解毒汤加生地，必不效也。

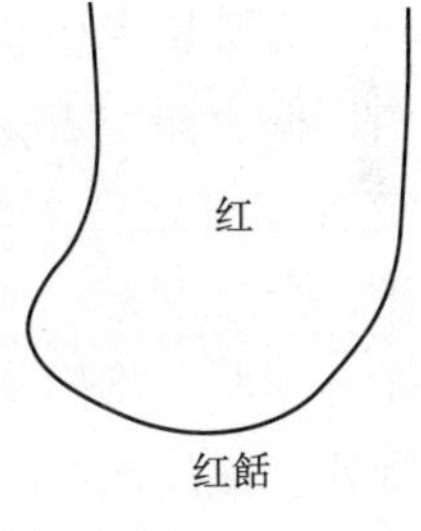

红舐

第一百零八，红痿舌。痿者软而不能动也，淡红痿者，宜补气血；深红痿者，宜凉气血；赤红痿者，宜清凉脏腑；紫红痿者，宜寒凉脏腑，并攻泻之；鲜红灼红痿者，宜滋阴降火；惟绛红痿者，阴亏已极，无药可治。旧说只云红痿，而不分类，谬甚。

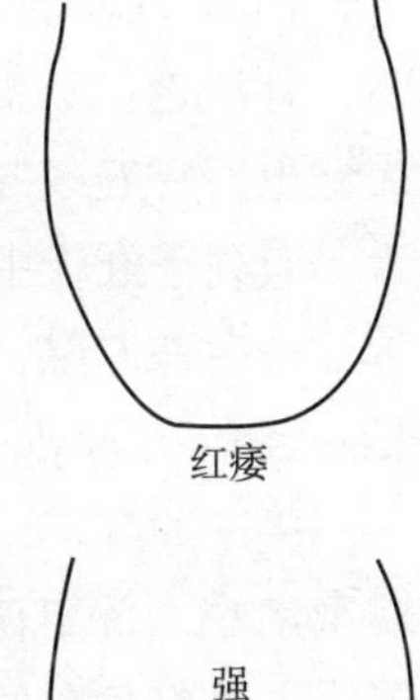
红痿

第一百零九，红硬舌。脏腑实热已极，又为燥火侵淫，误服温药，则舌根强硬，不能言语，或时疫直中三阴者亦有之。均里证、实热证，无表证、虚寒证，宜十全苦寒救补汤，不次急服，必愈，旧说未当。

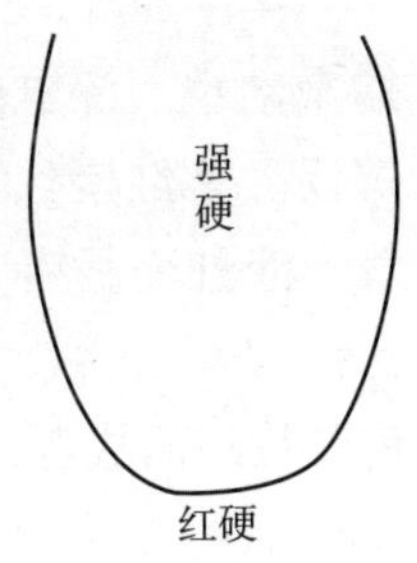

红硬

① 舐：同“舔”。

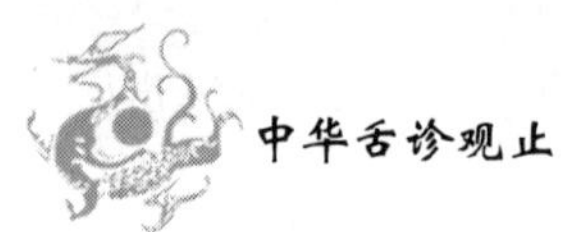

第一百一十，红尖出血舌。乃手少阴心经，邪热壅盛所致，宜三黄泻心汤加黄柏、连翘、生地各三钱，真犀角尖六钱，不次急服，则愈。旧说论证尚合，而用药嫌杂旧用加减犀角、地黄，汤内有当归、赤芍、桔梗、丹皮等，皆于邪旺时不宜。

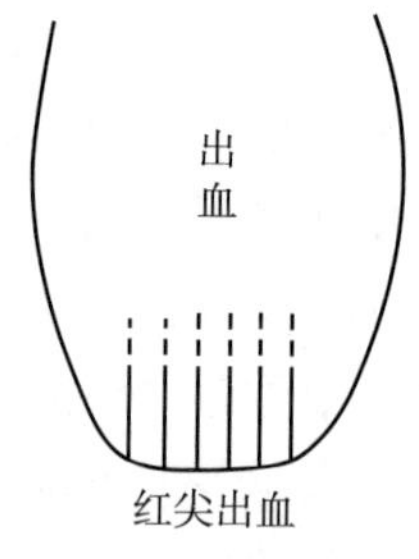

红尖出血

第一百十一，红中双灰干舌。脏腑皆热，而脾胃尤亟也，伤寒邪入胃腑，发热谵语，循衣撮空者，常有此舌；实热人饮食郁结者亦有之。不论何脉，宜十全苦寒救补汤，分二剂先大承气汤，后三黄白虎，不次急投，循环连服，将黑粪下净则愈。旧说谓下黑粪则死，谬甚。是泥于书而临证少也。

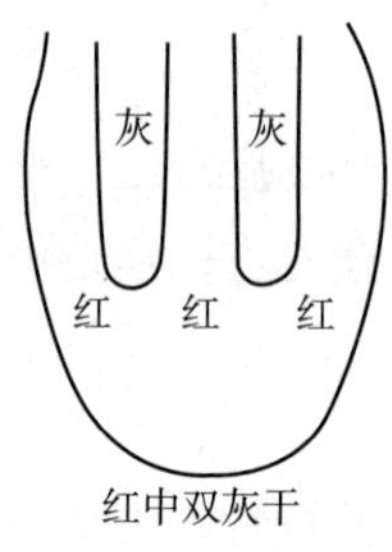

红中双灰干

第一百十二，尖红根白苔舌。红尖是本色，白苔为表邪白浮薄滑者，如恶寒身热头痛，宜汗之；不恶寒身热头痛烦渴者，太阳表证也，宜五苓散两解之。旧说尚是，惟此舌不应列于红舌中，表证初起，往往不显于舌，若白苔厚腻，则又为里热证。须参看白舌总论，及第一、第二、三各条。

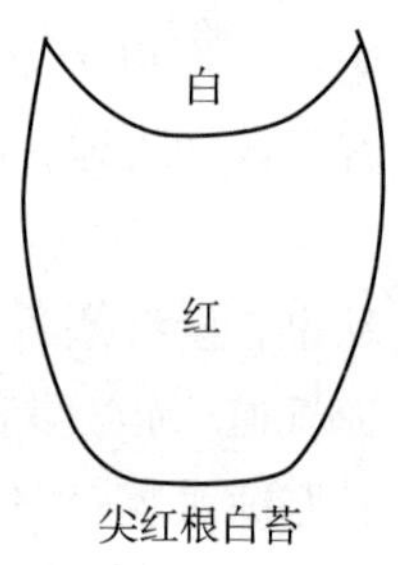

尖红根白苔

第一百十三，红战舌。颤掉不安，蠕蠕微动也。深红赤红而战者，宜三黄石膏等汤。紫红瘀红而战者，宜三黄白虎大承气。淡红而战者，宜十全大补汤人参、白术、茯苓、甘草、熟地、川芎、当归、白芍、黄芪、肉桂，鲜红灼红而战者，宜六味地黄汤熟地、山茱萸、山药、茯苓、丹皮、泽泻，此舌虚火实火皆有之

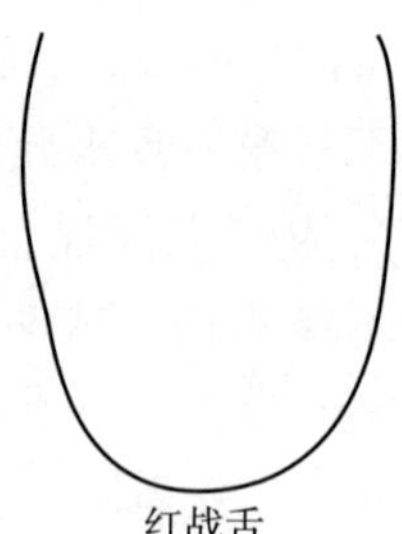
红战舌

均里证，无表证，误治即坏。旧说指为汗多亡阳，或漏风所致，且不详辨，而概用温补，谬也。

第一百十四，红细枯长舌。如绛红无苔，干枯细长，而有直纹透舌尖者，阴亏已甚，少阴之气绝于内，不能上通舌根故不显苔也，命绝难治聊用滋阴降火，亦敷衍而已。若赤紫红色，中间尚能显苔腻者黄黑不等，虽有直纹透尖，亦作为脏腑实热证不作阴虚，宜三黄白虎大承气合投可愈倘用二冬二地等滋阴药，引入阴分，即难治。辨之详慎，方不误人。

红细枯长

第一百十五，红短白泡舌。口疮舌短有泡，声哑咽干，烦躁者，乃瘟疫强汗，或伤寒未汗而变，宜酌用三黄、石膏、犀角，旧说是也。

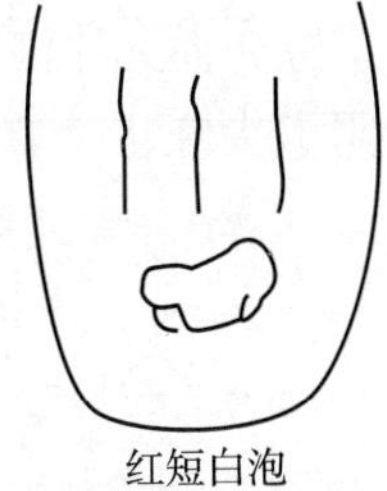

红短白泡

第一百十六，边红通尖黑干舌。脏腑实热，而心肺脾胃尤亟也。伤寒传少阴证，燥暑中少阴证，瘟疫症、杂病、实热证皆有之，不论何病何脉，宜十全苦寒救补汤，不次连服，则必愈。旧说急下再下，以平为期，是也。

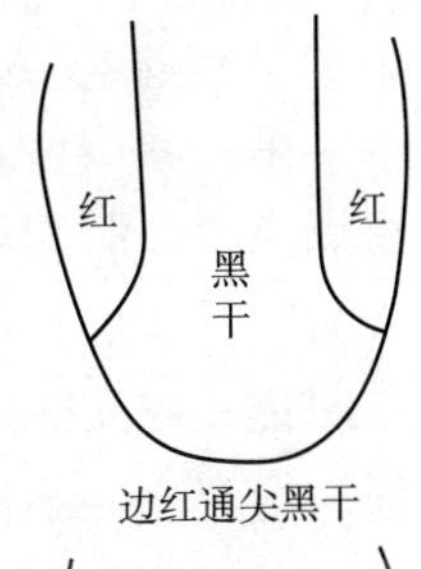

边红通尖黑干

第一百十七，红尖紫刺舌。乃心经极热，而又受邪火熏蒸也，宜大承气汤加黄连五钱，连翘三钱，急服则愈。旧说用枳实栀子豉汤加大黄，虽下而不甚凉，芒刺再生，又不敢连投，安得不危。

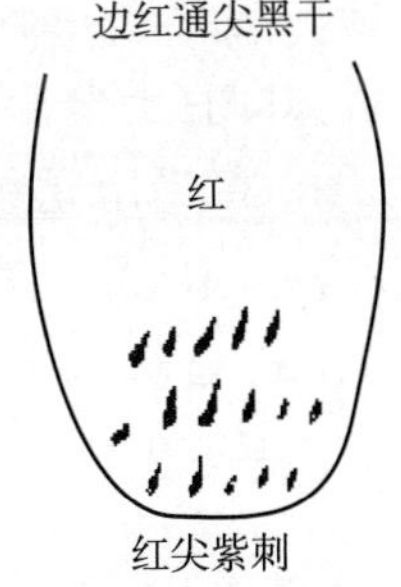

红尖紫刺

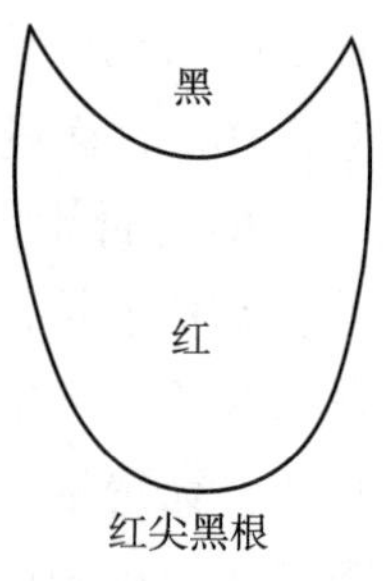

红尖黑根

第一百十八，红尖黑根舌。心肾火炽，脾胃受困也，伤寒邪入阴，瘟疫毒中阴，实热郁伤阴，皆有之。不论何证何脉，用大承气急下，以去其毒，用三黄白虎急凉，以救其阴，二方连环服至黑退则愈。旧说未善。彼谓瘟疫二三日，可微下之，四五日后，舌变深黑，下无济矣。若邪结于咽，目瞑脉绝油汗者，一二日内死，盖微下则不能去毒，仅一下之，而不间以大凉药，则不能挽回已伤之阴，又偶尔尝试，无胆无识，安得不死耶。此条须参看黑舌总论及第七十三舌。

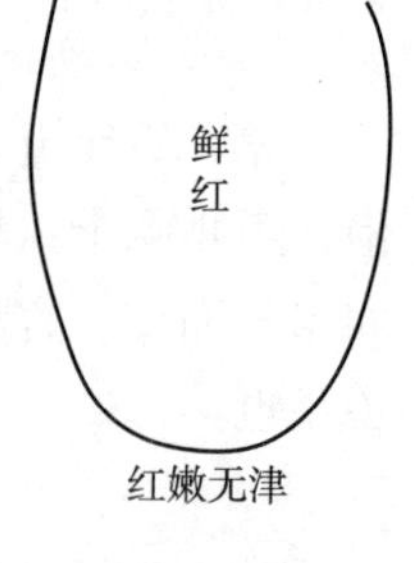

红嫩无津

第一百十九，红嫩无津舌。全舌鲜红柔嫩，而无津液，望之似润而实燥涸者，乃阴虚火旺也，宜十全甘寒救补汤与十全苦寒不同，见第八十舌，常服之。旧说用生脉散人参、麦冬、北五味，人参三白汤人参、泽泻、白茯苓、白术、白芍、姜、枣，医家积弊，误人不少。五味、白芍酸敛，人参燥肺，苓、术、姜、枣皆温补，以此治阴虚人，则肾火愈旺，真水益亏矣。

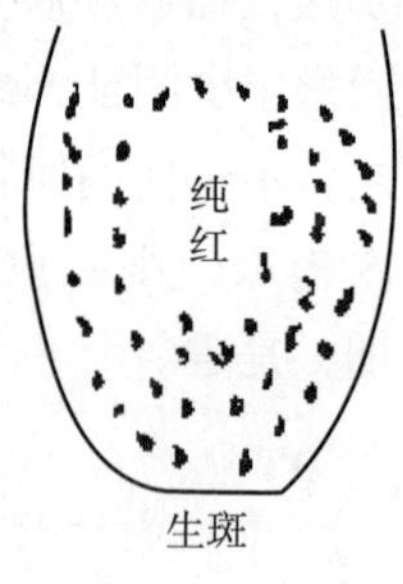

生斑

第一百二十，生斑舌。全舌纯红而有小黑点者，脏腑皆热也，伤寒邪传阳明腑失治，以致邪火逼入三阴证，或疫毒直中三阴证，或实热人误服辛温药，燥伤三阴证，均有之。不论老少，何病何脉，见此舌，即宜十全苦寒救补汤，倍加真犀尖连服必愈。旧说用元参升麻葛根汤及化斑汤即白虎汤除粳米加人参，误人多矣。非阴火，何可用元参，非表证，何可用升麻、葛根，热毒正旺，何可用参以补邪火。举世甘受其误，愿卫生者，勿泥古不化焉。

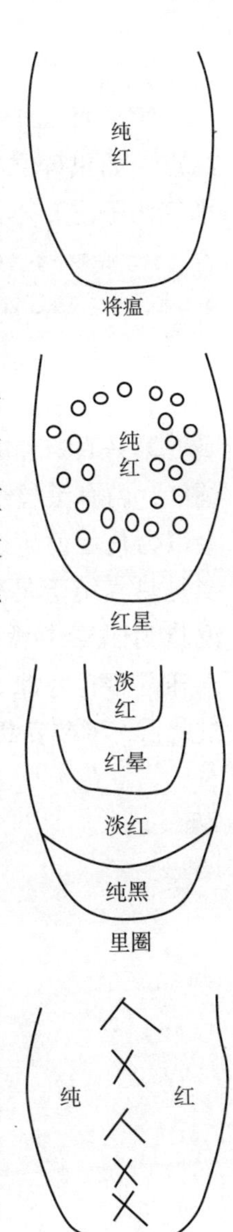

第一百二十一，将瘟舌。即第九十八纯红舌也，治法亦同。旧说又以将瘟舌别其名，殊属无谓。

第一百二十二，红星舌。全舌纯红而有深红星，乃脏腑血分皆热也，中燥火者，中疫毒者，实热人误服温补者，皆有之。其病多大热大渴，心胸胀满，皮肤燥痒，日夜不能眠，大便秘，小便涩不等。均属里证，宜十全苦寒救补汤急投。旧说指为伤寒将发黄，用茵陈汤合五苓散，误也。热毒传里，茵陈蒿汤不济事，五苓散内有苓、术、肉桂，皆于热人不宜。

第一百二十三，里圈舌。淡红中有红晕，而弦又纯黑，乃心包络蕴热，复受邪火侵入，二火相逼，故显此舌，宜大承气下之，旧说是也。

第一百二十四，人裂舌。红色中有裂纹如人字者，君火燔灼，热毒炎上，故发裂也，宜凉膈散见第四十舌。如渴甚燥热者，宜大承气汤下之，旧说是也。不论白红黄黑，各舌若中有裂纹，如川字、爻字、人字不等，或裂开直槽者，多由实热人误服温补药，热火在脏腑相争所致，大承气虽能下毒，而未能凉沁肠胃，宜以白虎汤与承气循环服，不知者以为太重，实则力求周密之策也，凡治实热内逼之证，皆宜如此。

第一百二十五，虫碎舌。红舌中更有红点，如虫碎之状者，热毒炽盛也，宜小承气汤下之，不退，再用大承气，旧说是也。然不如将十全苦寒救补汤，分为大承气、三黄白虎等二剂，循环连服，以舌净为度。

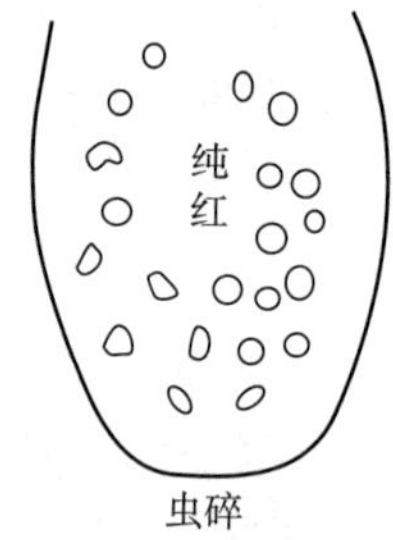

虫碎

第一百二十六，厥阴舌。旧图绘全舌纯红，内有黑丝纹环其后，方正而不达边，余以为凡舌色纯红，兼显黑丝，必非寒证，当是热气结于足少阴，宜用寒凉药，而旧说指为阴毒中厥阴，以理中四逆汤温之，未知合否，寒凉之判，吉凶所系，余未见过此舌，不敢妄断，请识者辨之。

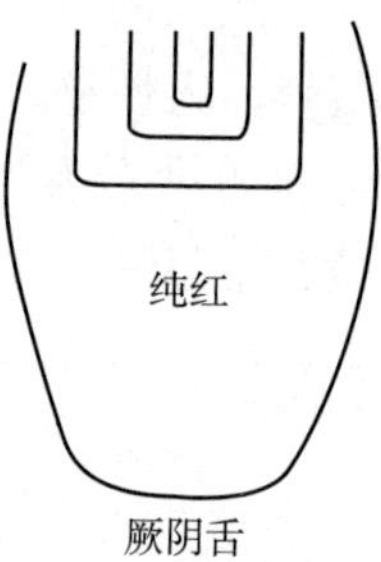

厥阴舌

紫色舌总论

紫见全舌，脏腑皆热极也，见于舌之某经，即某经郁热也。伤寒邪化火者，中时疫者，内热熏蒸者，误服温补者，酒食湿滞者，皆有紫舌。有表里实热证，无虚寒证，若淡紫中夹别色，则亦有虚寒证。凡辨舌，无苔则论舌之本色，有苔则凭苔之见色，参之望闻问切，以判表里寒热虚实之真假，虽不中不远矣。余数十年来，但知有紫色舌，未闻有紫苔舌，但见紫舌为各种热证，未闻概属酒后伤寒。旧本专指酒后伤寒，未免拘执。

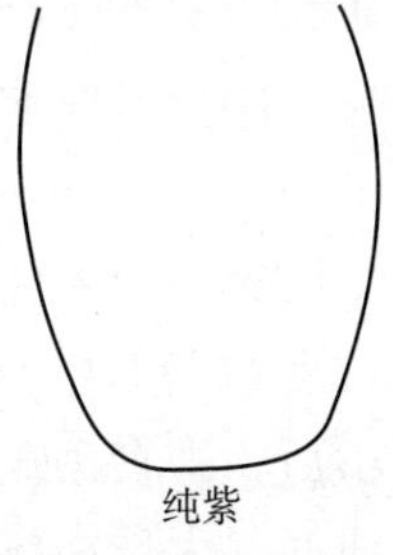
纯紫

第一百二十七，纯紫舌。伤寒以葱酒发汗，酒毒入心，或酒后伤寒，皆有之。宜升麻葛根汤，加石膏、滑石，若心烦懊侬，宜栀子豉汤，否则发斑，旧说尚是。然紫舌非专属伤寒也，如伤寒邪化火，或中时疫毒，或误服温补，或内热郁结，诸证皆有之，均宜十全苦寒救补汤，急服。

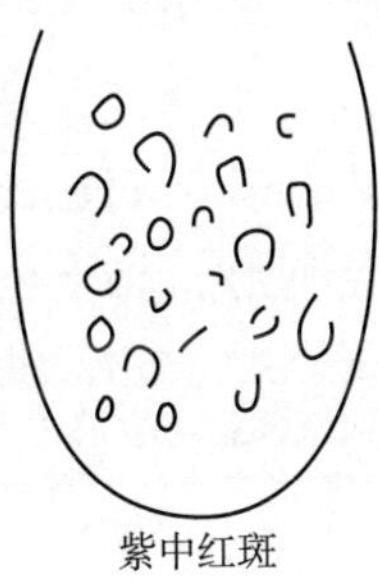
紫中红斑

第一百二十八，紫中红斑舌。浑紫而又起红斑，或浑身更发赤斑者，宜化斑汤见一百二十舌，三黄解毒汤加青黛或凉膈散见四十舌，或消斑青黛饮青黛、黄连、犀角、石膏、知母、栀子、元参、生地、柴胡、人参、甘草、姜、枣，加醋一匙和服，大便实者，去人参加大黄，此陶节庵方也。旧说近是。惟元参、生地、柴胡、人参、姜、枣、醋七者，皆与阳火实热里证不对，当除去乃效，若泥古方，不敢加减，亦足误人。斑证。

第一百二十九，紫上白滑舌。此脏腑本热，或因感冒时邪，身热恶寒头痛者，宜紫苏、薄荷、荆芥、甘草等轻表之，若白苔不滑而厚腻，则实热内蓄也，如无表证，宜苦寒清里药。旧说谓酒后感寒，或误饮冷酒所致，亦令人身热头痛恶寒，随证解表可也。

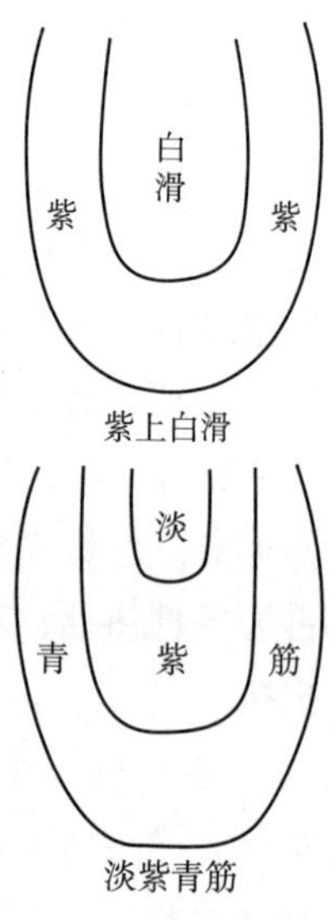

紫上白滑

淡紫青筋

第一百三十，淡紫青筋舌。淡紫带青，而湿润中绊青黑筋者，乃寒邪直中阴经也，必身凉，四肢厥冷，脉沉缓，或沉弦，宜四逆汤甘草、干姜、附子，理中汤人参、甘草、白术、干姜，小腹痛甚者，宜回阳救急汤即并四逆理中又加肉桂、半夏、五味、茯苓、陈皮也，旧说是也。若舌不湿润而干苦，则是实热，宜凉剂。

第一百三十一，紫上赤肿干焦舌。旧说舌边紫而中心赤肿，足阳明受邪，或已下后，即食酒肉，邪热复聚所致，若赤肿津润，大柴胡汤微利之，若烦躁厥逆、脉伏，先用枳实理中汤即理中汤加枳实、茯苓也，次用小承气，是仍指伤寒证，有寒食结胸也。若杂病见此舌，乃脾胃实热已极，不论何脉，将十全苦寒救补汤分二剂一大承气汤，一三黄白虎，循环急投，服至赤肿消则必愈，过于迟疑，势必误人。

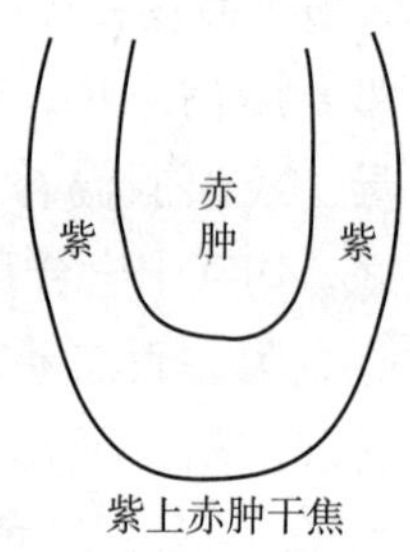

紫上赤肿干焦

第一百三十二，紫上黄苔干燥舌。乃脏腑素热，脾胃尤甚，或嗜酒积热，或燥火入里，或误服温补所致，皆实热里证，无表证，宜十全苦寒救补汤，对证加减连服则

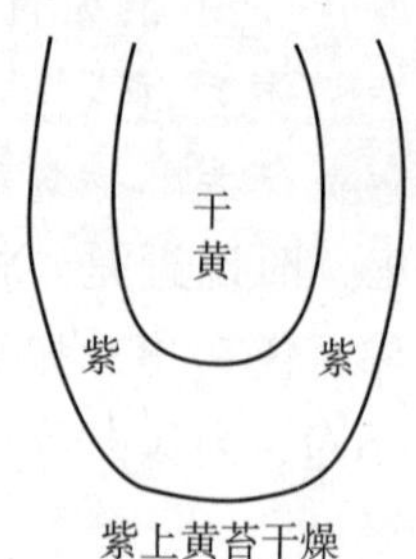

紫上黄苔干燥

愈。旧说用大承气近是，用大柴胡则非也。

第一百三十三，紫短舌。色紫短而团圞，食滞中宫，又热传厥阴也，急以大承气下之，旧说尚是。又云下后热退脉静，舌柔和者生，否则死，是不知舍脉凭舌之治法也，余意必当下净其积，凉透其热，以十全苦寒救补，分两剂循环急投，若偶尔尝试，迟疑误人。

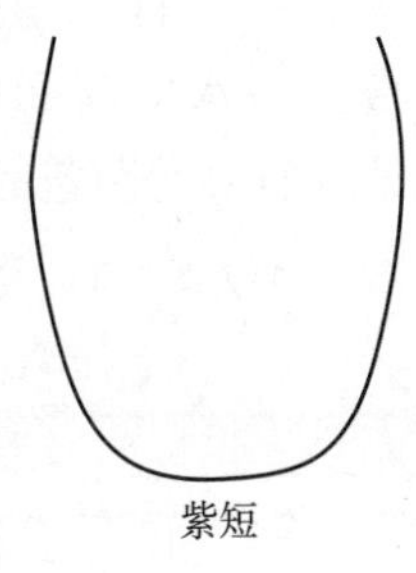
紫短

第一百三十四，紫上黄苔湿润舌。外淡青紫，而中有黄苔，湿滑润泽，食伤太阴也，脉必沉细，心下脐旁，按之便痛，或转矢气者，小承气加生附子或黄龙汤即大承气加甘草、人参、当归、桔梗、姜、枣，陶节庵用，治邪热传里、谵语发渴、心下硬痛、胃有燥屎却利清水，名结热利证，非漏底伤寒也，旧说尚是。余意热邪既深入，总无须温以附子，表以桔梗，补以参、姜、枣也，原本专指伤寒证之伤食者，若杂病里证，有黄苔必热，宜下而兼凉。

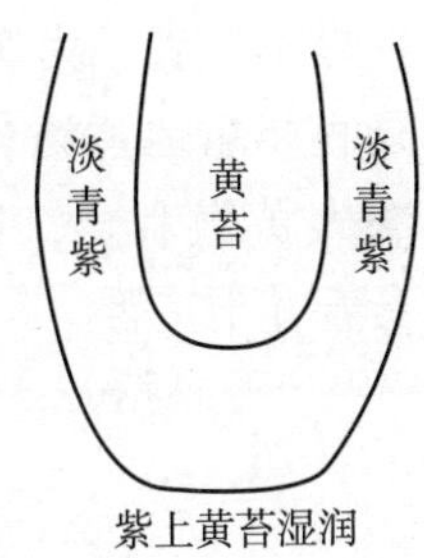

紫上黄苔湿润

第一百三十五，紫尖蓓蕾舌。热毒中心血也，时疫酒湿杨梅等证皆有之。宜三黄、犀角、连翘、银花、生大黄、大青各三钱治之。旧说仍指为伤寒，不戒酒食所致，殊未当也。

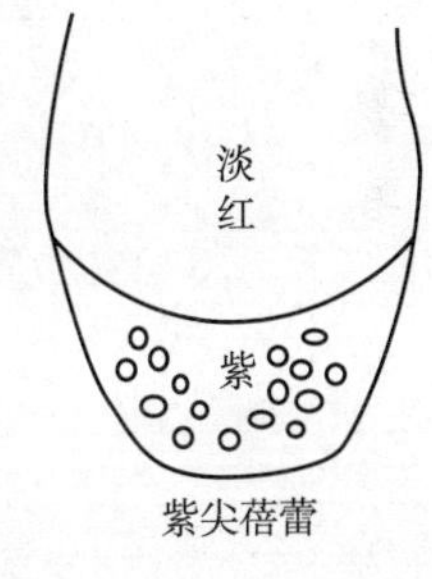

紫尖蓓蕾

第一百三十六，熟紫老干舌。脏腑热极，又因邪传厥阴也，惟有十全苦寒救补汤，分剂连投先服大承气，次服三黄白虎犀角等药，服至舌色嫩净则愈，迟疑则不治。旧说明知是热邪传阴，而仍用当归四逆汤之温补，谬极。

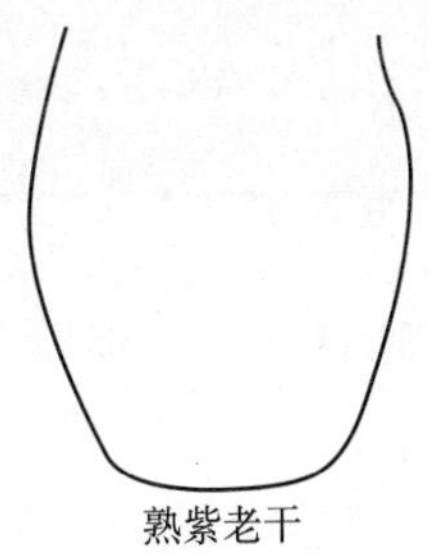
熟紫老干

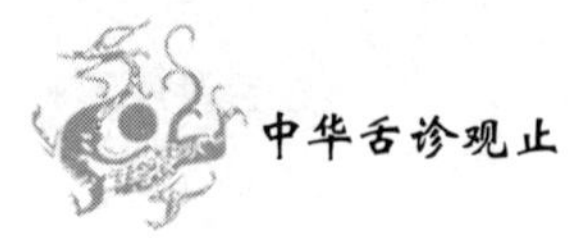

第一百三十七，淡紫带青舌。青紫无苔，多水滑润而瘦小，为伤寒直中肾肝阴证，宜吴茱萸汤吴茱萸、人参、生姜、大枣，治胃气虚寒，中有寒饮者，四逆汤温之，旧说是也。

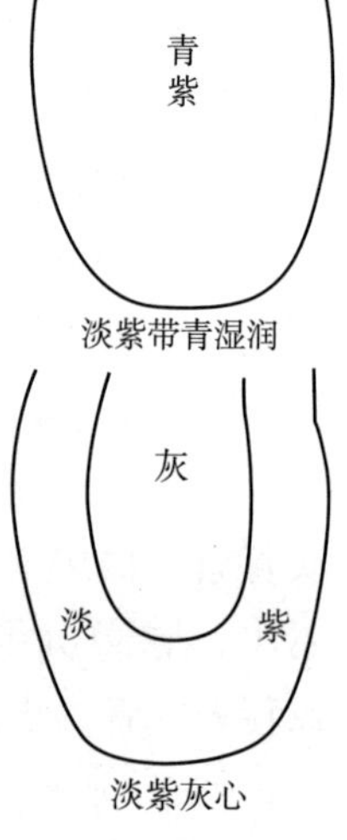

淡紫带青湿润

淡紫灰心

第一百三十八，淡紫灰心舌。或青黑不燥不湿者，为伤寒邪伤血分，虽有下证，只宜犀角地黄汤生地、白芍、丹皮、犀角，加酒洗大黄微利之，旧说近是。若杂病里证，参看九十三舌。

霉酱色舌总论

霉音眉，物中久雨青黑也

霉酱色者，有黄赤兼黑之状，乃脏腑本热，而夹有宿食也，凡内热久郁者，夹食中暑者，夹食伤寒传太阴者，皆有之。见此舌，不论何证何脉，皆属里证、实热证，无表证、虚寒证。旧论谓苔薄用桂枝汤加枳橘半夏，苔色厚为土邪克水，鲜有得愈者，皆谬说也。

第一百三十九，纯霉酱色舌。为实热蒸胃，宿食困脾，伤寒传阴，中暑，烦躁腹痛，泻利闭结，大渴大热，皆有此舌。不论老少，何病何脉，宜十全苦寒救补汤，连服则愈。旧说谓下之不通必死，骇人误人。

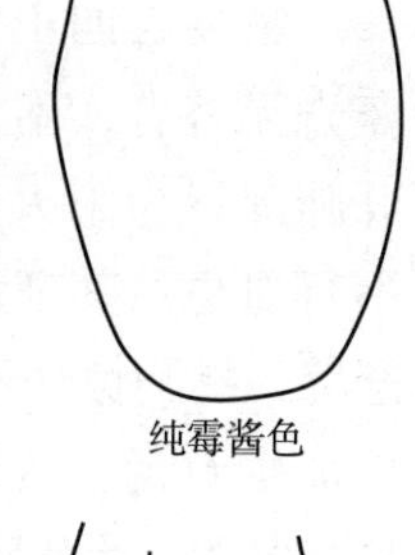

纯霉酱色

第一百四十，霉黄色黄苔舌。全舌霉色，中有黄苔，实热郁积，显然可见，宜大承气连服。旧说用二陈加枳实、黄连，恐未必效也。

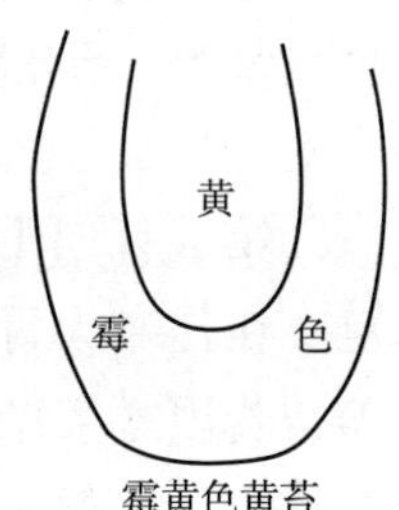

霉黄色黄苔

第一百四十一，中霉浮厚舌。宿食在中，郁久内热，胃伤脾困也，或刮不净，而顷刻复生者，不论何证何脉，宜十全苦寒救补汤，分二剂先大承气，次三黄白虎等药，循环急服则愈。旧说用枳实理中汤加姜炒川连此治寒实结胸者，与此舌不对。

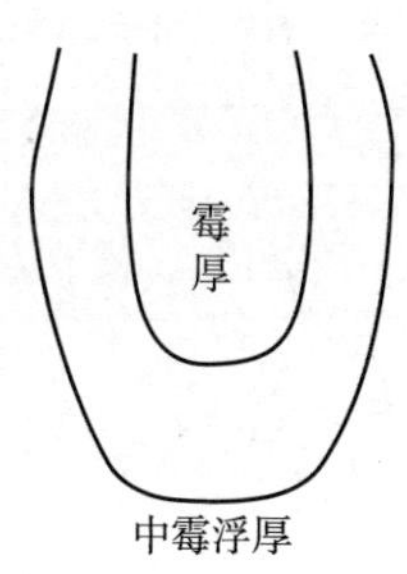

中霉浮厚

蓝舌总论

蓝者，绿与青碧相合，犹染色之三蓝也，舌见蓝色，而尚能生苔者，脏腑虽伤未甚，犹可医治；若光蓝无苔者，不论何证何脉，皆属气血极亏，势难延年。旧论泥于五行，谓金木相并，火土气绝，不分有苔无苔，概云不治，亦管窥之见耳。

第一百四十二，纯蓝色舌。凡病舌见蓝光无苔者，不治。若蓝色而有苔者，心肝肺脾胃为阳火内攻，热伤气分，以致筋不行血也。其证，有颠狂大热大渴，哭笑怒骂，搥胸惊怪不等，宜十全苦寒救补汤，倍加生石膏、黄连，急服则愈，若孕妇舌见纯蓝者，胎死腹中也，宜下之。

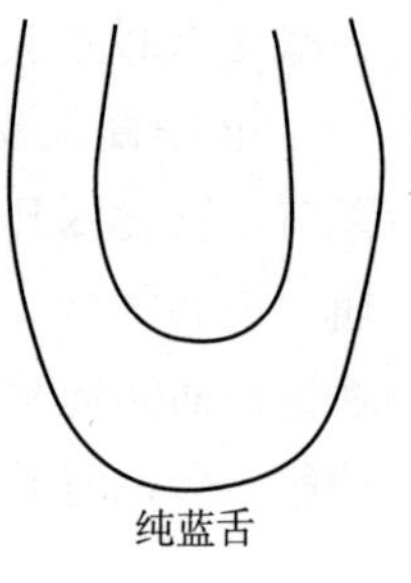
纯蓝舌

第一百四十三，蓝纹舌。有蓝色之纹也。在伤寒为胃气衰，小柴胡去黄芩加炮姜，若因寒实结滞者，宜附子理中汤，或大建中汤急投黄芪、当归、桂心、芍药、人参、甘草、半夏、附子、姜、枣，旧说尚合。

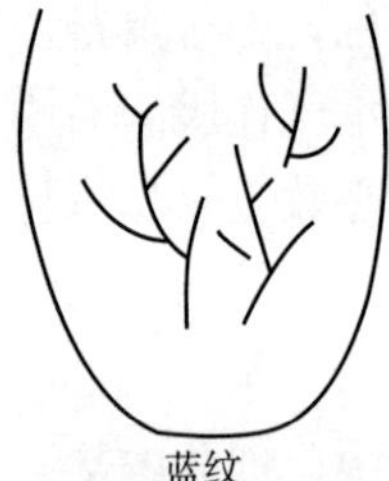
蓝纹

妊娠伤寒舌总论

余家训，望舌分经，察色辨苔，但求于表里、寒热、虚实，详审明确，即得治法要领。初无男妇老少之殊，亦无妊娠伤寒之异名也。治孕妇，勿误用损胎之药，然亦不能妄用保胎药，以助火而扰胎。夫表有感邪，必发散之；里有虚寒，必温补之；倘里有实热，留之为害，亦必攻泻之。《内经》所谓，有故无殒也有故者有病也，言用重药时，适对其病，则病当之，而无害也，如孕妇，或有黄黑舌厚苔腻，芒刺，大便闭者，亦可酌用生大黄。元明粉等药，以去大热而不伤胎，知此，则不必别立妊娠伤寒一门。旧本《舌鉴》既有图说，因踵为之辩，不敢人云亦云，将错就错。旧论谓邪入经络，轻则母伤，重则子伤，而视母舌以知子，色泽则安，色败则毙，面赤舌青者，子死母活，面舌俱青出沫者，母子俱死，亦有面舌皆白，而母子并死者，盖色不泽也。

第一百四十四，孕妇伤寒白舌。初伤于寒，身热头痛无汗，两脸鼻气俱热，脉浮，舌上白浮滑者，宜温散太阳表药，得汗则愈，若无表邪证，而有白浮滑苔，或白嫩无苔湿润者，则里虚寒也，宜温中之药。孕妇之病，非专属伤寒，而白苔之舌，又兼有诸病，须参看白舌总论。

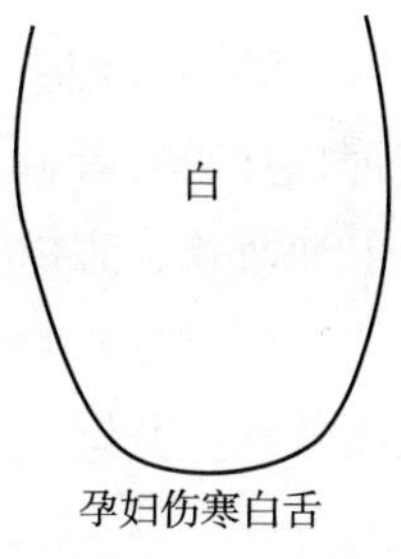

孕妇伤寒白舌

第一百四十五，孕妇伤寒黄苔舌。邪已化火，宜白虎汤急服则愈，若稍迟疑，恐即传阴，伤寒治法，男女无殊，若非伤寒，即为里热，宜白虎三黄，审证酌用。参看黄舌总论。

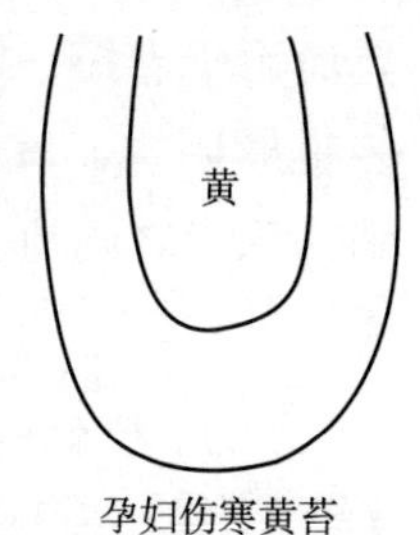

孕妇伤寒黄苔

第一百四十六，孕妇伤寒灰黑舌。乃热逼三阴之候，不论伤寒传阴，实火伤阴，必须苦寒急凉，宜三黄白虎，生大黄、元明粉、陈厚朴、生枳壳等酌用热清则胎安，慎勿妄用安胎补药，致益热而胎气上冲旧说谓面舌俱黑，水火相刑，子母俱死，面赤舌微黑者，还当保胎，如见灰黑，胎必不固，若面赤则根本未伤，宜急下以救母，此医家相传粉饰之谈耳。黑色亦有虚寒者，须参看黑舌总论。

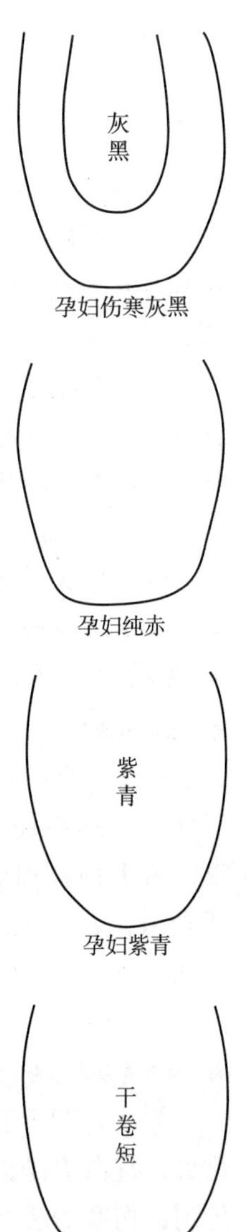

孕妇伤寒灰黑
孕妇纯赤
孕妇紫青
孕妇伤寒卷短

第一百四十七，孕妇纯赤舌。色红过[①]于寻常也，脏腑俱热也，不必拘于伤寒，当作实热证，治宜三黄白虎并投，则子母俱安，万无可虑。旧说泥定伤寒，又指面白为气虚，而投姜桂，窃虑如火益热，有损无益。

第一百四十八，孕妇紫青舌。伤寒无此舌，其或有者，乃热体误投温补，胞胎受热上冲所致，宜以三黄解毒散，误药则母子俱危紫青为热，若青紫则为寒，辨之宜慎，旧说谓伤寒夹食，非也。

第一百四十九，孕妇伤寒卷短舌。面黑而舌干卷短，或黄黑刺裂，乃伤寒化火，传足厥阴也，宜大承气汤，以元明粉代朴硝，急泻之则愈。旧说谓不泻则热邪伤胎，

① 过：校本民国九年（1920）石印本同此，清光绪乙巳（1905）冬滇黔节署重印云南高等学堂铸板版本为“光”。

泻之则危在顷刻，此见识未透耳，若明于医者，除暴即以安良，无多疑虑。

以上一百四十九舌，伤寒杂病皆有之，大半为重病，不常见者。其轻病常见之舌，分经别色，辨其表里，及某经寒热虚实，不必拘定图说，庶能随机应变，虚则卫母，实则泄子，急则治标，缓则治本，审病用药，以平为期，补泻温凉，无或轩轾，原本后附古案、新案诸条，力言用补药保全黑舌，不可枚举。命意偏重温补，是但知甘温为补，而不知当用苦寒之时，虽泻亦补也。原本又论燕都王生黑舌，既用甘温大剂，复用冷水一二斗，妄治而愈，彼亦不知其故，辄归功于温补，以余观之，安知非热病而得力于冷水乎。总之，黑舌有实热，有虚寒，区别之法，已详总论，若不将病源认明在先，而以探试幸中之药味表彰于后，断定某药可治某舌，鲜不传误矣。

万县王文选刻《伤寒舌鉴》于《活人心法》内，而跋其后曰，以手拭舌，滑而软者，病属阴；粗而燥者，病属阳。胸喜热物者，病在阴；胸喜冷饮者，病属阳。病在阴者，宜温宜散；在阳者，宜解宜下。数语尚是，然阅者若固执鲜通，必多遗误，何也？虚寒者，舌固滑而软，邪初传里者，真热假寒者，亦间有滑软之舌。实热者，与邪入阴者，舌固粗而燥；阴虚水涸者，真寒假热者，亦或有粗燥之舌。其别异处，虚寒证，必全舌色淡白滑嫩，无点无罅缝无余苔，邪初传里证，全舌白滑，而有浮腻苔，寒滞积中者，舌亦相类，惟问所因，以辨证耳。真热假寒证，必全舌色白，而有点花、罅裂、积沙各实苔不等。面苔刮不净，底色却隐红，多刮欲呕，或干呕，重刮沙点旁，或出血少许，假证最惑人，宜慎辨之，以上为滑软舌之别。真寒假热证，全舌亦或黑色干焦裂芒刺厚苔，惟用老生姜切平，轻擦即脱净，舌底必淡白而不红，或口呼渴而不多饮水者也若用姜擦之而苔坚不退，或口极渴而饮水常多者，是实热甚也，寒热之判，关乎生死。实热者，与邪火入阴之证，全舌必有或黄或黑，积腻干焦，罅裂芒刺等苔，阴虚水涸者，全舌必绛色无苔，或有横直罅纹，而舌短小不等以上为粗燥舌之别。至若胸喜热物者，不必定属虚寒真热假寒者，胸亦喜热物，胸喜冷饮者，不必定属实热真寒假热者，胸亦喜冷饮，又当别之舌色舌苔，参之望闻问切，以穷其变。

辨正诸条，辄言用苦寒重剂，不次急投，盖察舌色苔状，与病证毫无疑义。确知急病不可缓治，必神速方能奏功，苟逡巡退缩，拘于一日一剂，势必贻误，古所谓药到病除者，谓用药已到胜病之分量，病方能痊。到者，药力之到也，或数剂而到，或数十百剂方到，非入口即愈也。此中消息，惟阅历深者知之。若心气粗浮，察舌不准，审证未确，遽执余说，妄投重剂，又将致祸。所愿辨舌者，小心谨慎于表里、寒热、虚实六字，鉴别至当，庶几经权正变，悉合中庸。余恪遵家训，用自摄养，非欲与世争长，过承垂询，不敢人云亦云，罄布愚忱，遑问知我罪我。

金城王之鋆 洮阳胡海珍校字[①]

舌鉴辨正卷二终[②]

---

① 金城王之鋆 洮阳胡海珍校字：校本清光绪乙巳（1905）冬滇黔节署重印云南高等学堂铸板版本和民国九年（1920）石印本无此句。

② 舌鉴辨正卷二终：校本清光绪乙巳（1905）冬滇黔节署重印云南高等学堂铸板版本同此，民国九年（1920）石印本无此句。

附治白喉方

青鱼胆一个，他鱼胆亦可，青布横直一尺，葱白七个，上药用罐煎水至三沸，频频漱之，必令吐沫而后止，万不可咽下，此方不知传自何人。光绪十一年，刘渔珊太守在新疆，忽染此症，时同病者十三人，七人已不治，刘君垂危，勺浆不入三日矣，家人环泣，料量后事，适于敝簏中翻出此方，依方治之，即能饮食，翼日平复如常矣，分治五人，亦立愈。

临症验舌法

清·西吴杨云峰 撰述
嘉善叶劲秋 录存
鄞县曹炳章 校刊

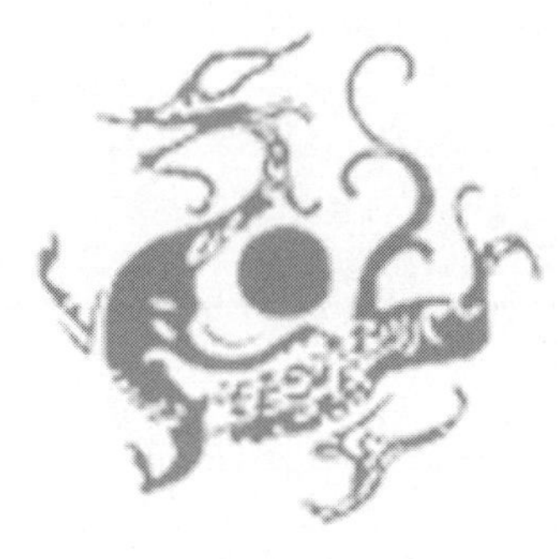

前　言

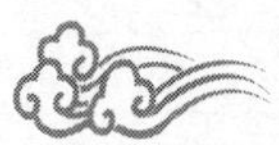

《临症验舌法》作者杨云峰，清代医家。江苏吴县人。医术高明，对中医诊断学研究较深，著有《临症验舌法》流传后世。《临症验舌法》上卷结合虚实、阴阳、脏腑等辨证要略，阐述临床验舌的方法；下卷具体分析见何证、何舌、当用何方治疗，条理井然，使后世医家学习验舌之法时有理可循，有据可依。其中内容多为其经验之谈，可借鉴之处甚多，乃诊断学中一部较完整的舌诊著作。本书后编入《三三医书》及《中国医学大成》两部丛书中。本书以用民国二十五年《中国医学大成》中所录为底本，以民国二十七年上海艺海出版社之《临症验舌法》为参校本（简称艺海版）。

临症验舌法　全

上海大东书局印行

《临症验舌法》提要

清，西吴杨云峰撰。炳章于民国三四年间，在杭州购得精抄旧本一部：凡上下两卷。附《金镜录》一卷。因裘君吉生有叶劲秋录，寄是书上卷一本，又假余藏旧抄上下两卷，互校付刊《三三医书》。孰知久借不归，旧抄本竟失，幸余别有抄本，乃重校付刊。卷上为验舌之法，如临证以验舌为准统论，分虚实法、阴阳法、脏腑配方主治法、决生死法等；下卷备方四十三，有证有方，有方有法，头头是道，井井有条，对于验舌要旨，已无余蕴，执此临证，可无虞矣。

目　录

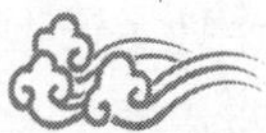

卷上　临症以验舌为准统论

卷下　方略

卷上 临症以验舌为准统论

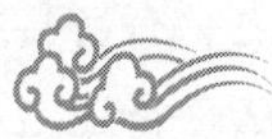

舌者，心之苗也。五脏六腑之大主，其气通于此，其窍开于此者也。查诸脏腑图，脾、肺、肝、肾，无不系根于心。核诸经络，考手足阴阳，无脉不通于舌，则知经络脏腑之病，不独伤寒发热，有胎可验，即凡内外杂症，亦无一不呈其形、著其色于其舌，是以验舌一法，临症者不可不讲也。何从前以医名家者俱略焉，而仅于伤寒见诸《金镜》耶？余自弱冠，敬承家学，殚心医理，间尝从《金镜》三十六舌，逐一体验，其法殊多未合，疑而质诸先君子。先君子曰：东庄不有云乎，《金镜》三十六舌，当参其意而勿泥其法，更有三十六舌之所未及者，须以意通之。予领先君子训，退而绎其所以，其意当参，其法勿泥者，乃见东庄所云，真实获我心也。于是临症之下，于舌必看其形、审其色、合诸脉症，而有心得其秘焉。据舌以分虚实，而虚实不爽焉；据舌以分阴阳，而阴阳不谬焉；据舌以分脏腑、配主方，而脏腑不差、主方不误焉。危急疑难之顷，往往症无可参，脉无可按，而惟以舌为凭。妇女幼稚之病，往往闻之无息，问之无声，而惟有舌可验。是以阴阳虚实，见之悉得其真；补泻寒暄，投之辄神其应。人以见之无不真、投之无不应也，未有不称以为奇者。不知余于四诊之中，于舌更有独得之秘也。然独得之秘，究何秘哉，不过同得之理耳。临症者诚潜心而有会焉，则分之而脏腑各一阴阳也，阴阳各一虚实也，理周而法到，可以补《金镜》之所未及，而正不止三十六舌也；合之而脏腑同此阴阳也，阴阳同此虚实也，理圆而法活，可以裁《金镜》之所未合，而并不必三十六舌也。分而分之，其法不出乎五行；合而合之，其理总源于太极。准此以临症，则诸病之变现，纵使万叶千枝，而一望之神明，自可搜根拔本，尚何无者生之、有者甚之，以干致邪失正，绝人长命之咎哉？兹将验舌诸法，备述之下，惟识者参之。

验舌分虚实法

经云：邪气盛则实，正气夺则虚。又云：有余者泻之，不足者补之。窃谓虚实两字，是揽病机之领；补泻两字，是提治法之纲。盖以人之有病，不出一虚一实，医之治病，不过一补一泻。如虚实稍有疑心，则补泻无从下手。是参症切脉以审虚实，固临症第一要著[①]也，乃有症似实而脉则虚，脉似实而症则虚者。如舍脉从症，既难信以为真，而舍症从脉，又惟恐其是假，则且奈之何哉。不知凡物之理，实则其形坚敛、其色苍老；虚则其体浮胖、其色娇嫩。而病之现于舌也，其形与色亦然。故凡病属实者，其舌必坚敛而兼苍老；病属虚者，其舌必浮胖而兼娇嫩。如此分别，则为虚为实、是假是真，虽未参症切脉，而一目先了然矣。

验舌分阴阳法

虚实既分，补泻固有定见。然虚实各有阴阳，而阴阳迭为虚实，则于虚实分阴阳，临症者又不可混也。而分之不得其法，则有以阴盛为阳盛、阳虚为阴虚，而不能无误者。且有症本阳虚，而经训曰阴虚，令人错解，贻害不浅者。如云：阴虚出盗汗。阴言手太阴也，虚言肺气虚也。又云：阴虚发夜热。

① 著：艺海版本作“义”。

阴言足太阴也，虚言脾气虚也。同曰阴虚，而其中有手足太阴之分。名曰阴虚，而其实是脾肺气虚之症。无如历代医师，从未注明其义，误以脾肺气虚认为肾水不足，而用滋阴降火之剂，朝夕重阴下逼，逼至土困金败，便溏声嘶，置之死地而不悟者，只此两个阴字，拘义牵文，以讹传讹。自古迄今，普天之大，不知日杀凡几，良可痛也。况如此类者，经中未易枚举，总缘阴阳混杂，虚实模糊，但凭脉症，分晰难清耳。讵知阴虚阳盛者，其舌必干；阳虚阴盛者，其舌必滑；阴虚阳盛而火旺者，其舌必干而燥；阳虚阴盛而火衰者，其舌必滑而湿。如此分别，则为阴为阳，谁实谁虚，显然可见，更何似阴似阳之疑，以致重阴重阳之误，贻人夭殃耶？

验舌分脏腑配主方法

虚实不爽，而后补泻无不应；阴阳不谬，而后寒暄无不投。然必脏腑不差，而后补泻寒暄悉对其病，以拔其根而主方无不谛，则就虚实阴阳，以分夫脏腑而定以主方，临症者尤不可混也。而脏腑之分，不越青黄黑白，主方之配，须合酸苦辛甘。爰按内经分脏别腑，并检成方，酌定主治，条例如下。

一、舌见青色，肝胆病也紫色同。不拘所见何症，但看青而舌坚敛苍老，肝胆两经邪气盛也，泻火清肝饮；青而浮胖娇嫩者，肝胆两经精气虚也，滋水生肝饮；青而干燥者，非胆腑阴虚火郁，即肝脏血虚火旺也，但干而不燥者，专责阴虚，如干而且燥，则阴虚而火旺矣。各脏腑仿此。胆腑阴虚者逍遥散，火郁加生地、薄荷；肝脏血虚者逍遥散，火旺加丹皮、山栀。

郁是气抑，抑则气不透，不透则热而为火也。第从来俱以郁火属之肝，而予独责之胆者，盖胆属少阳，其气尚稚，胆为甲木，其质尚嫩，所以最易被抑，一抑则其气闷而不舒矣。

若肝则为厥阴，于木属乙，其气已盛，其质已坚，而其火易动而易旺，一有所触，则即发而不可遏，其发而不可遏者，怒也，非郁也。郁主凝滞于中，而怒则发扬于外者也。本方统治肝胆阴虚，而于胆腑火郁，则加薄荷、生地者，以木喜风摇，而郁火非生地不能凉也。于肝脏火旺，则加丹皮、山栀者，盖肝血既虚，则肝火易旺，则肝血益虚，自非泻其火，难以滋其阴，非借屈曲下行以通之，无以泻其火也。惟是血为火迫，变成燥症，则当重加熟地，以润其燥，丹山两味，固可不必，而亦非宜矣。

青而滑润者，非胆腑气怯，即肝脏气虚也。胆腑气怯者，十味温胆汤，去枳实，加酒煎服，其应更捷。盖以酒入胆经，而最壮胆气也。

肝脏气弱者，当归建中汤去胶饴。

建中之所以异于桂枝者，在加胶饴一味耳。今恐甘先入脾，而去胶饴，则仍与桂枝无别。故用当归建中，则与肝脏气虚乃合。

如干燥而形色反见胖嫩者，肝胆阴阳两虚也。七味饮倍肉桂，滑润而形色又兼胖嫩者，肝胆木气虚寒也，养荣汤加枸杞。

凡左关脉细紧如刀口者，其舌不拘何色，必胖而滑；其病不拘何症，必虚而寒。予每投以养荣，无不立应。临症者切勿畏之，重生者切勿疑之。

一、舌见黄色，脾胃病也。不拘所见何症，但看黄而坚敛苍老者，脾胃两经邪气盛也，泻黄散。

如有厚胎，或焦黄，或焦黑，而糙刺燥裂，其症痞满燥实坚敛悉具者，实症也。须急下之，以存津液，大承气汤主之。但此是真正阳明里症，北方伤寒，间或有此。然舌若胖大，即在北方，亦非承气的症，切不可妄用硝黄，杀人于顷刻也。

黄而浮胖娇嫩者，脾胃两经精气虚也，益黄散。黄而干燥者，非胃腑阴亏火旺，即脾脏血虚火盛也。胃腑阴亏者，左归饮去茯苓；火旺加花粉、归、地；脾脏血虚者，归脾汤去木香；火盛加白芍、丹、山。

如干燥而有厚胎者，宿食滞于肠胃，而燥结不出也。其脉必牢实，神思必昏沉，面必拥热通红，鼻必气粗，胸前按之必微痛，须逍遥散倍加熟地，润而下之。

黄而滑润者，非胃气虚弱，即脾气亏损也。胃气虚弱者，七味白术散加半夏，脾气亏损者，五味异功散加白芍。

如其舌后半截滑腻而有微胎者，乃脾胃虚气下陷也，须补中益气汤。

如干燥而形色反见胖嫩者，脾胃气血两虚也，参芪八珍汤。滑润而形色又兼胖嫩者，脾胃中气虚寒也，姜桂养荣汤。

一、舌见赤色，心与小肠病也。不拘所见何症，但看赤而坚敛苍老者，心与小肠邪气盛也，泻心汤。

按：四明心法。凡舌见灰色，指甲刮下无渣汁者，方是火症，乃芩连之对症也。味其语意，可见阳邪燔灼，则其阴液未有不干枯者。然以予验之，又必其形坚敛、其色苍老，方是真正芩连对症。若一见胖嫩，即使胎厚而焦干燥裂，非寒水侮土，即肾气凌心。寒水凌土，当用附子理中；肾气凌心，当用人参八味。倘误用芩连，则舌上现出人字纹必死。予诊莘墅沈彝仲症，辞以不治者，因其得此舌也，有论验在医案中可参。

又按：火色本红，火症而舌见灰色者，如炭火通红于内，而浮灰翳蔽于外也。顾据理论之，则舌见灰色，其症当更甚于舌黑如炭，何也？盖火燃薪尽，则是木成炭，是草成灰，故曰炭曰灰，皆火极之变象也。而木本质坚，甫着火燃，未即炭也。必火极似水，乃变黑而为炭，然其性犹甚烈也。至于久经火煅，则热极必寒，乃返白而成灰，然其心犹未灰也。若草本

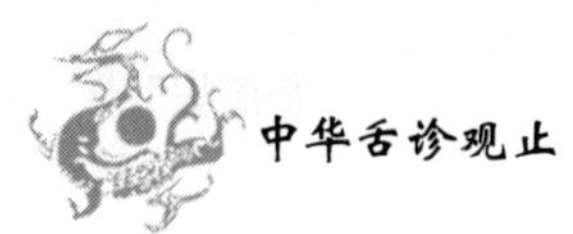

则其体弱，着火一过，即灰矣。一灰即不可复燃矣。然则就物理以察病机，彼见舌灰色者，无论一火即灰，与由炭而灰，不[①]皆更甚于舌黑如炭者乎？

赤而浮胖娇嫩者，心与小肠精气虚也，养心汤。赤而干燥者，非小肠阴亏火旺，即心脏血虚火盛也。小肠阴亏者，滋水清肝饮，去柴胡。欲润其下，不欲其就燥也。

火旺加生地、木通，合导赤散，以泄其火气。

心脏血虚者，济生归脾汤去木香。恐其血燥，反动肝火而燥血液。

火盛加丹皮、山栀。凡本经之阴血既亏，则本经之阳火必旺。一负则一胜也。如[②]丹皮、山栀者，欲其引心火下行，以直达于膀胱耳。

赤而滑润者，非小肠阳虚气坠，即心脏阳虚气弱也。小肠阳虚气坠者，补中益气汤，加山栀、川乌。气虚则滞，气滞则坠。方中参、芪、术、草，补其虚也；川乌、陈皮，破其滞也；升麻、柴胡，举其坠也；加山栀，借其屈曲下行，以引至小肠耳。

心脏阳虚气弱者，嘘血归脾汤，加丹皮、肉桂。气有余，便是火；气不足，便是寒。本方加肉桂复加丹皮，欲其引入心经以补心气也。

如干燥而形色反见胖嫩者，心与小肠气血两虚也，枣仁养营汤。滑润而形色又见胖嫩者，心与小肠火气大亏也，附子养营汤。

一、舌见白色，肺与大肠病也。不拘所见何症，但看白而坚敛苍老者，肺与大肠邪气盛也，泻白散。白而浮胖娇嫩者，肺与大肠精气虚也，补肺汤。白而干燥者，非大肠血虚火

① 不：艺海版本中作“此”。

② 如：艺海版本中作“加”。

盛，即肺脏阴虚火盛也。大肠血虚者，润肠滋水饮。火盛加生地、当归。凡大便燥结，努力责不出者，本方神应。如兼气虚而推送无力者，间以补中，或竟用八珍汤，加桃仁、杏仁。养气补阴，亦无不应。

肺脏阴虚者，生金滋水饮。火燥加百合、沙参。白而滑润者，非大肠阳虚气陷，即肺脏阳虚气弱也。大肠阳虚气陷者，补中益气汤，送固肠散。

大肠小肠，俱属下焦之腑。何以亦配中脏之方？则以肠胃相连，其气本一贯也。肺脏阳虚气弱者，补中益气汤合参附汤。如干燥而形色反见胖嫩者，肺与大肠气血两虚也，十全大补汤，去肉桂，加炮姜；滑润而形色又见兼胖嫩者，肺与大肠金气虚寒也，参附养荣汤，去茯苓，加炮姜。

一、舌见黑色，肾与膀胱病也。命门水火附左右两肾同治不拘所见何症，但看黑而坚敛苍老者，肾与膀胱邪气盛也，清肝饮。黑而浮胖娇嫩者，肾与膀胱精气虚也，补元煎。黑而干燥者，非膀胱阴虚火盛，即左肾阴虚火旺也。膀胱阴虚者，六味饮。火盛合滋肾丸。左肾阴虚者，六味饮。火旺合生脉散。黑而滑润者，非膀胱阴盛火衰，即右肾阳虚火亏也。膀胱阴盛火衰者，金匮肾气丸。

膀胱为州都之官，主藏津液。而其所以能出者，由气化也。阴虚火旺，则热逼膀胱，而气不能化矣；阴盛火衰，则寒逼膀胱，而气不能化矣。膀胱不利为癃，除脾肺气虚，不能通调水道外，大率不出此两者也。然同一三阳癃闭，而一由火旺，一系火亏，病判天渊，治分冰炭。相反若此，可类推之。

右肾阳虚火亏者，八味地黄丸。如干燥而形色反见胖嫩者，肾与膀胱阴阳俱虚也，枸杞养荣汤主之，继用十全大补汤作丸。

更有由白而黄，由黄而焦，而枯黑燥裂，其舌边胖大，舌底滑润者。甚有舌底亦燥而绝无津液，其糙刺如沙皮，敛束如荔子者。皆因劳伤脾肺，气虚发热，误用发散，益虚益热。复用寒凉，重阴内逼，以致虚火上炎。所以白上加黄，黄上加焦，而枯黑燥裂也，不论其脉，不论其症，大剂参附养荣汤，不时灌服，多有得生者。余救乌程潘中建之弟、归安张学海、桐乡诸圣济等症，皆此舌也。有治验在医案可参。

滑润而形色又兼气嫩[①]者，肾与膀胱元气大惫也，附子养荣汤主之，继用右归丸。更有其舌同一黑色，而一属寒水侮土者，宜用附子理中汤；一系肾气凌心者，宜用人参八味。其治有不相同何也？盖寒水侮土者，系阴盛于内，逼阳于外，外假热而内真寒，格阳症也，其黑色止聚于舌中。肾气凌心者，系阴盛于下，逼阳于上，上假热而下真寒，戴阳症也，其黑色直底于舌尖。然未有不胖且嫩者，干燥滑润，又在所不拘也。惟是实火两症，则其形必坚敛，色必苍老，而万无胖嫩者耳。

验舌决生死法

生死之决于脉症者，《内经》垂训，甚明备矣。而佐以验舌，则尤显而易见也。故并撮素所经验者，附载于此，以为临症一助。

一、舌如去膜猪腰子者危。

一、舌如镜面者危。

一、舌糙刺如沙皮，而干枯燥裂者危。

一、舌敛束如荔子肉，而绝无津液者危。

一、舌如火柿者危。

一、舌如烘糕者危。

---

① 气嫩：艺海版本中作“胖嫩”。

一、舌光无胎，胃气绝也，不治。

一、舌卷而囊缩者不治。

一、舌本强直，转动不活，而语言謇涩者危。

一、舌起白胎如雪花片者，脾冷而闭也，不治。

一、舌因误服芩连，而现出人字纹者不治。

以上所列，皆垂死危候也。然有不必如此而死者；有即至如此而灼见脏腑阴阳虚实，竭力挽回，则亦得生者。吾辈果操活人神技，须存寿世婆心。即有百不一活之症，当作万有一生之想。纵使修短有数，彭殇难齐，破格出奇，终于莫救，致招从旁浮议，同道中伤，病家归咎，然而反之吾心，固无愧也。倘畏避嫌疑，而于此种危症，再付之庸劣之手，则必无生理矣。讵不痛哉！

临症以验舌为准结语

上论临症以验舌为准，而验舌以浮胖坚敛分虚实，干燥滑润分阴阳，黑白青黄分脏腑。盖本至中至正之理，以立至简至易之法。轩岐复起，当不易吾言也。至于阴阳虚实四柱，所配补泻寒热诸方，虽是为临症者举其大略，然而无一症不从亲身经历，无一方不从亲手试验者。诚以医寄死生，只字不容率笔，理原性命，片语无可粗心也。惟是加减出入，因病制宜，神明于规矩绳墨之中，得心应手，变化于规矩绳墨之外，运斤成风，则存乎其人耳。而究之神明变化，仍不离夫规矩绳墨也。临症者，若知赤子元无罪，合有人间父母心，则余此一编也，虽只望诊中之一节乎，亦未始非切脉审证之证据，回生起死之范围也。倘出厥范围，而不凭此为证据，则恐其所操以活人者，反以杀人也已。

卷下　方略

凡病皆标也，而必有其本。本者所以致病之根源也。盖惟人之病也，有一标必有一致标之本。是以医之治也，有一本必有一拔本之方。不获乎致标之本，处方必不能对其症也；不投以对症之方，治病必不能拔其本也。临症者，欲决群医莫决之疑，则内因外因，治病须审其源；欲中各症必中之的，则正治从治，验方务求其谛。用辑主症诸方，以列验舌之次。

凡舌见青色而坚敛苍老者，肝胆两经邪气盛也。泻火清肝饮主之。

泻火清肝饮

泻火清肝饮方　柴胡酒炒　黄芩酒炒　山栀酒炒。各一钱　生地酒浸。三钱　当归酒洗。二钱　生甘草一钱

按：上方主治肝胆两经实邪，以致胁痛耳聋、胆溢口苦、筋痿阴汗、阴肿阴痛、白浊溲血等症。

凡舌见青色而浮胖娇嫩者，肝胆两经精气虚也。滋水生肝饮主之。

滋水生肝饮

滋水生肝饮方　熟地四钱　山药二钱　萸肉二钱　丹皮钱半　茯苓钱半　泽泻钱半　五味一钱　归身钱半　柴胡一钱　甘草

一钱　白术二钱半

上方主治小便淋沥不利、妇女月经不调、两胁胀闷、少腹作痛、寒热往来、胸乳作痛、左关弦洪、右关弦数。此郁怒伤肝，脾血虚气滞为患也。用六味双对减半分两，加柴胡、白术、甘草、当归、五味，合逍遥而去白芍。加五味者，合都气意也，以生肝，故去白芍，而留白术、甘草，以补脾。补脾者，生金以制木也。以制为生，天地自然之理也。

凡舌见青色而干燥，属胆腑阴虚火郁者，用逍遥散加生地、薄荷主之。

逍遥散加生地薄荷

逍遥散加生地薄荷方　柴胡酒炒。五分　白芍酒炒。一钱　归身酒洗。一钱半　白术一钱半　茯苓一钱　甘草五分　生地二钱　薄荷五分

凡舌见青色而干燥，属肝脏血虚火旺者，逍遥散加丹皮、山栀主之。

逍遥散加丹皮山栀

逍遥散加丹皮山栀方　柴胡一钱　白芍二钱　当归三钱　白术二钱半　茯苓一钱半　甘草一钱　丹皮一钱半　山栀一钱半

按：上原方主治肝胆两经郁火，以致胁痛头眩，或胃腕[①]当心而痛，或肩胛绊痛，或两目赤痛，连及太阳，以上各症皆肝火上冲也　及六经感症。凡见阳脉者，悉宜此方治之。妇女郁怒伤肝，致血妄行、赤白淫闭、沙淋崩浊等症，以上各症皆肝火下流也　俱宜此方加减。《易》曰：风以散之。此方是也。

---

① 腕：根据文意，此处疑作“脘”。

凡舌见青色而润滑，属胆腑气怯者[①]，十味温胆汤去枳实主之。

十味温胆汤去枳实

十味温胆汤去枳实方　陈皮二钱。去白　半夏二钱。姜制　茯苓一钱半　枣仁钱半。炒研　远志五分。去心　人参五分　熟地二钱　竹茹一钱　甘草五分　生姜一钱　大枣三枚　酒煎

按：上方主治心虚胆怯，气郁生涎，涎与气搏，变生诸症。触事易惊，或梦寐不祥，或短气悸怖，或自汗虚烦、口苦呕涎、痰盛不眠及梦遗惊惕等症。

凡舌见青色而滑润，属肝胆气虚者，当归建中汤去胶饴主之。

当归建中汤去胶饴

当归建中汤去胶饴方　白芍三钱　当归二钱　肉桂一钱　甘草一钱

按：上方主治肝脏气虚，不能生火，以致火不生土。白芍之酸，甘草之甘，此系甲乙化土也。肉桂补肝之子，益土之母，所以培生化之原也。凡脾胃不和，饮食不进，其外见症两胁寒痛、大便泄利、少腹坠痛，并宜此方治之。再按：此小建中汤原方主治也。千金方加当归，名当归建中。治妇人产后，虚羸不足、腹中痛引腰背、小腹拘急。今恐甜多入脾，而去胶饴。则当归建中，尤与肝藏气虚切合矣。

凡舌见青色干燥，而形色反见胖嫩者，肝胆气血两虚也。七味饮倍肉桂主之。

---

① 者：原无，据前后文结构及艺海版本补。

七味饮倍肉桂

七味饮倍肉桂方　熟地八钱　山药四钱　净萸肉四钱　丹皮三钱　茯苓三钱　泽泻二钱　肉桂二钱

按：上方主治肝胆气虚，筋无所养，变为寒症，以致筋骨疼痛、脚软懒行。及伤寒服凉药过多，木中无火，手足牵引。肝经血虚，以致火燥筋挛，变为结核瘰疬等症。经曰：辛以润之。此方是也。

凡舌见青色滑润，而形色又兼胖嫩者，肝胆木气虚寒也。养荣汤倍肉桂主之。

养荣汤倍肉桂

养荣汤倍肉桂方　白芍三钱　当归二钱　远志一钱　五味钱半　肉桂一钱　熟地四钱　陈皮一钱半　白术三钱。米泔水浸蒸　黄芪三钱。蜜炙。无参倍用　人参多少随宜　茯苓一钱半　炙草一钱半　煨姜一钱半　大枣五枚

按：上方主治，凡属大虚症，勿论其脉与症，但服此方，诸症悉退。此十全大补汤对子也。但十全大补，只分气血，此则五脏皆补，无虚不到。虚而寒甚者，当加附子以治之。三阴虚更妙。后凡用本方加减者，主治并同。

凡舌见黄色而坚敛苍老者，脾胃两经邪气盛也。泻黄散主之。

泻黄散

泻黄散方　防风四两　藿香七钱　山栀炒黑。一两　石膏五

钱　甘草二两　微炒为末。甜酒调服

按：上方主治脾胃伏火，口燥唇干、口疮口臭、烦渴易饥、热在肌肉者。

凡舌见黄色而浮胖娇嫩者，脾胃两经精气虚也。益黄散主之。

益黄散

益黄散方　陈皮一两　青皮五钱　诃子五钱。泡。去皮　丁香二钱　白术二两　甘草炙。五钱

按：上方主治脾胃虚寒，寒水反来侮土，而呕吐不食，或肚腹作痛，或大便不实、手足逆冷等症。炒磨为末。每服四钱。水煎服。

凡舌见黄色而干燥，属胃腑阴亏火旺者，左归饮去茯苓加花粉、归、地主之。

左归饮去茯苓加花粉归地

左归饮去茯苓加花粉归地方　熟地八钱　枸杞六钱　山药四钱　萸肉四钱　甘草二钱　当归三钱　生地三钱　花粉一钱。火不甚者去之

按：上方主治肾水干枯，虚火上蒸，脾胃阴土受亏，以致饮食不进、大便燥结，甚至三阳癃闭，将成噎膈。及早服此，无不愈也。伤寒舌黑唇焦大渴引饮，此必服发散寒凉、攻伐之药过多也，原方加归芍救之。燥症更妙。

凡舌见黄色而干燥，属脾脏血虚火盛者，归脾汤去木香，加白芍、丹皮、山栀主之。

归脾汤去木香加丹皮山栀

归脾汤去木香加丹皮山栀方　枣仁一钱。炒研　茯神一钱。去木　远志一钱。去心　归身一钱　人参一钱半　炙芪三钱。无参倍之　白术二钱半。米泔净蒸　龙圆七枚。去壳　甘草一钱。炙　白芍二钱　丹皮钱半　山栀钱半。炒黑　煨姜一钱　大枣三枚

按：上方主治思虑伤心脾，郁怒伤肝胆，以致三经血少而燥，渐至心口有块如拳，或左肋下有块如手掌，或右肋下有块如镰刀，且时作痛，及健忘怔忡、惊悸不寐等症。《内经》所谓二阳之病发心脾，在男子则隐曲不利，在女子则月事不来，其传为风消，其传为息贲者不治。正此证也。

凡舌见黄色而滑润，属胃气虚弱者，七味白术散加半夏主之。

七味白术散加半夏

七味白术散加半夏方　干葛二钱　木香五分　藿香一钱　人参钱半　白术二钱半　茯苓钱半　甘草一钱。炙　半夏一钱半　大枣三枚　煨姜一钱

按：上方主治脾虚，肌热泄泻，虚热作渴。如去干葛、木香、藿香，加陈皮，则治脾胃气虚，饮食不进，致成痃癖，不能咳唾。或胃气虚寒，动成呕恶。凡虚[①]及诸病后，皆可以此调之。

凡舌见黄色而滑润，属脾气亏损者，五味异功散加白芍主之。

① 虚：艺海版本中为虚疟，此处存疑。

五味异功散加白芍

五味异功散加白芍方　陈皮一钱　人参一钱　白术二钱半　茯苓一钱　炙草一钱　白芍[①]一钱。酒炒　煨姜一钱　大枣三枚。去核

按：上方主治脾胃不和，饮食不进，泄利虚饱。

凡舌见黄色干燥，而形质反见胖嫩者，脾胃气血两虚也，参芪八珍汤主之。

参芪八珍汤

参芪八珍汤方　人参钱半　茯苓钱半　炙草钱半　白术二钱半。米泔洗蒸，土炒　川芎一钱　当归三钱　白芍二钱。酒炒　熟地四钱　煨姜钱半　大枣五枚

按：上方主治心脾肺胃气血俱虚，以致恶寒发热，嘈杂健忘，怔忡不寐，懈怠不卧，四肢酸倦等症。

凡舌见黄色滑润，而形质又兼胖嫩者，脾胃中气虚寒也，姜桂养荣汤主之。

姜桂养荣汤

姜桂养荣汤方　白芍三钱。酒炒　远志一钱。去心　当归二钱。酒洗　五味钱半　熟地四钱　肉桂一钱　白术三钱　陈皮钱半　人参多少随宜　黄芪五钱。蜜炙　茯苓钱半　炙草钱半　炮姜钱半　大枣五枚

按：上方主治，已悉肝胆病本方条下。

凡舌见红色而坚敛苍老者，心与小肠邪气盛也，泻心汤主之。

---

① 白芍：原作白术，据艺海版本改为白芍。

泻心汤

泻心汤方　川连一钱　黄芩一钱　生地三钱　山栀钱半　丹皮钱半　木通一钱　甘草一钱

按：上方主治心火炽炎，口苦舌疮，小肠郁结，不能通利等症。

凡舌见赤色而浮胖娇嫩者，心与小肠精气虚也，养心汤主之。

养心汤

养心汤方　茯神二钱　远志五分　枣仁五分。炒，研　柏子仁五分。去油　五味五分　人参五分　黄芪二钱。炙　当归二钱　川芎二钱　半夏二钱　肉桂五分　甘草五分

按：上方主治心虚血少，神气不宁，怔忡惊悸等症。

凡舌见赤色而干燥，属小肠阴虚火旺者[①]，滋水清肝饮去柴胡，加生地、木通主之。

滋水清肝饮去柴胡加生地木通

滋水清肝饮去柴胡加生地木通方　熟地四两　山药二钱　萸肉二钱　丹皮钱半　茯苓钱半　泽泻钱半　枣仁一钱　白芍二钱　山栀钱半　当归二钱　生地三钱　木通钱半

按：上原方主治肾水不足，肝火上炎，以致吞酸吐酸，胁痛头眩，口苦咽干，大便艰涩，小水短赤等症。盖取地黄丸

① 凡舌见赤色而干燥，属小肠阴虚火旺者：原作“凡舌见赤色干燥而属小肠阴虚火旺者”，据本书前后文语句结构及艺海版本改。

之探原而不隔于中，取生地黄汤之降火而不犯于下，真从来所未及也。

凡舌见赤色而干燥，属心脏血虚火盛者，济生归脾汤去木香，加丹皮、麦冬主之。

济生归脾汤去木香加丹皮麦冬

济生归脾汤去木香加丹皮麦冬方　茯神一钱　远志一钱　枣仁一钱　当归钱半　煨姜一钱　人参一钱　黄芪二钱半　冬术钱半　龙圆五枚。去壳　丹皮钱半　麦冬一钱　甘草一钱　大枣五枚

按：上原方主治心衰火盛，不能生土，以致土困金败，外兼咳嗽吐痰，寒热往来，盗汗等症，悉以此方治之。凡见脾胃衰弱，饮食少思，大便泄泻，总属心气不旺所致，此补本法也。凡各种虚症，补中益气汤所不效者，投以此方，加五味、白芍以敛其心气，奏效更神也。又按：补中阳药也，归脾阴药也。凡因饥饱劳役，伤其脾而气虚者，宜用补中，补中者，补中以益其气也。因思虑郁结，伤其脾而血虚者，宜用归脾，归脾者，嘘血以归于脾也。至于心力俱劳，而气血俱伤者，则补中归脾，单服固非对症，合用又不成方，惟有养荣一方，可合补中归脾两症而统治之，不致拈一放一耳。

凡舌见赤色而滑润，属小肠阳气虚坠者，补中益气汤加山栀、川乌主之。

补中益气汤加山栀川乌

补中益气汤加山栀川乌方　升麻五分　柴胡五分　当归二钱　陈皮一钱　人参一钱　白术钱半　炙草一钱　黄芪二钱半。

炙　山栀一钱　川乌一钱　煨姜一钱　大枣三枚

按：上原方主治凡六经内伤外感。

内伤外感者，言由内伤以致外感也。盖以邪之所凑，其气必虚，东垣故立此方以补伤寒书之所未及，非补虚方也。今感症家多不敢用，而以为调理补虚服食之药则谬矣。调理补虚及通其意而转用者耳。

及暑月劳倦发热，暑则气耗，劳则气伤。发热而在于暑月，且因劳倦，自非甘温不能。彼肆用藿香、滑石等，为暑月发热必需之剂，只在不明此义耳。

或汗出不止，卫外之阳虚，则腠理不固矣。

俱用本方加白芍一钱须再加五味，乃合肺主皮毛之义。

痢疾腹痛已除，泻犹未已，是胃气下陷也，必尚兼后重，第圊后随减耳，加酒炒白芍三钱。疟疾发久，形体尪羸，无论六经，皆当加半夏一钱合六君也。

即有外感，不过加黄芩一钱则合小柴胡矣。

凡妇女胎前气虚，以致胎动不安，小产崩漏，皆因气虚不能升举故也。

或产后血虚发热。凡血虚发热者，其舌必干；气虚发热者，其舌必滑。然既在产后，则不但血虚，即其气未有不虚者。盖当其临盆之际，为产妇者，若非全副精神，浑身力气，努力责以推送之，则胞胎如何下地？

迨至胞胎下地，则所去之血固多，之后能不伤其气乎？况血虚则气无所附，宁不与之俱虚乎？兹以产后发热，专责血虚，殊有漏义。而证乃列于本方之下，是知有形之血不能速生，无形之气所当急固。阳旺阴生，其意固自包举也。第不明言其意，则产后之血虚，人习闻之，而产后之气虚，人皆忽之，故特表而出之。

俱加酒炒白芍二钱气味酸寒，恐伐生气，故用酒炒。

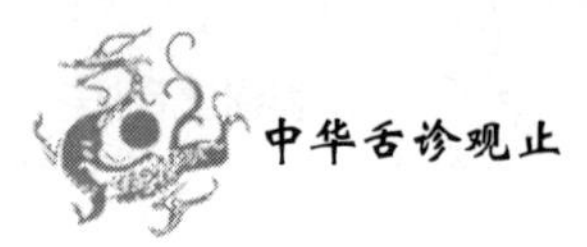

此方凡属中宫虚损，病后调摄，无不相宜。倪氏曰：七情内伤，脾胃先病，治先补土，此方主之。

然内伤脾胃，须有分别。如饥饱劳役，饮食生冷，内伤脾胃而病者，自当主以此方。若由思虑郁怒，七情内伤，而脾胃先病者，则于本方尚隔一膜，不若归脾为的当也。

凡舌见赤色而滑润，属心脏阳虚气弱者，济生归脾汤加丹皮、肉桂主之。

济生归脾汤加丹皮肉桂

济生归脾汤加丹皮肉桂方　茯神一钱　远志一钱。去心　枣仁一钱。炒研　当归钱半　人参钱半　黄芪三钱。炙　白术二钱。土炒　木香五分　炙草一钱　丹皮一钱　肉桂五分　龙圆五枚。去壳　大枣三枚　煨姜一钱

按：上原方主治，已见本脏血虚条下。

凡舌见赤色干燥，而形质反见胖嫩者，心与小肠气血两虚也，枣仁养荣汤主之。

枣仁养荣汤

枣仁养荣汤方　枣仁一钱。炒，研　远志一钱。去心　白芍钱半。酒炒　归身一钱　五味八分　熟地二钱　肉桂五分　陈皮八分　白术钱半。土炒　人参钱半　黄芪三钱。炙　茯神一钱　炙草一钱　煨姜一钱　红枣三枚

按：上方主治详前本方。

凡舌见赤色滑润，而形质反见胖嫩者，心与小肠火气大亏也，附子养荣汤主之。

附子养荣汤

附子养荣汤方　附子一钱。制　白芍钱半　远志五分。去心　归身一钱　五味八分　熟地二钱　肉桂五分　陈皮八分　人参钱半　黄芪三钱。炙　白术二钱半。土炒　茯神一钱　甘草一钱。炙　煨姜一钱　红枣三枚

按：上方主治，并详各脏腑病所列本方下，而其分两，则独轻于各脏腑，而只与肺同者，盖心肺位近，宜制小其服，肝肾位远，宜制大其服也。

凡舌见白色而坚敛苍老者，肺与大肠邪气盛也，泻白散主之。

泻白散

泻白散方　桑白皮二钱。蜜炙　地骨皮二钱　甘草一钱

按：上方主治，凡属肺热咳嗽，皆当加减用之。嗽加桔梗、百合，痰加贝母，如面赤咳嗽，属心火刑金者，加人参、茯苓、青皮、陈皮、五味、麦冬、知母，为人参平肺散，以泻金中之贼邪。如咳嗽而鼻塞身重者，风寒伤肺也，参苏饮或金沸草散以散之。

凡舌见白色而浮胖娇嫩者，肺与大肠精气虚也，补肺汤主之。

补肺汤

补肺汤方　人参一钱　黄芪一钱。炙　五味一钱　熟地二钱　紫菀一钱　桑皮一钱。蜜炙　水煎。入蜜少许，和服。

按：上方主治肺金气虚，不能生水，以致水不制火，虚阳上炎而生咳嗽等症。

凡舌见白色而干燥，属大肠血虚火盛者，润肠滋水饮加生地、当归主之。

润肠滋水饮加生地当归

润肠滋水饮加生地当归方　熟地四钱或八钱　山药二钱　萸肉二钱　枸杞四钱　归身三钱　生地三钱　苁蓉三钱。酒洗　甘草一钱

按：上方主治大肠无血，大便燥结，其应甚捷。

凡舌见白色而干燥，属肺脏火旺者，生金滋水饮加柴胡、黄芩主之。

生金滋水饮加柴芩

生金滋水饮加柴芩方　熟地四钱　白芍二钱　当归二钱　丹皮钱半　麦冬钱半。糯米拌炒　人参一钱半　白术二钱半。土炒　甘草一钱。炙　柴胡一钱　黄芩一钱

按：上原方主治，凡伤寒热退后，有难补之阴，有易动之阳，皆当养之。此以其见症，或汗后烦躁未除，口干微热，大便艰涩，小水短赤即是。又有一种少阳阳明症，手足肿痛，系火燥生风，风淫末疾，不必俟其汗后，当即以本方加柴芩与之，无不效也。

凡舌见白色而滑润，属大肠阳虚气汤[①]者，补中益气汤送固肠散主之。补中益气汤见前。

---

① 气汤：疑似“气陷”之误，艺海版本为“气陷”。

固肠散

固肠散方　陈米二两。炒熟　木香一钱　肉果二钱。生用　粟壳二钱。蜜炙　干姜二钱半。炒　炙草二钱半

按：上方主治脾胃虚弱，内寒注泄，水谷不分，下痢脓血，赤少白多，胀满腹痛连心，食少力乏等症。

炒磨为末，每服二三钱，煎补中送下，切忌酒肉鱼腥油面生冷。

凡舌见白色而滑润，属肺脏阳虚气弱者，补中益气合参附汤主之。

补中益气合参附汤

补中益气合参附汤方　升麻五分　柴胡五分。酒炒　人参钱半　黄芪三钱。炙　白术二钱半。土炒　归身钱半　陈皮一钱　甘草一钱。炙[①]　附子钱半。制　煨姜一钱　大枣三枚

按：上方主治肺脾气虚下陷而土冷金寒者，其原治见前本方。

凡舌见白色干燥，而形色反见胖嫩者，肺与大肠气血两虚也，十全大补汤去肉桂，加炮姜主之。

十全大补汤去肉桂加炮姜

十全大补汤去肉桂加炮姜方　川芎一钱　归身二钱　白芍三钱。酒炒　熟地四钱　人参钱半　黄芪三钱。炙　白术二钱半。土炒　茯苓钱半　炮姜一钱　炙草钱半　大枣三枚

① 炙：原作“芪”，据艺海版本改为“炙”。

按：上方主治，已见前参芪八珍汤条下。

凡舌见白色滑润，而形色又兼胖嫩者，肺与大肠精气虚寒也，参附养荣汤去茯苓，加炮姜主之。

参附养荣汤去茯苓加炮姜

参附养荣汤去茯苓加炮姜方　白芍钱半。酒炒　远志五分。去心　归身一钱。酒洗　五味八分　熟地二钱　肉桂五分　陈皮八分　人参一钱　白术一钱　炙草一钱　炮姜一钱　大枣三枚

按：上方主治，并详各脏腑病所列本方下。

凡舌见黑色而坚敛苍老者，肾与膀胱邪气盛也，清肝饮主之。

清肝饮

清肝饮方　熟地八钱　山药二钱　萸肉二钱　丹皮钱半　茯苓钱半　泽泻[①]钱半　柴胡一钱　枣仁一钱　归身钱半　白芍钱半　甘草一钱

按：上方主治，见前心与小肠病所列滋水清肝饮方下。

凡舌见黑色而浮胖娇嫩者，肾与膀胱精气虚也，补元煎主之。

补元煎

补元煎方　熟地六钱　枸杞四钱　山药二钱　萸肉二钱　杜仲二钱　人参二钱　甘草二钱[②]

---

① 泻：原脱，据艺海版本补。

② 二钱：艺海版本作“四钱”。

按：上方主治，男妇气血俱虚，精神失守，危剧等症。虚甚倍加芪术，寒者重加姜附。

凡舌见黑色而干燥，属膀胱阴虚火盛者，六味饮合滋肾丸主之。

六味饮合滋肾丸

六味饮合滋肾丸方　熟地四钱　山药二钱　萸肉二钱　茯苓钱半　泽泻钱半　丹皮钱半　黄柏二钱　知母二钱　肉桂五分

按：上方主治，凡小便不利，而茎中痛连小腹者，系火逼膀胱所致也。痛止便利，即止勿服。

凡舌见黑色而干燥，属肾阴虚火旺者，六味饮合生脉散主之。

六味饮合生脉散

六味饮合生脉散方　熟地四钱　山药二钱　萸肉二钱　丹皮钱半　茯苓钱半　泽泻钱半　五味钱半　人参钱半　麦冬钱半

按：上原方主治，肾水不足，虚火上升，变为朝[①]热咳嗽，消渴虚劳，及水沸为痰等症。《易》曰：雨以润之。此方是也。

凡舌见黑色而滑润，属膀胱阴盛火衰者，金匮肾气丸主之。

金匮肾气丸

金匮肾气丸方　牛膝一两　车前子一两　附子五钱　肉桂

① 朝：艺海版本作“潮”。

一两　熟地九两。酒拌　山药一两　萸肉一两　茯苓三两　泽泻一两　丹皮一两　炼蜜为丸

按：本方主治脾肾虚寒，腰重脚肿，湿饮留积，小便不利此则茎中痛而不连少腹者，乃寒逼膀胱而气不能化也；或肚腹肿胀，四肢浮肿，气喘痰盛；或已成水症，其效如神。

凡舌见黑色而滑润，属右肾阳虚火亏者，八味地黄丸主之。

八味地黄丸

八味地黄丸方　附子一两　肉桂一两　熟地八两　山药四两　萸肉四两　丹皮三两　茯苓三两　泽泻三两

按：上方主治命门火衰，元阳虚惫，变为泄泻，腹胀阳痿，精寒不育，两膝酸疼，腰软无力，两目昏花，不能远视，悉以此方治之。《易》曰：日以烜之。此方是也。

凡舌见黑色干燥，而形色反见胖嫩者，肾与膀胱阴阳俱虚也，枸杞养荣汤主之。继用十补丸[①]。

枸杞养荣汤

枸杞养荣汤方　枸杞四钱　远志一钱　归身二钱　五味钱半　白芍三钱　熟地六钱　人参钱半　白术三钱　炙草钱半　茯苓钱半　肉桂五分　陈皮钱半　炙芪三钱。无参倍用　煨姜钱半　大枣五枚

---

① 十补丸：艺海版本作"十全补丸"，下同。

十补丸

十补丸方　熟地八两　山药四两　萸肉四两[1]　丹皮三两　茯苓三两　泽泻三两　附子一两。制　肉桂一两　鹿茸二两。无则鹿胶代之　五味一两　蜜丸

按：上方主治，肾脏虚冷，面黑足寒，耳聋膝软，小便不利等症。

凡舌见黑色滑润，而形色又兼胖嫩者，肾与膀胱元气大惫也，附子养荣汤主之。继用右归丸。

附子养荣汤

附子养荣汤方　附子钱半　远志一钱　白芍三钱。酒炒　归身二钱　五味钱半　熟地六钱　肉桂五分　茯苓钱半　人参钱半或二三钱　炙芪五钱。无参倍用　白术三钱　陈皮钱半　炙草钱半　煨姜二钱　大枣五枚

上将熟地、枣肉捣烂，其余炒磨为末，加蜜为丸，即予家所制万应一粒丹者是也。凡中风伤寒，痘疹胎产，及血症喉痹等症，势在危急，刻不可缓者，每用一粒，滚汤研化，不时灌服，其势自定。继予两粒三粒，其病自退。如调治久病，则作细丸，每服五钱，早晚两时，空心米饮送下。

按：上方主治劳役过度，饥饱失时，思虑太甚，郁结尤多，以致脾肺气虚，荣血不足，畏寒发热，食少无味，四肢无力，懒动怠惰，嗜卧身倦，饥瘦色枯，气短惊悸，怔忡健忘少寐；或中风卒倒，张口直视，手撒遗尿，或伤寒重剧，谵妄昏沉，撮空见鬼；或身振脉摇；或筋惕肉瞤；或吐血、衄血、便

---

① 两：原作“肉”，据艺海版本改。

血不止；或自汗、盗汗、头汗不收；或呕吐泄泻；或水肿腹胀；或眩晕呃逆；或痰涌喘急；或筋骨疼痛；或手足痿痹；或心腹腰背肋胁诸痛难当；或九窍不利；或疟痢疾疾，诸药不效；或脱肛痔漏，积久不痊；或夜热咳嗽；或梦遗白浊；或妇女经闭、血淋崩中带下，胎前产后；或幼稚急惊慢脾，疳积吐泻，麻疹痘疮；或发背痈疽，不能起发收功；或瘰疬流注，不能消散溃敛，种种杂症。不拘新久，但看其面色皖白萎黄，病势日轻夜重，而其舌胖嫩滑润者，勿论其脉症，投以此方，无不立应。更有其舌由白而黄，由黄异黑，甚至焦干燥裂，而其舌头浮大而胖壮者，属寒凉太过，五脏虚冷也，亦必此方救之。余家救活各科危症，夙号专门，三吴远近，两浙东西，活人无算，而起死回生之力，此方十居六七。盖其用之广而效之神，诚有不能殚述者，姑陈其略，以为重生者告。

右归丸

右归丸方　附子一两　肉桂一两　熟地八两　枸杞四两　山药四两　萸肉四两　杜仲三两　归身三两　菟丝三两　鹿胶三两　蜜丸

按：上方主治，凡命门空虚等证，八味丸治之，不愈者，此方神效。见症已详八味丸下。

验舌配方结语

方自仲景到今，几充栋矣。而予所经验者，采而辑之，不过三十有奇，不且嫌其太简乎？不知予于医也，半世功夫，搜尽群书主脑，一生阅历，参遍各症根苗。就标求本，据本配方，所配止此，则其所辑亦惟此耳。然经络脏腑，无病不统于其中；通塞正从，无法不备于其内。则是方虽简，而未始不该也。第天下之理，则由一而分为万，吾辈之学，须穷流以溯其源。临症者，倘因有此而举目则阴阳虚实，瞭若日星；动手则补泻寒暄，应如桴鼓。遂相率而趋于简易之途，而不复于赜处着力，繁处营心，则辟后学一直捷之径，适贻后学以疏陋之讥，亦非是编所以公世之心也。

临症验舌法终

察舌辨症新法

原著

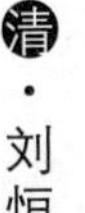

·刘恒瑞

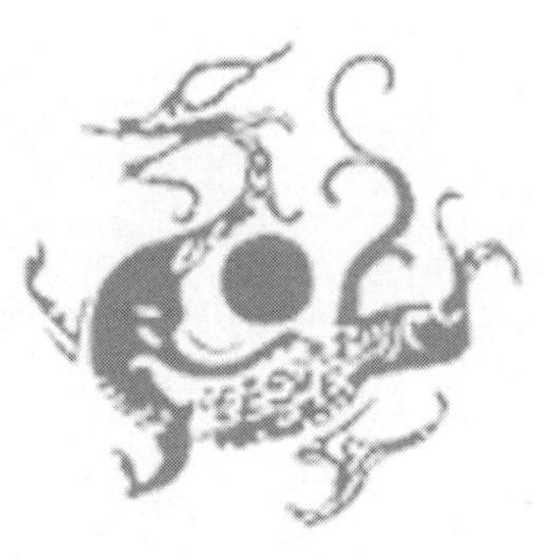

前　言

本书作者清代医家刘恒瑞，又名刘吉人，号丙生，京江（今江苏镇江）人。刘恒瑞有较多医著留世，著有《察舌辨症新法》《六淫直径》《伏邪新书》《经历杂论》。本书初刊于《医学扶轮报》，现存《中国医学大成》本。1949年后与《临症验舌法》合刊出版。该著作为作者临证30多年察舌辨证的心得，原为授徒所用，内容十分实用，主要论述伤寒病舌象，也有温病和杂病舌象，书中图文并茂，观察人微，是有较高学术价值的舌诊专著。

本书论述舌苔原理、看舌八法，在病理舌苔中着重阐论黄苔、白苔、黑苔，对其所主疾病病机予以剖析。内容比较简要，其中提出了“看舌八法”，即“一看苔色，二看舌质(质亦有色，又有大小，湿热之证舌质胀大满口边有齿印，血热之证质色紫)，三看舌尖(白苔满舌尖，有红刺，勿用温燥之药)，四看舌心，五看润燥，六看舌边，七看舌根，八看变换”。

察舌辨证新法提要

本书为清·刘恒瑞撰。恒瑞字丙生，镇江人，本书为先生临诊三十余年之心得，笔之于册，以授生辈。庚戌尝分刊于镇江袁桂生等创办之《医学扶轮报》中，刊印未毕，改元民国，《扶轮报》亦停，后绍兴医会、上海医会索其全稿，竟得许可，加序送登《绍兴医学报》，并附印单行本数百，即时售罄。今久不见是书矣。炳章恐年久湮没不彰，特刊入本集，以冀永远流传。先生对于舌苔原理、辨舌八法、黄苔类总论、舌质无苔类总论及黄苔、白苔、舌质无苔各分别诊断法、苔色变换吉凶总论、苔之真退假退驳去辨、燥润辨、厚腐之苔无寒证辨、厚腐与厚腻不同辨、舌强舌短辨、补黑苔类辨，皆从实验中得之。要言不繁，可法可传，有功医术，殊非浅尠。

序

脉学诊断之书，以李濒湖、朱丹溪二家最为细腻，凡相似相异之处，皆能分别清楚，用笔描摹，比拟形状，俾后学无误认之处，可谓大有功于斯世。惜察舌一法，二公未有专书，世所传者，惟《伤寒舌鉴》《温疫舌鉴》而已，欲求其如脉学之详细者，未之见也。瑞因用心三十余年，将诊断试验，医治得效，历历不爽者，笔记于册，以授徒辈，未敢自以为是也。庚戌，镇郡同志袁君桂生等创办《医学扶轮报》，以昌明医学，瑞以有志于此者十年，独力未能举行，一旦有袁君登高一呼，同志响应，成斯盛举，瑞不觉鼓舞附骥，分任印费报料之责。至庚戌岁冬，诸君有退志者甚多，印费报料因而缺乏，将成中止之局。瑞与杨君燧熙、袁君桂生、叶君子实，竭力勉为之。因来稿不多，遂将瑞所授徒之《察舌新法》滥竽充数，刻印未终，至辛亥八月，而瑞等之《扶轮报》，亦与清鼎同时革命矣。今绍兴医会、上海医会阅报诸君，时有来函，向袁、杨二君索阅全稿者。此皆阅《扶轮报》之旧友，不以葑菲见弃。殆以管见之比拟描摹，尚有可采处。爰从二君之议，抄录全稿，加序送绍兴医学报社，遵周君小农流通书籍办法，版权归于贵社，印成赐瑞若干份以就正亲友同志，于愿足矣，不揣固陋，非敢勇于公益，亦抛砖引玉之苦心耳，是为序。伏乞诸大名家诲政，以匡不逮，是幸。

岁次柔兆执徐春分后三日刘恒瑞自序于京江之有豫斋停云传舍

目　录

舌苔原理

舌为胃之外候，以输送食物入食管胃脘之用。其舌体之组织，系由第五对脑筋达舌，其功用全赖此筋运动。舌下紫青筋二条，乃少阴肾脉上达，名曰金津、玉液二穴，所以生津液以濡润舌质，拌化食物者也。中医以舌苔辨证者，以其苔堆于表面易于辨认，而未知苔因何而生，此理未明，其辨证之识，必有毫厘千里之误，此原理之不可不讲也。夫舌之表面，乃多数极小乳头，铺合而成，此乳头极小微点，其不易见时，非显微镜不能窥见，易见时，形如芒刺，摸之棘手，或隐或见，或大或小，或平滑，或高起，随时随证变异不定，苔即胃中食物腐化之浊气，堆于乳头之上，此舌苔所由生也，常人一日三餐，故苔亦日有三变，谓之活苔，无病之象也。其所以有变者，因饮食入胃时，将腐浊之气，遏郁下降，故苔色易退；至饮食腐化，浊气上蒸，苔色又生。胃中无腐浊，则苔薄而少，有腐浊则苔多而厚，此其常理也。至论其色，则以黄色为正，白为肺色，胃中阳气被饮食抑遏，胃中正色不能直达而上，故有暂白之时；青为绝色，青绿之色，见于舌上，其人命必危。其外尚有似黄非黄、似白非白，各类间色，皆条分于后，以备后学细心参考。

看舌八法

一、看[①]苔色。详后。

二、看舌质。质亦有色，又有大小湿热之证，舌质胀大，满口边有齿印。血热之证质色紫。

三、看舌尖。白苔满舌，尖有红刺，勿用温燥之药。

四、看舌心。四边有苔，中无，或中有直裂，或有直槽或横裂。

五、看燥润。以手摸之，或滑润或燥刺棘手，有看似润而摸之燥者，有看似燥而摸之滑者。

六、看舌边。苔色与边齐否。

七、看舌根。根后有无苔色接续，有无大肉瘤。

八、看变换。观其变与不变。

黄苔类总论

黄色有深浅老嫩之殊，其形似亦有燥润滑涩之异。有正黄色者；有老黄色者；有黄如炒枳壳色者；有黄黑相间如锅焦黄色者；有嫩黄色者；有牙黄色者；有如裱心纸兼灰青色者；有黄如粟米染着者；有黄如虎斑纹者；有黄如黄蜡敷舌上者；有水黄苔如鸡子黄白相兼染成者；有黄腐苔如豆渣炒黄堆舌者；此皆黄色之类，而证候之殊详后。

白苔类总论

白苔有厚薄密疏之殊，其形似亦有深浅间杂之异。有薄白如米饮敷舌者，有白如豆浆敷舌者，有白而厚如豆腐脑铺舌

① 看：原佚，据文义补。

者，有白而疏如米粉铺红者，有白如粟米成颗粒者，有白如银色者，有白如旱烟灰色者，有白如银锭底者，有白如豆腐渣堆舌者，有白如豆腐筋堆舌者，有白如糙石糙手者，有似白非白色如画工以脂调粉，此色有二，一淡如雪青湖绉色者，一深如雪青杭绸色者，古皆以绛色名之。更有舌质深红如红萝卜干有盐霜者，此皆白苔之类，而寒热之症各殊，亦细详于后。

舌质无苔类总论

舌质无苔，亦有分别。有质紫无苔者；有质红无苔者；有舌上无苔质光如镜者；有质干如刺无苔者；有中凹如驳去者；有中有直沟，如刀背印成者；有舌质横裂者；有舌生裂后，如冰片纹者；有前半光滑如镜，后根上有肉瘤二粒，色如舌肉色者；有表面无苔，而皮内隐一块如钱大，或黄或白者；有苔上见圆晕，分二三色者；有苔见青绿二色者。此皆表面无苔，而所主之症，各不同也，亦详于后。

黄苔类分别诊断法

正黄色为胃土正色，为温病始传之候。其为湿温、温热，当以脉之滑涩有力无力，分别用药。

老黄色，为胃中阳气旺盛之候。若厚腐堆起，此胃中饮食消化腐浊之气上达之候，为湿温化热之始，为温热传入中焦阳明之候。

黄如炒枳壳色，为胃阳盛极，阳亢阴虚之候。胃气欲伤，胃汁干槁，故苔黄色如枳壳炒过状，以其干枯不润泽也。

黄黑相间，如锅焦黄色，摸之棘手，看之不泽，为胃中津液焦灼，口燥舌干之候；然亦有阳气为阴邪所阻，不能上蒸而化为津液者。当以脉诊分别断之，脉涩有力鼓指者，火灼津也;脉滑无力鼓指，只有往来而无起伏者，痰饮瘀血阻抑阳气，不能化生津液也。

嫩黄色，由白而变为黄，为嫩黄色。此为用药当胃阳初醒之候，吉兆也。为饮食消化腐浊初升也。

牙黄色，胃中腐浊之气始升也。牙黄无孔，谓之腻苔，中焦有痰也。

裱心纸兼灰青色，苔虽黄而兼灰青，此伤风初候或阳气抑郁，黄苔无正色，当舒气化郁。

黄如粟米染着，颗粒分明，此为胃阳太旺，胃热之候。

黄如虎斑纹，气血两燔之候。

黄如蜡敷舌上，湿温痰滞之候，故苔无孔而腻。

水黄苔，如鸡子黄白相间染成，此黄而润滑之苔，为痰饮停积，是湿温正候。或为温热症而有水饮者，或热入胃阴，误服燥药，而变生此苔式者，宜以诊脉分别断之。

黄腐苔，如豆渣炒黄堆舌，下症也。如中有直裂，气虚也，不可下，当补气，以气不足以运化也。

白苔类分别诊断法

薄白如米饮敷舌，此伤寒、中寒之初候也。无表症状见者，饮食停膈上也。

白如豆浆敷舌，此白而滑润，伤寒、中寒、湿邪、痰饮等病也。以脉诊分别断之。但薄白不润泽，舌质不甚红者，伤燥表症也。

白而厚如豆腐脑铺舌，痰热症也。

白而疏如米粉铺红，伤热、伤暑、初传之候也。

白如粟米成颗粒，此乃热邪在气分也。

白如银色，谓光亮如银，此热症误补之变苔也。

白如旱烟灰色，不问润燥，皆热症误燥之变苔也。

白如银锭底，谓有孔如银锭底式，此热症误补误燥，津液已伤，元气欲陷，邪将深入之候也。

白如豆腐渣堆舌，此热症误燥，腐浊积滞胃中，欲作下症也。如中心开裂，则为虚极反似实症之候，当补气，须以脉诊分别之。

白如豆腐筋堆舌，谓白苔厚而有孔，如豆腐煮熟有孔者曰筋，谓有二三条白者，余则红色，或圆或长，看见舌质，此胃热痰滞，腐浊积聚，误燥，当下不下之候。过此不下，则无下证可见矣。

白如糙石糙手，此燥伤胃汁，不能润舌，肾气不能上达之候。亦有清气被抑不能生津者，当以脉诊分别断之。与黄黑如锅焦色条下参观。

似白非白，如画工以脂调粉，为雪青色。有深浅二种，浅者如雪青湖绉色，此乃热邪入营初候；深者如雪青杭绸色，此乃暑热二邪已入血分之候。

此苔类似薄白，但舌质红而细看有乳头微点者，故以雪青色名之。为血分热症必有之苔，常见苔也，但人以白苔视之，多误作寒症，故特提出，以醒眉目，古人但以舌绛二字了之，后学何从解悟。故以细心体认，比例法直告之。俾无误认之弊。

舌质深红，如红萝卜干有盐霜，此乃热邪深入久留，误服攻燥之药，胃阴大伤之候。温热末传危症也。

舌质无苔分别诊断法

质紫无苔，热在阴分也。

质红无苔，热邪初入阴分，或者伤食，胃气不能上升，或忧思郁抑，阳气不能上升，须以脉诊参断。

舌上无苔质光如镜，为胃阴胃阳两伤，肠胃中之茸毛贴壁，完壳不化，饥不受食之候。亦有顽痰胶滞胃中，茸毛不起，皆有此候。须以脉诊参断。

前症完谷阴阳伤，脉必细涩。后症痰滞，脉必洪滑而大。

质干如刺无苔，紫而干者，热伤阴液；红而干者，气不化津。须以脉诊参断。

中凹如驳去，胃有燥结伤阴，或盲肠有燥结久留不去之候。

中有直沟，如刀背印成，阴液元气皆虚也。

舌质横裂，素体阴亏也。

舌生裂纹如冰片纹，老年阴虚常见之象也。少年罕见，有此不吉。

前半光滑无苔，后根上有肉瘤二粒，如舌肉色，为阴虚痨症之象也。

表面无苔，而皮内有一块如钱大，或黄或白，为正气不足，血液亏虚，或有痰凝之候，须以脉诊参断。

苔上见圆晕，分二三色，燥金内结，燥尿[①]不下之候，其症必险。

苔见青绿色，必死之症也。

苔色变换吉凶总论

总之，苔黄为正，白次之，无论何症，若用药当，皆由白而黄，由黄而退，由退复生新薄白苔，此谓顺象。无论何症，若用药不当，则由黄而白，由白而灰，由灰而黑，由活苔

① 燥尿：疑为“燥屎”之误。

变为死苔，此逆象也。骤退骤无，不由渐退，此陷象也。更有气者聚苔聚，气饮苔饮，气化苔化，气散布，苔亦散布，气凝聚而结，苔亦凝聚而结，气结于一边，苔亦结于一边。故气郁之症，苔边整齐，如石阶之起边线，线内有苔，线外无苔，但红边而已。若气舒化则散布，由密而疏散，则不似斩然齐一之边矣。故苔有边齐如斩者，气聚也。有积滞抑郁者也。

苔之真退假退驳去辨

苔之真退、真化，与驳去、骤退，有大分别。真退必由化而退，何谓化退？因苔由厚而渐薄，由板而生孔，由密而渐疏，由有而渐无。由舌根外达至舌尖，由尖而渐变疏薄，由退而复生新苔。此皆吉兆。若骤然退去，不复生新苔；或如驳去，斑斑驳驳，存留如豆腐屑铺舌上，东一点，西一点，散离而不连续，皆逆象也。皆因误用攻伐消导之剂，或误表之故，胃气胃汁，俱被伤残，故有此候。

燥润辨

湿症舌润，热症舌燥，此理之常也。然亦有湿邪传入气分，气不化津而反燥者；热症传入血分，舌反润者，亦有误用燥药，津液被劫，逼迫而上，胃阴不能下济，舌反润者，不可不知，是在指下诊脉功夫，参合之矣。

厚腐之苔无寒症辨

厚腐之苔无寒症，胃阳上蒸，浊气上达，故苔腐厚，忌用温燥宣化之剂，尤忌发表，此宜清降导下。或中有直槽，气虚不能运化之故，宜补气，不得因苔色尚白，而温表之、宣燥之，犯之必变灰暗，切宜猛省。

厚腐与厚腻不同，腐者如腐渣，如腐筋，如豆腐堆铺者，其边厚为阳有余，能鼓胃中腐化浊气上升，故有此象。若厚腻则中心稍厚，其边则薄，无毛孔，无颗粒，如以光滑之物，刮一过者，此为厚腻，为阳气被阴邪所抑，必有湿浊、痰饮、食积、瘀血、顽痰为病，宜宣化。一为阳气有余，一为阳气被抑，差之毫厘，失之千里，可不慎哉。今人多误认腻字，故特论辨以分别之。

舌短舌强辨

短者，舌伸不长之谓也，属虚。舌短囊缩者，属热。舌短而囊不缩者，属虚。

强者，不能运用，言语不清之谓也。则脑筋功用有损失之因，当察其所因之故，得其故，方有治法。

补黑苔类

舌上黑苔，有由白而黄，由黄而黑者，顺症也。有由白而灰，由灰而黑，不由黄而黑者，此谓之黑陷苔，逆症也。此多因误用温燥之药多日所致，甚难挽救。亦有脉迟苔黑者，此肾命不足，当温补真火。亦有食物染成黑苔者，但刮之即去，本色即见，故见有苔黑者，必以指刮之，以辨真伪。真者刮之不去，方以黑苔断之。其由黄而黑者，此乃阳明热结之症，润下得法，胃腑炭气得以外出也，故曰顺症，使人不必疑虑也。

察舌辨症新法终

彩图辨舌指南

撰稿　曹炳章

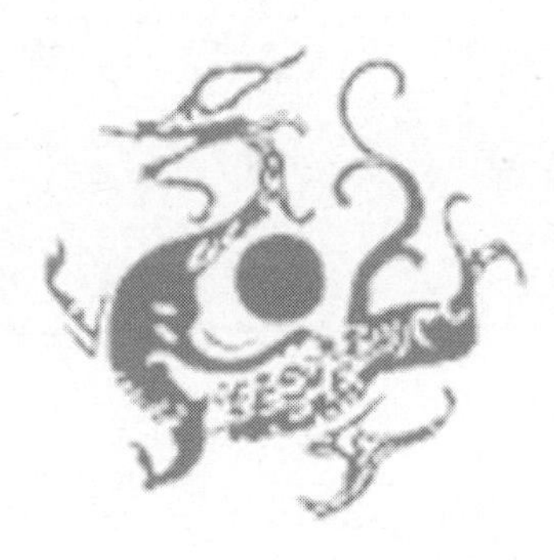

前　言

舌诊著作。六卷。一名《彩图辨舌指南》。作者曹炳章，名赤电，浙江鄞县曹妙乡人，著名医药学家。编著有《中国医学大成》《国医籍汇录》《考证病源》等二十余部作品。《辨舌指南》是其主要著作之一。书分五编：第一编（卷一）为辨舌总论；第二编（卷二）为观舌总纲；第三编（卷三）为辨舌证治，介绍诸家察舌辨证之法及舌病治法；第四编（卷四、卷五）为辨舌各论，介绍各种舌苔的病理和所主病证，并附舌苔彩色图百余幅；第五编（卷六）为杂论方案，选辑诸家辨舌论述及有关察舌辨证的医案，末附辨舌证治要方。

曹氏以精湛的医术、博学多识之才、存济世之志，博引古典医籍之所载，广录历代医家之哲言，参心得而抒己见，把历代医家论舌之精华集于一书，发挥尽致。凡察舌治病之法，皆摘录无遗，并删繁就简，去粕存精。正如书中自序所说："篇中援引古今名家医书，不下百数十家。东西洋近译名家医书，亦不下数十家，且旁及各埠医报杂志，无不广罗博采，弃其糟粕，撷其精华。"该书力集清以前古人舌诊经验之大全，并能初步运用西医学的解剖、组织、生理学特点——内有舌体的大体解剖和一些微细的结构如舌乳头、味蕾、血管、神经及唾液腺等——阐明中医学舌诊原理。该书内容宏幅，持论中肯，文笔朴实，且文图并茂，是一部学习中医必备的验舌专书。

周序

窃维四诊以望居其先。望者何？察面色，观目神，辨舌苔，验齿垢，四者而已。四者之中，尤以辨舌为最要。盖舌为心之外候，苔乃胃之明征。人之有病与否，但观苔色如何，即可知其大略。较之西医用器探病，尤为确切，故林慎庵曰：观舌为外诊要务，非虚语也。惜我中国四千余年以来，往圣昔贤之著作，或言病理，或言脉理，或言治法，医籍繁多，几于汗牛充栋。而辨舌之书，独少概见，如杜清碧《金镜录》、张诞先《伤寒舌鉴》、梁特岩《舌鉴辨正》、徐洄溪《舌鉴》等书，世皆奉为圭臬。然亦语焉不详，其余散见于各书者，或但举一隅，而未能综核全体，或仅述外象，而不能洞澈中藏。至于生理若何，气化若何，功用若何，则更缺焉不讲，以诊断上最亲切最重要之点，而无人焉为之发明其蕴奥，阐别其机能，宜乎后人之无所取法也。吾友曹君炳章，潜心医学，历数十寒暑，手不释卷，笔不停挥，著述等身，不可悉数，曩有《辨舌新编》，登诸绍兴医报。海内医林，无不争先快睹，而曹君自谓辨之未详，心犹未惬。近十年来，复精心结撰，纂成《辨舌指南》，篇中援引古今名家医书，不下百数十家。东西洋近译名家医书，亦不下数十家，且旁及各埠医报杂志，无不广罗博采，弃其糟粕，撷其精华，书分六卷。卷中列章分节，按节又分子目，条理井然，且有论有图，有治法，有医案，又有药方，可谓毫发无遗憾矣。自此书出，庶使后之学者，辨舌察病，审病用药，不致茫无依据，则此书洵不啻南针之指也。稿既成，曹君命余参校，余自惭观书不多，兼年老才疏，惧无以膺斯任，然念曹君数年来撰述之苦心，且已将敝名忝列鸿编，俾驽骀下乘，亦得附骥尾而显名，则余虽访谫陋，亦何敢

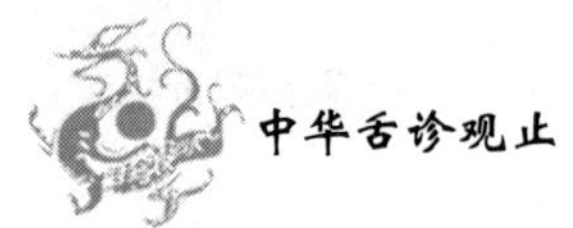

负其雅意，遂不得不拭老眼之昏花，为之逐条披阅。错误者更正之，遗落者添注之，间亦略为修饰之。惟是证引既多，校雠非易，且搜采多西医之说，文经翻译，辨别尤难，故虽反覆推详，恐不免犹有疏漏之处，尚望海内外博雅之士，详览而指正之。此则曹君之幸，亦鄙人之幸也。是为序。

中华民国九年季冬之月古越周炳墀越铭氏书于
濂溪别墅之小隐庐

凡例八则

——本书卷一至卷三，上考《素》《灵》，近探各家，删繁就简，汇辑而成。凡属长篇，必书明原著姓名，若各家东鳞西爪，略采数语，余炳章多经验编述者，但求语气贯通，未注原书，阅者谅之。

——本书卷四至五，辨舌各论，冠以“舌鉴”者，即以《伤寒舌鉴》、徐灵胎《舌鉴》《伤寒舌辨》，汇考订正为原文。冠以“辨正”者，即梁特岩《舌鉴辨正》也。其余诸家发明，列于梁氏原文之下，小字别之，庶几不致混淆。

——原本图形，虽分白黄红黑各色，如尖红边红，中白根黄等类，仍辨大意，未详病舌所显之真色，初学者不能辨认，往往有望洋之叹。炳章有见于此，兹将二十年临证经验所得，以十一色绘成各舌精图，以俾对图认证，一目了然，惟浓淡神彩，不能毕肖原图，尤关于印刷手习轻重之间，稍变其真色。大抵阅历深者，必能以意会之。

——原本辨舌，拘于伤寒。不知各种杂病，皆可察舌以别脏腑虚实寒热，炳章更将体质禀赋，老幼寿夭，逆顺生死，又加详细发明，辨舌之法，可谓详且备矣。

——本书各章所辨，间有前后重复者，如津液、苔垢、神气、颜色等，皆互有关系。欲辨晰清明，非反覆申说，不能达其真理，阅者恕之。

——本书卷六附方，皆关前论所引用，若前论方名下，药味已附者，不再重列。引用以外之方，概不录之。

——辨舌较诊脉为确，因脉夹皮，而舌则亲切显露，且脉随寒热变化，真假无定，而舌色则不乱丝毫，确然可恃，且脏腑经络有寒热处或腐坏处，而舌体系属部位之苔质，亦必改

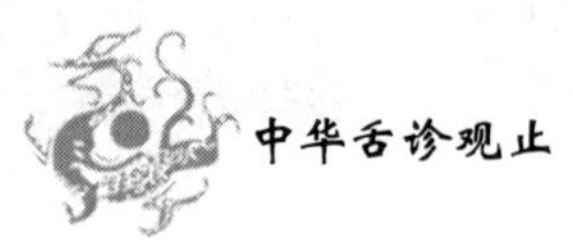

变。阅者能将全书分看合看，悉心推究，自能明之。

——近年书肆，翻印医书，惟以廉价相竞，校对多不讲究，鲁鱼亥豕，差误不堪卒读。不知医书一字之误，关人生命。炳章校印及自著出版各书，抄写完成，必再经亲目校正，间有差误，见即改正，然后付印，自问绝少差误，阅者辨之。

编述者曹炳章谨志

目 录

卷　三

卷　四

卷　五

卷　六

全舌部位

（一）舌根　内应肾。（辨正：主肾、命门、大肠）

（二）舌背　内应胃。（辨正：左主胃，右主脾）

（三）舌尖　内应心。（辨正：心主心包络、小肠、膀胱）

（四）舌侧　内应肝胆。（辨正：左主肝，右主胆）

（五）舌底　见第二图。

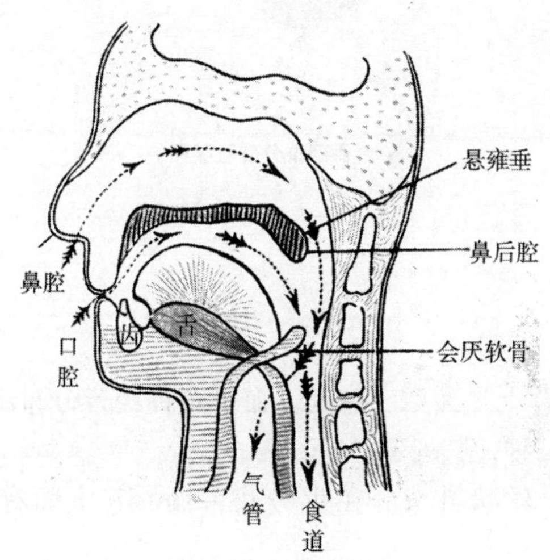

空气入肺食水入胃之图

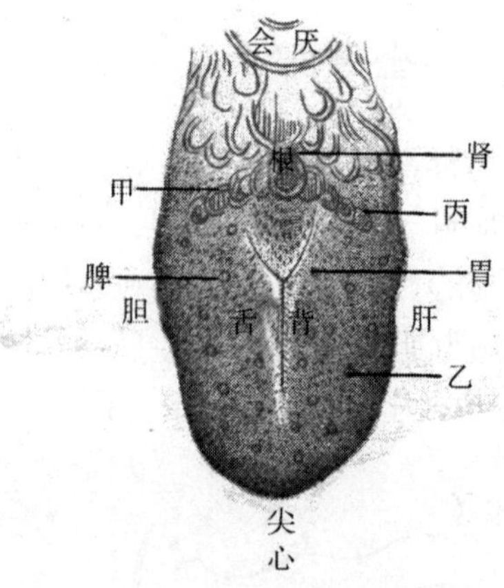

全舌部位分应脏腑图

舌上乳头

即舌背上之无数小突起，血管及神经皆分布于其内。舌乳头当分三种，胪列于下：

（甲）丝状乳头　在舌旁及舌面。其上面有丝形突起之线。

（乙）蕈状乳头　散在丝状乳头之间，为小椭圆体，作蕈状。

（丙）轮廓乳头　在舌根近旁，排列如人字形，较前数种为大，内藏味神经之末梢曰味蕾，其形似壶，内容针状之味细胞。

舌底面图说

舌尖向上，提过上切齿，颌骨下降，舌中线有红软黏膜，中有褶纹，为（三）舌下褶，褶之两侧近尖处有数小管，为（二）舌前腺管，割开见之，有卵形之腺一对。并略近舌尖两侧处之曲血管。时有一黏膜梭，名旁褶。在舌及口底相接之处，即舌下腺之凸。并（一）舌下腺管口一行，在中腺之两侧，舌下褶之根，有一刺，刺上有（五）颌腺管口，在刺之前，见一小群辅涎腺（即切齿腺）。对中切牙根处，与颌骨紧相挨。

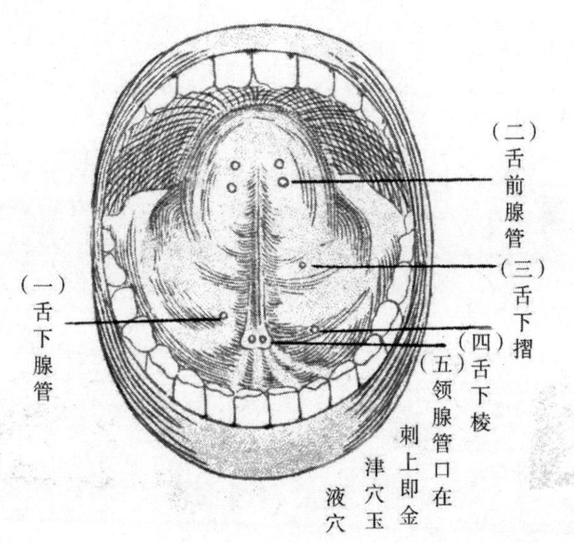

舌底面图

卷　一

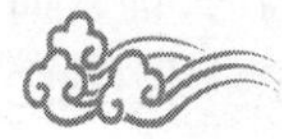

鄞县　曹赤电炳章撰述
绍兴　周炳墀越铭参订

绪　言

尝观近世科学家之学说，莫不先有理想，而后成实验。医学一道，何莫不然。如听病有筒，诊脉有表，探淋有管，度寒暑有针，食管、尿管、直肠各有探，耳目喉阴俱有镜。此外医家用器，不胜枚举，皆可补耳力、目力、药力所不及。较之我国之四诊法，可谓精而细，约而明。然亦只能辨其有形之实迹，不能察其无形之气化。若我中医望舌一端，用以察病，纤毫攸分，较之用器尤为明著。陶保廉云：舌无隔膜，且为心苗，目视明澈，胜于手揣。林慎庵曰：观舌为外症要务，以其能别虚实死生也。《利济外乘》云：欲知消化器之情形，可辨舌色如何，便知大略。周雪樵云：舌膜与消化部各器俱连，故能显消化部之病，又与津液器、循环器，亦有密切之关系。《新灵枢》云：舌与消化器有密切之关系。凡肠胃有病，必现于舌苔。《舌鉴辨正》云：舌居肺上，腠理与肠胃相连，腹中元气熏蒸蕴酿，亲切显露，有病与否，昭然若揭。徐灵胎曰：舌为心之外候，苔乃胃之明征，察舌可占正之盛衰，验苔以识邪之出入。有病与否，昭昭若揭。柯为良云：凡舌上面有刺，刺中有脑蕊，能主尝味，有苔可以察病。刘吉人云：舌为胃之外候，以助输送食物，入食管胃脘之用。其舌体之组织，系由第五对脑筋达舌，其功用全赖此筋运动。舌下有青紫筋二条，乃下焦肾脉上达。有穴二，名曰金津玉液，所以生津液以濡舌质，拌化食物者也。舌之表面，乃多数极小乳头铺合而成。此乳头极小微点，以显微镜窥之，则时见形如芒刺，摸之棘手，或隐或见，或大或小，或平滑，或高起，随时随症，变易不定。中医以舌苔辨证者，苔即胃中食物腐化之浊气，堆于乳头之上，此明舌苔之所由生也。常人一日三餐，故苔日亦三变，谓之活苔，无病之象也。其所以能变者，因饮食入胃时，将腐浊遏郁下降，故苔色一退，至饮食腐化，浊气上蒸，苔色又生。胃中无腐浊，则苔薄而少，有腐浊则苔厚而多，此其常理也。嘉纳翰云：凡各种重病，舌皆有苔。伤风发热病第一层时，喉核生炎，舌上有一层白蜜色之苔。发热病第二层，舌有厚黄色，或黑色之苔，若胃肠中有燥粪，胆汁则逆流而上，其色即黄。苔色黑者，表明血中有炭气，为有毒也。血不清洁，生津不爽。并大便恶臭之时，舌有一层厚黑干舌[①]，牙有黑垢，舌有紫色干苔。惹厌之病将退，舌即渐变湿润。黄疸病，舌有胆汁色之苔。身虚泄血病，舌有湿苔。好饮酒，其舌上常有裂纹，则舌体多紫。其他病理，西医重实迹，中医重气化。科学哲学，事实不同。惟辨舌苔，参西衷中，义理皆同，然西医不若中医之精且细也。盖上古之言舌苔者，始自《内经》，继则仲景、华佗。《素问》云：舌转可治。《金匮》云：舌黄下之。《伤寒论》云：有舌白苔滑，及舌干即下诸说。华佗《察色诀》云：舌卷黑者死。观舌察病，自古有之，惟古人略而不详耳。至元·杜清碧之《金镜录》，始增至三十六舌，逮后《观舌心法》增广至一百三十七舌。张氏诞先，取《观舌心法》，正其

---

① 舌：疑作“苔”。

错误，削其繁芜，共得一百二十舌，名曰《伤寒舌鉴》。而后西蜀王文选所编《活人心法》，内有《舌鉴》一卷，据云合张氏一百廿舌，《金镜录》三十六舌，段正谊瘟疫十三舌，择录一百四十九舌。张氏之说，亦居其九。厥后梁特岩将王氏原文，逐条辨正，更为精密。其他如《伤寒舌辨》，一百三十五舌。徐洄溪《舌鉴》，一百二十九舌，皆有可考。《脉理正义》，汪氏《遵经》，《伤寒折衷》，胡玉海《伤寒》一书，郭元峰《脉如》，周徵之《伤寒补例》《形色简摩》《诊家直诀》，叶氏《温热论》《医门棒喝》，马氏《医悟》等书，虽非辨舌专书，然皆各有经验发明，犹当参考。又如近出刘吉人《察舌辨证新[①]法》绍兴医会刊印流行，能独具识见，多特别发明，为诊断上所需之常识，亦医家必要之书也。他如何廉臣君刊行之《感证宝筏》，原名《伤寒指掌》，为吴坤安著，邵仙根评，其辨舌亦甚精确。何氏增入梁氏《辨正》、马氏《医悟》，更为完备。如辨舌十法，原书仅六法，自第七瓣晕起至第十，从《舌鉴辨正》补入察舌八法，录《舌鉴辨正》者十之八，马氏《医悟》者十之二。惟吴氏原书无此篇，为何君所增订，亦嘉惠后人之盛心也，余愿为表扬之。其余辨舌之法，虽散见各书，然其间有博而不精，或略而不详，且东鳞西爪，不易卒读，犹不能尽备其书。如《伤寒舌鉴》一书，近世虽已风行海内，然其断病用药，又非治温暑时疫所宜。以致初学者，无入门之直径，有“有书不如无”之叹。据炳章二十余年临证之实验，无论内伤外感，以察舌为最有确凭，早有斯见。爰将古今名家医书百五六十家，东西洋近译医书三十余家，及各埠医报杂志三十余种等书，广搜博采。凡关于验舌治病诸法，摘录无遗。先后十年，积稿盈箧。戊午春，悉心董理，以删繁就简，

① 新：原作“心”，据原书书名改。

去粕存精，计存四册。凡生理解剖之实质，则参用西法。气化理想之经验，则仍衷中医。越时三载，稿凡五易。首总论，以明舌之生理解剖及功用，与生苔种种之原理；二编总纲，以察形容质本神色津液苔垢颜色之要领；三编证治，以识诸家察舌辨证之法，及舌病治法；四编各论，以别各舌病证之用药，并附精绘十一色彩图一百三十余枚；五编杂论方案，以征明辨舌察病之实据。厘定六卷，列为三十二章，名曰《辨舌指南》，兹将各章总目，重述于下，俾明大要。

第一章辨舌之生理解剖及功用，分舌之构造、舌之乳头、舌之脉管、舌之脑气筋、舌之骨与舌根、舌之细胞与神经、舌之唾液腺、舌之能别味与发声功用，为八节。第二章辨舌之味觉神经之机能。第三章辨舌审内脏经脉之气化，分手少阴心、足少阴肾、足太阴脾、足阳明胃、足太阳膀胱、手少阳三焦、足厥阴肝，为七节。第四章辨舌察脏腑之病理。第五章辨舌明体质禀赋之鉴别。第六章辨舌生苔之原理。第七章辨舌苔有根无根之鉴别。第八章辨舌察时温与伏热。第九章观舌之心法。第十章辨舌之形容，分软硬、胀瘪、战痿、歪斜、舒缩、吐弄，为六节。第十一章辨舌之质本，分刺点、瓣晕、星斑、裂纹、凸凹、直横，为六节。第十二章辨舌之神气，分浓淡、深浅、荣枯、老嫩，为四节。第十三章辨舌之精液，分润燥、滑涩、腐腻、糙黏，为四节。第十四章辨舌之苔垢，分常变、触染、偏全、薄厚、化退、滞郁，为六节。第十五章辨舌之颜色，分白苔、黄苔、红色、绛色、灰色、黑色、紫色、青滑、蓝色，为十节。第十六章仲景察舌辨证法。第十七章胡玉海察舌辨证法。第十八章吴坤安察舌辨证歌。第十九章察舌辨证之鉴别，分虚实、寒热、真假、阴阳、顺逆、生死，为六节。第二十章辨舌病证治之鉴别，（甲）舌之体质病，分肿舌、木舌、重舌、舌菌、舌黄、舌疔、舌痈、舌疮、舌衄、舌断，为十节;（乙）舌之功用病，分舌强、舌暗、舌痹、舌麻、舌纵、舌啮、舌吐、舌短，为八节。第二十一章辨舌病之治疗法，分舌病简效方、舌病针灸法、舌病导引法，为三节。第二十二章白苔类诊断鉴别法（计三十四舌）。第二十三章黄苔类诊断鉴别法（计二十五舌）。第二十四章黑舌类诊断鉴别法（计三十二舌）。第二十五章灰舌类诊断鉴别法（计十四舌）。第二十六章红舌类诊断鉴别法（计二十舌）。第二十七章紫舌类诊断鉴别法（计十三舌）。第二十八章酱色舌类诊断鉴别法（计三舌）。第二十九章蓝舌类诊断鉴别法（计三舌），统计一百四十四舌，附彩图一百二十二枚，墨图六枚。第三十章辨舌杂论补遗。第三十一章察舌辨证医案。第三十二章辨舌证治要方。每编列章分节，或由节再分子目，条分缕晰，各有发明。须将各条互相参合，方能知其真理。能知纲要，则其变化自可类推隅反也。且可认色分经，据证立方，先浅见而后精深，非敢贡高明之研究。第以为初学之导线，至于精益求精，密益加密，仍当参之诊断诸书，以穷其变，而达其微，庶几审病用药，靡有孑遗矣，是乎否乎，敢质。

博雅诸君，务乞指余之不逮，则余实厚幸矣。

中华民国九年九月重九日四明曹赤电炳章氏序于越城和济药局

第一编　辨舌总论

第一章　辨舌之生理解剖及功用

第一节　舌之构造

舌为动物司器官，在口中下颚上，乃一块赤色筋肉质纤维所成。其中有多丝能自由运动，且以生津液。表面包以黏膜如皮，并浸口液之内。有多数小粒之隆起，即味觉之乳嘴体。内含血管，及与脑相连之味神经，满布其中，以辨食味而分布味神经，及舌神经之小支于其内。故舌能显明内筋条，并脑线器具之情形，并行血法与生津液器具之情形，特能显明消化器津液情形者，因舌与胞膜及消化器相接，为感觉最敏锐处也。

第二节　舌之乳头

舌乳头当分三种（图见前）：

（一）丝状乳头　在舌旁及舌面，其上面有丝形突起之绒。

（二）蕈状乳头　散在丝状乳头之间，于舌尖为最多。

（三）轮廓乳头　在舌根近旁，排列如“人”字形，较前数种为大，内藏味神经之末梢曰味蕾。物质溶解后，触于乳头时，即透入内部，而刺激末器味神经，传之于脑，故感觉其味。

第三节　舌之脉管

舌之脉管，由舌、脸及上咽头之管而来。

第四节　舌之脑气筋

即分布舌上之脑气筋也。上连于脑，有司味神经及动舌神经之别，以司辨其运动舌体之用。盖舌之脑筋，每半边各三，即第五筋之司味枝，散于舌前端及边之芒，并舌咽头之舌枝，散于舌底与舌边之嫩膜及大芒，并舌下筋散于舌之肌质。司味筋两枝，乃寻常知觉兼司味之用。其舌下者，乃运动舌之筋，司味筋之一，以供舌之芒与嫩膜。其全路之列，俱深同下牙，先列于外后蹬肌之下，即牙筋之里边，与内牙床脉管之一枝相合。其中窍丝亦与此处相合，而为尖角。后则此筋行于内后蹬肌，与牙床枝里边之间，斜过舌边咽头，上缩肌之上。

第五节　舌之骨与舌根

舌骨附列于喉与舌根之小骨，形“U”。以韧带连于喉头，只有一枚，为躯干骨之一。

舌根犹言舌本，谓舌之近喉处也。

第六节　舌之细胞与神经

凡舌面有刺，名曰乳头。其两旁有小刺，名曰味蕾。内含细长之细胞，一个至十个，即味细胞。味细胞之下端，味神经伏焉，供给辨味之物质，变成液体，浸及味蕾，刺激神经，传之于脑，遂生味觉。《心理学要览》味神经。

触神经蔓布全身，而味神经惟口中有之。此神经归宿于舌皮及口后部之皮肉。舌皮内有无数之小体，状若花蕾，名曰味蕾。味蕾展其外端于口内，其中心有细胞，细胞之末梢极细，视之宛如纤绒，因名曰丝绵梢。丝绵梢植立于味蕾之罅隙内。味神经达于味蕾，并于其细胞间分枝。食物未经溶解，则不能辨其味，必先溶化下降于味蕾内，围绕丝绒细胞之梢，而后味神经传至脑髓，告以所尝之物为何味也。

第七节　舌之唾液腺

唾液腺即分泌唾液腺之一，有耳下腺、颚下腺、舌下腺三对。末端各有球囊，如葡萄血管缠络。其周围如网，有排泄细管，常分泌唾液，滋润口内。口含食物，则腺之机能，忽发分泌液甚多。又饥饿而见食物及感香气，亦能流出唾液。

耳下腺最大，在外耳之直下。别有管，开口于上颚面齿之近旁，以输送唾液。喉痧及感冒时，往往热肿发胀，俗称痄腮。

颚下腺在下颚之内前部，舌下腺在口底黏膜之下，其输送管，皆开口于舌尖舌部之两侧。

黏液腺由唾液腺分泌之液，亦曰口津，以润舌面及润湿口腔，及消化食物之用。

（甲）唾液性质　唾液者，稀淡无色，而黏滑之碱液也。流出之始，有泡沫而透明，无何其上面清澄而生纯白之沉淀物。以显微镜观之，见微细之颗粉，少许之油球，及薄扁平之鳞形物，即口窝里膜剥落之内皮细胞也。又有口中黏液膜所出之少许小球细胞混合之。

（乙）唾液效用　唾液以湿润口内言语及咀嚼时，使舌易运动，又溶解有味物之分子，渗入舌之黏膜而觉其味，咀嚼之际，混淆于食物，使成易咽之软块，此皆唾液之效用也。

第八节　舌之功用

舌字从干从口。干，干戈也。凡物入口，必干于舌。故舌之功用，为食物辨味及发声。凡食物自口下于胃，谓之下咽。下咽有三期：第一期，由口及口盖之筋，送食物于咽喉；第二期，由咽喉之筋，移于胃管;第三期，由胃管之筋，下之于胃。

（一）别味

舌为味官，能辨食物之优劣。凡物有味者，无[①]甘酸辛苦，皆溶解于水。惟金石不溶解，故多无味。但其味可溶而含于物，其物自具一种味之原质。然往往因多尝和料，姜桂芥辣等，及习惯常食物，亦不克辨原嗜之味，亦反失其功用。味觉统常辨甘酸苦咸四种。涩与辣，乃为皮下筋之收缩，非真味觉。谢氏《生理学》云：舌背感咸味、苦味最敏，而此处之脑线为第九对，与胃相感。食咸与苦，每致呕吐，职是故也。舌之两旁，感甘酸最敏，而是处之脑线为第五对，其分支至面部，故食酸则面现皱容。《新智囊》云：舌之尖端司辣及酸之味觉，舌背司甘及苦之味觉，舌根司烧肉及其他脂肪甚浓厚食物之味觉，且味觉有时与嗅觉、视觉、触觉等相联络。联络嗅觉而感物之香味，联络触觉而辨物之为水质，或脂肪质，联络视觉而就物色之美恶，以知味之如何。

（二）发声

舌者，声音之机也。唐容川云：舌为心苗，言为心声，故舌能辨音。究音之所由生，则根于肾气。盖肾挟舌本，故先舌动而后能发音。横骨者，神气之所使，主发舌者也。横骨在舌本。心藏神，而开窍于舌。故横骨为其所使，以为发音之机。以舌在口中作声曰咤。语音不正曰辡疑。

以上辨舌之生理解剖及味觉功用，已略备大概。其他味觉神经之科学上实验研究，下章引据霍令斯荷斯教授及和布芬勃葛博士之新发明，详辨之。

① 无：后疑漏“论”字。

第二章　辨舌之味觉神经之机能

楼英曰：浊气出于胃，走唇舌而为味。凡物体入口，溶解触于舌面，而生感觉。能判断其甘苦辛酸之作用，谓之味觉，且为消化器之保护。此作用虽专属于舌，其两颊之内侧与口，亦少助之。谢氏《生理学》云：司尝之职，舌与上颚之小刺任之。滴醋一滴于舌上，对镜视之，即可见刺之簇竖，舌之皮突起，小刺之上，细如毛发，观之不啻丝绒也。功能收吸所尝之液，而达于脑腺，故曰味觉。此就其大要言之，至于从科学上实质之研究，兹再节录学生杂志之霍令斯荷斯教授及和布芬勃葛博士之辨舌觉之新发见，以俾我中医界参考实质之借镜（专载学生杂注第七卷三号学艺门“关于味觉的新发见”）。

第一节　味觉神经

从头盖过面庞到口内之头盖神经，共有三条，是皆含有味觉神经纤维。其第一为舌神经，其纤维占在舌面前部及两侧，及舌尖，约当全舌之长三分之二；其第二为第九神经，或称喉舌神经，其纤维占在舌根和软腭；其第三为肺胃神经，自胃而来，其纤维占在舌之极根，及喉头。此谓满布全舌之神经纤维之来源。

第二节　神经种类及机能

味官和脑筋处，有许多各自分离小圈。每小圈各自成一体，体内包含一核和两组神经细枝管中。其一组是极短极多，又一组比较略长，却单独一支。凡圈一群，成一神经节，为传达感觉之枢纽，连络脑筋和味觉。神经节有四个，皆经过舌本，和味细胞缠绕。味细胞在味蕾之内，至于神经节他端之神经支管，便直通脑海，至大脑中枢而止。其直接之神经干，便是大头盖神经之中枢，神经名加色令神经节。若将加色令神经割去，据理知觉亦失。岂知事实上则不然，并不全舌知觉失却，只有前半部，约占全舌三分之二，失却知觉。似乎舌上其余各部之神经纤维，并不与神经节关联，却另从一条路绕到脑中，此是实验时第一次奇异之发现，后又照此法实验一次，割后若干时，前部已失之知觉，仍能回复原状，此是第二次之发现。且味觉可以借用耳神经，逆达脑海。据近世科学家详考之后，始知散布在舌前半部之神经纤维，虽从第七头盖神经之神经节所发生，而实则先须绕过耳鼓神经，然后能达到舌头前部。所以耳鼓神经亦可以传导味觉到脑海，此是霍斯荷斯教授所发明。

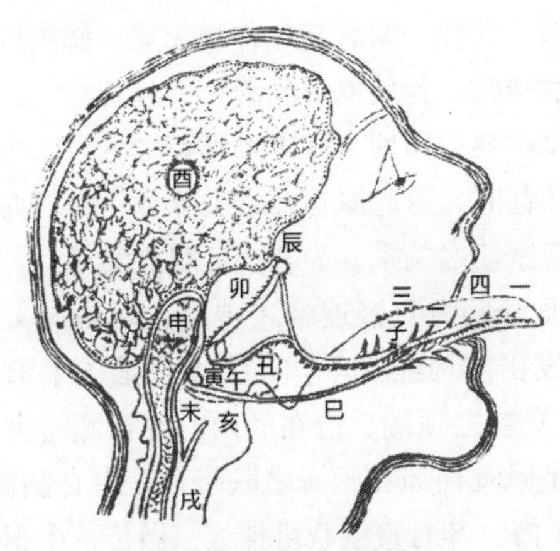

味觉器官与脑海连络形状图

此图是味觉器官和感觉器官神经和动作神经连络之全图。图中（子）是舌;（丑）是神经分支，即带味觉神经纤维经过耳鼓神经的;（寅）是耳鼓;（卯）又一神经分支，即带味觉神经至神经中枢者;（辰）是在脑海外之味觉神经中枢，专司舌尖的味觉;（巳）是又一神经分支，带布在舌根之味觉神经纤维到（午）;（未）是专司舌根味觉之神经中枢;（申）是延髓穴，即转接各种器官之报告而达之最高脑府者;（酉）脑;（戌）从腹部来之胃神经，连合肠胃和脑海之东西;（亥）胃神经之支管，接收喉头所感得味觉，因而起涎，以便送食物进胃。（注意：凡物味佳者始起涎）

又图中之（一）（二）（三）（四）表示舌之分段，详见下面之舌面分段图。又可参阅下文之线状点、蕈状点、围状点三种解剖分图和味蕾之解剖图。

科学[①]家再加研究，又试验耳鼓神经。不但能代传达味知觉到脑海，并且能彀直接感受味觉，可以在中耳耳腔内，耳鼓神经上实验得之。何以验之？假如耳腔内之耳鼓神经七行，使一种机械刺激，便能令脑海起一种酸味觉。倘然行使一种化学刺激，便起甜味觉。行使电力刺激，便起苦味觉，只无咸味味觉。此是屡试不爽，布博士又考查耳聋之人，味觉亦钝。又如患伤寒热病热甚时，舌起厚苔，致失味觉，而耳亦聋，此更是味觉与耳朵有密切之关系，为实验证明之实情。

再观舌官和脑海直接连络之神经，即是上文所说。自神经细胞一端发出之神经支干，其络点便是居于脑底之“延髓穴”。延髓是脊髓之顶端，位在颅内，较脊髓略大，如绳端上一个结，就是触觉神经和脑海之联络，是借脊髓做传达中枢。味觉神经和脑海，却有直接联络神经，做传达中枢，不靠脊髓转达。但味觉神经，仍和“动作神经中心”及咀嚼神经、吞咽神经有关连。此关连是在延髓中，因此味觉器官与脊髓中枢有关系，所以味觉能引起他官之感应。比如吾人见了美食，便不知不觉，口内流涎，此即是胃液分泌。吾人从此可以证明，味

---

① 学：原作“觉”，据文义改。

觉神经和动作神经协作。此皆说明味觉神经内部之组织，实有神妙不可思议之奇异。

再说舌头外部，即表面之味觉神经之组织，亦有研究之价值。第一先辨舌头表面，凡舌头正面之皮最粗糙，且最厚。因常和食物相接触，所以格外生得厚些。其余如舌尖和舌边之皮，比较就薄了。其正表面糙粗部分，又可分为外内两部。有感觉神经头露出，即是和味觉相关连，内部便都是血管神经纤维和无数之腺，外部更有许多小点，形状不同，分布亦甚散乱。即此小点，便是画分舌面为内外两部之表记。内外部区分之处，以一排较大之点为界线，此等大点，约数十二，排列两面，成个英文“V”字形式，看图中之（三）便知，“V”字形是尖端向内，开端朝外，又从“V”字尖处起，有条沟直达舌尖，好比把舌面平分为两边。

此图中（一）是蕈状乳头；（二）是线状头；（三）是围状乳头（注意他之形状像个井栏）；（四）卷叶乳头。图中仅示（一）（二）（四）三者所占之地段而已，详图另列之。

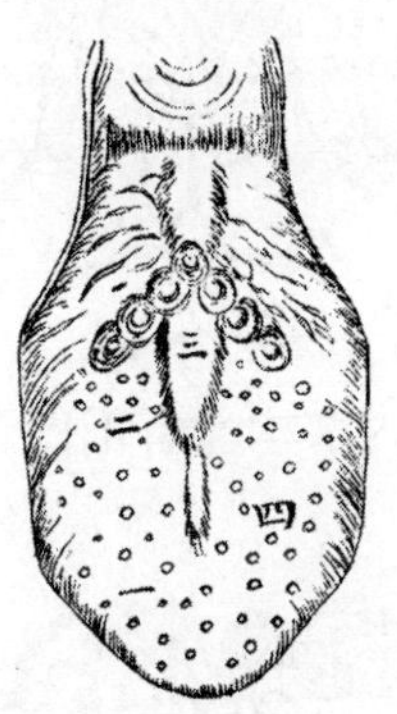

舌面分段图

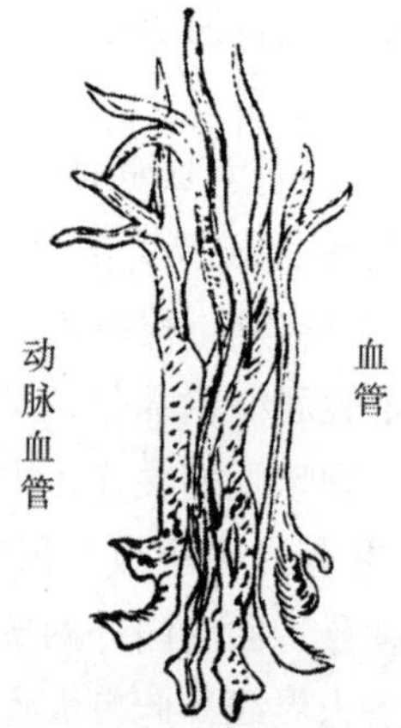

上图即线状乳头内，味觉神经纤维形状，形如毛刷者，即神经头也。

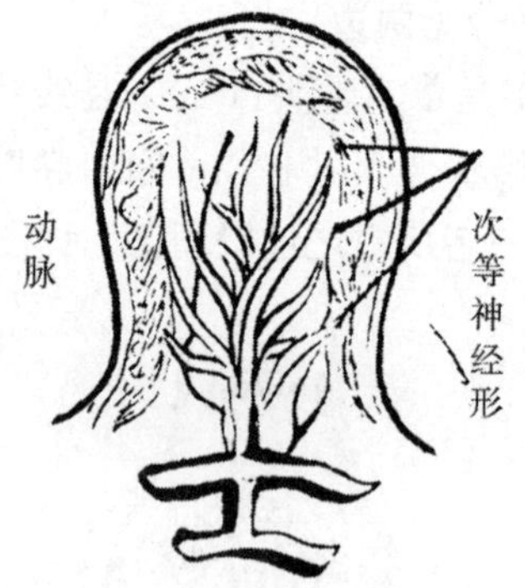

上图是蕈状乳头内部构造解剖图。其蕈状表皮极薄，颇灵感。

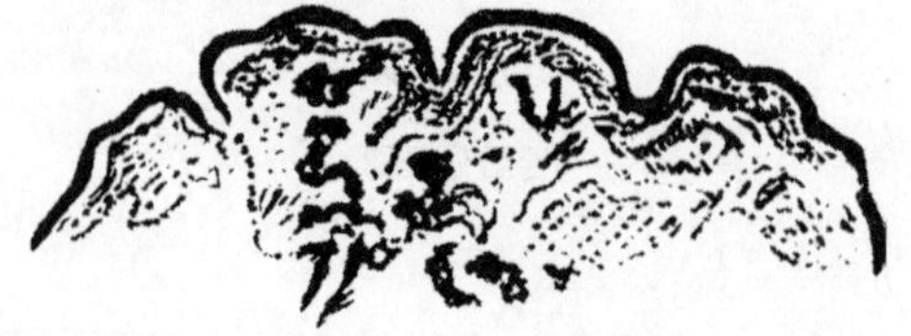

上图是围状乳头解剖后所见之解剖面。平常肉眼所见围

状乳头形状，颇似井栏。现在解剖后，用显微镜照察，始知此形。

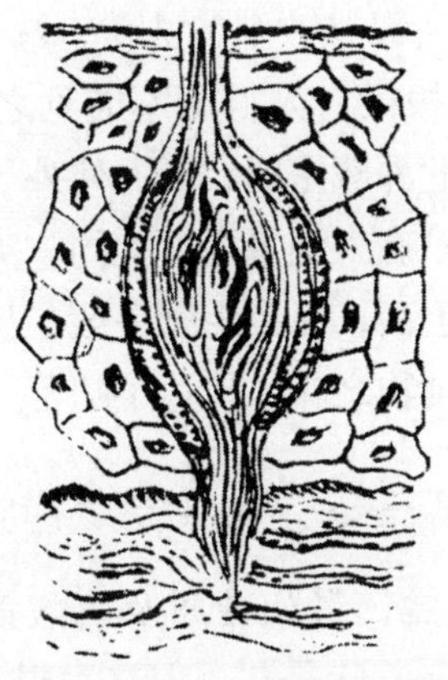

上图即是味蕾之解剖放大之图。味蕾是各种乳头内，皆有为传达味觉到脑海之机关，颇是重要。图中上面一根，便是毛刷形之东西。他之大小可以表示味窍之大小。此图是放大五百倍之形。

再辨舌乳头，可分四类。（一）围状乳头；（二）蕈状乳头；（三）线状乳头；（四）卷叶乳头。围状乳头，就是排列成“V”字形之十二（或十个）个大乳头。此种大乳头，中有小洼，四围略高，犹如墙围，所以曰围状乳头。上文所讲关连味觉之感觉神经头，便是露在此乳头上。尤以在乳头四围高起部分者为多，总有几百个。故食物进口时，皆从外部感觉味之好歹，舌尖正面虽有极灵感觉，其反皮[①]却无感觉。其余除舌面内部，是无感觉。前已说过，外如软腭及扁桃腺，皆略有感觉。嗓子顶头和嗓口，亦略有感觉。惟上腭完全无感觉，以上所云感觉是专指味感觉。又嗅觉器官，且有味感觉，如甜味和咸味，鼻子亦可以略辨一二耳。

① 皮：疑作“面”。

再看上文所说小乳头，如（二）（三）（四）种是何构造？曰：其小乳头内皆含有无数小体，称为味杯。察其形状，实似未开之花蕾，所以又改名为味蕾。味蕾和外界相通之路，名为味窍，为极细极微，人目所不能见之孔，开在小乳头面上。味蕾所以要如此深藏密躲，无非使外界略粗食物，不能接触耳。味窍之对径，有人测量之，大约一英寸一千分之一，可谓小至极矣。味蕾上面，又有毛刷一般，从味蕾发出，散布味窍左右，以便收取食物之味，传达于味蕾。

第三节　味[①]觉之错觉

味觉亦常有错觉，譬如糖属及硫酸镁，和其他一二物，在舌边及舌尖尝时，其味是甜，但在舌根上尝，其味变为苦。还有许多食物，吾人常说有味，其实无味，不过因此物有浓香，香入鼻中，因而觉得，所以亦可说是味觉之错觉。比如樟脑，人皆说有味，实在无味，试掩鼻而舐之，便知是无。又如咖啡和金鸡纳霜之味一般，苹果和洋葱之味亦是一般，却因为各有各香气，便使味觉起了错觉，所以不同也。注：尝，探味也。口中不须齿，以舌解滋味曰尝，儿尝胶饴之类是也。舐凡舌出，取无渣食物曰舐，或作“咶”及“餂”，如犬舐遗臼仙药是也。

凡原质之味，只有四种，甜酸咸苦是也。其余之味，皆不纯粹，与各感觉官，皆略有关系，与嗅觉关系亦最多。曾有人实地试验，证明食物之中，肉类面包，牛油乳油，橄榄油，以及各种果子，各色蔬菜，皆是相同之味。若将食物形状遮住食之，便分别不出是何食物，鸡肉、火鸡、鹌鹑等等，更不能从味道上分别耳。不过是香味、形状、名目、联念等等合之，不是从味道可以定名也。

---

① 味：原作“吐”，据文义改。

又说甜和苦，是绝对相反之味，哪知舌上感觉甜和苦之味，却不在同一部位。大概舌尖最能辨甜，舌根最能辨苦。所以直吞苦物，往往不觉得苦。舌边最能辨酸。又成人味觉和小儿味觉又有不同。上文说过成人舌尖反面舌中心一条，没有一点味觉。小儿便不然，几乎满口筋肉，皆有味觉，所以最喜满口含物，此因为满口含有味觉。大抵一切生理状况，近乎低等生物，此即是证据。

又如舌上小乳头感觉机能，亦各不同。有些只能感觉一味，有些便能感觉二个以上。据科学家精细实验，晓得一百二十五人之中，六十人是对于甜酸苦三味皆起感觉，十二人只感酸和甜，余十二人只感酸，又七人感受苦和酸，四人感受苦和甜，三人只感得甜。

此外味觉之幻觉，最显著者，是甜和咸之比较。若用一点咸水，滴在舌头一侧，同时又将一点无味之蒸馏水，滴在舌头又一侧，竟觉得蒸馏水变为甜，此是证明两性相反之缘故。能使无味之水，生出相反之味感觉。若改用糖水和蒸馏水，照前法试验，则蒸馏水又变为咸，其理正同。所以味之性质，若依感受性之难易，而定次序，便是（一）甜、（二）酸、（三）咸、（四）苦是也。

以上从霍教授及和布博士之新发明，参以生理学诸书而成之。

第三章　辨舌审内脏经脉之气化

《彻賸八篇》云：男子生鼻之后，目即生焉，目应肝胆。女子生鼻之后，舌即生焉，舌应心肠。目现于体外，阳之用也。舌隐于体内，阴之用也。盖舌为心官，主尝五味，以布五脏。故心之本脉系于舌根，脾之络脉系于舌旁，肝脉循阴器，络于舌本，肾之津液，出于舌端，分布五脏。又云：舌为心之外应，其本达于气管，有窍曰玄膺，为肾之上津。上通七窍，乃真气出入之关，知之者生，不知者死。《蠡海集》云：心之窍通于舌，舌虽心窍，而津液生之，则由心肾交媾，水火既济，阴阳升降之理也。李时珍曰：舌下有四窍，两窍通心气，两窍通肾液。心气流于舌下为神水，肾液流于舌下为灵液。道家谓之金浆玉醴。溢为醴泉，聚为华池，散为津液，降为甘露，所以灌溉脏腑，润泽肢体。是以修养家咽津纳气，谓之清水灌灵根。人能终日不唾，则精气常留，颜色不槁。若久唾，则损精气，易成肺痨，皮肤枯涸。故曰远唾不如近唾，近唾不如不唾。人若有病，则心肾不交，肾水不上，故津液干而真气耗也。大抵无论内伤外感，无不显现于舌，因舌与内脏经脉，均有连系。故辨舌质可诀五脏之虚实，视舌苔可察六淫之浅深。兹篇就其内脏气化外应喉舌本旨，详辨于后。

第一节　手少阴心经

《素问·应象大论》云：心主言，在窍为舌。又云：手少阴之别系舌本。《经筋篇》云：手少阴之筋，支者系舌本。《经络篇》云：心气通于舌，心和则舌能知五味矣。心病则舌卷短，颧赤，故舌为心之主。《五阅五使篇》云：舌者，心之官也。注云：心开窍于舌，故舌为心之官。《脉要精微论》云：心脉搏坚而长，当病舌卷不能言。注云：搏坚而长者，搏击应手，有力而长，此为太过之脉。心火太过，故当病舌卷。心主言，故不能言也。乔岳曰：心绝则舌不收，及不能语。《经脉篇》云：手少阴之别，名曰通里。去腕一寸半，别而上行，循经入于心中，系舌本，属目系，其实则支膈，虚则不能言。注云：手少阴之别络，与经相干，名曰通里之间。去腕一寸半，别经而上行，循径入于心中，系舌本，属目系。其气实膈间，若有所支而不畅，虚则不能言。盖心主言，而经别络舌本也。

第二节　足少阴肾经

《经络篇》云：足少阴循喉咙挟舌本，至任脉廉泉穴而终。《疾病篇》云：足少阴之脉，贯肾系舌本。《忧恚无言篇》云：足之少阴，上系于舌，络于横骨，终于会厌。《卫气篇》云：足少阴之标在背腧，与舌下两脉也。《经别篇》云：足少阴之正直者，系舌本。舌纵涎下，烦悗，取足少阴。元珠曰：舌之下窍，肾之津液所潮也。注云：下窍廉泉穴也，一名舌本，在颏下结喉上。《灵枢》又云：廉泉玉英者，津液之道也。孙文垣曰：廉泉穴，肾之津液所关。《灵枢》曰：胃热则廉泉开，故涎下也。《灵枢·经脉篇》云：肾足少阴之脉，循喉咙，挟舌本，是主肾所生病者，口热舌干，咽肿，上气嗌干及痛，烦心心痛。注云：夫肾主藏精，如主肾所生之病，则精液不能上滋，而为口热、舌干、嗌痛、烦心诸证。盖水不上济，则火盛于上矣。《素问》云：刺足少阴脉重虚出血，为舌难以言。景日昣曰:有寒伤肾，帝中肿者，禁针。帝中即喉花，关于性命，不可不知。

第三节　足太阴脾经

《经别篇》云：足太阴之正贯舌中。《经水篇》云：足太阴之正上至髀，合于阳明，与别俱行，上结于咽，贯舌中。《卫气篇》云：足太阴之标在背腧，与舌本也。《脉度篇》云：脾气通于口，脾和则口能知五谷矣。心气通于舌，心和则舌能知五味矣。当曲颊入系舌本。注云：口能辨五谷，舌能辨五味，心脾和，则口与舌俱和，而五谷五味，入口即辨矣。《素问》云：中央黄色，入通于脾，故病在舌本。李东垣云：舌者心也。复能知味，是舌中有脾也。王肯堂云：舌主尝五味，以荣养为身，资生于脾，以分布津液于五脏，故心之本末系于舌根，脾之络脉系于舌旁。《灵枢·经脉篇》云：脾足太阴之脉，上膈挟咽，连舌本，散舌下，是动则病舌本强，食则呕，胃脘痛，腹胀善噫，得后与气，则快然如衰，身体皆重。注云：舌本，舌根也。舌本强，食则呕等证，皆脾经之所为病也。善噫者，脾气上走心为噫也。得后与气则快然如衰者，厥逆从上下散也。《灵枢》又曰：足太阴是动则病舌本强，所生病者，舌本痛。又云：刺舌下中脉太过，血出不止为喑。注云：舌下脉，脾脉也。喑，不能言也。孙景思云：舌者，心气之所主，脾脾[①]之所通，二脏不和，风邪中之，则舌强不能言。壅热攻之，则舌肿不能转。更有重舌、木舌、舌肿、出血等证，皆由心脾二经风热所乘而然也。

第四节　足阳明胃经

《营卫生会篇》云：上焦出于胃上口，并咽以上，贯膈而布胸中，走腋，循太阴之分而行，还至阳明，上至舌下，足阳明。注云:上焦出于胃上口者，上焦所归之部署也。并咽以上，贯膈而布胸中，出走腋下，循太阴之云门、中府之分而行，还至阳明之天鼎、挟突而上，至舌复下于足阳明之分也。《藏象篇》云：其浊气出于胃，走唇舌而为味。张鸡峰曰：脾胃主四肢，其脉连舌本，而络于唇口，胃为水谷之海，脾气磨而消之。由是水谷之精，化为营卫，以养四肢。若起居失职，饮食不时，则致脾胃之气不足，而营卫之养不周，风邪乘虚而干之，则四肢与唇口俱痹，语言謇涩，久久不治，变为痿疾。经云：治痿独取阳明，谓足阳明也。治法宜多用脾胃药，少服去风药，则可安矣。

① 脾：疑作“气”。

第五节　足太阳膀胱经

《灵枢·经筋篇》云：足太阳之筋，其支者别入结于舌本。

第六节　手少阳三焦经

《灵枢·经筋篇》云：手少阳之筋，其支者，当曲颊入系舌本，其病舌卷。

第七节　足厥阴肝经

《灵枢·经脉篇》云：足厥阴气绝则筋绝。厥阴者，肝脉也。肝者，筋之合也。筋者聚于阴器，而脉络于舌本也。故脉不荣则筋急，筋急则引舌与卵，故唇青舌卷卵缩。则筋先死，庚笃辛死，金胜木也。注云：足厥阴之气主筋，故气绝则筋绝矣。厥阴者，肝脉也。肝者，筋之合。谓厥阴之气合于肝脉，肝脏之气合于筋也。聚于阴器者，筋气之会于宗筋也。筋聚于阴器，而络于舌本，故脉不荣于筋，则筋急而舌卷囊缩矣。厥阴气绝，则筋先死，庚笃辛死，金胜木，而肝藏之木气绝也。《诊要经终论》云：厥阴终者，中热咽干，善溺心烦，则舌卷而卵上缩而终矣。注云：肝合筋，筋聚阴器络舌本，故舌卷卵缩而终也。

第四章　辨舌察脏腑之病理

盖心者生之本，形之君，至虚至灵，具众理而应万事者也。其窍开于舌，其经通于舌。故舌者，心之外候也。是以望舌可测其脏腑、经络、寒热、虚实也。屠渐齐云：辨舌欲知脏病，当先观其舌形，如舌瘦而长者为肝病，短而尖者为心病，厚而大者为脾病，圆而小者为肺病，短阔而动如波起伏者为肾

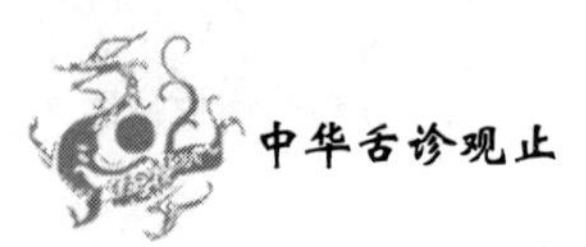

病，此大要也。而尤以察胃气为至要，有胃气则舌柔和，无胃气则舌板硬。如中风入脏，则舌难言，伤寒舌短，即为死症，皆板硬而无胃气也。

不但病时之舌，能辨内脏寒热虚实，且无病之舌，亦能察人之性情。假如长舌之人，快活而具勇敢之气。长舌而阔，雄辩之才。长舌而细，居心狭窄。短舌之人，忧郁而有伪善之性。广舌之人，多辩，不堪胜任大事。舌广而厚，气度轩昂。舌大且阔，中心坦直。狭长之舌，临事而乏诚意。短广之舌，虚伪而放大言。舌形短小，中心多伪。舌形短窄，非佞即妄。尖舌之人，发言锐利，而耸人听闻。薄舌之人，多言而利。舌形尖细，喜谈鬼怪。此无病之舌，关于为人性情之鉴别也。

其他如过啖五味，内伤脏气，则舌亦现特征。《千金方》云:心欲苦，多食苦，则舌皮槁而外毛焦枯。肺欲辛，多食辛，则舌筋急而爪干枯。肝欲酸，多食酸，则舌肉肥而唇揭。脾欲甘，多食甘，则舌根痛而外发落。肾欲咸，多食咸，则舌脉短而变色。此五味内合五脏，本其所欲，然太过于常，皆能致病，而舌亦能发现各种特征矣。

又如舌通各经内脏，内脏有病，无论属寒属热，与舌之味觉，亦有特殊征象，可辨寒热虚实，亦宜知之。如胃虚则舌淡，胆热则舌苦，脾疸则舌甘，宿食则舌酸，寒胜则舌咸。脾肾虚，留湿亦咸。风热则舌涩，郁热则口臭，凝滞则生疮，心火郁则舌出血，上焦热则舌尖裂，风火兼痰则舌胖短，风痰湿热则舌本强，脏热，则舌生疮，引唇揭赤。腑寒，则舌本缩，口噤唇青。肝壅则舌出血如涌，脾闭则舌白如雪。三经为四气所中，则舌卷不能言。七情气郁，则舌肿不能语。舌下有小舌者，心脾壅热。舌出数寸者，因产后中毒及大惊。舌肿者，病在血。舌痿者，病在肉。舌偏斜者，病在经。舌缺陷者，病在脏。舌战动者，病在脾。舌纵舌缩者，病在肝。舌裂舌烂者，病在脉。舌卷舌短者，心肝之证候。舌强舌硬者，心脾之病形。弄舌者，太阴之形证。啮舌者，少阴之气逆。此即病在内而显现于舌之证据也。

薛已云：舌虽为心苗，以证言之，五脏皆有所主。如口舌肿痛，或状如无皮，或作热作渴，为中气虚热。若眼如烟触，体倦少食，或午后益甚，为阴血虚热。若咽痛舌疮，口干足热，日晡益甚，为肾经虚火。若四肢逆冷，恶寒不食，或痰甚眼赤，为命门火衰。若发热作渴，饮冷便闭，为脾胃实火。若发热恶寒，口干而渴，食少倦怠，为脾经虚热。若舌本作强，囟颊肿痛，为脾经湿热。若痰盛作渴，口舌肿痛，为上焦有热。若思虑过度，口舌生疮，咽喉不利，为脾经血伤火动。若恚怒过度，寒热口苦，而舌肿痛，为肝经血伤火动。病因多端，当因时制宜耳。

第五章　辨舌明体质禀[①]赋之鉴别

辨舌审病，虽有确据，然亦体格体质，人有不同，男女老少，又有分别。有平时有苔，而病时反无苔者。诸如此类，尤不胜枚举。兹就体格、体质、禀赋胪列于下。

第一节　体　格

盖体格之良否，虽关于健康，然于疾病发生时，以及日后，可治与不可治，亦多有研究之价值。兹将体格，在医学上当分为三种，列下。

（甲）强壮体　平时舌质阔厚而坦，舌色淡红，舌背常有滑苔，或白或微黄，有神采，骨骼强大，胸廓广阔，筋肉坚细

---

① 禀：原作“秉”，下同。

而不粗松，皮肤滑润而有光泽。

（乙）薄弱体　舌质尖薄，边尖多红，或紫，或有瘰，甚则沿边屈曲如锯齿形，舌心苔少，或无苔，外证骨骼细弱，胸廓狭小，筋肉瘦软，皮肤宽浮。

（丙）中等体　舌质狭长不厚，色亦淡红，微有薄苔，尖边淡红，其外证骨骼筋肉皮肤，亦介于两体格之中间者也。

第二节　体　质

人之有体格，而后有体质，故体质在医学上，亦当别之为四，兹就各质之形状列下。

（子）肺痨质　全身构造薄弱，头长如鹤，皮色苍白，胸狭小，或扁平，颜细长，颧骨稍赤，眼球大而有一种光泽，其外貌秀丽，其舌质坦薄，边尖红赤，舌根有苔厚腻，中尖无苔，口中常有津。病至二期，则根苔灰白，边紫红，干咳涎痰，甚则痰中带血丝血块。重至三期，舌转红赤，无垢苔，咽痛，咳嗽脓痰，或仍涎痰，潮热盗汗，便溏胃钝，为终期也。

（丑）卒中质　骨骼筋肉均肥大，全身富于脂肪，颜大而白，或亦有兼苍兼赤，颈短而厚，肩高而耸，其外貌虽甚强健，而身体略为运动，则呼吸因之迫促。其舌质阔厚而长，尖端平圆，色淡红而白，舌面常有白腻垢苔。此质因常多脂肪少血，平素肝胃多有痰湿贮藏，故常有苔垢，病则胃中聚痰更多，舌质常呈胖短，甚则强硬，或胀大，牙关亦紧，口不能出声，肺气管窒塞则不治矣。

（寅）神经质　神经质之特性，不在体格体质，而在其举动行为。容貌伶俐，视物敏极，发润而光，言语爽快。教以学问，按艺则比常人易于领悟，惟其意思无常，时兴奋，时郁闷，凡作事性急。其舌质薄小而端尖，边红微紫，虽有乳刺，上无浮垢，或有苔亦薄。此质之人，阴液亏，肝火旺。其有外邪之时，其苔白而带灰，不厚腻。若多服温燥药，则易变光绛舌。

（卯）腺病质　主在小儿期，皮色苍白，筋肉瘦而不润，额面如浮肿，颜面狭小，身体细弱，皮肤易变，静脉透于外面，往往生皮疹。其舌质薄短而尖，色多紫红，苔色灰白而少。

第三节　禀　赋[①]

前论体格体质之强弱，不拘男女与壮少。今论禀赋，则男女又有别，少壮亦有殊，且孕妇与产后，亦各有异谛。不可不分别详之，爰再述于后。

（甲）男女　男女气血异体，证治亦有大端不同者。男子气壮，血不易瘀，舌黑耳聋，血络痹也。如热入血室，舌卷囊缩，血痹之甚，筋失养也。亦有未及化热，两肋血络先痹者，其证舌苔忽黄忽白，必带灰黑，小便忽闭忽通，烦躁不能安眠，或有一边不良于眠，其脉忽长忽短，忽洪忽紧，全无定象，必须攻血通瘀，方可治之，未有瘀不化，黑不退，而病能愈者也。若妇人血盛，经水适来适断，与病相触，肝胃之络，最易停瘀。舌黑谵语，事所常有。但耳不聋，乳不缩，不为败证。即耳微聋而谵妄狂躁者，亦邪正相搏之象。惟声息低微，不能转侧，乃为危象。其舌或蓝或灰或黑，有仅在一偏，有全舌皆透，均不得据为凶候。故治妇科伤寒温病，起手即宜兼和血以防之，否则病愈而络瘀不净，积为胃痛腰痛痼疾。又世以黑而芒刺为热，湿润为寒。然瘀血舌黑，虽热而不生芒刺。盖男子之血，必因寒而瘀，因热而瘀，因温病过服寒剂，遏热闭络而瘀。妇女不必因寒因热，邪在血不必相入，而血能自瘀，

① 第三节禀赋：原缺，据原书目录补。

故病愈而黑不退者有之。节录《伤寒补例》。张石顽云：夏月热病，邪火与时火内外燔灼，苔黑易生，犹可攻治。冬月伤寒，舌苔全黑，决难救也。周徵之云:此乃指黑而润者，是血因寒而瘀。夏热瘀易行，冬寒瘀难行也。若热瘀则冬夏皆凶。

（乙）孕产　凡妊娠温暑伤寒，必先固其胎，胎安病易治。既察其脉，又审其色，面以候母，舌以候子，色泽则安，色败则死。《脉理正义》。若面舌俱带白者，寒证也，宜温之。若舌色绛赤，热入血分，恐逼胎下坠也。面舌俱红者，母子俱生也。若面舌色赤，口中吐沫者，母死子活也。唇舌俱青，口中沫出者，母子俱死也。申氏曰:产妇亦有面舌俱白，色黯无神，气血俱虚，亦死证也。舌见灰黑而有青筋，子已受伤，急下其胎，母尚可保。若舌见青黑，子已全死，外证面如黄土色，或干白，口出白沫，胸闷，脐腹痛冷，胎停不动，甚则胸塞，口吐白沫而有臭秽气，或指甲亦黑，则母子均不救矣。其他产后辨舌，亦有不同。《脉理正义》云：产后百脉皆虚，以心主血也。经云：少阴气绝，则血不行，舌紫黑者，为血先死，亦谓不治。此皆余临证目击如此。学者不可不知也。

（丙）老年　老年气血衰颓，津液枯涸，一经染病，元气不能抵抗，邪气内溃，故舌与少壮异。凡老年阴阳俱不足者，苔虽白必浮。中有裂纹者，中阳虚者，质胖无华者，浊阴内聚。虽润而非液者，两畔厚白，中有裂纹。质绛为痰火，质白为痰气，此苔易脱，脱后色绛，胃阴竭也。脱后色白，肺阴涸也。均为不治。上半有薄白苔，下半如刀切齐者，是生气不至于胃，上有而下竭，待心肺胃三经津液尽而死矣。上半无苔而光绛，乃胃火旺，阴将涸也，宜急救其阴。若下半有白厚湿苔，用蒸动肾气法，十中可救一二。亦有因前医误用温燥之剂，肝阴受烁，其苔必干白无液，或如豆瓣，厚薄不匀，不可再用劫阴之药。若初起厚白苔，服药后苔脱去，苔根或起泡，或显红刺，为痰热化解，使一脱之后，并无泡刺，而苔质现干绛裂纹，亦为伤液之征，宜滋其阴。苔聚于中，两旁化露，而老黄干厚，热伤肺胃，心营受烁也。非紫雪、至[①]宝合玉女煎之类不可。如干厚见黑色涕涎一条者，结津也，危在顷刻。苔脱后，舌上如涂墨者危，须问曾否食过青果、山楂、石榴等酸味之物，否则即属肾气上泛，而欲气促痰升之兆，急用救逆回阳之法。如头汗面黑等象已显，是其机已发，不可救药矣。此《医学抉微》中语，余屡试验，不失毫厘，故转录之。余治验一高年阴液大亏，素有肝阳上亢之病，一经温暑之病，医者初误芳燥淡渗，大便不下，身热增剧，舌黑燥无津，继用甘寒阴柔，热退身凉，脉沉弱无力，舌仍干燥，硬如栗壳一层，口燥不喜饮，大便始终不下，已十余日。小便清长，人体不能动，凡用凉泻之品，日见沉困。后邀余治，余谓此因初服芳燥，重伤其津，继用凉润阴柔，而无助输运之品，故大便不下，甚则命火亦被熄灭。其肠中宿垢，同药汁冰伏下焦，以致气化失蒸腾之职，故仍口燥，舌仍干黑，而津液不能上升故也，故如此。余用熟地、麦冬、淡苁蓉以益肾阴，盐炒党参以立中气，炮姜、肉桂以温脾壮命火，大黄、元明粉以消润导下。服一剂，大便即下盈斗，下后舌苔仍不退，惟口齿已润。后改用复脉汤加减五六剂，干苔脱去，如壳一片，舌质淡红，而光软无津，仍用复脉五六剂，则苔渐生，而胃纳始动，元气渐复。此亦为治老年水亏木旺，热病过凉，立温润攻下之例也。

（丁）婴孩　凡小儿三四岁以下，患温热杂病，辨舌与常人略同。惟产生至一二岁，其舌有特种疾患，不可不防之。美医嘉约翰云：小儿之病，舌上每有白衣。若初生小儿，舌上白膜裹住，或如石榴子，或遍舌根，哭不出声。若不刮去，其儿

① 至：原作“紫”，据医理改。

必哑，或发惊。先将舌上白膜，用指甲刮破令出血，煅白矾末二分，绿豆粉一分，和敷之。若出血不止，用发灰掺之即止。若小儿舌根下，忽有筋一条，绊其舌尖，不能吮乳，或舌下总筋上生白膜，连舌尖绊住，用银针磨尖，轻轻挑断之。其法用簪横刺膜中，直勒至舌尖下，断其膜，须仔细下簪，勿穿在总筋之内，及误伤舌根及小舌，为祸不少。挑后拭去血涎，用蒲黄、海硝研末掺之，或陈墨亦可。若初生儿，舌上忽生黄泡出水，此为心脾之火。用大螺蛳肉三枚，焙为末，加上腰黄末三分，灯芯灰五分，共为末，掺之愈。若小儿初生，舌上生白屑如米，剧者口鼻亦有之，此由胞胎中受谷气盛，所谓鹅口是也。用冰片一分，煅月石二分，研和吹捺白粒上。凡小儿舌大肿硬，不能转动，此心火夹痰也。用竹片轻刮拭净，不可用手按舌根，乃损长成言语不正。若舌肿满口，或胀出口外，难纳药者，用僵蚕、牙皂等分为末，少许吹鼻中，口自开，顽痰自出，再用箸绕丝绵，蘸甘草汤润其舌，然后用蒲黄末掺之，此皆小儿所特有也。

第六章　辨舌质生苔之原理

章虚谷曰：观舌质可验其正之阴阳虚实，审苔垢即知其邪之寒热浅深。《诊家直诀》云：凡察舌须分舌苔舌质，舌苔虽恶，舌质如常，胃气浊秽而已。《形色简摩》云：舌苔可刮而去者，属气分，主六腑。若刮而不去，即渐侵血分，内连于脏，全属血分与五脏。舌尖上红粒，细如粟者，乃心气夹命火真火，而鼓起者也。然此皆属舌质也，至于苔乃胃气之所熏蒸，五脏皆禀气于胃，故可借以诊五脏之寒热虚实也。章虚谷曰：舌苔由胃中生气所现，而胃气由心脾发生。故无病之人，常有薄苔，是胃中之生气。如地上之微草也，若不毛之地，则土无生气矣。又云：苔者，如地上之草，根从下生。垢者，如地上浮垢，刷之即去。无根者，表分浊气所聚，其病浅。有根者，邪气内结，其病深。有根之苔，当分其厚薄、松实。厚者邪重，薄者邪轻，松者胃气疏通，实者胃气闭结也。吴坤安云:舌之有苔，犹地之有苔。地之苔，湿气上泛而生。舌之苔，胃蒸脾湿上潮而生。故曰：苔，平人舌中常有浮白苔一层，或浮黄苔一层。夏月湿土司令，苔每较厚，而微黄，但不满不板滞。其脾胃湿热素重者，往往终年有白厚苔，或舌中灰黄，至有病时，脾胃津液为邪所郁，或因泻痢，脾胃气陷，舌反无苔，或比平昔较薄。其胃肾津液不足者，舌多赤而无苔，或舌尖边多红点。若舌中有红路一条，俗称鸡心苔，血液尤虚，此平人之常苔也。周徵之曰：尝见舌中心如钱大，光滑无苔，其色淡紫，但苦常遗滑，余无他病。又见舌质通体隐隐蓝色，余无他苔，但患胃气痛者，此皆痰血阻于胃与包络之脉中，使真气不能上潮，故光滑不起软刺，是血因寒而瘀也。通体隐蓝，是浊血满布于微丝血管也。故舌苔无论何色，皆属易治。舌质既变，即当察其色之死活。活者，细察底里，隐隐犹见红活，此不过血气之有阻滞，非脏气之败坏也。死者，底里全变干晦枯萎，毫无生气，是脏气不至矣，所谓真脏之色也。若血败凝瘀于中，而舌必强硬而死也。故察舌之吉凶，则关乎舌质也。章虚谷曰：凡舌光如镜，毫无苔垢，或有浮垢，刷之即光者，其色红活，是胃中虚热。色赤者，营中邪热，皆胃津干涸，必多烦渴，当用凉血滋阴，兼助胃气，其苔可以渐生。若舌质红紫杂现，而色不匀，营血瘀滞也。苔垢杂色并现，或中有边无，中无边有，胃气不化也。若舌绛而光亮，或绛而不鲜，甚至干晦枯萎，或淡而无色，如猪腰样者，此胃肝肾阴枯极，而舌无神气者也。急宜加减炙甘草汤，加沙参、玉竹、鸡子黄、生龟板等类，濡润以救之。若舌本淡白，或如煮熟猪肝者，此元阳败，胃无生气，如不毛之地，故光而无苔，必不能进食也。纵服大剂参附后，不能生苔，或如浮皮，此残灯余焰，必死不治。倘有薄苔渐生，则渐思食，方为生机，然百中无一二者。其有舌本全白如纸，毫无红色，不论有苔无苔，元阳已绝而死。刘吉人云：舌上无苔，质光如镜，为胃阴胃阳两伤。胃肠中之茸毛贴壁，完谷不化，饥不受食之候。完谷伤阴，脉必细涩。亦有顽痰胶滞胃中，痰滞胃中，脉必洪滑而大，茸毛亦不起，皆有此候。又有前半光滑无苔，后根上有肉瘤两粒。如舌肉色者，阴虚痨病之象也。如表面无苔，而皮内有一块如钱大，或黄或白者，正气不足，血液亏虚，兼有痰凝之候。

第七章　辨舌苔有根无根之鉴别

周徵之云：前人只论有地无地，可以辨热之浮沉虚实，不知有根无根，亦可察中气之存亡也。地者，苔之里一层也。根者，舌苔与舌质之交际也。夫苔者，胃气湿热之所熏蒸也。湿热者，生气也。无苔者，胃阳不能上蒸也，肾阴不能上濡也。前人言之晰矣。至于苔之有根者，其薄苔必匀匀铺开，紧贴舌面之上。其厚苔必四围有薄苔辅之，亦紧贴舌上，似从舌里生出，方为有根。若厚苔一片，四围净洁如截，颇似别以一物涂在舌上，不是舌上所自生者，是无根也。此必久病，先有胃气而生苔，继乃胃气告匮，不能接生新苔，而旧苔仍浮于舌面，不能与舌中之气相通，即胃肾之气不能上潮以通于舌也。骤饮误服凉药伤阳，热药伤阴，乍见此象者，急救之犹或可复。若病势缠绵日久，渐见此象，真气已索，无能为矣。常见寒湿内盛之病，舌根一块白厚苔，如久经水浸之形，急用温里，此苔顿退，复生新薄苔，即为生机。余亦见寒湿内盛之人，初病舌不见苔，及服温化之药，乃渐生白苔，而由白转黄，而病始愈。又如寒湿在里，误服凉药，呃逆不止，身黄似疸，而舌反无苔，脉象沉细无力，此脾胃气陷之征也。水气凌心，胃阳下陷，忽变无苔，日久即变黯紫也。郭元峰《脉如》。苔亦有内热闭滞，致脾气不行，饮食津液停积于胃。故舌生苔。若脾气不滞，则饮食运化，津液流通，虽内热未必有苔也。周氏又云：亦有常人胃中夙有冷痰凝血，舌上常见一块光平如镜。又凡有痞积及心胃气疼者，舌苔亦多怪异，妇人尤甚。又见病困将死之人，舌心一块厚苔，灰黄滞黯，四面无辅，此阴阳两竭，舌质已枯，本应无苔，而犹有此者，为病中胃强能食，五脏先败，胃气后竭也。或多服人参，无根虚阳，结于胸中，不得遽散，其余焰上蒸，故生此恶苔，甚或气绝之后，半月胸中犹热，气口脉犹动也。余又见一肾阴肾阳大亏之人，舌质紫红，润泽无垢，近舌根生一块黑润厚苔，其苔上生紧密黑毛，长二三分，百药罔效。余用大剂温肾填阴，服多剂，黑毛始脱，黑苔亦逐渐化尽而愈。此肾命大亏，浊阴上结而生苔毛。肾得温补，命火蒸腾，浊阴渐化也。

第八章　辨舌苔察时温与伏热

吴坤安云：凡外邪之入，先到卫分，卫分不解，而后入气分而营分，再不解则深入血分。如风热无湿者，舌质白润无苔，或有苔亦薄。热兼湿者，必有浊苔而多痰，此邪在卫分，可汗解之，如麻、杏、薄荷之类。如舌苔白厚而干，邪在气分，宜解肌清热，如荆、葛、翘、荷之类。白内兼黄，仍属气分之热，不可用营分药。白苔边红，此温邪入肺，灼干肺津，不可辛温过表，清轻凉散为当。若气分化热不解，则入营分，此由卫而气，由气而营，由营而血，逐层递进，顺传之径也。或温邪由口鼻吸入，上焦心肺先受而后竟入营分，舌苔亦由白而绛，为逆传也。邪热入营，舌质必绛而燥，惟犀、羚、栀、翘、鲜大青为妙品，以能透热于营中也。邪在营分不解，渐入血分，入血分则舌质深绛，烦躁不寐，时有谵语，宜急清血分之热，如鲜生地、丹皮、金汁、犀角之类。若舌质红苔白，根带黄，此热虽入营，温湿之邪，尚在气分流连，可冀战汗而解。若舌红绛，中仍带黄白等色，是邪在营卫之间，当用犀、羚以透营分之热，荆、薄以解卫分之邪，两解以和之。此由外而内，自上而下，顺逆传经法也。外感温病，风寒诸感，无不皆然。若伏气温病，自里出表，乃先从血分，而后达于气分，故温暑初起，舌即绛者，因内夹伏气，而邪不入气分，而直窜营分也，宜先清营分之热，如鲜地、大青、丹、栀、豆豉、白薇之类。大抵寒温自表传里，发病即现白苔，而舌质之色如常无变。温暑之邪，自里达表，初起舌质光红，虽有浮垢，反而无根。马良伯云：凡风寒湿诸热病，始起则舌滑而薄；温热暑风，始起则舌即绛色。盖温暑病，里先有郁热，故宜清泄，甚或用凉，切忌辛温芳燥。邵仙根云：伤寒邪从肌表而入，以舌之白黄，分表里而汗下之。温暑从口鼻吸入，以舌之绛白，分营卫而清解之。更以舌质之燥润，辨津液之存亡。

炳章按：凡伏气温暑起病之初，往往舌红润而无苔垢。诊其脉软，或弦或数，口未渴，而心烦恶热，即宜投以清解营阴之药。迨邪自营从气分出而化苔，然后再清其气分热可也。若伏邪重者，初起即舌绛咽干，甚则有肢冷脉伏之假象，亟宜大清营分伏邪，而反现厚腻黄浊之苔，此即内伏之邪外达也。既达于气分，则从气分治之。更有邪伏于深沉，不能一齐化达者，如前化出之苔已退尽，色亦淡红，惟口苦或甜黏，其内伏未尽之邪仍留也。逾一二日舌复干绛，苔复黄燥，当再清之、化之。正如抽蕉剥茧，层出不穷。秋月伏暑深沉者，屡多此类之症。

余前治姚姓妇伏暑，因初病时尚食肉品麦面，兼服补品，迨热重胃闭始停，而后身灼热，胸痞便闭，小溲短涩，因热逼血室，经水适来，俄顷未净即止，以至热入血室，耳聋目闭，神昏谵语，手足瘛疭，便闭溲涩。前医皆遵热入血室例治，多罔效，至病势危殆，始邀余诊治。余诊其脉弦数搏指，舌底苔灰黑黄焦，浮铺苔上，且黏厚板实，舌尖深绛，边紫兼青。询其前由，阅其服方，参考现证，为其疏方。遂重用蚕砂、鼠粪化浊道而通胞门之瘀塞，硝、黄、牙皂以涤垢攻坚积，地鳖、桃仁逐瘀通血络，鲜生地、大青叶、羚羊、钩藤清血热而熄肝风，鲜菖蒲、天竺黄豁痰而开心窍，服一剂，而大便下黑垢瘀块，成团成粒者甚多。瘛疭即定，神志略清。次晨复诊，脉势已平，而舌苔松腐，黑垢满堆，刮去瓢余，未减其半。且逾时又厚，继进桃仁承气汤加减，服至五剂，舌垢始净，身凉胃动，调理而痊。按此证因先病伏暑夹湿，继则夹食，再则阻经停瘀，湿蒸热灼，便闭溲涩。邪无去路，又值经来，邪热竟入血室，经水被热煎熬，以致凝瘀，瘀塞胞门。前医虽当热入血室治，然药性不能直入瘀塞之胞门，故皆罔效。证因夹湿、夹食、夹瘀、夹痰，堆积至重重叠叠。余治以先通胞门瘀塞，其血室内之热，亦可同时引导下出。舌苔因化反厚者，此因积藏过多，如抽蕉剥茧，层出不穷者是也。

又有湿遏热伏之证，亦同前状。初起脉沉濡而数，舌尖绛，边绛略淡，中根灰白，或灰黄厚腻，日晡热甚，便不畅，溲短涩，此为热伏于内，湿遏于外，伏暑秋瘟秋燥，均多此证。治法以蚕砂、滑石、蒌皮、郁金化浊宣气开郁，鲜生地、豆豉、青蒿、白薇、焦栀以清透营热，从外达湿化热透，大便自下，小溲亦长。若误用荆、防、枳、朴，反增胸闷干呕。若用硝黄妄下，则下利稀水，口舌化燥，胸闷干呕，热亦反增，脾胃浊垢反不下，此余屡验之矣。

卷一终

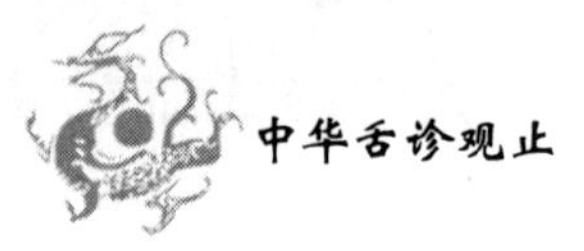

卷 二

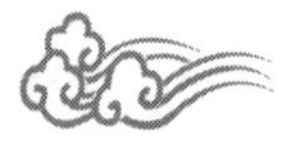

鄞县 曹赤电炳章撰述
绍兴 周炳墀越铭参订

第二编 观舌总纲

第九章 观舌之心法

临证观舌，最为可凭，然亦未可执一，《正义》云：凡见黑舌，问其曾否食酸甜咸物，因是物能染成黑色，非因病而生也。然染成之黑必润而不燥，刮之即退。虚寒舌润能染，若实热舌苔干燥，何能染及耶？凡临证欲视病人舌苔燥润，禁饮汤水，饮后则难辨矣。王秉衡曰：淡白舌苔，亦有热病。黄厚满舌，亦有寒证。舌绛无津，亦有痰证。当以脉证便溺参勘。又白苔食橄榄即黑，酸物亦然，食枇杷即黄，又如灯下看黄苔每成白色。然则舌虽可凭，而亦未尽可凭。非细心审察，亦难免于误治矣。其他观法，再举于后。

一、舌色

凡病人欲察舌之时，宜先诊而后食，则苔之厚薄易分。诊而后饮，则苔之滑涩易辨。至于干黑之舌，又当以蜜拭其苔垢，然后视其形色。红赤者可治，青黑者不可治，亦望舌之所宜知也。

二、舌质

凡舌质亦有色，如绛、红、紫、青、蓝，即其色也。血热之证，舌质底色紫。又有大小，如湿热有痰之证，舌质胀大满口，迹[1]有齿印。

三、舌尖

凡舌尖属心。如满舌白苔，舌尖有红刺，此心火旺盛，勿用温燥之药。

四、舌心

凡舌四边有苔，中心则无，或中有直裂，或有直槽，或有横裂，皆心胃阴液不足，亦忌温燥。

五、舌边

苔色与边齐否，舌边缺，曲如锯齿者，不治也。舌边红者，脾热也。舌边青色一条者，木克土也。胡玉海云：舌边肝胆部位，有一点紫泡如黄豆大，此热毒归脏。在左者重，在右者轻，在中间更轻。其证舌红面赤，而两手见阴脉，或脉来摆摇无根，恍惚难凭者，为不治也。

六、舌根

凡根后有无苔色接续，有无大肉瘤，亦须注意。

七、燥润

若以手摸之或滑润，或燥刺棘手，有看之似润，而摸之燥者，有看之似燥，而摸之滑者。

八、变换

刘吉人云：观其变换与不变换，总之苔黄为正，白次之。无论何证，若用药当，皆由白而黄，由黄而退，由退复生新薄白苔，此为顺象。若用药不当，则由黄而白，由白而灰，由灰而黑，由活苔变为死苔，此逆象也。骤退骤无，不由渐退，此

① 迹：疑作“边”。

陷象也。更有气聚苔聚，气敛苔敛，气化苔化，气散苔散。气散布，苔亦散布。气凝聚而结，苔亦凝聚而结。气结于一边，苔亦结于一边。故气郁之证，苔边整齐如石阶之起边线，线内有苔，线外无苔，但红边而已。若气化则布散，由密而疏散，则不似斩然齐一之边矣。故苔有边齐如斩者，皆气聚也，有积滞抑郁者也。

第十章　辨舌之形容

心者，生之本。其经通于舌，其窍开于舌，故舌为心之外候也。察舌质形容，可定内脏之虚实。观舌苔垢色，可以辨外邪之寒热。所谓形容者，如舌之软硬、舌之胀瘪、舌之战痿、舌之歪斜、舌之伸缩、舌之吐弄是也，皆能辨脏腑经络之寒热虚实，病之可治与不可治，于此已可判矣。故先录此例如下。

第一节　软　硬

软者，痿柔也，气液自滋。硬者，强硬也，脉络失养。有胃气则舌柔和，无胃气则舌板硬。舌软者，软而不能动也。舌红萎软难言者，心脾虚也。心清语蹇，舌软无力难言者，营卫不足也。软而淡红者，宜补气血。深红者，宜凉气血。赤红者，宜清凉脏腑。紫红者，宜寒凉攻泻。鲜红灼红者，宜滋阴降火。绛红而光萎软者，阴亏已极，不治之症也。舌萎软黄燥，腹满不得睡，将发黄也。声乱音嘶，舌萎，声不得前者，因误发其汗也。舌萎，人中满，唇反者，脾经气绝也。在病后乏力之时，舌亦萎软不能言，养胃益阴则自复也。

舌强硬者，如木舌、重舌、肿舌、大舌之类，皆脏腑俱热，而心经尤为热极也。舌忽肿而不硬者，木舌也。舌肿满口，溢出如猪胞，气息不得通，硬如木石者，血壅气滞也。舌木硬者，厥阴病也。舌红而强硬，失音者，死候也。凡红舌强硬，为脏腑实热已极，不[①]如燥火内伏，误服温药，则舌根亦强硬，不能言语。或时疫直入三阴，皆里证实热。宜苦寒救补汤即服。舌边四围红色，中间至根有干硬黑色，如有长小舌，其上有刺者，热毒坚结大肠也。宜白虎合承气汤下之。有痰者，舌灰胖而硬，宜豁痰。亦有白苔干硬如砂皮者，俗名水晶苔，此邪热在表时，津液已干燥，后虽入胃，不能变黄，宜增液承气下之。下后白苔润泽者生。凡疫证苔如积粉，此火极水化。若误认为寒，妄投温燥，其苔愈厚，津液愈耗，水不上升，二火煎熬，变白为黑，其坚硬似铁，其厚似甲，敲之戛戛有声，言语不清，非舌卷也。专用甘寒以充津，如五汁饮、增液汤之类。大抵温暑热证，舌硬不语，下证为多。杂证，舌强硬，胃气将绝也。如中风入脏则舌难言。伤寒舌短，亦为死症，皆板硬无胃气也。凡板硬之舌，不论何色，不治者多有苔硬如石，如茧裂，为龟纹，刮之不去。在舌心者可治，满舌如是者不治。

第二节　胀　瘪

胀者，浮而肿大也，或水浸，或痰溢，或湿热上蕴。瘪者，薄而瘦小也，或心虚，或血微，或内热消肉。舌肿胀者，病在血。舌赤胀大满口者，心胃之热也。舌赤肿满不得息者，心经热甚而血壅也。舌肿大者，或因热毒，或因药毒也。唇舌紫黯青肿者，中毒也。舌紫肿厚者，酒毒上壅，心火炎上也。或饮冷酒壅遏其热也。舌紫短团圞者，食滞中宫，而又热传厥阴也，宜即下之。如神志清爽，舌胀大不能出口者，此属脾湿胃热郁极，化风化痰，毒延口也，邪在脾胃，唇口亦肿也。如

① “不”：据文义疑为衍文，可删去。

胀大不能出口，神不清者，病在心脾两脏也，用大黄磨汁，和入煎剂内，更须参辨苔色。如舌色白滑、黑滑者，多由水气浸淫者，宜通阳利水。黄腻满布者，由湿热郁而化毒，宜清湿火化毒。白腻、黄腻者，痰浊相搏上溢为胀也，宜蠲痰化浊。舌黄胀大满口者，乃胃腑湿热蕴结不消也。舌红胀大满口者，乃心胃俱有热毒也。红舌胀出口外不餂者，热毒乘心也。外用银针，砭去恶血，以梅冰、人中黄末掺之。舌形圆大胖软者，足少阴虚证也。生有红点者，热毒乘心也。若舌肿耳干，下血不止，脚浮者，六日死。足肿者，九日死，肾绝也。又耳干舌肿光绛，溺血大便赤泄，足肿者，肉绝，九日死。胃绝五日死也。嘉约翰云：舌之肿大，或有出于心火发炎，或因于疔毒者，或因于过服汞药而致者，间有舌微肿，一伸出即现齿印者。

舌瘪者，薄瘦也。舌肉属心脾，心脾虚，则舌瘦瘪也。亦须辨其苔色。若淡红、嫩红者，心血不足也。紫绛灼红者，内热动风也。舌干绛，甚则紫暗如猪肝色者，皆心肝血枯也。舌紫枯瘪，形如猪肝色，绝无津液，乃不治证也。舌质不赤，中黄无苔枯瘦者，乃过汗，津枯血燥，死证也。舌红干瘪不能言者，亦死证也。舌红舌瘪能言者，因证治之，或可救也。

第三节　战　萎

舌为心苗，其伸缩展转，则筋之所为，肝之用也。舌战者，舌颤掉不安也。舌红而战动难言者，心脾虚也，汗多亡阳者有之。舌挺出振战者，多见于酒客、湿热病、神经衰弱者。大抵舌战由于气虚者，蠕蠕微动。由于肝风者，习习煽动。更宜参之舌色，如舌色淡红而战者，气血俱虚也。嫩红而战者，血虚液亏也。鲜红而战者，血液亏，肝风内动也。紫红而战者，肝脏热毒动风也。

舌萎者，舌软而不能动也，为舌神经麻痹所致。亦有暴久之分，如暴萎多由于热灼，故常现于红干之舌。如深红者，宜清凉气血。紫红者，宜泄肝热，通腑气。鲜红，宜滋阴降火。色淡红者，宜补气血。若病久，舌色绛而萎软者，阴亏已极，津气不能分布于舌本，为不治。叶天士云:若舌绛而不鲜，干枯而萎者，肾阴涸也。宜阿胶、鸡子黄、地黄、天冬等治之。吴坤安云：舌形敛束，伸不过齿，紫绛萎软，为肝肾阴液枯涸而败。若其舌色红泽而光，或其色鲜红者，属胃阴干涸，犹可滋养胃阴。章虚谷云：舌本或短或萎，而赤色苔厚者，为邪闭，色淡白如煮熟猪肝而萎者，不论有苔无苔，皆为正败，死不可治。

第四节　歪　斜

歪者，斜偏一边也。痉痱与偏枯常见，当再辨其色。若色紫红势急者，由肝风发痉，宜息风镇痉。色淡红势缓者，由中风偏枯。若舌偏歪语塞，口眼㖞斜，半身不遂者，偏风也。舌偏向左者左瘫，舌偏向右者右痪，宜补气舒筋，通络化痰。嘉约翰云：舌伸出有偏于一边者，乃第九对脑筋坏也，偏右者则坏右之半面，偏左者则坏左之半面，而将发半身不遂之病也。

第五节　舒　缩

舒者，伸也。伸之无力者，气虚也，宜补中。欲伸如有绵吊者，经脉不和，非燥即寒也。热病舌难伸出，伸则频振，语言不清者，正气虚弱之险症也。舌出不能收，不能语者，心绝也。舌伸长收缓，面红烦躁，口渴溺赤者，心经有热也。舌形坚干，伸出似有摺纹者，气盛有火也。若形松润，如絮浸水中者，气虚有湿也。舌常欲伸出口外者，心有热痰，舌中胀也。常以舌舐唇者，胃热而唇燥也。舌伸出长而尖者，热未甚，尚宜透邪。伸出圆长而平者，热已甚，急宜清热。伸舌圆

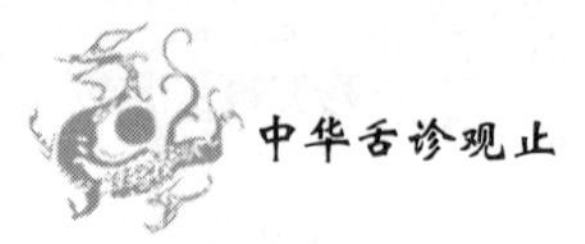

短，不能出齿外，热已盛极，速当泻火。舌绛欲伸出，而抵齿难骤伸者，痰阻舌根，内有肝风也，亦有脾肾气败，而舌短不能伸者，因脾肾之脉连舌本，其形貌面色，亦必枯瘁，多为死证。如舌根黄尖白，短缩不燥，硬而麻木，欲伸不能出者，肝风夹痰也，宜息风化痰。伸而常舐唇者，脾燥也。红舐者，全舌必紫而兼瘀，脏腑为疫毒内攻，逼迫心经，所以舌出口外，时动不止，或餂上下唇左右口角，或舐至鼻尖不等，皆宜苦寒清热泻腑也。偶时伸出弄唇者，中蛇毒也。伸出不收者，痰涎上壅也。若发热口噤，临死舌出数寸者，此女劳复，阳气虚极也。阴阳易，舌出数寸者，死证也。舌出数寸者，又有因产后与中毒大惊之候也。据证治之，犹可生也。小儿病，舌出不能收者，心气散也，不治。若舌枯细而长，如绛色无苔，或干枯红长而有直纹透舌尖者，阴亏已甚，心气已绝于内，不能上通舌根，故不显苔也，必死。若赤紫红色中，尚有黄黑腻苔者，虽有直纹透尖，仍宜作脏腑实热治之。余如干红舌，忽瘦而长，为心气绝也，亦不治。

缩者，卷短也，舌系收紧，不能伸长之谓也。凡舌短由于生就者，无关寿夭。若因病缩短，不能伸长者，皆危证也。邪陷三阴，皆有此证。如邪客于少阴，则舌卷而短。客乎少阳之络，令人喉痛舌卷，口干心烦。客乎阳明之筋，其病支痛，转筋，舌卷。客厥阴络者，则舌卷唇青，卵上缩。凡舌短囊缩者，属热极。舌短囊不缩者，属虚寒。舌短而胖者，属痰湿。舌本短缩者，属厥阴。

外证必目睛直视，男子囊缩，妇人乳缩，乃脏腑热极而肝血竭也。郭元峰云：舌青紫而焦燥，或胀大，或卷缩者，为热证。然寒证亦必卷缩，筋脉得寒而收引也，然苔不焦燥为辨。凡舌短缩强硬，神昏谵语，及素有痰病，而舌本硬缩，及神昏不语者，皆不治。舌本缩，口噤唇青者，小肠腑寒也。言声忧惧，舌本卷缩者，脾寒受邪，木克土也。舌形灰色，渐干缩者，死证也。舌卷缩如丹，咽唾不得，足踝微肿者，肉绝死证也。颧赤舌短卷者，心病也。舌卷不能言者，亦心病也。汗出不流，舌卷黑者，心绝也。舌苔根黄尖白，不甚干燥，短缩不能伸出者，风痰夹宿食也。宜清化剂中加姜汁、竹沥、川贝、胆星，以化风痰，切忌滋脏。垢腻揩去仍缩者，内有所阻，犹可治也。舌缩边卷者，胃液燥也。汤饮润之仍卷者，胃液燥极也。汤饮润之即坦者，病去而舌未和也，为可治。舌红短而有白泡者，心火燔灼，因浮火不入血络，故有白泡也。霍乱转筋，舌卷阴卵入腹者，肝血涸也。中热咽干，善溺心烦，甚则舌卷卵上缩者，厥阴终也，皆不可治。窦汉卿云：一人无故舌缩短，不能言，余用白芥子末，醋调敷颈项下，即时能言，再服清脾降火药，复用紫雪丹涂之愈。陈远公云：一人舌缩入喉咙，不能言语者，乃寒气结于胸腹，用人参三钱，白术五钱，肉桂、干姜、附子各一钱，清水煎服，其舌自舒。此二证一由心脾痰滞结热，一由心脾虚寒，各有区别。故其治法，亦一凉一温，可不慎乎？

第六节　吐　弄

脾主舌本，脾热则吐舌、弄舌。舌伸长而收缓者，为吐舌，乃心脾积热，水不上济。舌微出口外，而即收者，为弄舌，属心脾亏损，兼有微热。若心火亢盛，肾阴不能上制，所以舌往外舒，肝火助焰，风主动摇，胃热相煽，舌难存放，故舌如蛇舐，左右上下，伸缩动摇，谓之弄舌。《小儿总微论》云：弄舌者，其证有二。一者心热，心系舌本，热则舌本干涩而紧，故时时吐弄舒缓之;二者脾热，脾络连舌，亦干涩而紧，时时吐弄舒缓之。皆欲饮水，因心热发渴，脾热则津液耗，二证虽引饮相似，惟心热面赤，睡即口中气热，时时烦躁，喜冷咬牙，治宜清心经之热；脾热者，身面微黄，大便稠硬赤黄色，治宜微导之，不可用凉药，又不可用下法。若误下之，则脾胃虚、津液耗，又加五心烦热，面黄肌瘦，变为疳也。冯楚瞻曰:凡舌出长而收缓者，名曰舒舌。微露即收，舌干肿涩者，名曰弄舌。又曰:弄舌者，是心脾结热，舌络微紧，时时舒舌，宜泻黄散，徐徐服之。若大病后弄舌者，大凶。舌如蛇舐，伸缩动摇，唇焦舌干，烦躁便秽，名曰弄舌，心脾热也。慎斋用黄连汤，缓缓与服。凡弄舌摇头者，痫病也。病人喜扬目吐舌者，羊痫也。

第十一章　辨舌之质本

质者，舌肉也。本者，舌本也。经云：唇舌者，肌肉之本也。平人察舌本，即知其脾之气血。故无苔则审舌之本色，有苔则凭舌之苔也，皆无苔之谓也。如舌质生点刺，舌生瓣晕，舌生星斑，舌生裂纹，及舌中凹如剥去，及舌生凹块，舌苔之直横，皆燥热伤阴，盲肠有燥矢，久留不去，其证多险，兹将各状，汇辨如下。

第一节　点　刺

苔点凹而起瘰者，枭毒内伏也。凹而缺陷者，脏形萎顿也；苔点如粞者，内有虫蚀也；若苔现槟榔纹，隐隐有点者，亦属虫蚀也，皆宜袪积杀虫。亦有红舌中更有红点，如虫碎之状者，热毒炽甚也，宜苦寒清泄之。若舌绛碎而有黄腐点者，此温热邪火，蕴久不宣，蒸腐气血化为瘀浊。叶氏云：舌绛而有碎点白黄者，当生疳也。黄连、金汁皆可用，即此症也。满舌红点坟起者，心火燔灼也，宜即清之。若舌紫肿而起大红点者，乃热毒乘心，以导赤加犀、连、金汁。舌红而有大红点者，营热甚也。苔白而带黑点者，亦胃热也。舌苔青蓝杂色，如斑如点者，此疫疠秽邪也。舌本不红苔滑者，为虚寒。舌本赤而干燥者，为实热。面赤舌红，舌边有一点紫泡如黄豆大，或舌边缺，曲如锯齿者，在左（属肝胆）者重，在右者轻，在中间者更轻。舌赤起紫泡者，心经热极也。又有舌根白苔板厚，如水泡形，而两边现红肉两点者，是下焦寒水甚结，真阳不宣也。如舌黑而灰，或黄而发泡，生虫蚀腐烂，虽为湿热，亦属肝伤，俱为危候。

舌常有刺也。无刺者气衰也。刺大刺多者，邪气实；刺微刺少者，正气虚。叶天士云：舌上生芒刺者，皆上焦热极也。当用青布拭冷薄荷水，揩之即去者轻，旋即生者险矣。章虚谷云：凡舌生芒刺者，苔必焦黄或黑。无苔者，舌必深绛。其苔白或淡黄者，胃无大热，必无芒刺。或舌尖或舌边有赤小瘰，是营热郁结，当开泄气分，以通营清热也。如白滑灰刺，如湿润刮之即净，为真寒假热；干厚刮不净，是脾胃湿热困心肺，里证热极也。白苔黑刺满舌者，如刮之黑刺即净，光润不干，渴不多饮，在杂病为真寒假热；若刮之不净，干燥粗涩，乃表经皆热极，传入阳明里证，始有此舌。又有白苔满布，中有朱砂点子者，是暑疫失解，抑郁心阳，宜凉透开泄之。如厚黄苔燥刺，或边黄中心焦黑起刺，脐腹胀满硬痛，乃阳明里证也。若纯红鲜红起刺，此胆火炽营分热，即用犀角、知、丹等清解之。如舌尖独赤起刺，心火上炎之故，犀角合导赤散以凉散之。若舌红极而有黄黑芒刺者，热毒入腑也，调胃承气汤下之。若舌起红紫刺，心经极热，而又受疫邪熏蒸而发也。若舌尖灰黑，干燥起刺，是得病后，如常饮食，乃热极津枯，宿食不消也，宜调胃承气汤下之。若黑而燥刺，是热邪已入太阴，宜清火解毒，津液枯涸，宜甘露饮。黄而生芒刺黑点者，为热势极。黄而瓣裂者，为胃液干，下证尤急也。舌中红赤点，目黄头汗，小便不利者，将发黄也。

第二节　瓣　晕

苔起瓣晕，由脏腑实火熏蒸，见于温湿瘟疫等病为多。瓣则黑色为多，晕则灰黑为多，瓣则一二瓣尚轻，三四瓣已重，六七瓣极重而难治。《石室秘录》云：凡舌见黄苔，而隔一瓣一瓣者，乃邪湿已入大肠，即用大黄茵陈下之。若舌黄而涩，中有花瓣形者，热入胃腑，邪毒甚也。石顽云：极黄而瓣裂者，为胃液干枯，宜增液汤即下之。亦有黑苔生芒刺，及燥裂纹隔瓣者，先用青布蘸薄荷汤拭润，以生姜切平擦之。掘去隔瓣，看下瓣底舌质红者可治，宜即下之。若舌质俱黑，为不治矣。舌黑腐烂者，心肾俱绝，更不治。晕则一晕尚轻，二晕则重，三晕必死。亦有横纹二三层者，与此相同，宜急泻火解毒，急下存阴，服至灰晕纹退净，则气津血液渐复可愈。凡灰色苔起深黑重晕者，温热疫毒传遍三阴也。热毒传内一次，舌增灰晕一层，最危之症，急用凉膈散、大承气汤等下之。凡舌有纯灰色，中间独两晕黑者，亦瘟疫热毒将入肾也。亦有舌根淡红，中有红晕一圈，而弦又纯黑者，乃心包络蕴热，后受邪火，二火相逼，故现此舌，宜即下之。亦有舌边黑晕二重，而中心红者，乃阳明热毒传厥阴心包，亦当急下。若舌苔上见圆晕分二三色者，乃燥热内结，燥粪不下之候，其证必险。

第三节　星　斑

星者较点大也，亦属脏腑血分热也。凡纯红舌而有深红星，乃脏腑血分皆热也。燥火疫毒，及实热证，误用温燥药，皆有之。吴坤安云：舌现红星，此因热毒乘心，外证必神昏谵语，宜用苦寒急泻其阴。狂乱者，非川连、金汁不解。石顽云：红舌中起红星，心包火炎也，消膈散主之。若舌淡红尖起紫色蓓蕾星点，乃热毒中心血也，时疫、酒、湿、梅毒等证皆有之，宜犀角、大青、银翘、金汁等解之。舌红而起白星点者，乃心火有邪也。若红舌上起白星点如珍珠者，乃火极水化之象，较之紫赤黄苔上芒刺者更重，瘟疫多见此舌，即宜解毒清泄。亦有冬月伤寒，白苔呕恶，误用白虎，以致脉伏，舌苔成圆圈，如白豹纹者，用正气散加姜桂，数服愈。若舌红而有黑星点者，乃胃热已极，将发斑疹之证。大抵舌上星点鼓起者，皆心火胃热也。在两旁主肝胆热，在尖主心热。淡而陷下者，胃虚也。在小儿为有滞有虫。

《正义》云：凡红舌中见紫斑者，将发斑也，宜元参升麻汤。斑已见，宜化斑汤。舌淡红中见红赤斑点，将发黄也。章虚谷云：舌红极有紫斑及红斑，如遍身发斑者，阳毒入心，宜人参白虎汤加犀连。若舌浑紫，满舌有红斑，为酒毒内蕴，湿中生热，宜化斑汤、消斑清黛饮。石顽云：舌紫中有红斑，或紫而干黄，紫而短缩，俱宜凉膈散下之。何报之云：若酒毒内蕴，舌必深紫而赤，或干涸。若淡紫而带青滑，则为寒证矣。须辨。若白苔黑斑舌，如刮之即净者，为湿热微也。刮不净者，为脏腑皆实热，阴液欲竭也，即以苦寒合甘寒救阴。舌见紫斑，身疼恶寒，发热腮赤者，将发斑也。

第四节　裂　纹

平人之舌无纹也。有纹者，血衰也。纹少纹浅者，衰之微；纹多纹深者，衰之甚。舌生横裂者，素体阴亏也。舌生裂纹如冰片纹者，老年阴虚常见之象也。淡白舌有发纹满布者，乃脾虚湿侵也。舌红露黑纹数条而苔滑者，水乘火位，寒证也。舌淡红中见紫黑筋数条，肝经寒证也。全舌绛色无苔，或有横直罅纹而短小者，阴虚液涸也。舌现蓝纹者，在伤寒为胃气衰微，在杂病为寒物积滞中宫。碎裂者，血痕伤迹也，舌衄与抓伤当辨。凡有伤痕血迹者，必问曾经抓挖否？不可见有血，而便认为枯证也。如裂纹出血者，血液灼枯也。此因内热失治，邪火炽甚者有之，宜急下存阴。如舌尖出血，乃手少阴心经邪热壅盛所致，宜三黄泻心加犀角治之。凡舌见裂纹、断纹，如“人”字、“川”字、“爻”字，及裂如直槽之类，虽多属胃燥液涸，而实热内逼者亦有之，急宜凉泻清火。中有裂纹者，多属胃气中虚，忌用寒凉，宜补阴益气。间有本无裂纹，经下后反见“人”字纹者，此为肾气凌心，宜纳气益肾。若舌根高起累累如豆，中露“人”字纹深广者，胃有积也。若舌红而开裂纹，如“人”字者，乃邪初入心，宜石膏、黄连以解之。陈杏轩治一农人，伤寒数日，寒热交作，自汗如雨，脉虚神倦，舌白滑，分开两歧，宛如刀划，考《己任编》中有阴证误服凉药，舌见“人”字纹之语，先与六味回阳饮，继进左、右二归饮，数剂，舌苔渐退而愈。阴证误用凉药，舌赤亦现人字纹，如杏轩医案是也。舌红润而有黑纹，为厥阴之寒候。若舌纯红干燥，中露黑纹两三条，为火极似水。一带纯黑者，俱不可治。舌黄如有虎斑纹者，为气血两燔之候，急宜清泄之。舌红赤苔腻厚而裂纹者，脏腑实热也，即宜苦寒泄热。如无苔无点而裂纹者，阴虚火炎也，宜苦寒兼育阴。舌红极而裂纹，燥热入肝也，宜清凉兼下。凡舌绛光燥裂纹，为阴液大伤。但裂不光，为胃阴不足，痰热凝结。若舌色绛红，边尖破碎，舌有血痕而痛者，此阴液大亏，心火上炽也，宜费氏大泽汤西洋参、生地、天冬、麦冬、龟板、丹皮、柏子仁、茯神、蛤粉、石膏、灯心、竹叶、藕汁主之。舌大赤裂，大渴引饮者，上消之证也。

第五节　凸　凹

凡舌起瘰而凸者，多见温毒时疫证，多肠胃枭毒内伏，急宜凉泻，速攻其毒。若凹陷而有缺点者，有虚有实。实者，舌间先起糜点，糜脱去则现凹点。虚者，由胃阴中竭。气盛则凸，气陷则凹，余如霉点性溃，溃则舌上乳头缩小成凹，亦有舌生疮，久蚀成穴，屡服凉剂不效，用黑锡丹以镇浮阳而得瘥。舌生疮者，上焦热也。舌生疮裂破，引唇揭赤者，心藏热也。舌黑中烂凹陷者，不治。舌中剥蚀边有腻苔者，湿痰停积也。更有红点坑烂，凸似虫蚀草者，乃水不济火，热毒炽甚也。

第六节　直　横

合病舌，则直分二三路者，以表里分。中间为里，两边为表。左主肝胆，右主脾胃。并病舌，则横分两三截者，以三焦分，尖为上焦，中为中焦，根为下焦。再辨其颜色，可以决其寒热虚实也。如伤寒邪入胃经，则白苔中黄；邪中少阴，则白中变黑。若满舌一色为一经证，边与中间两色，俱传经证。若从根至尖直分两路者，是合病与夹阴寒证舌也。合病则白中兼两路黄，夹阴则白中兼两路黑润及灰色也。若从根至尖横分两三截者，是并病舌也。合病者，一邪而伤两经也，或虽由此经传彼经，而仍是寒邪，谓两经合病于一邪也。并病者，此经寒邪，蕴为彼经热病，或一经而有寒热之二病，谓两邪合并于一身也。故尖白根黄，尖白根黑，为并病，以上下焦分。若半边苔灰滑者，为半表半里证。白苔多而滑者，黄黑苔少者，表证多也，尚宜和解。若黄黑苔多而白苔少，或生芒刺黑点干燥者，里证多也，必下无疑。虽中心黄黑而润，边仍白者，此表证未尽，风寒尚未全化热也。伤寒则大柴胡汤而解之，温热时疫则凉膈散，或白虎合承气攻下之。张石顽曰：中间一路舌质润，苔黑燥，两边或黄或白者，此因素有蓄血，正气内虚，邪气外实。边黄则调胃承气，边白则大柴胡汤。若中间一路黑滑薄苔，两边白滑，此表里俱虚，胃中虽有留结，急宜附子汤温之。凡黑苔为凶，因心气为瘀血所阻，故见此舌。邪气内溃，更神速矣。

第十二章　辨舌之神气

《通俗伤寒论》曰：舌色如朱柿，或如锦面，或如去膜腰子，或敛束如栗子肉，或干枯细长，而有直纹透舌尖者，病皆不治。更有舌质已枯，生气将绝，而舌质上面反罩一层苔色，洁白似雪花片，呆白似豆腐渣，或如嚼碎饭子，晄白兼青枯，白而起糜点，视其舌边舌底，必皆干晦枯萎，一无神气，乃舌质之坏，脏气绝也，病必不治。张景岳云：黑舌连地，灰黯无神，此其本原已绝，死无疑矣。若舌心焦黑，质地红活，未必皆为死证。阳实者，清其胃火，火退自愈。亦有元气大损而阴邪独见者，其舌色黄黑。真火涸竭者，其舌亦干焦，此肾中水火俱亏，原非实热之证。但察其神气脉色，自有虚实可凭。而从补从清，反如冰炭矣。故凡焦黑干涩者，尚有非实火之证。再若青黑少神，而润滑不燥者，则无非水乘火位，虚寒证也。若误认为火，苦寒一投，则余烬随灭矣。凡见此者，但详求脉证神气，以定寒热虚实，亦不可以其焦黑断热，言清火也。兹将舌之神气，分淡浓、深浅、荣枯、老嫩为四节，胪举如下。

第一节　淡　浓

舌色本红。淡红者，血虚也。淡红无苔，反微似黄白苔者，气燥不化液也。淡红兼青者，血分虚寒也。妇人子宫冷者，舌色亦多青。胎初死腹中，舌亦见淡青。若平素有痰，必有舌苔。其心虚血少者，舌色多淡红，或淡晦无神，邪陷多危。若舌质淡红无苔者，热初入阴分也。红而浓者，气不化津也。舌质淡红无苔，中有直沟如刀背印成者，阴津元气皆虚也。舌淡白者，气分寒有水，白而有发纹者多湿，淡白而青者寒深。淡黑者，气血虚寒。红之浓者，绛也。舌尖绛者，心火上炎也；舌根绛者，血热内灼也；通绛无苔，反似有苔黏腻者，血热又夹秽浊也。若绛而无苔，亦属阴虚。更有病后绛舌，如镜发亮而光，或舌底嗌干而不饮冷，此肾水亏极也。唐烈三云：大红舌色无苔者，是心火之色浮越于外，盛极将衰，欲化灰也。若舌色纯红，必肾气素虚之人。无他症，而忽现此舌者，宜用附子引火归原。又有瘟疫将发之时，舌现纯红，乃热蓄于内而病将发也，不问何经，用透顶清神散治之。若绛而深紫，而干晦者，肝肾内竭也。紫而浓者，热伤阴液也。紫润而暗者，中脘[①]瘀也。紫而专黑者，络瘀化毒，血液枯涸也。舌本无苔，隐隐若掺烟煤者，若兼之烦渴，乃平素胃燥舌也，吸烟体多有之。不渴而肢冷也，为阴证。舌光黑苔者，肾水凌心也。

第二节 深 浅

诸色深者邪实，诸色浅者正虚。赤为热，赤之深者实热，赤之浅者虚热。青为寒，青之深者实寒，青之浅者虚寒。舌明润，而或赤或青则生，枯暗之浅者虽病轻而当死。舌赤者心之正色也。赤者，火之色也。干红火之烟也，赤黑相杂，则为紫色，水克火也。火少甚，则舌尖起刺，火之焰也。火亢甚，则舌中焦刺。深赤者为太过，若朱红喜热，热饮者，为龙雷之火上炎也。浅红者，为不及。深而紫者，血分热。深青者，瘀血疼痛。深赤而黑者热极，深黄腻厚者大热也，浅黄腻薄者微热也。刘吉人云：又有似白非白，如画工以胭脂调粉者，为雪青色。亦有深浅二种。深者如雪青杭纺色，此乃暑热二邪已入血分之候。浅者如雪青湖绸色，此乃热邪入营初候。此苔类似薄白，

① 脘：原作“腕”，据医理改，下同。

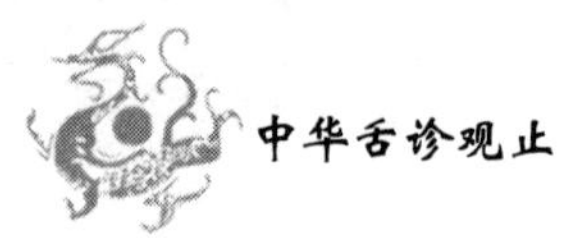

但舌质红，而细看有乳头微点者，故以雪青色名之。为邪热入血分必由之苔。但人多以白苔视之，多误作寒治，故特提出。如舌质深红，如红萝卜干有盐霜者，此乃热邪深入久留，误服攻燥之药，胃阴大伤之候。

第三节 荣 枯

荣者，有光彩也，凡病皆吉。枯者，无精神也，凡病皆凶。荣润则津足，干枯则津乏。荣者谓有神，神也者，灵动精爽，红活鲜明，得之则生，失之则死。明润而有血色者生，枯暗而无血色者死。凡舌质有光有体，不论黄白灰黑，刮之而里面红润，神气荣华者，诸病皆吉。若舌质无光无体，不拘有苔无苔，视之里面枯晦，神气全无者，诸病皆凶。凡病初起，舌即干者，津竭可知。病久而舌犹润者，胃气尚存。望之若干，扪之却润，其色鲜红者，湿热蒸浊也。色紫而暗者，瘀血内蓄也。望之若润，扪之却燥，其苔白厚者，气浊痰凝也。苔白而薄者，气虚伤津也。

第四节 老 嫩

凡舌质坚敛而苍老，不论苔色白黄灰黑，病多属实。舌质浮胖兼娇嫩，不拘苔色灰黑黄白，病多属虚。舌圆大碎嫩，其质红润者，皆属心经虚热，病尚可治。舌枯小卷短，其质焦紫者，皆属肝肾阴涸，病多速死。若舌本无苔，而舌皮光薄，且红白柔嫩，宛如新生，望之若有津唾，抹之燥涸殆甚者，此因妄汗吐下，走亡血液所致，虽不板硬，亦死不治。若舌红色柔嫩，望之似润，而实燥干者，数行汗下，津液告竭也，病多不治。如淡红嫩红，白中带红，是温邪之轻证，初起微寒，继则发热不已，口渴甚者是也，宜柴、芩、栀、翘等清解之。舌心绛干而老，乃胃热上烁心营，宜清心胃。舌尖绛干，乃心火上炎，宜导赤散以泻其腑。余如黄苔亦有老嫩之不同。刘吉人云：老黄色为胃阳旺盛之候。若厚腐堆起，此胃中饮食消化腐浊之气上达之候，为湿温化热之始，湿热传入阳明之候。黄如炒枳壳色，为胃阳盛极，阳亢阴虚之候，胃气欲伤，胃汁干槁，故苔色如枳壳炒过状，以其苔色干枯不润泽也。嫩黄色者，由白而变为黄，乃胃阳初醒之吉兆也，为饮食消化腐浊初生也。牙黄色者，为胃中腐浊之气始升也。牙黄无孔，谓之腻苔，中焦有痰也。裱心纸色，苔虽黄而兼灰青，此伤风初候，或阳明抑郁，则苔无正色，当舒气化郁。黄如粟米，颗粒分明，此谓胃阳太旺，胃热之候。黄如蜡敷，湿温痰滞之候。

第十三章　辨舌之津液

夫肾主津液，内溉脏腑，经系舌本，外应病证。考察津液之润燥，可知胃气之盛衰。察津液之滑涩，可知病气之寒热。其他如腐腻，可辨津液与湿浊。糙黏可辨秽浊与痰涎。此四者，为察津液之要纲，兹别列如下。

第一节　润　燥

滋润者其常，燥涩者其变。润泽为津液未伤，燥涩为津液已耗。湿证舌润，热证舌燥，此理之常也。舌色红润属表，属阴，属寒，属虚。舌燥有苔属里，属阳，属热，属实。无论润燥，大抵有苔垢者，湿病为多，无苔垢者，热病为多。然亦有湿邪传入血分，气不化津而反燥者。如热证传入血分，而舌反润，亦有误用燥药，津液被劫，逼迫而上，胃阴不能下济，舌反润者。何报之云：凡脾胃有痰饮水血，则舌多不露燥象，不可误认为寒也；凡舌苔不燥，自觉闷极者，为脾湿盛也。张石顽云：脾胃有痰饮水血者，舌多不燥。不可因其不燥，而延缓时日致误也。若阴虚夹食，亦黄而不燥，总宜即下，但下法微有分别耳。凡发热内夹瘀血者，舌心多黑润，不可误作阴证治。凡舌绛而润为虚热，舌绛而燥为实热，舌绛而光亮为阴液不足。舌无苔而干燥者，肾藏不足，津液虚极也。舌中心黑厚而干燥者，谓之焙舌。邪传少阴，热甚津枯也。口干舌燥而渴者，少阴病也。舌上苔津液干燥，毒邪传里也。舌白者，阳气虚不能化津上润也。白而干者，津液已枯，虽有表邪，宜作里治。舌黄燥，下利不渴，胸中实，下不止者，死证也。腹满口干舌燥者，肠间有水气也。如润滑姜黄色苔者，为太阴寒化也。焦燥不渴者，阴液枯槁也。舌苔黄燥，若足冷脉沉，非纯阳证，切忌硝黄。无病舌红而涸，偶见红心点者，将欲发黄也。凡干燥之舌，皆属热毒亢甚，胃阴欲竭之势，切忌温燥淡渗伤阴之品，必须以存津为先。若燥而垢者，痰毒甚也。燥而黄者，胃热极也。燥而黑者，热极而阴竭也。若全舌黄黑积滞，或干焦罅裂芒刺者，实热也，宜清凉之。苔黑而燥，为痰热结胸；苔黑而润，为虚寒夹湿；灰黑苔为湿食停滞。若初病发热胸闷，遍舌黑色而润，外无险恶情状，此胸膈素有伏痰也，即用薤白桂枝半夏一剂，黑苔即退，或不用桂枝，即枳壳桔梗亦效。唐烈三云：凡舌黑如淡墨，不分燥润，总属肾水克心火，阴盛阳衰之候，宜温补之法。若久病舌起烟煤，为胃虚液涸。亦有舌无苔，而有如烟煤隐隐者，不渴肢寒。如口渴烦热而燥者，平时胃燥也，不可攻之。若燥者，宜甘寒益胃。若不渴肢冷而润者，知夹阴病也，宜甘温扶中。若黑燥而中心厚苔者，为脾燥肾竭，急以咸苦下之。若舌黑，望之虽燥而生刺，但渴不多饮，或不渴，其边或有白滑，其舌本淡而润者，亦属真寒假热，治宜温补。其舌心并无黑苔，而舌根有黑苔而燥者，热在下焦也，宜即下之。若舌本无苔，惟舌尖黑燥，为心火自焚，不可救也。若全舌燥苔，由舌边渐渐润至舌心者，为病退佳兆。大抵辨舌之法，不论黄白灰黑，先宜区分燥润，及刮试坚松，以定胃肠津液之虚实。若无苔而舌色变幻，多属心肾虚证，或肝胆风火证，甚则脏腑绝证。

第二节 滑 涩

滑者津足，扪之而湿；涩者津乏，扪之且涩。滑为寒，寒有上下内外之分；涩为热，热有表里虚实之辨。滑苔者，主寒主湿也。有因外寒而滑者，有因内寒而滑者。全舌淡白滑嫩，无点无罅缝，无余苔者，虚寒痰凝也。如邪初入里，全舌白滑而浮腻者，寒滞中宫，胃阳衰也。若全舌白，而有点花、罅裂、积沙等苔者，真热假寒也。舌苔刮不净，底色却隐红，多刮欲呕，重刮则沙点旁，或出血少许，此假证也。最易惑人。宜辨之。白滑者，风寒湿也。滑而腻者，湿与痰也。滑腻而厚者，湿痰与寒也。惟薄白如无，则虚寒也。但滑腻不白者，寒湿与痰也。两条滑腻者，非内停湿食，即痰饮停胃也。白浮滑薄苔，刮去即还者，太阳表证受寒邪也。白浮滑而带腻带涨，刮之有净有不净者，邪在半表半里少阳证也。王肯堂云：如舌上滑苔者，不可下，是邪未全化热，犹带表寒故也。及其邪传里为热，则舌上苔之不滑而滑涩也。舌上白苔而腻滑，咳逆短气者，痰饮也。咳而口中有津液，舌上苔滑者，肺寒也。舌上无苔而冷滑者，少阴中寒也。脏结舌上白苔滑者难治也。舌色淡红，苔薄而滑者，内寒也。舌色深红，苔厚而滑者，外寒也。苔黄而滑，目黄，头汗齐颈而还，小便不利者，必发黄也。舌黑而滑者，水极似火也。黑舌俱系危证，惟冷而滑如淡墨然者，乃无根虚火，可以化痰降火治之。若黄苔光滑，乃无形湿热，中虚之象。

涩为热，苔薄而涩，舌淡红者，虚热也。苔厚而涩，舌深赤者，实热也。苔白而涩，热渐入里也。苔转黄腻，深入胃也。舌白粗涩，兼有朱点罅裂纹之苔，粗涩则不光泽，朱点者显其脏腑有热，罅裂纹多，因误服温药之故。白干胶焦燥满苔，刮不脱，或脱而不净者，刮去垢泥后，底子仍留污质腻涩，不见鲜红，皆里热结实也。又有其白苔在舌，如面上傅粉，刮之多垢，其白色与舌为两物，是实热也。成无己云：舌上白膜白滑如苔，甚则或燥涩黄黑，是邪热浅深之别也。若舌苔干涩如雪者，脾热也。舌赤明润，苔厚燥涩者，形气病气俱有余。舌淡红枯暗，苔薄冷滑者，形气病气俱不足。舌干口渴，苔不滑而涩者，邪传厥阴也。嘉约翰云：大抵初起白苔，而后干燥，或粗涩，或硬，渐变黑色者重也。更有血枯而津液不清及不能改换炭气，则遗毒而致病者，舌亦干涩，此险症也。余如温暑之证，其舌红干，内脏发热，及瘖痘者，其舌亦多干涩。总之口干者，舌汁少也。由此而推，而舌干涩者，即知五脏内津液少也。凡病舌先干而后渐润者轻，舌先润而后干枯者重。

第三节　腐　腻

腐者无迹，揩之即去，为正气将欲化邪。腻者有形，揩之不去，为秽浊盘踞中宫。刘吉人云：腐与腻不同。腐者，如腐渣，如腐筋，如豆腐堆铺者。其边厚为阳有余，能鼓胃中腐化浊气上升，故有此象。腻者，则中心稍厚，其边则薄，无毛孔，无颗粒，如以光滑之物刮一过者，亦有刮而不脱，满积而干，而舌本尚罩一层黏涎，此谓厚腻之常苔，为阳气被阴邪所抑，必有浊湿、痰饮、食积、瘀血、顽痰为病，宜宣化。一为阳气所余，一为阳气被抑。盖厚腐之苔无寒证，由胃阳上蒸浊气上达，故苔腐厚，忌用温燥宣化之剂，尤忌发表，宜清降导下。或中有直槽，气虚不能运化之故，宜补气。不得因苔色尚白而温表之，宜燥之。犯之必变灰暗，不可不知也。厚腐虽由胃中腐浊上泛，然尤有脓腐、霉腐之别。如舌上生脓腐苔，白带淡红，黏厚如疮脓，凡内痈多现此苔。肺痈及下疳结毒多白腐，胃痈多黄腐，肝痈多灰紫腐。若霉腐满舌生白衣为霉苔，或生糜点如饭子样，谓之口糜，此由胃体腐败，津液悉化为浊腐，蒸腾而上，循食道上泛于咽喉继则满舌，直至唇齿、上下颚，皆有糜点，其病必不治矣。上参《通俗伤寒论》。《医原》云：此因胃肾阴虚，中无砥柱，湿热用事，混合熏蒸，证属不治。

苔黄而腻，为痰热湿热。黄腻而垢，为湿痰初结，腑气不利，及食滞。滑厚而腻，为热未盛，结未定，宜清下之。黄腐苔如豆渣炒黄堆铺者，下证也。白滑而腻者，湿浊与痰也。滑腻厚者，湿痰与寒也。滑腻不白为湿痰。两条滑腻，非内停湿食，即痰饮停胃。舌苔黑而湿滑者，脏结证也。刘吉人云：黄苔无孔而腻水黄舌，如鸡子黄白相间染成之状，此黄而润滑之苔，为痰饮停积，温湿正候，或为湿热病，而有水饮者，或热伤胃阴，误服燥药变生。此苔者，宜以脉参断。

第四节　糙　黏

糙者，秽浊也；黏者，痰涎也。苔白如糙石糙手者，此燥伤胃汁，不能润舌，肾气不能上达之候。亦有清气被抑，不能生津者。如舌苔黄黑相间，如锅焦黄色，摸之刺手，看之不泽，如胃中津液焦灼，舌干口燥之候。然亦有阳气为阴邪所阻，不能上蒸而化为津液者。当以脉证分别断之，凡黄苔有质地而起浊腐而黏者，邪已结里，黄浊愈甚，则入里愈深，热邪愈结。焦黄则热甚，宜下之。平人舌上有有[①]黏黑苔垢，拭之不净，经久不退，且口甜气秽，便是胃脘发痈之候，宜凉膈散下之。若津液如常，口不燥渴，身发热而苔白滑，迨寒化热，

① 有：疑为衍文。

则舌苔不滑而枯，以热耗津液。糙者，津液已燥也。若舌燥苔渐厚，是邪热入胃，夹浊饮而化火也，此时已不辨滋味矣。迨厚苔而转黄黏，邪热化火，已入阳明胃腑。若热甚失治，津液渐枯，则舌苔黑色，胃火已甚也。若擦去厚苔，而舌底红色者，火灼津亏也。此皆表邪传里，由津液多少之变也。

第十四章　辨舌之苔垢

苔者，如地上之草，根从下生。垢者，如地上浮垢，刷之即去。无根者，表分浊气所聚，其病浅。有根者，邪气内结，其病深。有根之舌，又当辨其无病常苔，及病时所变，有无食物触染，与苔之偏全与厚薄。偏者邪结一脏，全者苔全铺满舌也，有虚有实。厚者邪重，薄者邪轻，及化退先后，郁滞内结，然后参以脉证，则寒热立判，虚实可辨。兹将各节列举于下。

第一节　常　变

常者，舌苔始终一色，不拘白黄灰黑，即有厚、薄、滑、涩、干、润、浓、淡之不同，总属常苔。变者，如苔色一日数变，或由白而黄，由白变黄，以嫩黄色者为顺。由黄而黑，或乍有乍无，乍赤乍黑者，皆为变苔。感变缓变者吉，暴变骤变者凶。欲知其变，先察其常。如平人无病常苔，宜舌地淡红，舌苔微白隐红，须要红润内充。白苔不厚，或略厚有底，然皆干湿得中，斯为无病之苔，乃火藏金内之象也。所谓变者，有因感触而变，有因得病而变者，有因病中误药而变。感触及因病而变者，如阴虚火旺之人，平时舌质淡红无苔，偶因用力过度，或行路太急，则舌质骤变深红。或常舌淡红，素不饮酒，而强饮至醉，则舌亦变深红，甚则红紫。或平时舌淡红无苔，在早起食物未进之前，亦有淡薄白苔一层，食后仍退者。亦有平时苔润，在卧时口不紧闭，则醒觉后舌必干燥，因肾系蒸腾之气液，随口开而外出，故舌干燥也。亦有在惹厌之时，舌小而尖。痰阻胸膈之时，舌胖短而润。在晕绝[①]并停呼吸之时，舌之热度减少。在霍乱吐泻时，舌之热度更极少，并其呼吸亦稀。在热病热退后，再用凉降药太过，舌色先青，而后黑润而冷，呼吸气亦稀而寒。新病血足者，色或鲜红。久病血枯者，色必淡白。周雪樵云：血热而多，则舌色红；血寒而少，则舌色淡，此皆余之经验也。《利济外乘》云：无病之舌，形色各有不同。有常清洁者，有稍生苔层者，有鲜红者，有淡白色者。或为紧而尖，或为松而软，并有牙印者。或当伸出之时，润而软弱，或收束紧时而成尖锋。此因无病时，各有禀体之不同，故舌质亦异也。其他如常人胃气现于舌，舌上亦必有淡白薄苔。一经感寒，白苔必滑，舌质淡红。伤暑伤热，舌质必红，即或质上有苔垢，亦必薄白。然亦有无病常见白厚苔者，多里滞脾虚湿胜也。有病而苔不显者，多中亏胃枯液涸也。病本无苔而忽有者，胃浊上泛也。病本有苔而忽无者，肾阴将绝也。苔之变色，亦有因误药而致者，如唐笠三云：常人舌上必有薄白苔垢，俗医误用消导药，以致光赤无苔，必须调养胃气，至渐能思食，则白苔亦渐生。余常见久病厚苔满舌者，一用消攻药，忽然退去，光而且燥，乃胃气渐绝之征。刘吉人云：如白如银色者，谓光亮似银，此热证误补之变苔也。白如旱烟灰色者，不论润燥，皆热证误燥之变苔也。白如银锭底者，谓有如银锭底式，此因热病误补、误燥，津液已伤，元气欲陷，邪将深入之候也。白如腐渣堆积者，此因热病误燥，腐浊积滞胃中，欲作下证也。如中心开裂，则为虚极，反似实

---

① 绝：疑作“厥”。

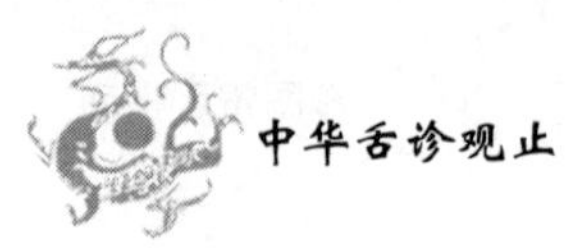

证之候，宜补气养胃，更参脉症分别之。又如妇人病伤寒，舌最易生黑苔，不得遽以为凶。若内有瘀血，舌即转黑，虽有内热，而不遽生芒刺，若瘀血兼夹痰水，则苔灰黑。有烟瘾之人，苔亦常带灰黑糙刺，此非内有真热，乃肺胃津伤耳。凡见灰黑之苔，无硬刺者，必须兼用行血。若火证热甚现此苔，必有神昏谵语、灼热便利症状。无寒热者，必胸膈有一块结热，内烦而夜不安眠也。

第二节　触　染

林慎庵云：凡临证欲视病人舌苔，必须禁饮汤水。余谓亦有未然。若灼热液涸之人，舌干焦黑糙，舌缩口内无津，必须先润以汤水，其口能开，舌可舒伸。苔之燥润、糙黏，须以指摸为准。若舌本红白，偶食酸甜等物，皆能染成黑色，非因病而生也。又如食枇杷，白苔则成黄色，食橄榄则成黑色。然染成之色，必润而不燥，刮之即净。如虚寒舌润能染，若舌苔干燥，实热之证亦不染也。章虚谷云：有黄白苔垢，而食酸味，其色即黑，尤当辨其润而不燥。又如灯下看黄苔，亦似白色。凡吸烟之人，无病常见燥苔，一经染病，不拘白苔黄苔，必兼灰黑，或兼裂纹。故临诊之时，先须问其吸烟与否。常苔染苔，斯可攸分。爱吸烟之人，上焦皆燥痰，中焦皆积滞，下焦则寒湿也。其热在腑，其虚在脏，且脉象便尿，亦与常人不同。虽然我民国政府烟禁森严，吸食之人，渐次绝迹，然于诊断上，仍须备具一格耳。余如因受事物感触，舌亦变色，宜参前节常变互考。

第三节　全　偏

全者，苔铺满也，为湿痰滞中。偏者，其苔半布也，有偏内偏外、偏左偏右之分。凡偏外者，外有苔而内无也。邪虽入里，而尤未深也，而胃气先匮。偏内者，内有苔而外无也。里邪虽减，胃滞依然，而肠积尚存，及素有痰饮者，亦多此苔。偏左滑苔，为脏结证，邪并入脏，最为难治。偏右滑苔，为病在肌肉，为邪在半表半里。再看苔色，以分表里。白色多表证，宜和解。黄黑灰色多，及生芒刺、黑点、裂纹，皆里热已结，宜和解兼下。又有从根至尖直分二三条，为合病。从根至尖横分二三截，为并病。已见前横直中，兹不再辨。又如边厚中薄，或中道无苔者，阴虚血虚也。中道一线深陷，极窄如隙者，胃萎也。舌根高起，累累如豆，中路“人”字纹深广者，胃有积也。舌中小舌者，传变危象也。舌有中道一条，或拇指大黑润浮苔，两边或黄或白者，两感证也。石顽曰：凡舌苔半黄半黑，或半黄半白，或中燥边滑，或尖干根润，皆为传变之邪，寒热不和之候。舌有根黑而尖带红者，乃肾中热邪未散也。舌根黑而尖白者，乃胃火乘肾也。舌根黑而尖黄者，乃邪热将传肾也。舌纯红而尖黑者，乃肾虚心火来乘也。舌中心红晕，而四围边旁纯黑者，乃君相二火炎腾，急用大黄，重加生地而救之。舌中心灰黑，而四边微红者，乃邪结大肠也，下之则愈，不应是肾水枯槁，又能润之推送。舌外红而内黑也，此火极似水也，亦宜下之。又如内黑而外白，内黑而外黄，皆前证也，与上同治，十中可愈五六。惟舌中淡黑，而外或淡红，外或淡白，内或淡黄者，较前稍轻，俱可前法减制治之，十中可痊七八也。李梴云：舌黑有数种，有四边红，而中灰黑成路者，失下也。有黑圈者，过经未解也。有黑尖者，虚烦也。有舌见黄，而中有黑至尖，或杂黑点者，热毒深也。有弦红心黑，或白苔中见黑点者，表未解也。有根黑尖黄，脉滑者，可下之，脉浮者，可汗之。有尖黑而有乱纹，脉滑实者，急下之。脉数无力者，必发渴而死，此皆论偏苔舌也。若全舌光滑无苔者，虚寒也。有苔者，微热也。满舌俱白，隐隐黑色

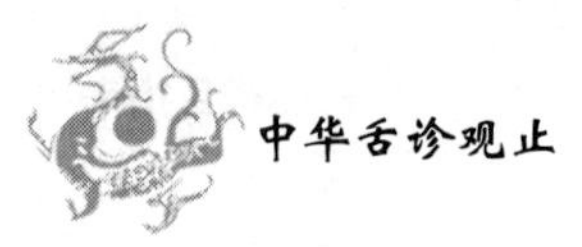

者，大虚大寒也。有苔散堆满舌，如雪松厚满边者，胃气绝，心火自焚也。如全舌淡白兼微红，无苔垢者，无病之舌也。若瘟疫见此舌，舌上必有烟雾白色盖满，外必有发热恶寒等证也。若全舌苔白起砂，四围肉色紫红者，即白砂苔。为湿遏热伏之温邪，伏于膜原者，宜达原以透邪。若四围肉色腻者，为白碱舌，为中宫湿阻气滞，与食积相搏，宜芳淡兼消导。若黄苔见于全舌者，为脏腑俱热，见于某部，即某经之热也。若舌无苔，全舌黄如金色者，脏气交绝也。

第四节　薄　厚

苔垢薄者，形气不足；苔垢厚者，病气有余。苔薄者，表邪初见；苔厚者，里滞已深。白而苔薄者，寒邪在表，或气郁不舒，薄白无苔为虚寒。白而苔厚者，为中脘素寒，或湿痰不化。薄黄为热。薄黄而滑，表犹未罢，热未伤津。苔黄而厚，湿热内滞。黄苔有根地而浊者，邪已入里。黄浊愈深，入里愈深，热邪愈结。若望之似有薄苔，一刮即净，全无苔迹者，血虚也。一片厚苔，或黄或白，如湿粉所涂，两边不能渐匀渐薄者，胃绝也。若白厚粉湿滑腻，苔刮稍净，而又积如面粉发水形者，里寒湿滞也。凡舌苔初则粗白渐厚而腻，是寒邪入胃，夹浊饮而欲化火也，迨变黑则胃火已甚也。或干而燥裂，则毒火更甚也。若苔厚渐退，而舌底红色者，火灼水亏也。平人舌中常有薄苔者，胃中之生气也。《诊家直诀》云：凡舌苔以匀薄有根为吉。白而厚者，湿中热也。忽厚忽薄者，在轻病为肺气有权，在困病为肾气将熄也。刘吉人云：舌苔薄白，如米饮敷舌者，此伤寒中寒之初候也。如无表证，为饮停膈上也。如白而滑润，如稠白豆浆敷舌者，伤寒、中寒、湿邪、痰饮等候也。若舌薄白不润泽，舌质不甚红者，伤燥表证也。白而厚如豆腐脑铺舌者，痰热证也。亦有如白豆腐筋堆舌者，谓白苔厚而有孔，如豆腐煮熟有孔者曰筋，谓有二三条白者，余则红色，或圆或长，此胃热痰滞，腐浊积聚误燥，当下不下之候。过此不下，则无下证可见矣。若白而疏，如米粉铺红者，伤寒、伤暑初传之候也。白如粟米成颗粒者，此热邪在气分也。

第五节　化　退

《医级》云：苔随食化者，中虚之候。因朝起未食则舌苔，食后则苔退。又如舌苔忽剥蚀而糙干，为阴虚。剥蚀边仍有腻苔为湿痰。剥蚀由尖及内，症可渐平。四围旁退中留，胃败变至。刘吉人云：苔之真退真化，真退必先由化而后退。假如苔由厚而退薄，由板而生孔，由密而渐疏，由有而渐无，由舌根外达至舌尖，由尖而渐变疏薄，乃里滞减少，是为真退。由退而后生薄白新苔，乃胃气渐复，谷气渐进之吉兆。若骤然退去，不复生新苔，或如驳去，斑斑驳驳存留，如豆腐屑铺舌上，东一点，西一点，散离而不连续，皆逆象也，皆因误用攻伐消导之药，或误表之故，胃气胃液，均被伤残，故现此候。若满舌厚苔忽然退去，舌底仍留污质腻涩，或见朱点，或有发纹者，是为假退。一二日间即续生厚苔，亦有满舌厚苔，中间驳落一瓣，或有罅纹，或有凹点，底见红燥者，须防液脱中竭。若厚苔忽然退去，舌光而燥者，此胃气渐绝也，病多凶危。假如风温之邪，首伤肺经气分，故舌多无苔，即有黄白苔，亦薄而滑，渐次传里，与胃腑糟粕相为搏结，苔方由薄而厚，由白而黄，而黑而燥，其象皆板滞不宣，迨下后苔始腐。腐者，宣松而不板实之象。由腐而退，渐生浮薄新苔一层，乃为病邪解尽。

第六节　滞　郁

凡食滞于中宫，则舌现灰白，滞积甚，则黄厚灰白，宜消运，黄厚宜攻下，食消则苔必自退。邪郁于血分则舌红，郁甚则舌紫。紫而枯燥者，血郁热甚也。紫而滑润者，寒郁血瘀也。若舌本红紫杂现，而色不匀者，营血瘀滞也。郁于气分者，则舌苔薄白，湿而不浮，苔如地生之草。胃气和调，苔必升浮，中气郁滞，苔必紧闭也。阳为阴郁则舌青，升阳则青退，阴竭则舌光亮，阴枯多死。

第十五章　辨舌之颜色

马良伯云：舌根心脾肾三脏之阴，司肠胃传化之变。外淫内伤，脏腑失和，则舌上生苔。故白苔者病在表，黄苔者病在里，灰黑苔者病在肾。苔色由白而黄，由黄而黑者，病日进。苔色由黑而黄，由黄而白者，病日退。吴坤安云：白苔肺经，黄苔胃经，黑苔脾经，绛苔心经，鲜红胆经，紫色肾经，焦紫起刺肝经，青滑肝经。李缵文云：凡病在太阳太阴舌白，入胃则苔黄厚，入三阴则舌灰黄或黑，虚人舌多裂纹津液少，舌光赤无苔，痨病坏病，舌起白浮点，此皆一定之颜色也。其他如黑与黄间，红与紫呈，白与黄杂，红与黑形，此兼经互呈，犹当鉴别。兹分类条辨于后。

第一节　白苔肺经（候卫分气分之表邪也）

吴坤安曰：肺主卫[①]，主气，主皮毛。风寒先入皮毛，内应乎肺，又太阳经亦主一身之表，故肺家之邪，即可以候太阳之表。仲景麻黄汤，亦散肺分之邪也。

舌无苔而润，或微白薄风寒在表，故无苔而或薄白者，风寒也。外症必恶寒发热，而口不渴，宜温散之。

---

① 卫：原作“胃”，据医理改。

舌苔白而燥刺者，温邪也。外症初必微寒，继即发热不已，此邪在手太阴肺经，宜凉散之，忌足经辛温药。

舌白而黏腻者，湿邪在于气分也，外症必发热头重身痛，而口不渴，宜解肌去湿，如桂枝、秦艽、羌活、紫苏、二陈、二苓之类。

肺分虽兼太阳，惟寒邪可用足经辛温药。若风湿入肺，症见发热口渴，咳嗽喉痛，舌苔口燥，或白兼边红，治宜轻清凉解肺经，如焦栀、豆豉、桑叶、杏仁、瓜蒌皮、象贝、前胡、薄荷、苏子、黄芩、桔梗之类。

凡风寒湿初中皮腠，则苔白薄，当疏散之。寒湿本阴邪，白为凉象。故白苔滑者，风寒与湿也。白滑而腻者，湿与痰也。滑黏而厚者，湿痰与寒也。但滑腻不白者，湿与痰也。两条滑腻者，非内停湿食，即痰饮停胃，亦宜温化。

白苔黏腻，吐出浊厚涎沫，而口甜者，为脾热湿聚，当用佩兰叶、蔻、滑、通草，芳淡而化之。

舌白不燥，或黄白相兼，或灰白不渴，此湿热郁而未达，或素多痰饮，虽中脘痞痛，亦不可攻，宜用开肺化浊。

舌苔白腻，胸膈闷痛，心烦干呕，时欲饮水，水入则吐，此热因饮郁，宜辛淡化饮。

舌苔薄白而干者，为肺津已伤，宜用清润之品。如麦冬、银花露、鲜芦根等。

白而燥者，肺阴亡也，宜麦冬、花粉、元参[1]之类。

白厚而干燥者，此胃燥气伤也，宜加甘草于滋润药中，使之甘守津还之意。

舌苔燥如白砂者，此温邪过重，宜急下之，白燥而厚者，调胃承气下之。

---

① 参：原作“麦”，据医理改。

苔白底绛，为湿遏热伏，防其就干，当先泄湿透热，再从里透外，则变润矣。初病舌就干，如神不昏，急加养正透邪之药，神已昏，则已内匮。脉沉脘闷，则为痰阻于中，而液不上潮，补益未可投也。

苔如碱者，胃中宿滞，夹浊秽而郁伏，当急急开泄，否则闭结中焦，不能从膜原还出矣。

苔白不燥，而口中自觉黏腻者，湿渐化热也，宜用厚朴、槟榔等苦辛微温之。

苔白不燥，而口中苦渴者，邪已化热也，宜用淡渗苦降微凉之。

苔白不燥，而渴喜热饮者，邪已化热，而痰饮内盛也，宜用清热而蠲饮。

初病舌苔白燥，症见发热口渴，咳嗽喉痛者，风温入肺也，宜轻清凉解肺经，如桑叶、杏仁、瓜蒌皮、象贝、前胡、焦栀、桔梗之类，忌用辛温。

苔白滑而脉右缓者，秽湿着里，邪阻气分也，宜草果、楂肉、神曲，以运脾阳。

白苔渐退，而舌心反见裂纹者，此湿热已转燥矢。

苔白滑而光亮无津者，此湿蕴津伤之候，勿投香燥。

苔白而滑厚者，寒饮积聚膈上，又脏结证也。

白浮滑薄，其苔刮之即还者，太阳表分受寒邪也。

白浮滑而带腻带胀，刮之有净有不净者，伤寒邪在半表半里也。

全舌白苔浮腻浮胀，渐积而干微厚，刮去浮面，其底仍有者，寒邪欲化火也。

苔白厚粉湿滑腻，刮稍净，而又积如面粉发水形者，里寒湿滞也，用草果以醒脾阳，则地气上蒸，天气之白苔可除。

满舌苔白，干胶焦燥，刮不脱，或脱不净者，为里热结实也。

舌起白苔如雪花片者，此俗名雪花苔，为脾冷而闭也，不治。

舌与满口生白衣如霉苔，或生糜点者，胃体腐败也，多死。

粉白实热 马良伯云：舌厚腻如积粉者，为粉色舌苔，旧说并以为白苔。其实粉之与白，一寒一热，殆水火之不同道。温病热病瘟疫时行，并外感秽恶不正之气，内蓄伏寒伏热之势，邪热弥漫，三焦充满，每见此舌。与热在阳经者异，与腑热燥实者亦异，治宜清凉泄热。粉白干燥者，则急宜大黄黄连泻心汤等，甚或硝黄下之。切忌拘执旧说，视为白苔则大误矣。又有舌正赤，苔如积粉不滑，外证若烦热发渴，亦当以白虎清内热也。又脾胃有水饮者，舌多不燥，不可误认为寒证也。

全白虚寒 王晋三云：戊午岁之疫，舌苔白者居多。伤寒脏结证，舌上白苔滑者难治，戒之不可攻。而《舌鉴》白苔十九证，皆用汗下辛热之法。余阅历多年，未有能治之者。夫白苔虽有白滑、白屑、白粉之异，原其义，皆由热胜寒复，火胜水复，热极反兼胜己之化也，用炮姜、附子，则白苔厚而液燥，用芩连，则手足冷而阳脱。余寻思舌为心之外候，其色当赤。白为肺之色，反加心火之上，是侮其所胜，显系寒邪入肺，郁蒸见于舌，是卫实营虚，乃以大剂生姜汁泄卫，肉桂通营，人参、南枣、当归助营卫之正气，服之皆应手而愈，名曰姜桂汤。生姜汁三钱，肉桂二钱四分，人参三钱，当归二钱四分，南枣三枚，上水二钟，煎八分，冲姜汁，分三服。随时服之。宗仲景心营肺卫立方也。

按：温热证初起舌白，瘟疫证舌白如粉而滑，四边色紫绛者，乃疫邪初入募原，未归胃腑，当即与透解，如前条粉白证是也。此方不可误投，《治法汇》曰：脾热则舌滑而苔，脾闭则白苔如雪。陈淮齐云：二句不论内伤外感，皆以脾热闭论，大抵当以症象参脉互断之，不可专执舌苔。

沈尧封云：项肿如包，按之热痛，目赤如血，而足冷便泄，人事清明，六脉细数，右手尤软，略按即空。尧封云：此虚阳上攻也。唇上黑痕一条，如干焦状，舌苔白如傅粉，舌尖亦白，不赤，是皆虚寒确据。况便泄足冷，脉濡，断非风火。若是风火，必痞闷烦热，燥渴不安，岂有外肿如此，而内里安贴如平人者乎？

按：此即喻氏浊阴从胸上入，即咽喉肿痹，舌胀睛突，从背上入，即颈项粗大，头项如冰，浑身青紫而死之类也。末句辨证，尤为精切不易。最眩人者，在热痛目赤。若非此著，虽足冷便泻，脉濡不空，犹未能决为真寒也。上二条录之，反覆探察白苔之实热虚寒也。因症状疑似难明，故特列专条，以申辨之。

白兼黄　凡白苔由白转黄者，风热从火化也，治宜清泄。

有苔而黄白者，热滞胃脘也，宜枳实、厚朴、元明粉之类。

舌苔白中带黄，或微黄而薄者，邪初入阳明也。如兼微恶[①]恶寒。犹带证也，宜凉散之。

舌苔由白而黄者，白苔主表，黄苔主里，但看舌苔带一分白，病亦带一分表。必苔纯黄无白，邪方离表而入里。

苔黄白相兼，而脘闷者，外邪未解，而里先结也，宜轻苦微辛，如杏、蔻、桔、橘等以宣气滞。

舌尖白根黄，不甚干而短缩不能伸出者，痰夹宿食也，宜下之。

---

① 恶：疑为衍文。

白兼红　凡舌苔先白后红者，温邪从口鼻吸入，上焦心肺先受邪，先入气分而后入营分也。

白中带红，外症初起微寒，继即发热不已，口渴者，此湿邪之轻症也，宜芩、栀、翘、赤等清解之。

红中兼有白苔者，更感非时之寒也。

舌白无苔而兼淡红者，肺胃虚寒也。

苔白底红，脉形弦细者，阴虚而夹湿热也。

四边色红，中心干或白燥，外症烦渴烦热者，乃上焦气热烁津，宜急散无形之热。此非邪入血分，勿用血分药。

左半边光红，右半边白苔，湿滑如水晶粉团之色者，此肝营被劫，而痰浊又恋[①]于胃也。

白兼绛　凡舌苔白而底色绛者，湿热自气分伤营也，及湿遏热伏也。当先泄湿透热，防其即干也。从里而透于表，则变润矣。

舌苔白腻，底绛尖红者，湿遏热伏之征也。

色绛而白苔满布者，肺胃热也，宜清肃肺胃。若兼神气昏瞀者，伏痰内盛也，宜兼开其痰热。

舌底绛，望之黏腻，独舌心有苔白厚如豆大一瓣者，伏暑内夹痰饮也。

深绛而苔白厚腻者，温邪入营而兼伏湿也。

白兼灰　舌白滑灰者，寒湿也。灰白不浊者，寒兼痰湿也。为阳气不化，阴邪壅滞，不可乱投苦寒滑泄以伤阳。

从根至尖白，中直纹两条灰色而润者，湿热兼夹阴寒食也。

舌白半边苔灰而滑者，伤寒半表半里证也。

白兼黑　凡白苔带黑点，或苔见黑纹而黏腻者，太阴气

① 恋：原作“变”，据文理改。

分之湿也，宜行湿和脾。

黑苔望之虽燥而生刺，但渴不多饮，或不渴，或边有白苔，其舌本淡红而润者，假热也，治宜温补。

全黑由淡白忽然转色，其间无变黄之一境，望之似焦黑芒刺干裂，刮之必净，湿之必润，外证唇白不红，为寒结在脏，真寒假热也。

从根至尖白，中直纹两条黑润者，夹阴寒证也。

尖白根黑者，伤寒半表半里也。

白兼青　凡舌色㿠白兼青者，中焦生气已绝也，不治。

白兼黄红　凡绛色中兼黄白苔者，为热初传营分，气分之邪未尽也，泄卫透营两和之。

白兼黄黑　凡白苔变黄，由黄变黑，刮之不脱，湿之不润者，为寒邪传里化火，热极伤阴也，甚则芒刺干焦罅裂，宜用苦寒以泻阳，急下以救阴。

中间一拇指大黑润浮苔，两边或黄或白者，两感证也。

由白苔渐黄而灰黑者，传经证也。或生刺点燥裂，不拘在根在尖，皆宜急下。

若苔黄黑白杂见，或中燥边滑，或尖干根润，皆并病、合病，寒热不和之候。

白兼灰黑　凡白苔而带灰黑，更兼黏腻浮滑者，此太阴在经之湿邪，是从雨雾中得之，宜解肌渗湿，如五苓加羌防之类。

白兼绛紫　凡苔白如粉而滑，四边色紫绛者，瘟疫病初入募原，未归胃腑也，急宜透解，勿使传入而为险症也。

第二节　黄苔胃经（候阳明里证之热邪也）

阳明燥金从土化，故黄色应胃。盖白苔主表，黄苔主里。太阳主表，阳明主里。故黄苔专主阳明里证。辨证之法，但看舌苔带一分白，病亦带一分表。必纯黄无白，邪方离表入里。

如见舌苔白中带黄，或微黄而薄，是邪初入阳明，犹带表症，微寒恶寒，宜凉散之。

如苔黄而燥，外症不恶寒，反寒热，是伤寒外邪初入阳明之里，或温热内邪欲出阳明之表，斯时胃家热而未实，宜栀豉、白虎之类，清之可也。如厚黄燥刺，或边黄中心焦黑起刺，脐腹胀满硬痛，乃阳明里证也，宜承气汤下之。

若嗜酒之人，湿热内著，从饮食中得之，苔必厚黄黏腻，痞满不饥，呕吐不纳，惟泻心汤最效，川连、干姜、赤苓、半夏、枳实、茵陈、通草之类。

舌黄或渴，当用陷胸、泻心。若光滑者，乃无形湿热，已有中虚之象，大忌前法。其腹或满或胀或痛，此邪已入里，表证必无，或十之一二，亦须验之于舌，或黄甚，或如沉香色，或如灰黄色，或老黄色，或中有断纹，皆当下之，如小承气汤加槟榔、青皮、枳实、元明粉、生首乌等。若未见此舌，不宜用此法。

舌中苔黄而薄者，脾热也。

舌中苔厚而黄者，胃微热也。

黄苔不甚厚而滑者，表犹未罢，热未伤津，犹可清热透表。

黄薄而干者，邪虽去而津受伤也，宜甘寒轻剂养之。

苔或黄或浊而有地，并不光滑，并脘中痛，或痞胀者，邪已入里，当用苦辛泄之，以其入腹近也。

或黄或浊而光滑者，此无形湿热也，只宜开泄横疏，如杏、蔻、橘、桔等味。

老黄色或中有断纹，而脐以上之大腹或满，或胀，或痛者，邪已入里也，当下之。

舌中有黄燥苔者，肠中有燥矢也。然腹无硬痛之状，只宜养阴润燥，不可妄用下法。舌苔黄而脉沉实者，邪积聚于阳明也。

平素多黄苔者，其人必胃热。黄苔刮之，洁净光明，见淡红润泽底者，为无病矣。黄苔刮之，仍留粗涩垢腻，如薄浆糊一层，或竟不脱者，均热证也。

浅黄腻薄者，微热也。

干涩深黄厚腻者，大热也。

老黄芒刺焦裂者，热极也。

全舌黄苔者，脏腑俱热也。

黄苔滑厚而腻者，热未盛，结未定也。冬时未可遽攻，夏月伏阴在内，里热即炽，而苔不燥，即当用下。

黄燥而生芒刺，中心瓣裂者，热结甚也，当速下以存其阴。

黄兼红 凡热时舌色干红，热退舌色黄腻者，为湿遏热炽，将燥未燥也。又阴液已伤而湿热犹盛也。

四边色红，中心干或黄，并烦渴烦热者，乃上焦气热烁津，急用凉膈散，散其无形之热，勿用血药。

黄兼绛 凡苔黄不甚厚而舌绛者，热初入营，邪结未深也，尚可清热，以辛开之药，从表透发。

黄兼灰 凡舌先灰滑后黄燥，大便坚结，为湿久生热，热必伤阴也。

黄兼黑 凡舌苔黄中带黑，而浮滑而黏腻者，太阴湿热内结，宜利湿清热。

边黄中心焦黑起刺，外症兼脐腹胀满硬痛者，阳明里证也，宜下之。

舌芒刺焦裂老黄，夹黑色苔者，里热极也，亦宜下之。

舌燥苔黄，中黑通尖，下利臭水者，肠胃腐败也，十不救一。

舌苔老黄甚则黑者，黑水色也，火极而似水也。

黄兼红黑 凡舌反赤为黄，反黄为黑者，乃热极反兼水化，至危之候也。

红中兼黄黑有芒刺者，邪热入腑也。

黄赤兼黑者，此名霉酱色，乃脏腑本热而夹有宿食也，且内热久郁者，夹食中暑者，夹食伤寒传太阴者，皆有之。

黄兼青紫 凡苔黄厚，而舌中青紫者，阴寒夹食也。甚则碎裂口燥，而舌不干，宜斟酌温下之。

第三节 红色胆经（候少阳内发之温邪也）

少阳相火从火也，故红色应胆。少阳以木火为用，温邪内发，必借少阳为出路，乃同气之应也。

如淡红嫩红，白中带红，是温邪之轻者。初起微寒，继则发热不已，口渴甚者是也，宜柴、芩、栀、翘等清解之。

如纯红鲜红起刺，此胆火炽而营分热，急宜犀角、翘、丹等清解之。如不解，此温邪伏于少阴，而发于少阳之表也，证非轻渺，速宜重加鲜生地、麦冬、元参之类，以滋少阴之水，而少阳之火自解矣，大忌风药。

凡风温瘟疫等证，如舌苔鲜红者，当从手少阴治，或从手厥阴心包络施治，亦即是治心。

如舌尖独赤起刺，心火上炎之故，犀角合导赤散以泻之。

舌尖红而出血者，心经邪热壅盛所致，亦宜清之。

舌尖赤者，心热也，尖赤而起芒刺者，心热甚也。

舌边色赤者，肝热也。甚则起芒刺者，肝热极也。

舌形胖嫩而色淡红，外症见躁扰不安，六脉迟微，或动气内发，腹寒畏冷，或初起吐利，手足逆冷，或格阳躁狂，六脉洪数无根者，为肾气大亏，坎中火衰也，宜益火之源。

更衣后，舌苔去，而见淡红有神者，佳兆也。淡红无神，或干而色不荣者，为胃津伤，而气不化液也，当用炙甘草汤，不可用寒凉药。

红嫩如新生，望之似润，而燥涸殆甚者，为妄行汗下，以致津液内竭也，多不治。

舌干红，知饥善纳者，水亏阳亢，土燥于中也，宜投咸苦寒剂。

舌心干红者，为阴伤也，宜用甘寒。

平素舌多红赤者，其人必营虚。

全舌淡红，不浅不深者，为无病平人之常苔也。

全舌无苔，色浅红者，气血虚也。

全舌无苔，色赤红者，脏腑俱热也。

全舌纯红而有黑小点者，脏腑皆热极也。

舌色鲜红无苔点，舌底无津，舌面无液者，阴虚火炎也。

舌色灼红无苔点，而胶干者，阴虚水涸也。

舌色灼红无苔点，而有裂纹者，阴虚火炎也。

舌红中有裂纹，如“人”字形者，心火燔灼，热毒炎上也。

红舌中有红点，如虫碎之状者，热毒炽甚也。

舌红碎痛者，肝家风火，炎炎之势渐迫心君也。

舌光如朱红柿者，君火上炎也。又相火下炽，引动君火，皆危险之候也。

红兼灰 凡舌红中夹两条灰色者，湿热兼夹寒食也。

红兼紫 凡全舌无苔，色紫红瘀红者，脏腑热极也。中时疫者有之，误服温补者亦有之。

红兼青 凡舌淡红带青者，血分虚寒也。妇人子宫冷者常有之，久痢虚极者亦有之。

第四节　绛色心经（候营分血分之温热也）

凡邪热传营，舌色必绛。绛，深红色也。心主营主血。舌苔绛燥，邪已入营中，宜清络中之热，血分之火，忌用气分药。马良伯云:满舌明红，并无他苔者，为绛色，心之本色也。舌绛而润为虚热，舌绛而干为实热，绛而起刺为热甚，绛而光嫩为阴液不足，绛光燥裂为阴液大伤。凡温病、热病、瘟疫、伤寒，邪热内传三焦，熏灼心包，先受热蒸则本脏之色见，故治宜清心存阴化热。章虚谷曰：热入营分，舌色必绛。风热无湿者无苔，或有苔亦薄。热兼湿者，必有浊苔而多痰也。然湿在表分者，亦无苔，或有苔亦薄，其脉象必细涩也。

温邪从口鼻吸入，上焦心肺先受。如舌苔先白后红者，邪先入气分，后入营分也。如初起舌即绛色者，邪不入气分而入营分也，宜清解营分之热，如犀角、鲜地、丹皮、元参之类。

凡初传绛色，中兼黄白色，气分之邪未尽也，泄卫透营，两和可也。白苔邪在气分，宜解表，忌清里。绛苔邪在营分，宜清热，忌发汗。

绛纯鲜色者，包络受病也，宜犀角、鲜生地、连翘、郁金、鲜菖蒲等清泄之。

若平素心虚有痰，外热一陷，里络就闭，有痰者必有舌苔，心虚血少者，舌色多不鲜赤，或淡晦无神。邪陷多危而难治。若邪火盛而色赤，宜牛黄丸。痰湿盛而有垢浊之苔者，宜至宝丹，以开其闭。

再邪已入营，则舌色绛，胃火烁液，则中心干者，乃心胃火燔，劫烁津液，宜鲜生地、犀角、黄连、石膏等，以清营热，而救胃津，或白虎汤加犀、地、竹叶、莲心、黄连亦妙。

若干绛延及舌尖者，为津干火盛，宜玉女煎再加西洋参、花粉、蔗浆、梨汁。

舌尖绛独干者，此心火上炎。其热在气分者，必渴，以气热烁津也。热在血分，其津虽耗，其气不热，故口干而不渴也，宜导赤散加童便治之。

舌绛赤，外症耳聋目赤者，为温病从少阳发出也，宜犀角、鲜大青、栀、翘、鲜地、丹皮之类，以解木火之郁，大忌汗散。

舌赤无苔，其证神昏内闭，此系湿热伤阴，宜犀角、鲜地、银、翘、菖、郁、芦根、梨汁、竹沥、姜汁等。

绛而光亮者，胃阴亡也，急用甘凉濡润之品，如炙甘草汤去姜桂，加蔗浆、石斛、饴糖。

舌绛而上有黏腻，似苔非苔者，中夹秽浊之气，急加芳香逐之。

舌绛，望之若干，扪之原有津液者，此津亏而湿热熏蒸，将成浊痰，蒙蔽心包也。

舌绛而苔滑泽者，温邪入营，而平素有痰也。

绛而抵齿难伸出口者，痰阻舌根，有内风也。

舌绛无苔无点，光亮如镜，或半舌薄小而有直纹，或有泛涨，而似胶非胶，或无津液，而咽干带涩不等，红光不活，绛色难名者，水涸火炎，阴虚已极也。

舌绛无苔，干枯红长而有直纹透舌尖者，心气内绝也，必死。

绛舌者，因实热证误补，温补灼伤真阴，或误服滋补腻涩酸敛胶黏，实热引入阴分，俾郁火耗烁真阴，致现此舌，而为阴虚难疗矣。

舌虽绛而不鲜，干枯而萎者，肾阴涸也，急以阿胶、鸡子黄、生地、天冬等救之，缓则恐涸极无救矣。

病后绛舌如镜光亮，或舌底嗌干而不饮冷者，肾水亏极也，宜急救其津液，否则立涸矣。

舌尖独红绛者，心营暗炽也，宜犀、羚、鲜石斛、鲜生地等。

舌根绛者，血热内燥也。

全舌无苔色深红者，气血热也。

舌肉绛者，邪居血分也。

舌绛不渴夜甚者，邪入营也。

无苔而红绛者，热伤血分也，宜丹皮、地黄、麦冬、元参等。

舌色绛而润者，虚热也。

舌色绛而干者，实热也。

绛而起刺者，热甚也。

绛而有黄白碎点者，将生疳也。

绛而光者，阴液不足也。

满舌红紫色而无苔者，两色合而成绛，肾虚也。

第五节　灰色脾经（候三阴之寒热也）

灰色苔者，即黑苔之轻也。如以青黄和入黑中，则为灰色也，当与黑苔同治。为痰水注于脉中，致微丝血管停阻而瘀，而呈斯苔。然有直中、传经之殊。盖传经热邪，始自白苔而黄，由黄而灰，或生芒刺黑点，纹裂干燥，不拘在根在尖，俱宜攻下泄热。

舌灰而润，并无苔垢，更不变别色，始病即见，非由白黄渐变者，为夹食中寒，及停饮蓄血证，当用消用补，用燥用攻，因证而治。

又有屡经汗下，而灰黑不退，或滋润，或不润，亦不燥者，脉必虚微无力，此因汗下太过伤阴使然，急宜救阴津，因不得用硝黄，亦不可用姜附。

灰色即黑之轻也，与黑同治。兼有表者双解散，下利者解毒汤，内实者承气汤。但少阴寒证，亦见灰色，见在一二日，无苔而冷滑是也，四逆汤主之。下利者，理中汤。

舌中尖见灰色者，外症消渴，气上冲心，饥不欲食，食则吐蛔，乃伤寒邪入厥阴也，宜乌梅丸。若杂病见此舌，为实热里证，则宜大承气汤与白虎汤合用。

全舌纯灰无苔而少津者，火邪直中三阴也，宜三黄、白虎、大承气并用。

舌苔灰色重晕者，为温病热毒传遍三阴也，急去表药，用凉膈散合承气以下之。

舌灰唇焦者，中焦有浊积也。

舌灰目黄者，湿中生热也。

舌灰齿煤，其脉细涩若无，身已不热者，此火过呈炭，须大剂补阴，宜熟地、西参、麦冬、阿胶、龟板、鸡子黄等，不必寒凉，以其病已无热也。

无苔而有如烟煤隐隐，并不渴，肢寒而润者，夹阴病也，宜甘温扶中。

无苔如烟煤隐隐，口渴烦热者，平时胃气燥也，宜甘寒益胃。

久病舌起烟煤者，胃虚液涸也。

凡舌见灰色者，病皆非轻，均里证，无表证，有实热证，无虚寒证，有邪热传里证，有时疫流行证，郁积停胸证，蓄血如狂证。其证不一，治法不外寒凉攻下，寒凉以救真阴，攻下以除秽毒，在当用之时，不得以此言为戕伐焉。

第六节　黑色脾经（候太阴湿土之寒热也）

太阴湿土所主，而水就湿。故脾家见症，每每舌现黑色。

有始病即舌心黑色，非由白黄变化，舌转瘦小者，为真脏中寒。此寒水凌心，肾气外现，急宜用温，稍缓则误事。

有中黑而枯，并无积苔，边亦不绛，或略有微刺者，为津血燥证，急宜养阴生津，误用攻下或温经，皆必死。

夏月中暑，多有黑苔，为湿痰郁热。亦有黑滑腻厚舌，又不可与传经证同论。

有苔黑腐烂者，为心肾俱绝。舌黑而卷缩者，乃肝绝，皆不治。若黑薄而润滑者可治。

如苔灰黑而滑者，此寒水侮土，太阴中寒证也。外症腹痛吐利，手足指冷，六脉沉细，宜理中汤主之，甚加附子。

若杂症而现黑滑苔者，必是湿饮伤脾，宜温中和脾逐饮治之。

若黑而燥刺，是阳证注入太阴之热邪，宜清火解毒，兼阳明治。如屡清不解，腹无痞满硬痛之症者，不可妄投承气，是胃中津液干涸，少阴肾水不支，宜大小甘露饮主之。

如舌苔黑刺，大便闭结，脐腹硬满攻痛，此燥矢为患也，承气汤下之，仍从阳明治。

若黑而坚敛焦刺，如荔子形者，乃阳亢阴竭，胃汁肾液俱涸也，不治。不得已用大剂滋阴清热之法，药勿间断，间有生者。以上吴坤安辨黑舌法也。

凡舌苔由白而黄，由黄而焦，或枯黑燥裂，其舌边胖大，舌底滑润者，甚有舌底亦燥，而绝无津液，其糙刺如沙皮，敛束如荔子者，皆因劳伤脾肺，气虚发热。误用发散，益虚益热。复用寒冷，重阴内逼，以致虚火上炎。所以白上加黄，黄上加焦，而枯黑燥裂也，大剂参附养荣汤，不时灌服，多有得生者。

更有其舌同一黑色，一属寒水侮土，一属肾气凌心。盖寒水侮土者，其黑色正聚于舌中，系阴甚于内，逼阳于外，外假热内真寒，格阳证也，宜附子理中汤。

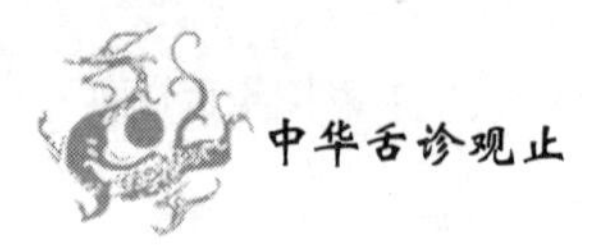

肾气凌心者，其黑色直底于舌尖，然未有不胖且嫩者，干燥滑润，在所不拘，系阴盛于下，逼阳于上，上假热而下真寒，戴阳证也，宜人参八味汤。若是实火证，则其形必坚敛，其色必苍老，而万无胖嫩者耳。此一虚二寒证，皆验舌所必知，为杨云峰之言也。

黑苔舌有水竭津枯一候，不宜凉药，宜重用壮水之剂。世多习而不察，率投苦寒，遗人夭殃。殊不知脉虚数，或微细，胸腹无胀满，日多错语，舌虽焦黑干枯，肿而生刺，乃真水衰竭，水不制火使然。大禁凉剂，以大剂生料六味地黄汤饮之。虚寒者苔黑而松，加桂、附、五味子，则焦黑刺肿，涣若冰释。此余所亲验。故看黑舌苔须分燥润，及刮之坚松，以定虚实寒热为要法。此即林慎庵之法也。凡黑苔有寒热之分，辨别不精，死生立判。汪苓友谓：舌苔虽黑，必冷滑无芒刺，斯为阴证无疑，诚扼要之言也。舒驰远《伤寒集注》云：黑苔干刺为二证，一为阳明热结，阴津立亡，法主大黄芒硝，急夺其阳，以救其阴，阴回则津回。一为少阴中寒，真阳霾漫，不能熏腾津液，以致干燥起刺，法主附子、炮姜，急驱其阴，以回其阳，阳回则津回。据此则黑苔冷滑者，必无阳证。而黑苔干刺者，有阳证复有阴证矣。临证者不可慎欤？

苔黑而口黏淡者，当从太阴脾湿治，不可便泥肾气凌心也，其因亦不仅虚寒、实热、伏痰、夹血而已也。

舌中苔厚而黑燥者，胃大热也。

舌心有黑燥苔者，肠中有燥粪也，然腹无硬痛之状，只宜养阴润燥，不可妄用下法治之。

舌中心焦黑者，肾阴涸，心胃火炽也，宜犀角地黄汤清之。

舌中苔黑燥，而连牙床唇口俱黑者，胃将蒸烂，非生大黄等大剂不能救也。然以舌燥不燥为别，黑而不燥者非是。

舌根黑苔而燥者，热在下焦也。

舌本无苔，惟尖黑燥者，为心火自焚，不可救药。

黑苔焦枯者，火炽水竭也，不治。

中黑无苔，而舌底干燥有小点纹者，胃经实热，非六气侵扰也，宜白虎、三黄等。

中黑无苔，而舌底湿嫩光滑无点纹者，胃经虚寒也，宜理中温之。

初病遍舌色黑而润，发热胸闷，外无险恶情状者，此胸膈素有伏痰也，宜用薤白、瓜蒌、桂枝、半夏即退，或去桂枝，用枳壳、桔梗亦效。

舌黑湿滑，无苔，无朱点，无芒刺，无罅裂，刮之明净，如水浸猪腰，有淡淡瀜瀜之形，外症口不苦唇不燥者，为脏腑极寒也。

全黑无苔，而底纹粗涩干焦，刮之不净者，热极也。

全黑无苔，而无点无罅裂，干燥少津，光亮似镜者，即绛舌之变，阴虚肾水涸也。孕妇亦有之，宜大剂甘寒。

全黑无苔，有点有罅，干燥无津，涩指如锉者，极实热证也，宜大剂苦寒。

黑色暗淡无苔，无点无罅，非湿非干，似亮不亮者，阳虚而气血两亏也，久病见之不吉。

舌淡黑如淡墨，乃肾虚火炎，为无根之火也。

黑舌燥裂芒刺隔瓣者，津液焦灼，少阴真水垂涸，最为凶象，用新青布蘸薄荷汤湿润，揩去刺瓣，舌质色红者可治，急攻下其热滞。若刺瓣下仍黑色者，则肾阴已竭，脏色全露，不治。

苔黑腐烂者，心肾俱绝也，不治。

舌黑而卷缩者，肝绝也，亦不治。

舌黑咽燥，烦渴不寐者，热入心营，而血液受劫也。

黑兼灰 伤寒已经汗解，而见舌尖灰黑者，此有宿食未消，或又伤饮食，热邪复盛之故也，以调胃承气汤下之。若杂病里热见此舌，宜大承气汤重加黄连。

淡灰转黑者，伤腐脾胃也，不治。

黑兼青 平素舌常如水黑青色者，其人多虚寒。

若因跌仆，而舌青黑者，瘀血内蓄也。

因痘疹，而舌青黑者，疫毒内陷也。

因痈疽，而舌青黑者，毒气内攻也。

因中寒，而舌青黑者，邪气入脏也。

因发班[①]，而舌青黑者，胃烂也。

因痢疾，而舌青黑者，胃腐败也。

第七节 紫色肾经（候少阴本脏之虚邪也）

少阴君火从火化，故紫色应肾，六经惟肾无实证，故仲景于少阴证中，揭出脉微细、但欲寐为主病，示正气之虚也。

如见舌形紫而干涩，口渴唇燥，外见少阴证者，此肾阴不足，坎中水亏，宜壮水为主，六味饮、一阴煎之类。如兼谵语神昏，又当从手少阴治。微清痰火，如生地、丹参、茯苓、川贝、菖蒲、钩藤、天竺黄之类。

如舌形胖嫩，而色淡红者，外症必见烦躁不宁，六脉迟微，或动气内发，腹寒畏冷，或初起吐利，手足逆冷，或格阳躁狂，六脉洪数无根，此肾气大亏，坎中火衰，宜益火之源，人参八味汤主之。

舌形紫燥，唇焦齿黑，二便俱闭，此为阴中兼阳，可兼阳明以治。

凡舌形圆大胖嫩，皆属足少阴虚证。

---

① 班：同“斑”。

不拘伤寒杂症，如见舌色紫如猪肝，枯晦绝无津液者，此肾液已涸。痢疾见此苔，胃阴已竭，必死。

伤寒更衣后，舌苔顿去，而见紫色如猪肝者，此元气下泄，胃阴已绝，不治。如舌苔去而见淡红有神者佳。上录吴坤安《舌诊》

马良伯云：紫如猪肝色，上罩浮滑苔者，邪热传里，表邪未净也，既不可下，又不可表，治宜清中以解外。

若全舌紫光暗，并无浮苔者，阳极似阴也，多不可救，急下之，间有得生者。

若酒后中寒，及痰热郁久者，往往亦见紫色苔。

叶桂云：热传营血，其人素有瘀伤宿血在胸膈中，夹热而搏，其舌色必紫而暗。暗即晦也。扪之潮湿不干，以凉膈散，加入散血之品，如琥珀、丹参、桃仁、丹皮等，不尔，瘀血与热为伍，阻遏正气，遂变如狂发狂之证，乃其人胸膈中素有虚瘀，与热相搏，宜犀、地、丹皮、丹参、赤芍、郁金、花粉、桃仁、藕汁等味，凉血化瘀。

若晦而干者，精血已枯，邪热乘之，故为难治。

紫而肿大者，酒毒攻心也，于应用药中，急加黄连以清之。

深紫而干涸者，酒毒内蕴也。

紫如去膜猪腰者，危险之候也。

舌敛束如荔子肉，而绝无津液者，亦危险之候也。

紫兼红　周徵之曰：红紫二舌，均指舌质言之，固无红苔，亦断无紫苔，其有见紫苔者，必舌面已腐，或兼微黑苔，与赤红相映而然也。

舌紫肿大，而生大红点者，热毒乘心也，用导赤散，加犀角、黄连、金汁治之，或稍加大黄。

紫兼青　淡紫而带青滑者，寒证也，或为直中阴经证，治宜用温。

淡紫带青而湿润，又绊青黑筋者，寒邪直中三阴经，其身凉，四肢厥冷，脉沉缓，或沉弦，宜四逆汤、理中汤。小腹痛甚者，回阳急救汤。若舌不湿润而干枯，乃是实热。

青紫无苔多水，滑润而瘦小者，伤寒直中肾肝阴经。吴茱萸汤、四逆汤温之。

紫舌中心带青，或灰黑，下证复急者，热伤血分也，宜微下之。

紫兼蓝　淡紫转蓝者，邪毒攻心也，不治。

第八节　焦紫肝经（候厥阴阳毒之危症也）

厥阴风木从火化，故焦紫应肝。

舌苔焦紫起刺如杨梅状者，此阳邪热毒已入肝脏之险症也。大便闭者，更衣丸下之，金汁、人中黄之类，大清大解之。

舌苔两旁，有红紫点者，肝脏伏毒也，大凶之症，急用犀角尖、人中黄，透之解之。

第九节　青滑肝经（候厥阴阴毒之危症也）

肝属木，故青色应肝。

舌苔青滑，乃阴寒之象，急宜四逆、吴萸辈温之，外症若见面青唇紫、囊缩厥逆、筋急直视等症者，厥阴败症也，不治。

凡舌苔紫焦如刺，厥阴热毒难治，青滑厥阴寒邪，吴萸温之即愈。

舌边色青者，有瘀血郁阻也。有热者，用赤芍、生瓦楞壳、竹茹等治之。

舌青口燥，漱水不欲咽，唇萎胸满，无寒热，脉微大来迟，腹不满，其人自言满者，内有瘀血也。

产母舌青而面赤者，子已死于腹中也，古方用黑神散下之，或平胃散加芒硝，下之更稳。

孕妇面舌俱青者，母子俱死。

第十节　蓝色肝经（候肝脏之本色也）

蓝者，绿与青碧相合，犹染色之三蓝也。

马良伯云：有苔滑中见蓝色苔者，肝脏本色也，邪热传入厥阴，阴液受伤，脏色外见，深而满舌者，法在不治。有微蓝而不满舌者，法宜平肝息风化毒，旧法主用姜桂，邪热鸱张，肝阴焦灼，逼其本脏之色外现，再用姜桂，是抱薪救火也。

瘟疫及湿温，热郁不解，亦有此舌，感受不正之气，蒸热不解也，治宜芳香清泄。

满舌滑腻中见蓝色者，湿痰痰饮，为阴邪化热之候，法宜清化。

蓝色苔者，湿热郁蒸也。

舌见蓝色者，肺气已绝，肝木独盛来侵土位也。微蓝者，肺气犹在可生，深蓝者必死，宜大剂补肺脾而制肝木也。

蓝色有苔者，脏腑尚能生苔，虽伤未甚，犹可医治。

光蓝无苔者，不论何脉，皆属气血极亏，势必殒命。

孕妇舌见纯蓝者，胎死腹中也，宜即下之。

周徵之曰：余曾见痫厥及胃气久痛者，舌体全蓝，此亦瘀血在胃，肝气不舒也，故青黑蓝绛。皆谓之浊，皆竭血分，须辨寒热燥湿，及痰血宿食，燥屎癥块而治之，总以松动血分为主。

卷二终

卷　三

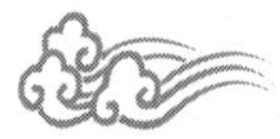

鄞县　曹赤电炳章撰述
绍兴　周炳墀越铭参订

第三编　辨舌证治

第十六章　仲景察舌辨证法

白苔　《伤寒论》曰：阳明病胁下硬满，不大便而呕，舌上白苔者，可与小承气汤。① 上焦得通，津液得下，胃气因和，身濈然而汗出，解也。病如结胸状，而饮食如故，时时下利，寸脉浮，关脉小细沉紧，名曰脏结。舌上白苔滑者，难治。脏结无阳证，不往来寒热，其人反静。舌上苔滑者，不可攻也。成无己曰：邪气在表者，舌上则无苔，及邪气传里，津液结搏，则舌上生苔也。寒邪初传，未全成热，或在半表半里，或邪气客于胸中者，皆舌苔白而滑也。经云：舌上如苔者，以丹田有热，胸中有寒，邪初传入里者也。阳明病胁下硬满，不大便而呕，舌上白苔者，可与小柴胡汤，是邪气在半表半里者也。阳明病若下之，则胃中空虚，客气动膈，心中懊侬，舌上苔，栀子豉汤主之，是邪客于胸中者也。脏结宜若可下。舌上苔滑者，则云不可攻也，是邪未全成热，犹带表寒故也，及其邪传

① 小承气汤：《伤寒论》原文为小柴胡汤，此处未做改动。

为热，则舌之苔不滑而涩也。

干燥 太阳病，重发汗而复下之，不大便五六日，舌上燥而渴，日晡时小有潮热，从心上至少腹硬满而痛，不可近者，大陷胸汤主之。伤寒病，若下后七八日不解，热结在里，表里俱热，时时恶风，大渴，舌上干燥而烦，欲饮水数升者，白虎加人参汤主之。《金匮要略》云：肺中寒者，两臂不举，舌本燥，喜太息，胸中痛，不得转侧，食则吐而汗出也。腹满，口舌干燥，此肠间有水气，己椒苈黄丸主之。消渴病，渴欲饮水，口干舌燥者，白虎加人参汤主之。病人胸满唇萎，舌青口渴，但欲漱水不欲咽，无寒热，脉微大来迟，腹不满，其人言我满，为有瘀血。成无己曰：经云伤寒七八日不解，热结在里，表里俱热，时时恶风大渴，舌上干燥而烦，欲饮水数升者，白虎加人参汤主之，是热耗津液，而滑者已干也。若热聚于胃，则舌为之黄，是热已深也。

黄苔 《金匮要略》云：病者腹满，按之不痛为虚，痛者为实，可下之。舌黄未下者，下之黄自去。成无己曰：舌黄未下者，下之黄自去。若舌上色黑者，又为热之极也。《黄帝针经》云：热病口干舌黑者死，以心为君主之官，开窍于舌。黑为肾色，见于心部，心者火，肾者水。邪热已极，鬼贼相刑，故知必死。观其口舌，亦可知其逆顺矣。

第十七章　胡玉海察舌辨证法

头痛身热恶寒，脉浮滑，阳明太阳。

身热口燥，脉弦滑，阳明少阳。

身热舌苔白，脉洪滑，正阳阳明。

舌苔微黄，正阳阳明。

舌苔前白后黄，正阳阳明。按：是上寒下热，外寒内热。

前黄后白，正阳阳明。按：是上脘化热，而中焦有水饮。

四围白，中间黄，正阳阳明。

白带灰色，阳明将入太阴。

白带有路，阳明太阴。

微白燥黄色，阳明太阴。

粉白微红，阳明少阳。

无白微桃红，阳明少阴。

前半红，后半白，少阳太阴。

前半红，后半黄，少阴太阴。

前半黄，后半黑，阳明太阴。

前半黄，后半赤，太阴少阴。

前半黄，后半紫，太阴厥阴。

纯黑色，太阴。

纯黄色，太阴。

黄分八字，阳明太阴。

一边黄，一边白，阳明太阴。

一边黑，一边黄，阳明太阴。

焦黑，太阴。

润黑，太阴。

花黄灰黑，阳明太阴。

纯红镜面，太阴。其形色光如漆桌，如光而不湿，舌下华池皆干者重，宜细审之。

舌厚如三个厚，少阴。

舌阔如三个阔，少阴。

舌圆，少阴。

舌平无尖，少阴。按：旧谓舌边缺如铭[1]齿者死。

---

① 铭：疑作“锯”。

白苔有一点点红，阳明少阳。

白苔有一点点黑，阳明太阴。

白苔有一点点黄，正阳阳明。

尖红后赤，少阴少阳。

尖赤后紫，少阴少阳。

以上三十五法，乃辨证之大略，余照此类推之可也。

广东、福建、浙江、江苏、扬州分野，鱼盐海滨之地，肠胃脆薄，气盛血热，所以风邪一客即病。头虽痛，不如斧劈。项虽强，尚可转侧。背虽牵制，尚可动摇。风邪入胃，肺则凝塞，所以一日为风，二日为热，三日为火，热甚之故。热与风火相搏，凝寒成毒。此毒，胃主肌，脾主肉，不在肉而在肌。肌，毛窍之内也。故点点然如斑之状，如疹之形，红色鲜明，一日三潮，三日九潮，故毒必三日，虽不治，亦疏散也。脉左寸浮，右关滑，气口大，无有正伤寒也。故太阳经虽病不病，此阳明之正病也，谓之阳明太阳。舌苔白，一日不口渴，二日不大便，至三四五六日，大便解，则腠理开，汗出而解。

如阳明第四日，血热成毒，不能发越，毒郁在中，腠理不开，郁遏邪热，则传入少阳。一日口渴，左关洪大，右关洪滑，右寸气口闭遏，此肺经热邪冲遏，气道不舒，斑在肌腠，血凝在皮，少阴虽然受热，而未尝著病。二日目赤，舌苔红，耳鸣，左关脉洪大而数，此热甚邪胜也。第三日谵语，不能眠，右关洪滑而实。四日斑出，则少解，斑不出，狂叫不安，右关滑实有力，左关脉洪数微弦，左尺脉虚大，此邪气将入于里。第五日耳聋，不欲眠，起坐不休，谵语欲狂，此斑毒不得发越。口干消水，舌苔红黄色，邪尚未曾传里也。舌苔红紫色，将入于脾。右关弦，右关实，乙木怒极，热郁之甚。耳聋，肾之火闭也。斑毒出于胸项脊背，此阳邪有余，隐于胸项脊背，此阳毒将陷入阴分。六日大便解，邪气得下，斑必发出。六日不解，火气闭于幽门，小便短涩，毒反熏胃，肺闭，大肠热，目直视，不欲见人，脉数，舌焦。

邪传太阴，目黄，面黄，此风胜湿郁。第七日耳聋，口渴，目黄，两颊黄赤，舌苔焦，脉与六日同。此病尚在阳分未除，邪虽入里，犹可挽回。

少阳不得解，邪传入里，流入太阴脾经，一日右关洪大而软，左关弦劲，左寸闭。此热邪客于包络，神昏气短，白珠红。肺经郁抑，斑毒，则颈项上见者红色，两颊无有，心胸不见，季胁有微点，腹上点点红色，手臂前俱有红色，舌苔黄黑。虽然传里，阳证未除。二日右寸见弦脉，风邪客于肺，将发白斑。气促者死，鼻扇者死，耳聋者生，面颊红者生，闭目不欲见者生，鱼口鸦声者死。第三日右关数，左寸不见，右尺洪大，此邪热客于肾，唇紫，舌焦黑，目直视，不欲见人，此毒郁于小肠，燥粪不得下，斑隐于肉内。怒狂叫骂者生，口渴消水者生，小便不滋润者死。第四日左寸闭，左关弦，左尺洪大，右关虚软，右寸见芤脉，右尺不见，血热在中焦，斑见蓝色。第五日左右手关脉不见，两尺洪大，声嘶欲哭，斑郁不得发越。目黄，身黄者死。第六日尺寸俱无，两关弦紧，舌苔湿滑，此火甚感寒，头凉即死，舌苔燥裂，仍以火论。

或阳明第五日斑发不透，邪毒不入少阳，竟入太阴，此非越经传也。或饮食所伤，或药饵所误。太阴一二日，季胁痛，下痢，左关弦软，右关弦长，气口脉洪，尺脉大，口渴甚，嘴唇干，舌燥，神气清，舌苔黄厚，黑灰色。第三日舌根黑，中黄，尖白，目赤，面青，左关脉数，右关滑大有力，肺脉大，两尺脉闭，头面有斑，颈项无斑，胸背有斑，肚腹无斑，此阳气不得发越，阴气凝塞。太阴四日，左三部闭，右关软，肺脉大，尺脉洪，口渴甚，目红，面赤，鼻青，唇黑者死，伏斑下陷。太阴五日，尺寸俱浮，右关芤，左关紧，时作寒战，头痛，目赤，鼻黑，舌青，唇紫者死。斑毒乘于肝，非传厥阴，邪中厥阴也。

太阴之脉，利于无力，邪入于脾，气盛血热，流于四肢，分布百体，贯注于心，心神失司其权，是以相火之邪甚炽，心神与相火失位，则一身无所主矣。故四肢百骸俱痛，腹满，口干，舌黄舌黑，唇燥，五脏与大小肠、膀胱、三焦皆受其制。脉之细小者，胃气不伤。脉之滑大者，胃气已坏。胃主纳谷，脾主消谷。胃主受纳，脾主转输。胃之受纳在于肺，脾之转输在乎肝。在上者为痰，在下者为糟粕。膈气实则痰滞于膻中，心气热则糟粕滞于小肠。渴欲饮冷者，膈气热也。饮水不小便者，肺叶焦也。肺气盛者，则大肠之道不行。夫邪在阴分，不利见阳脉。病在阳分，不利见阴脉。太阴之病，利于细小虚软，不利于洪大滑实。通其经络，导其闭塞，毋使风木成邪，致人九窍不通而死。太阴之脉，非独取右关，左寸、左关、右尺皆可概见也。独肺居华盖，肺气凝涩，更利于细小，不利于实大，与正伤寒之病，传入太阴，皆脉大者病进，病[①]小者病退，有力者病进，无力者病退，滑实者病进，虚软者病退，紧实者病进，芤软者病退，洪数者病进，细软者病退。如病之外现，目红面红，舌红唇红，手足摇动，坐立不宁，舌苔焦黑，此毒邪炽甚。脉见细小，此皆有胃气，不可谓不治也。如目青面青，唇青舌白，脉见微细者，毒气下陷，将出汗而死矣。太阴病，面赤目赤，唇紫舌黑，两关见数脉者危，见促脉者死。面白目赤，鼻青唇青，舌苔灰色，左尺右关见紧脉者死。目赤面黄，鼻煽唇青，右寸见数脉，关部见弦脉，两尺不应者死。神气如常，舌苔微黑，两关见革脉者死。舌黄目青，面白唇白，脉见微弱，手足厥冷，身发白斑者死。舌光如镜，目红面

① 病：疑作“脉”。

青，两关洪大，两尺洪数，两寸不应，毒陷下焦，颈项斑不出者死。舌上芒刺，苔色灰黑，腹胸胀满，渴甚不欲饮水，右寸见弦，右关见软，左关见涩，结胸者死。舌尖平，季胁痛，舌苔焦黑，时下清水，口渴不欲饮汤水，左尺见结，右寸见代，右关见牢，热结小肠死。

舌苔黄白，点点红紫，唇青面白，目赤，左关见软，右关见牢，肺脉不应者死。舌苔厚白，上灰黑色，脾部干燥，唇红目赤，左关见软，右关沉实，两寸不应，颈项发白斑者死。舌苔红紫，目赤面黄，唇干胸满，神气昏沉，手足厥冷，右关不应，左关弦紧，左尺空大，斑毒陷下者死。舌焦圆厚，华池干燥，唇焦齿黑，目红面赤，神气昏愦，脉见细小，频叫不知人者死，知人者可生。大便频解，不知人者死。大便频解，渐知人者可生。舌不出口，发战者死。大便解后，舌不润转者，死不治。大便解后，神气倏清，舌虽润，即出汗者死。大便解后，脉见独大，必定血从口鼻出，急服更衣散一服，使肝分得凉，藏血可生。如迟，吐血必死。夫病至太阴，死证已多。若传入少阴，则邪甚正衰，危者十九，死者亦多。传入厥阴，则风木成邪，九窍将闭，不必细论矣。

凡舌红面赤，而两手见阴脉，或脉来摇摆无根，恍惚难凭，舌边肝胆部位，有一点点红泡，或紫泡，如黄豆大者，此热毒归脏，或舌边缺如锯齿者，皆不治之证。在左肝胆位者重，在右者轻，在中间者更轻。察其脉，可救者须救之。

第十八章　吴坤安察舌辨证歌

六淫感症有真传，临证先将舌苔看，察色分经兼手足，营卫表里辨何难。白苔主表，黄苔主里。足经之邪，分表里治之。白苔主卫，绛苔主营。手经之邪，分心营肺卫治之。邵仙根评。

凡诊伤寒，当先察舌之形色，分别足经手经、卫分营分、在表在里，再参脉证施治，无不获效。若拘定足六经治病，非但无效，且病亦鲜有合乎六经者。

白肺绛心黄属胃，红为胆大黑脾经，少阴紫色兼圆厚，焦紫肝阳阴又青。此条统论手经足经，以舌之形色辨之。邵仙根评。

此以形色分六经，兼心肺两手经。足六经不言太阳者，以太阳初感，舌未生苔也。故凡临证，见舌无苔而润，或微白而薄，即是太阳。若黄苔阳明，红色少阳，黑苔太阴，紫色少阴，焦紫厥阴阳邪，青滑厥阴阴邪。太阳与肺，同主表，邪尚在表，故舌无苔，而或薄白。邵仙根评。

表白里黄分汗下，绛营白卫治分歧，次将津液探消息，泽润无伤涩已亏。

白苔属表，当汗。黄苔属里，当下。绛苔营分之热，宜清忌表。白苔卫分之邪，宜汗忌清。治法天渊，再以舌之燥润，验其津液之存亡。不拘何色，但以润泽为津液未伤，燥涩为津液已耗。热病以存津液为主，故宜深察。

白为肺卫仍兼气，绛主心营血后看，白内兼黄仍气热，边红中白肺津干。

凡外邪之入，先到卫分。不解，然后入气分而营分。不解，然后入血分。白内兼黄，仍属气分之热，不可用营分药。白苔边红，此温邪入肺，灼干肺津，不可辛温过表，清轻凉散为当。

卫邪可汗宜开肺，气分宜清猛汗难，入营透热羚犀妙，到血未清地与丹。

凡舌苔白润而薄，邪在卫分，可汗，开肺即是开太阳，如麻黄、羌活之类。如苔白而厚，或兼干，是邪已到气分，只宜解肌清热，如葛根、防风、连翘、蝉蜕、薄荷之类，不可用辛温猛汗也。若寒邪化热，过卫入营，或温邪吸入，竟入营分，则舌苔红绛而燥，惟羚犀为妙品，以能透热于营中也。邪在营分不解，渐入血分，则发热不已，宜清血分之热，鲜生地、丹皮之类。

白黄气分流连久，尚冀战汗透重关，舌绛仍兼黄白色，透营泄卫两和间。

凡舌苔白中带黄，日数虽多，其邪尚在气分流连，可冀战汗而解。若舌红绛中仍带黄白等色，是邪在营卫之间，当用犀羚以透营分之热，荆防以泄卫分之邪，两解以和之可也。此条是泄卫透营之要法，惟荆防不如薄荷、连翘之稳。邵仙根评。

白而薄润风寒重，温散何防液不干，燥薄白苔津已少，只宜凉解肺家寒。

此辨风寒与风热治法不同。凡风寒初入太阳，则舌无苔，或生苔白润而薄，此寒邪重，津液不亏，辛温汗之可也。如白苔虽薄而燥，或舌边舌尖带红，此风热之邪，伤于气分，病在手太阴肺经，津液已少，不可过汗，只宜轻清凉解气分，如前胡、苏子、杏仁、连翘、黄芩、薄荷、桔梗、淡竹叶之类。

苔若纯黄无白色，表邪入里胃家干，更验老黄中断裂，腹中满痛下之安。舌苔纯黄无白，邪入胃经，热而未实，宜白虎等汤，清热凉润。若焦黄断裂，热入胃腑而燥实，症必腹满坚痛，故可下之。邵仙根评。

凡治病先要辨清营卫表里，上文辨营卫，此论表里。然表证即属卫分，故此专论里证。

伤寒由表入里，故舌苔先白后黄。至纯黄无白，邪已离表入里，即仲景所云“胃家实”也。然舌苔虽黄，而未至焦老裂纹起刺，大便虽闭，而未至痞满硬痛，尚属胃家热而未实，宜清不宜攻。必再验其舌形，黄厚焦老，中心裂纹，或起刺，腹中硬满胀痛，方用承气，下之则安。

舌中心属胃，凡肠中有燥矢，舌中心必有黄燥、黑燥等苔。若腹无硬满攻痛之状，亦只须养阴润燥，不可妄用承气攻之。二条论外邪，以舌之黄白分表里。惟舌燥有津亏、邪实之不同，须分别施治。邵仙根评。

太阴腹满苔黏腻，苍朴陈苓湿桔[①]开，黄燥还兼胸痞满，泻心陷胸二方裁。湿邪结于太阴，症必胸腹满闷，湿阻气机，宜以苦湿开之。若痰热湿邪结于心下而痞痛者，邪滞中宫，宜泻心、陷胸，以开痞涤痰。邵仙根评。

阳明实满，舌苔老黄燥裂。太阴湿满，舌苔白而黏腻。阳明实满，满及脐下少腹。太阴湿满，满在心下胃口。此数句辨证确切，当熟记之。邵仙根评。湿邪结于太阴，则胸腹满闷，宜苦温以开之，苍朴、二陈、二苓之类。若黄苔而燥，胸中痞满，此阳邪结于心下，按之痛者，热痰固结也，小陷胸法。呕恶溺涩者，湿热内结也，泻心法。

微黄黏腻兼无渴，苦泄休投开泄安，热未伤津黄薄滑，犹堪清热透肌端。

病有外邪未解，而里先结者，如舌苔黏腻微黄，口不渴饮，而胸中满闷是也。此湿邪结于气分，宜白蔻、橘红、杏仁、郁金、枳壳、桔梗之类，开泄气分，使邪仍从肺卫而出，则解矣。不可用泻心苦泄之法，逼邪入里。

黄苔虽主里，如苔薄而滑者，是热邪尚在气分，津液未亡，不妨用柴、葛、芩、翘或栀、豉、翘、荷之类，轻清泄热，以透表邪，亦可外达肌分而解也。

湿留气分治黏腻，小溲如淋更快联，湿结中焦因痞满，朴陈苦温泄之安。

此以黏腻舌苔为湿邪之验。白而黏腻者寒湿，黄而黏腻者湿热，更验其小便不利，大便反快。为湿邪痞满，乃湿邪结于中焦，宜厚朴、苍术、二苓、二陈之类，苦温以开泄之。若

① 桔：据文意，疑作“结”。

舌黄黏腻，痞满呕恶，大小便俱不利，此湿热结于中焦，宜泻心法之类，苦辛寒以开泄之。

上焦湿滞身潮热，气分宣通病自痊，湿自外来肌表著，秦艽苏桂解肌先。

凡看舌苔，或白或微黄，而黏腻不渴者，总属湿邪。但湿自内出，恒结于中焦而成痞满。若湿自外来，上焦气分受之，每见潮热自汗。医者表之不解，清之不应，不知热自湿中来，只要宣通气分，如淡豆豉、茯苓皮、滑石、半夏、猪苓、米仁、广皮、白蔻、黄芩之类，气分湿走，热自止矣。若冒雨雾，湿邪留于太阴卫分之表，发热自汗不解，口不渴饮，身虽热，不欲去衣被，舌苔灰白黏腻，宜桂枝、秦艽、紫苏、茯苓皮、二陈、姜皮之类，解肌和表，湿邪自去。

湿热久蒸成内著，厚黄呕吐泻心权，若兼身目金黄色，五苓栀柏共茵煎。

湿热内著，从饮食中得之，嗜酒人多此苔，必厚黄黏腻，痞满不饥，呕吐不纳，惟泻心最效，川连、干姜、赤苓、半夏、枳实、茵陈、通草之类。湿热内结，若误治必致成疸，宜五苓加茵陈、栀、柏之类。

舌绛须知营分热，犀翘丹地解之安，若兼鲜泽纯红色，包络邪干菖郁攒，素有火痰成内闭，西黄竺贝可加餐。

舌绛为邪入营中，宜泄营透热。故用犀角以透营分之热邪，翘、丹、鲜地以清营分之热邪。邪入心包络，则神昏内闭，须加广郁金、石菖蒲以开之。若兼有火痰，必致痰涎内闭，更当加西黄、川贝、竺黄、竹沥之类，清火豁痰。

心承胃灼中心绛，清胃清心势必残，君火上炎尖独赤，犀兼导赤泻之安。

如黄苔中心绛者，心受胃火蒸灼也，于清胃药中加清心药，如石膏、川连之类是也，其势必孤矣。如舌尖独赤起刺，心火上炎之故，犀角合导赤散以泻之。

若见边红中燥白，上焦气热血无干，但清膈上无形势[①]，滋腻如投却疾难。

凉膈散去芒硝、大黄，加石膏，能清膈上无形客热。其邪不在血分，安投滋腻，必增病矣。舌苔边红中心燥白，乃上焦气分无形之热。其邪不在血分，切勿妄投滋腻血分之药，宜轻清凉解为治。邵仙根评。

绛舌上浮黏腻质，暑兼湿秽欲蒸痰，恐傍内闭芳香逐，犀珀菖蒲滑郁含。

暑蒸湿浊则成痰，暑湿兼秽，恐蒙闭心包，故用菖蒲、郁金，借其芳香逐秽，犀角以透营分暑邪，琥珀、滑石清暑利湿。舌绛黏腻上浮，暑湿酿蒸痰浊，蒙闭心包也。急用芳香逐秽，宣窍涤痰之法。痰多可用西黄、天竺黄之属。邵仙根评。

白苔绛底因何故，热因湿伏透之难，热毒乘心红点重，黄连金汁乱狂安。

舌苔白底绛者，热因湿邪遏伏，宜泄湿以透热，如犀角、滑石、茯苓皮、猪苓、米仁、茵陈、黄柏之类。若湿温证，舌现红星点点，此热毒乘心，必神昏谵语，宜苦寒之品治之。狂乱者，非黄连、金汁不解，如无金汁，以人中黄代之。黄连清心火，金汁解热毒。

舌绛碎生黄白点，热淫湿匿欲生疳，古名狐惑皆同此，杂症伤寒仔细探。

舌碎绛而有黄白腐点者，此湿热邪毒，蕴久不宣，蒸腐气血，化为瘀浊，得风木之气化而成虫也。上邵仙根评。狐惑，即牙疳、下疳之古名也。近时惟以疳名之，牙疳即惑也，蚀咽腐龈，脱牙穿腮破唇。下疳即狐也，蚀烂肛阴，由伤余毒与湿匿为害。若胃强能食，能任苦寒重药者可治。

① 势：疑作“热”。

按：狐惑虫症也。上唇有疮，虫食其脏，兼咽烂名惑。下唇有疮，虫食其肛，兼声哑名狐。面色乍白乍黑乍赤，恶闻食气，情[①]志默默，此其候也。此参《准绳》与《金匮》之言相同。又云狐惑，虫病也。惑当作蜮，看其上唇内生疮如粟，唾血，心内懊侬而痛，此虫在上，食其五脏。下唇内生疮者，其人不寤，此虫食下部是也。《金匮》：食于上部则声哑，甘草泻心汤。蚀于下部则咽干，苦参汤洗之。蚀于肛者，雄黄熏之。邵仙根评。

舌绛不鲜枯更萎，肾阴已涸救之难，紫而枯晦凋肝肾，红泽而光胃液干。

舌形紫晦如紫肝色，绝无津液者，为枯。舌形敛缩伸不过齿，为萎。此肝肾已败，不治。若舌色红泽而光，其色鲜明者，属胃阴干涸，犹可滋养胃阴，甘凉纯静之品主之，如鲜生地、鲜石斛、蔗浆、梨汁之类。

黄厚方知邪入里，黑兼燥刺热弥深，屡清不解知何故，火燥津亡急救阴。

舌苔黑燥，为阳明之热，腹无痞满硬痛，非承气证，只宜清解。若清之不应，是肠中燥火，与热邪固结，胃土过燥，肾水不支，胃中阴液已干，宜大小甘露饮，以救胃汁，阴液充溢，阳邪自解，二便自通。

黑滑太阴寒水侮，腹疼吐利理中宜，更兼黏腻形浮胖，伏饮凝痰开逐之。

舌苔黑滑，为太阴之寒，所谓寒水侮土，理中证也。若兼黏腻浮胖，是湿痰寒饮，伏于太阴，当用温药和脾，如二陈、厚朴、姜汁合五苓之类，开之，逐之，痰饮自去。

舌见边黄中黑腻，热蒸脾湿痞难禁，吐呕便闭因伤酒，开泄中焦有泻心。

---

① 情：原作“清”，据文义改。

胃热蒸脾湿，则舌黄中带黑腻，中焦痞满呕吐，小便不利，嗜酒人多此症。舌苔边黄，中心黑腻，是胃热蒸动脾湿，蕴结中宫，以致痞满呕吐便闭，用泻心汤，开泄中焦。邵仙根评。

寒湿常乘气分中，风兼二气自从同，重将黄白形中取，得诀绕将脉症痛。

寒湿二气，都入气分，风兼寒湿，亦入气分。风兼温热，或入气分，或入营分矣。气分之邪，于舌苔之黄白取之。营分之邪，于舌苔之红绛取之。得此要诀，再将脉症兼参，病无遁形。

温邪暑热走营中，兼入太阴气分同，吸受心营并肺卫，暑温夹湿卫营通。

温暑二气，常入营分，兼入气分。盖温暑都从口鼻吸入，则上焦先受。故或入心营，或入肺卫，或先卫后营。惟湿邪常走气分，必暑夹湿，湿夹暑，则三焦营卫通入矣。

伤寒入里阳明主，热病阳明初便缠，先白后黄寒化热，纯黄少白热蒸然。

太阳主表，阳明主里，伤寒由表达里，故在表属太阳，入里即入阳明腑病。热病自内发外，借阳明为出路，故初起即在阳明。但看舌苔先白后黄者，伤寒由表达里，寒化为热也。若初起纯黄少白，或黄色燥刺，是病发于阳明，由里出表，热势蒸然内盛也。更参外症，初起恶寒发热为伤寒，壮热无寒为热病。

热病无寒惟壮热，黄芩栀豉古今传，恶寒发热伤寒症，发汗散寒表剂先。

凡温热之证，不可发汗，如仲景阳明病之栀豉汤，少阳病之黄芩汤，皆可通治。此条亦伏气所发之热病，切不可辛温发汗，宜用栀豉、黄芩等方，清解少阳阳明。若是伤寒，可用表剂发汗矣。邵仙根评。

少阳温病从何断，舌绛须知木火然，目赤耳聋身热甚，

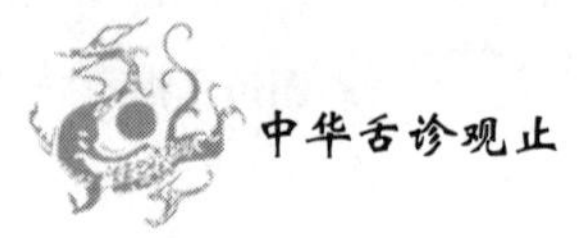

栀翘犀角牡丹先。

凡温病热病，皆纯热无寒。热病发于阳明，温病发于少阳。当从何法断之，但看舌苔。黄燥为阳明热病，绛赤为少阳温病。温病宜用犀角、栀、翘、鲜地、丹皮之类，以解木火之郁，大忌汗散。舌绛赤，外证耳聋目赤者，是温病从少阳而发出也。当清解木火之郁，与伤寒少阳证之可用表散不同，故忌汗散。邵仙根评。

若是温邪从上受，窍中吸入肺先传，芩翘栀豉桑蒌杏，气燥加膏肺分先，邪入心营同胆治，再加元参郁苍鲜。

温邪从内发者，以少阳胆经治之。若因天时晴燥太过，其气从口鼻吸入，则上焦心肺受邪，舌苔白燥边红，治在气分。舌色鲜红，治在营分。营分与少阳胆经同法，亦用犀角、丹皮、鲜生地之类，再加元参、麦冬、广郁金、鲜菖蒲以清心开窍也。春时温邪从口鼻吸入，受而即发。舌苔不燥者，邪先入肺也，从肺卫气分治之。若舌鲜红而绛，邪入心营也，治与少阳胆经同法，加入清心开窍之品。邵仙根评。

寒温二气前粗辨，暑湿相循病必缠，温病已陈黏腻舌，只将暑证再提传。上文论伤寒温病，以下言暑邪湿温。邵评。

暑伤气分苔因白，渴饮烦呕咳喘连，身热脉虚胸又满，无形气分热宜宣，蒌皮贝杏通芩滑，栀豉翘心竹叶煎，或见咳红荷叶汁，痞加朴蔻郁金川。

邵仙根云：此条暑伤气分，治从肺卫，如肺气郁，则暑邪逆入营中，故咳红。

暑入心营舌绛红，神呆似寐耳如聋，溺淋汗出原非鲜，失治邪干心主宫，犀滑翘丹元地觅，银花竹叶石菖同，欲成内闭多昏昧，再入牛黄即奏功。

暑热之邪，上蒙清窍则耳聋，不与少阳同例，忌用柴胡。乘于包络则神昏，宜清心开闭。凡邪在手经，忌足经药。凡温热暑邪，由口鼻吸受，邪在手经，从三焦立法，忌用足经药，此与治伤寒分别处也。邵仙根评。

暑湿合邪空窍触，三焦受病势弥漫。脘闷头胀多呕恶，腹痛还防虐痢干，栀豉杏仁芩半朴，银花滑石郁红安。

暑邪夹湿，从口鼻空窍触入，则三焦气分受病，头胀脘闷呕恶。此邪初入见症，其势尚轻，故只用栀豉等，以清宣气分。余如鲜枇杷叶、通草、淡竹叶之类，亦可加入。

暑热之邪，留于膜原则变虐，入于肠胃则成痢，治宜随症加减。

湿温气分流连久，舌赤中黄燥刺干，咯血毋庸滋腻入，耳聋莫作三阳看，三焦并治通茹杏，金汁银花膏滑寒，若得疹痧肌肉透，再清痰火养阴安。

凡暑湿合邪，轻则气分微结，重则三焦俱病。清解不应，即属湿温重症，肺气不得宣畅，则酿成脓血。湿热上蒙清窍，则耳聋无闻，治当急清三焦，气分一松，则疹痧得以外达，再议清火清痰，渐入养阴之品。

苔形粉白四边红，疫入膜原势最雄，急用达原加引药，一兼黄黑下忽忽。

凡时证初起，苔形粉白而厚，四边红绛者，此疫症也。邪在膜原，其势最雄，顷刻传变，诊家不可轻视。吴又可用达原饮加引经表药，透之达之。如兼太阳加羌活，阳明加葛根，少阳加柴胡。如舌变黄燥色，乃疫邪入胃，加大黄下之。如变黑色，入里尤深，用承气下之。疫势甚者，其舌一日三变，由白变黄，由黄变黑，当速下之。

若见鲜红纯绛色，疫传包络及营中，清邪解毒银犀妙，菖郁金黄温暑通。

湿疫一证，治分两途。但看舌苔白而黄，黄而黑者，疫邪自表达里，汗之下之可也。如见舌苔鲜红绛色，此疫邪入于营分及包络之间，汗下两禁，惟宜清营解毒，逐秽开闭，如犀

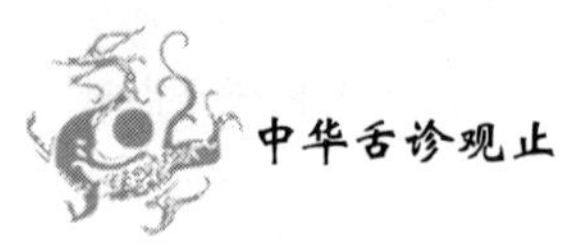

角、银花、菖蒲、郁金、西黄、金汁、人中黄之类，与温热暑证，治法相通。

温邪时疫多斑疹，临证须知提透宜，疹属肺家风与热，斑因胃热发如兹。

邵仙根云：此条温暑斑疹，与伤寒发斑不同，疹属肺经风热，斑是胃家伏热。时疫斑疹，兼有毒气，均宜提透清解热毒。

疹斑色白松肌表，血热知丹犀莫迟，舌白荆防翘薄力，舌红切忌葛升医。

疹斑发于气分，其色淡红而白者，舌苔亦白，宜葛根、防风、蝉衣、荆芥、连翘、薄荷、牛蒡等，松肌达表。若见赤斑丹疹，邪在营分血分，舌必绛赤，宜犀角、连翘、鲜生地、人中黄、净银花等，透营解毒，大忌升葛足经之药。邵仙根云：白疹邪在气分，舌白淡红，宜松肌达表，从肺肺[①]清透，红疹邪在营分，舌苔绛赤，宜清营宣透。

凡属正虚苔嫩薄，淡红微白补休迟，厚黄腻白邪中蕴，诊者须知清解宜。

不拘虚寒杂症，正气虚者，其舌苔必娇嫩而薄，或淡红，或微白，皆可投补。若见黄而白，厚而腻，总属内邪未清，不可遽进补药。

邵仙根云：此条凭舌苔以验其虚实，分别宜清宜补之总诀。

又云：以上三十九歌，皆察舌辨证之要法，语语的传，可谓时病金针矣。后学当熟读之。

---

① 肺：疑为衍文。

第十九章　察舌辨证之鉴别

盖心之本脉系于舌根，脾之络脉系于舌旁，肝脉循阴器络于舌本，肾之津液出于舌端，分布五脏，心实主之。故舌者，内通五脏，外系经络，上达脑府神经，下应外肾二便。有病与否，皆可于此决之。如虚实寒热、真假阴阳、顺逆生死等项，由斯辨之，亦能审其病之宜补宜泻，因温因凉，是真是假，属阴属阳。察其顺逆，以定生死，因内脏之病，无不显现于舌也。兹就上述，各举于后。

第一节　虚　实

邪气盛则实，正气夺则虚。舌色深赤邪气实，舌色淡红正气虚。舌深赤苔薄而滑者，正胜邪。舌淡红苔厚而涩者，邪胜正。不知病之属实者，其舌必坚敛而苍老。病属虚者，其舌必浮胖而娇嫩。正气虚者，其舌苔必娇嫩而薄，或淡红，或微白，皆可轻补。若见苔黄而白，厚而腻，总属内邪未清，不可投补。又实热之证，全舌必有黄黑苔，积滞、干焦、罅裂、芒刺等苔。阴虚之证，全舌必绛色无苔，虽有横直罅纹，而舌则短小不等。若全舌无苔，有津湿而光滑，或其苔白色，与舌为一，刮之不起垢腻，口唇必润泽无缝，淡白透明，是虚寒也。如纯熟白舌，光滑无苔，乃脏腑气血皆虚寒也。故白薄而淡，及白而嫩滑者为虚，舌无苔垢而色变者虚也。舌白无苔而明淡，外证热者胃虚也。舌白唇白，或流血过多，或脾有虚病也。舌苔黄浊者为实，若黄[①]白相兼，间有淡灰者，为虚。黄厚糙刺者为实，黄薄光滑者为虚。章虚谷云：凡苔薄舌本赤者，

① 黄：原作“兼”，据集古阁本改。

为营热。若淡而不红者，为心脾气血素虚，虽有黄苔，亦必不甚厚。此辨本元之虚实，邪气之轻重也。又如黑苔有芒刺者为实，黑如烟煤隐隐而光滑者为虚。吴贞曰：舌黑而润滑者，属肾虚也。若舌淡黑，如淡墨一般，乃肾虚火炎，为无根之火。若满舌红紫无苔，亦属肾虚。王士雄云：凡黑苔虚寒证，其舌色必润而不紫赤，更有阴虚而黑者，苔不甚燥，口不甚渴，其舌本甚赤，或舌心虽黑，无甚苔垢，舌本枯而不甚赤，证虽烦渴便闭，腹无满痛，神不甚昏，俱宜壮水滋肾，不可以为阳虚也。更有病后绛舌如镜，发亮而光，或舌底嗌干而不饮冷，此亦肾水亏极也。周徵之曰：若舌中忽一块如境，无苔而深红者，此脾胃包络津液太亏，润溉不用也。亦有瘀血在于胃中，无病或病愈而见此苔者，宜疏消瘀积，不得徒滋津液。按：舌细如鱼子者，心与命门真火所鼓，若包络有凝痰，命门有伏冷，则舌面时忽生一块，光平如镜。若舌如泥色者，为脾肾虚极也。

第二节　寒　热

舌上无刺而津润者，中寒也。舌上青黑无刺而津润者，中寒也。舌无苔而冷滑者，少阴之寒证也。舌黑少神而润滑者，虚寒也。舌灰黑无苔，脉沉者，寒中三阴也。舌黑无苔而燥者，津液受伤，虚阳上越也。若脾胃虚寒，则舌白无苔而润，甚者连口唇面色俱萎白者，此因泄泻，或受湿，脾无火也。若苔黄厚，而舌中青紫，甚则碎裂口燥，而舌不干者，此夹阴寒证也，宜温下之。张三锡云：白苔属寒，外证烦躁，欲坐卧于泥水中者，乃阴火逼其无根失守之火而然，脉大不鼓，皆从阴证治。若不大燥呕吐，从阴证夹食治之。脾热者，舌中苔黄而薄。心热者，舌尖必赤，甚或起芒刺。肝热者，边赤，或亦有芒刺。其舌苔厚而黄者，胃微热也。舌中苔厚而黑燥者，胃大热也。黑燥如中心厚者，胃浊邪热干结也。章虚谷云：凡现黄苔浮薄色淡者，其热在肺，尚未入胃，胃热则苔厚而色深。或苔薄而舌本赤者，营热也。极红紫如猪肝色者，为火灼胃烂，死证也。《医镜》云：赤为热，深黄为湿热食滞，黄薄为湿寒水饮，灰白为脾阴虚寒，紫黑为热极，或脾胃有瘀血伏痰，满舌黑苔而生大刺，干燥底红者实热也。舌生芒刺者，结热甚也。舌变棕黑色者，亦热甚也。又有舌色干黄，刮之不净，为热甚也。浅黄腻白者，微热也。干涩深黄厚腻者，大热也。芒刺老黄圻裂者，热极也。润白为寒，若白色如碱，或白如腻粉，为实热也。粉白干燥，为实热更甚也。如舌由黄而黑，或肿或起焦刺，或卷短坚硬，黑而芒刺，皆实热也。如黑而兼青，黑而濡滑，黑而柔软，皆寒证也。又如阴寒舌黑，苔必湿冷而滑，不燥不渴，脉必沉细，证必足冷，当以四逆汤温之。

第三节　真　假

真者有迹，刮之底色不去，假者无形，一刮底色全无。如白苔黄边舌，刮之见淡红润泽之底，为微邪也，若底留粗涩垢腻，如薄浆腐一层者，是内热也。再刮之仍不净，是脾胃真热假寒也。黄色真热，白色假寒。如白苔上起黑刺，刮之黑刺即净，光润不干，亦为真寒假热之证。若白苔黑根而且干厚，刮之黑刺即净，光润不干，亦为真寒假热之证。若白苔黑根而且干厚，刮之不厚，无津燥苔，口渴消水者，真热假寒也。亦有食枇杷则苔黄，食橄榄则舌黑。然染成黑苔，则刮之即见本色。凡见黑苔，先以指甲刮之，真者刮之不去，假者一刮即去。凡舌须有地质，坚敛苍老，不拘苔色黄白灰黑，由舌中延及舌边，揩之不去，刮之不净，底仍粗涩黏腻，是为有根之真苔，中必多滞。舌无地质，浮胖娇嫩，不论苔白黄灰黑，满布舌中，不及舌边，揩之即去，刮之即净，底亦淡红润泽，不见垢腻，是为无根之假苔，里必大虚。若清晨苔色满布，饮食后苔即脱去，舌质圆浮胖嫩者，亦为假苔。《活人心法》云：凡以手扪舌，滑而软者，病属阴，粗而燥者，病属阳，尚是。然虚寒者，舌固滑而软，而邪初传里，及真热假寒者，亦间有滑软之舌，其鉴别胪举于下。

虚寒证 必全舌淡白滑嫩，无余苔，无点无罅缝。

邪初传里证 全舌白滑而有浮腻苔。

真热假寒证 全舌色白而有点花、罅裂、积沙，各实苔不等。而舌面之苔，刮亦不净，底色且隐红，多刮欲呕。若重刮之，沙点旁或出血少许，此真热证也。宜慎辨之，以上为滑软之别。

实热证及邪热入阴经证 实热证全舌必有，或黄或黑，积滞、干焦、罅裂、芒刺等厚苔。若松浮而不及边沿，一轻擦即脱净，舌底必淡白而不红，或淡红而舌圆大胖嫩，为邪热入阴经。

真寒假热证 全舌亦或黑苔、干焦、裂纹、芒刺、厚苔，惟用生姜切平轻擦即脱净，舌底必淡白而不红，或口呼渴而不喜饮水者，为真寒也。若用生姜擦之，而苔坚不退，或口极渴而饮水多者，是实热甚也。

阴虚水涸证 全舌必绛色无苔，或有横直罅纹，而舌短小不等。

第四节 阴 阳

凡察舌以手拭舌，滑而软者病属阴，粗而燥者病属阳，阴虚阳盛者，其舌必干。阳虚阴盛者，其舌必滑。阴虚阳盛而火旺者，其舌必干而燥。阳虚阴盛而火衰者，其舌必滑而湿。舌苔有剥落不生者，为心阴不足，心阳有余，或胃阴将涸。舌无苔结成干赤光皮，似煨熟猪肾，乃阳中伏阴也。凡舌无苔，有因误下湿陷于里，阻遏气机，使命门之真阳，不得上达蒸腾腐化，而反无苔也。

第五节 顺 逆

舌苔有由白而黄，由黄而黑者，顺证也。有由白而灰，由灰而黑，不由黄转黑者，此谓之黑陷苔，逆证也。此因误用温燥之药过多之故，难得挽救。其由黄而黑者，乃阳明热结之故，润下得法，胃腑炭气得以外出也，故曰顺证也。若黄转黑枯者，真阴将绝也。《遵经》云：舌上有苔者，必自润而燥，自滑而涩，由白而黄，由黄而黑，甚至焦枯，或生芒刺，此用药不当，邪气传里由浅入深之逆证也。刘吉人云：苔黄为正，白次之，无论何证，若用药当，皆由白而黄，由黄而退，由退而复生新薄白苔，此为痊愈，顺象也。若用药不当，则由黄而白，由白而灰，由灰而黑，由活苔变死苔，此逆象也。若骤退骤无，不由渐而退，此陷象也。如夏月人病黑苔，是时气与邪火内外炎烁，尚有可生。如冬月黑苔厚刺，正不胜邪，必难治也。若伤寒初起二三日即见黑苔，心肾之气败绝，内脏真色外现。又如舌全黑而不见赤色者，是水来灭火，皆必死之证。若白苔中心渐渐黑者，乃邪热传里，红色上渐渐有黑心者，乃湿热瘟疫传变，坏病将至也，大抵尖黑犹轻，根黑最重也。

第六节 生 死

生死之决于脉者，前贤垂训明且备矣，然验之于舌，则尤显而易见也，兹将舌所经验之危症，汇录于下。

唇青舌黑，如去膜猪腰者，为亡津液，不治之症也。舌如镜面者。《舌鉴》云：舌色红光滑柔嫩无津者是也，良由汗下太过，元津耗伤，宜大剂生脉散救之，尚可复生也。

舌如朱红柿者。

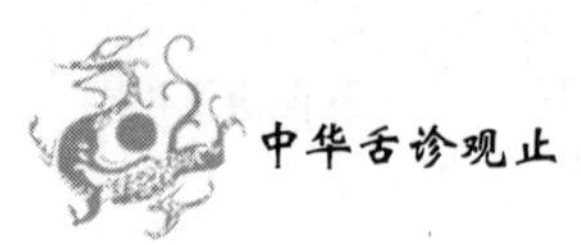

舌糙刺如砂皮，而干枯燥裂者。

舌敛束如荔子壳，而绝无津液者。

舌如烘糕者。

舌本强直，转动不活，而语言蹇涩者。

以上皆危候也，然危候虽见，而执诊者，胸有灼见，虚实寒热之纲领，犹可生也。

如舌见白苔如雪花片者，脾冷而闭也。

如全舌竟无苔，久病胃气绝也。

如舌因误服芩连，而现“人”字纹者。

如舌卷而囊缩者。

以上各证见一必死，然败象虽见，凡吾辈亦宜百不一治之症，当作万有一生之望，竭力挽救，修短虽有定数，然返之吾心，可告无罪也。

其他如舌忽变棕黑色者，热病将死也。

舌焦干黑而脉代者，死证也。

疳病耳边有青脉，舌上有焦点者，不治也。

疳病口渴，饮水不止，舌黑者，死证也。

舌见蓝色者，肺气伤也，微可治，深必死。

舌短卷萎软枯小者危。

舌淡灰转黑，淡紫转蓝，邪毒攻心已甚，而伤腐脾胃者危，不治。

舌黑烂而频欲啮，必烂至根而死。

舌底干燥，不拘苔色，黄白如豆腐渣者，或如啮碎饭子者，皆死，此俗名饭花苔。

舌与满口生白衣如霉苔，或生糜点，胃体腐败也，多死。

舌干晦枯萎而无神者，必死。

舌绛无苔干枯细长，而有直纹透舌尖者，心气内绝也。

舌燥苔黄，中黑通尖，利下臭水者，胃肠腐败也，十不救一。

舌晄白兼青，此中焦生气已绝也，多死。

若孕妇面舌俱青，母子俱死。

舌黄全舌见姜黄色苔，及淡松花色苔，皆津枯液涸而冷阳衰，胃败之征，亦多不治。

舌边缺陷如锯齿者，内脏已虚惫，亦不治也。

第二十章　舌病证治之鉴别

《千金方》云：舌重十两，长七寸，广二寸半，善用机衡，能调五味。《遵经》云：手少阴通舌本，足少阴挟舌本，足厥阴络舌本，足太阴连舌本，散舌下，舌本在下，舌尖在上，舌中为内，舌边为外，左病应左，右病应右，舌膜由三焦腠理直达胃肠，舌本由经络直通心脾肾，故凡舌之偶生疾患，如肿、疮、疔、痈、重、木、疔[①]、菌、黄、衄，及二强、暗、疭、痹、麻、啮、短等病，皆由脏腑风毒邪热搏于血气，随其虚实发现于舌，著而生病。犹当分其舌之体质病与舌之功用病为二种。如心脾热壅为肿舌，舌根粗大木闷而硬为木舌，舌根肿胀为重舌，风湿相搏则舌生疮，或为痈。脾热则生黄，心火上炎则生疔，或生菌。肝壅则出血，为舌衄。惟舌断由于外伤，非发自内也，此皆舌之体质病也。余如心之本脉系于舌根，脾之络脉系于舌旁，故主舌强、舌纵。肝脉循阴器络舌本，故为舌痹、舌麻、舌短。七情气郁，则舌不能言，为舌暗。少阴厥气逆上为啮舌。此皆舌之功用病也。兹条举两类于后。

① 疔：此处原文“疔”有重复，宜删。

（甲）舌之体质病

第一节 肿 舌

舌肿一症，皆由心火旺盛，逼血挟痰上壅所致。内必烦躁闷乱，甚则不能出声，有舌卒肿如猪胞者，有肿硬如木石者，有胀塞满口不能通声者，有舌下形如蝼蛄，形或如卧蚕形者，皆宜急将肿突处砭去其血，仍用釜底煤以盐醋调厚傅之。《得效方》云：舌卒肿如猪胞者，以针刺舌下两旁大脉，血出即消，切勿刺中央总脉，误刺则血不止而死。若误刺以铜箸火烧烙之，或醋调百草霜涂之，须臾自消，或用冰片一分，火硝、硼砂各三分，青黛、胆矾各三分，僵蚕五分，共为末，吹之即愈。《三因方》云：凡舌肿，舌下如有噤虫状，形如蝼蛄、卧蚕有头尾，其头小白，可烧铁烙烙头上即消。不急治，能杀人。张戴人云：一老人身热数月，舌根肿起，和舌尖亦肿，肿至满口，比原舌大三倍，用铫针磨令锋极尖，轻轻砭之，日砭八九次，出血约一二盏，痛减肿消，此亦心火旺极之候。如舌肿满口，不能出声，由心脾之火并结于舌。宜蒲黄散蒲黄、海蛸等分为末掺之。蒲黄性寒，能清瘀凉血即愈。如暴肿如猪肝状，满口不能出声者，亦宜醋调釜底墨涂舌下，脱即更傅。如舌肿咽生息肉而痛者，宜秤锤烧红，淬醋一盏饮之。如舌下忽然高肿起核，名舌垫者，宜荆荷汤，荆芥、防风、薄荷、白芷、僵蚕、蝉衣、黄连、鲜生地、香附，煎汤服之。如口唇肿痛，状若无皮，或发热作渴，此属脾胃虚热，宜清热补气汤，太子参、生白术、浙茯苓、生甘草、生白芍、全当归、鲜金钗、乌元参、破麦冬、五味子、竹叶，煎服。如不应，加炮姜三四分。如眼如烟触，体倦少食，午后益甚，此属阴血虚寒，宜清热补血汤。四物汤加元参、知母、黄柏、丹皮、五味子、麦冬、柴胡、怀牛膝。如舌肿由于酒客膏粱，积热内盛，上焦痰实者，宜凉膈散清泻之。如七情所郁，舌胀满不得息，宜舒郁清上焦，外用生川乌、生南星、干姜等分为末，醋调手足心。又有痰包亦如肿舌，乃痰饮乘火流行，凝注舌下，结而疱肿，绵软不硬，有妨言语，甚则塞令满口，疼痛不安，用铫针对包上捻之，如馈破出稀痰，如鸡子清，稠黏不断，拭净，用冰硼散梅冰片一分，煅硼砂五钱，辰砂一钱，淡牙硝一钱末搽之，内服二陈汤加芩、连、薄荷、牙皂。若痰包破后复发者，宜清金如圣散。方见《万病回春》。若舌上痰核，乃痰气结于舌上，作痛强硬者，用细针点破出血水，亦用冰硼散吹之。若飞丝入口，间亦生泡肿，用嫩苏叶细嚼，白汤送下。

第二节　木　舌

凡舌不能转掉，肿而不柔和者，名曰木舌。先有风寒伤于心脾，热壅生痰，以致舌肿粗大，渐渐硬塞满口，气不得吐，如木之不和软者，然其外证憎寒壮热。齿浮肿痛，不急治，即胀塞杀人。内服宜黄连汤，川连、鲜生地、归尾、焦栀、赤芍、麦冬、犀角、薄荷、生甘草，水煎食后服，外以针日砭八九次，令出血二三盏，自然肿消痛减，再用龙脑破毒散，淡牙硝二钱，上青黛、僵蚕、生甘草各八分，蒲黄五钱，马勃三分，片脑、麝香各一分，共研极细末，指蘸擦患处即瘥，或用硼砂末，以生姜片蘸揩，少时即消。又有一症舌肿生舌根下，状如白枣，有紫筋，不能速愈。初起不疼，不发寒热，渐渐肿大，速治可愈，皆由忧郁所发。窦汉卿曰：木舌证硬如穿山甲，见人舌做一拳，外证憎寒壮热，语言蹇涩，此心经受热。治法以小刀点紫黑处，出紫黑血盏许，内服外搽，治法同前。又有舌上有白苔结硬，必作木舌，药味不得入者，揩拭洁净，用竹刀刮舌，然后用药。凡肝经热甚，舌亦木硬。张百宪云：舌忽胀大肿硬，胀塞满口，即时气绝，名曰霎舌，用胆矾不拘多少，新瓦上煅红，放地上，俟冷研细，擦舌立愈。窦汉卿云：此证因心经热毒，或因酒后温床厚被，以致热气攻心，故令舌胀而紫，急吹导痰开关散，吐去风痰，急用三棱针，刺舌下金津、玉液二穴。及刺乳蛾破出血痰，接用龙脑破毒散，方见前，井水调成膏，细咽，即吐恶血自愈。

第三节　重舌附莲花舌、重腭、重龈

重舌乃舌下生一小舌，其色鲜红，外证颏下浮肿，有硬核，此因心经热毒，或由心经遏郁，忧思过度，心脾郁而生热，其状附舌下而近舌根，形如舌而微短小，当以针刺点患处上出恶血，内服黄连泻心汤，或一味黄连汤，外吹用冰硼散方见肿舌搽之。或用紫雪丹青矾煅、硼砂、元明粉各三钱，梅冰一钱，麝香五分，研极末掺舌下，流出毒涎，或用牙皂炒一钱，元明粉三分，研细掺之，涎出自消。

莲花舌是舌下生三小舌，其状如莲花之形，皆由思虑太过，心火上炎，或酒后当风取凉，以致风痰相搏而成，此候急用清凉解毒汤加减服之，外以针刺出恶血，以竹沥调黄柏末涂之。顾练江云：莲花舌男妇，多因思虑过度，每生此舌，若因循日久，以致溃烂腐秽，舌头一烂，外壳虽存，其中如烂鱼腐肠相似，切不可用升降药吹搽，偶一误用，即血出如泉，至穿腮腐根，百不一生。

重腭其有著颊里，及上腭生一疮，形如杨梅，谓之重腭，外证无寒热，但作事烦心。先以甘桔汤重加焦栀，后服黄连解毒汤，外用冰硼散吹之，不宜用刀，或常以紫雪丹方见前噙化。

重龈其著于齿龈上下者，名曰重龈。宜砭刺出血，用乌犀膏，牙皂二条研末，焰硝、百草霜各一钱，人参二钱，白梅少许，好酒一合，同前药搅匀令稠，以鹅翎点入喉中，蘸点喉中，以出尽顽痰为度。外以天南星散，生南星去皮脐，研极细末，用醋调涂，男左女右脚心，厚皮纸贴，如干再用醋润。凡治重舌，用陈醋一碗，五灵脂一两，入铜杓内，煎三沸为度，离火用箸搅之，沫平再煎，俟冷，将醋少许频含。待涎沫满口，即吐，勿咽下，外用牙皂四五支去皮弦炙焦，荆芥二钱共为末，以米醋调涂肿处即消。又以蛇蜕烧灰研极细，少许傅之。

第四节　舌　菌

《心法》名舌疳，由心脾毒火所致。其证最恶，初起如豆，次则如菌，头大蒂小，其色红紫，疼痛异常，甚则红烂无皮。朝轻暮重，轻则用溏鸡屎和冰片涂上，盖用蒲黄末，或蜘蛛丝缠紧，忍痛自落。若落后出血，用蒲黄末，或百草霜、乌梅末、铜绿，掺上皆止。重而急者用北庭丹，番硇、人中白煅各五分，瓦上青苔、瓦松、溏鸡屎各一钱，用银管子二个，将药装在罐内，将口封固，用盐泥固济，以炭火煅红，俟三柱香为度，候冷开罐，将药取出，再加冰片、麝香各一分，共研极细末，以磁针刺破舌菌，用丹少许点，再以蒲黄末盖之，自然消缩而愈。若失治，则焮肿突如泛莲，或如大木耳，或如鸡冠，舌本短缩，将妨害言语饮食，时流臭涎，再因怒气上冲，忽然崩裂，血出不止，久久延及项颔，肿如结核，坚硬骨痛，皮色如常，顶软色黯，破后时流臭水，腐如烂绵，其证虽破，坚硬肿痛，仍前不退，此为绵溃，甚至透舌穿腮，汤水漏出，是以名瘰疬风也。内服汤药，宜用导赤汤加川连、焦栀，重则解毒汤加焦栀、犀角、鲜地，外治或用锦地萝，蘸醋磨敷，自古治法虽多，然此证治愈者，十不得一。

第五节　舌　黄

奎元[①]曰：舌黄乃舌生黄肿疼痛，亦属心脾之火。先用冰片散掺之，内服凉心清热，如元参升麻汤治之。又如舌生黄肿至满口，以蛇蜕一张，含舌下即消。

① 元：原作“光”。

第六节　舌　疔

《心法》云：舌疔者，乃心脾火毒，舌生紫泡，其形似豆坚硬，寒热疼痛，应心而起。宜用蟾酥丸含放舌下，随化随咽，或再服三丸以解内毒。甚者以银针刺之，内服黄连解毒汤，甚则犀角地黄汤，兼搽紫雪丹。余师愚云：若舌上发疔，或红或紫，大如马乳，小如樱桃，三五不等，流脓出血。宜甘露饮，方见《温热经纬》，增石膏、犀角、连翘，加银花、金汁水，重清心火。舌上成坑，愈后自平，舌上宜搽锡类散。

第七节　舌　痈

奎元曰：舌痈初起，舌红而肿大，心经火盛，地角亦红，初起用金丹、碧丹。方见《疡医大全》。煎药用黄连、焦山栀、犀角、连翘、木通、生地、丹皮、生甘草、麦冬、赤芍，水煎服。

第八节　舌　疮

舌疮有心热火毒上炎而生者，有下虚阴火上浮而生者。若口中生疮于舌上，吐出在外寸余，上结成黄靥，难以食物，此热毒在心也，用冰片一分入蚌口内，立化为水，乃以鹅翎敷扫其上，立刻收入，外服清火凉心之药，亦有舌上病疮久蚀成穴，屡服凉剂不效，后服黑锡丹渐愈。此因下虚上实之证，即远公所云：下焦元虚不降，投养正丹遂愈是也。窦梦麟云：舌上生疮如黄粟，外证口张憎寒，亦宜先用蚌水或田螺水漱净，然后吹药，如冰硼散、紫雪散，皆可用之。

第九节　舌　衄

凡舌上出血，名曰舌衄，多由心脾热甚逼血妄行。若舌上无故出血，如线不止，乃血热上溢心苗，宜用犀角地黄、黄连泻心汤选用。外以槐花炒研细末，干掺之。或出血窍如簪孔者，以杜赤豆一升，煎取汁一杯，不拘时服，外亦用槐花末掺之。或用露蜂房顶上实处一两，川贝母四钱，芦荟三钱，为细末，蜜为丸，雷丸大，每含一丸。若舌上出血如泉者，乃心火旺极，血不藏经也，宜用六味地黄汤，加炒怀牛膝、槐花，外掺用文蛤散。五倍子炒，白胶香、牡蛎粉等分为末，不令潮。每用少许掺患处，或烧热烙铁烙孔上亦止。有因肝热血上壅而衄者，先用木贼草四钱，煎浓汁漱口。外掺炒蒲黄末即止。沈金鳌云：如舌忽然肿硬如石，血出如涌泉者，宜蒲黄散方见舌肿掺舌上。亦有不硬肿痛流血者，宜凉血清脾饮、犀角地黄汤。凡红尖舌出血，乃心经热毒壅盛，心血不藏，妄行而溅，用三黄泻心汤，如犀角、翘、柏。《正义》云：舌红而出血如衄，为热伤心包，犀角地黄汤主之，慎菴将前方加蒲黄、川连更妙，大抵病心经热极者，多舌出血，有病愈而血仍不止者，用煅人中白一钱，冰片五厘，研细末掺之，即止。

第十节　舌　断

《秘录》云：偶含刀在口割断舌头，已垂落而未断者，用鸡子白外软皮袋住舌头，以破棺丹，花粉三钱，赤芍二钱，姜黄、粉白芷各一两为末，以蜜调涂舌根断血，却以蜜调黄蜡稀稠得所，敷在鸡子皮上，常勤添敷，三日舌接住。方去鸡子皮，只用蜜蜡勤敷，七日全安，愈后舌硬，以白鸡冠血点之即软。《医林》若舌断重生，用活蟹一只，炙干为末，每用二钱，同乳香、没药，各二钱五分敷之，即生肉。若穿断舌心，血出不止，以鹅翎蘸米醋频刷断处，其血即止，仍用蒲黄、杏仁、硼砂少许为末，蜜调成膏，含化而安。《入门》若舌头被人咬去，即用黑铅、水银炒成沙子，寒水石、轻粉、硼砂为细末，先以乳香、没药煎水噙口中止痛，抹上药，即长全有效。《回春》。

（乙）舌之功用病

第一节　舌　强

舌强者，舌质坚硬，不能运动，语言不清之谓也。则第九对脑筋功用有欠缺之因，当察其所因之故，方有治法。《内经》谓：舌强不能言者，足少阴之病也。如卒中风则舌强不能言，神不清，大概用小续命汤，寒用理中汤，热用甘桔汤加防风、枳壳、黄芩。如风寒湿痰舌强不能语者，用矾石散枯矾、桂心等分为末每一钱，按舌下，或正舌药。痰热舌强，壅肿或短，外治亦用矾石散，或牙皂末按舌下，内服甘露饮加化痰药，或牛黄散方见《医书汇参》，或用蛇蜕烧、全蝎焙等分为末，敷之。风懿舌强不能言，奄忽不知人，喉中噫噫然有声，发其汗身转软者生，汗不出身直者七日死。若咽嗌不能言，邪结于舌根者死不治，舌卷不能言者亦死。小儿撮口脐风，舌亦强直者，死证也。若舌硬外生膜衣，用犀黄、朱砂各一分，元精石二钱共为末，将舌尖刺出紫血，用此药掺之。

第二节　舌　喑

舌喑者，中风而舌不转运，舌强不能言者是也。冯楚瞻曰：足四经之脉，皆止于舌，邪中其经，则痰涎闭其脉道，舌不能转运而为之喑矣。有喉喑者，劳嗽失音，即喉咙声哑是也。故喉喑者喉中之声嘶，而舌本能言。舌喑者，舌本不能言，而喉中之声音如故。中风而舌喑者，舌与喉俱病，而音不能发于会厌也。有因外感实火上炎，则暴喑。有因内伤心肺肾，以致壅塞上窍，而为喑。有因气血两虚，不能上荣，则舌机不动，亦为喑。有因肾虚而气不归原，不能上接清阳之气，而为喑。然中风不语之症有六，有失音不语者，有神昏不语者，有口噤不语者，有舌强不语者，有舌纵语塞不语者，有舌麻语蹇不语者，可不详辨欤。

第三节 舌 痹

舌痹者，强而麻也，乃心绪烦扰，忧思暴怒，气凝痰火而成。用荆芥、雄黄各等分，木通煎汤调下。有痰壅，舌麻痹者，宜生矾研末掺之，或牙皂末掺之。若舌蹇语声迟重者，脾窍在舌，湿邪阻窍也。亦有舌无故常自痹者，由心血不足，不可作风热，治宜理中汤，加附子、当归，或归脾汤，加炮姜服之。

第四节 舌 麻

舌麻者，血虚也。麻木而伸不出者，内风夹痰也，若舌麻木连口，延及嘴角头面，证见呕吐痰涎者，痰多气滞也。有因风依于木，木郁则化风，肝风震动而舌麻也。亦有因五志过极，阳亢阴衰，风从火出而舌麻也，皆宜柔润养血息风。夹痰者，兼豁痰宣痰。

第五节 舌 纵

涎下者，多唾也。经云：饮食者皆入于胃，胃中有热则虫动，虫动则胃缓，胃缓则廉泉开，廉泉开故涎下，补足少阴。若口角流涎不止，口眼歪斜，手足萎软，宜神龟滋阴丸。龟板四两，川柏炒、知母炒、枸杞子各二两，五味子、锁阳各一两，干姜五钱，共为末，猪脊髓为丸。每服三钱，服至中病则止。有风痰者，宜清心导痰丸。白附子、天花粉各一两，制南星、制半夏各二两，炒川连、黄郁金各七钱五分，僵蚕、羌活、天麻各五钱，制川乌二钱，共为末，姜汁糊为丸。若舌纵语塞不语者，用薄荷油一滴，和白蜜、姜汁搽之。若流涎不止，喜笑舌喑，脉洪大，用芩、连、柏、栀、苍术、半夏、竹沥、姜汁，服五日，涎止笑息。凡流涎者，息然流出也，气虚则舌纵而麻。

第六节 舌 啮

经云：此厥气逆上，脉气皆至也。少阴气至则啮舌，少阳气至则啮颊，阳明气至则啮唇。视主病者则补之，宜东垣复气汤柴胡、归身各六分，羌活、藁本、甘草各八分，半夏、升麻各七分，白葵花五朵去心，人参、防风、陈皮、李仁、桃仁各五分，蔓荆子三分，后下黄芪、草蔻各一钱，再下川柏、川连、枳壳、生地、川芎、北细辛各三分主之。此方专治咬颊咬唇咬舌，及舌根强硬，如神。若舌黑而频啮者，必烂至根而死也。舌色灰黑，时时自欲啮舌者，少阴气逆之死证也。

第七节 舌 吐

舌吐长不能收者，名曰阳强。舌短缩不能言者，名曰阴强。阳强之证，如仲景言伤寒热病后，犯房事得病，为阴阳易，舌出数寸而死。如《医说》言伤寒热病愈后，不能调摄，舌出寸余，累日不收。必以梅冰为末掺舌上，应手而缩，须用多方效。吴崑云：舌出者，热实于内，而欲吐舌泄气也。不能入者，邪气久居，舌强而不柔和也，以冰片辛热，而气清香，可以利窍，可以柔筋，可以泄气，故得之而舌即入矣。若热病舌肿，舒出口外。以蓖麻子油蘸纸作燃，烧烟熏之。吴崑云：此心脾热胜则肿也。《本草》云：蓖麻主浮肿恶气，取油熏之涂之，叶主风肿不仁，捣蒸敷之。则其能解风肿内热也明矣，然用烟亦有妙义，烟乃轻清之物，一入于口，呼吸传变，可使径达心脾，非惟治标，亦可治本。《医通》云：舌暴肿出口，用巴豆霜一分以纸捻卷之，纳入鼻中，舌亦即收，此亦取其辛烈开窍散火、引毒流散之意。与小儿口疳贴囟同法。李梴云：一妇因产子受惊，舌出不收，医以朱砂敷其舌，今仍作产子状，以两女扶掖之，乃于壁外掷瓦盆于地作声，声闻而舌即收矣。经云：舌者，心之苗，因产心惊。《梦溪医案》云：吐舌不收，仍惊之则自收矣。一人中蜈蚣毒，亦舌出口外寸余，他医以前各法治，皆不效。李梴命取鸡冠血涂之，使人持铜镜立其后，掷镜于地，声大而腾，病者愕顾而舌收矣。《张杲医说》云：人中有仙茅毒，舌胀出口外，渐大与唇齐，因以小刀劈之，随破随合，劈至百数，始有血一滴出，曰可救矣，随煮大黄、朴硝各五钱与服，外以药掺之，应时消缩，此火盛性淫之人，过服仙茅之害也。

第八节　舌　短

舌短者，有生就与因病之别。种类甚多，已详辨于第十章第五节舒缩条下，此不重辨，特列之以备一格耳。

第二十一章　辨舌病之治疗法

舌病治法，内服外涂，皆已详于前。兹摘录经验单方，及针灸法、导引法，条列于后，以俾参考合用。

第一节　舌病简效方①

舌上生芒刺燥涩，或如杨梅刺者，皆热结甚也。宜用生姜切厚片蘸蜜，于舌上揩之。陶华云：伤寒舌上生苔，不拘滑白黄黑，用井华水浸青布片洗净后，用生姜切作片，时时浸水刮之，轻者其苔自退，重者难退，必须大下之后，津液还而苔自退矣。

舌生疮，或白苔干涩如雪，语言不清，薄荷自然汁，和

① 舌病简效方：原缺，据原文目录补。

白蜜等分，调匀傅之良。又方如生姜蜜水揩洗后，用朱砂、雄黄、硼砂、脑、麝各少许，为末傅亦良。《三因方》《得效方》内有结热，而舌生红粟点，宜竹沥调寒水石末掺之。《尊生》舌生芒刺，结热甚者也。若舌生红粟，以紫雪和竹沥涂之。《入门》

若劳心人，舌生疮菌，宜琥珀、犀角涂之。《入门》

脾热，则舌苔干涩如雪，宜冰梅丸。

口舌生疮如粟，宜冰柏丸黄柏、薄荷、硼砂等分，冰片减半，为末蜜丸，如弹子大含化。

心热，则舌裂而疮。无论重木舌，宜三黄丸末，水调贴脚心。又用白矾、大黄、朴硝擦漱。又醋调五灵脂末、乌贼骨、蒲黄涂之，服清肝经实热之药。

舌疮由虚阳上浮者，吴萸醋炒、干姜炮，各五钱，木鳖五枚，去壳，研末。每用五分，水调纳脐中，外纸贴盏。《医彀》

舌肿塞满口，不能饮食，用真蒲黄一味，频刷舌上，甚则加干姜末从治之，若能服药，即以一味川连煎浓汁呷之，以泻心火。《医通方》

舌肿满不得息，因七情所郁，宜乌梅姜末，贴两足心。

舌肿胀出口，硼砂为末，生姜片蘸药揩肿处，即退。《纲目》

重舌肿胀，因怒气而得者，取铁锈锁烧红，打下锈研末，水调一钱噙咽。

木舌肿胀，因痰气壅闭者，用生川乌尖、巴豆研细，醋涂调刷，涎出即愈。

木舌肿满，不治杀人，蚯蚓一条，以盐化水涂之良，久渐消。《圣惠方》

悬雍舌肿，咽生息肉，羊蹄草煮汁，热含，冷吐之。同上

小儿重舌，用三棱针于舌下紫筋刺出血，即愈。又用竹

沥调蒲黄末敷舌立效。《幼幼近编》

舌上生疮，用羊胫骨中髓，和胡粉涂之妙。《圣惠方》

口舌生疮，烂久不瘥，用蔷薇根浓煎汁，稍稍含漱，温含冷吐，即效。冬取根，夏取茎叶用。《本草》

重肿出血如泉，海螵蛸、蒲黄各等分研末，井华水调敷。

舌硬出血不止，取刺蓟汁和酒服。干者为末，冷水服。《普济》

舌硬出血，取木贼草煎汤漱之愈。《圣惠方》

舌缩口噤，以生艾捣敷之，干艾浸湿亦可。《圣济总录》

飞丝入口，致舌间生泡，取苏叶嚼白汤送下，立效。丹溪

第二节　舌病针灸法

东垣云：廉泉一穴，一名舌本。在颔下结喉上，治舌下肿难言，舌纵涎出口噤，舌根急缩，下食难。《刺疟论》云：舌下两脉者，廉泉也。《刺禁论》云：刺舌下脉太过，血不止为喑。《刺节真邪论》云：取廉泉穴，血变而止。以明宜出血，禁用针，或问取廉泉，二说不同。一说取颔下结喉上，一说舌下两脉，何者为当？答曰：舌本者，乃舌根蒂也。若取舌下两脉，是舌梢也，舌标也，此法误也。当取颔下者为当，此舌根也。况足阳明之脉，根于厉兑，结于廉泉，颔下乃足阳[1]阳明之所行也。若取舌下两脉，非足阳明经也。戊与癸合，廉泉足少阴也。《治涎下解》云：胃中热上溢，廉泉开，故涎下，当出血泻胃中热，又知非舌下两脉也，颔下结喉上者为准矣。《胀论》云：廉泉玉英者，津液之道路也。按《针经》云：少阳结于廉泉，今曰阳明者误也。景岳云：廉泉治舌下肿、口疮、舌纵、舌根急缩，金津、玉液二穴刺出血。

① 阳：疑为衍文。

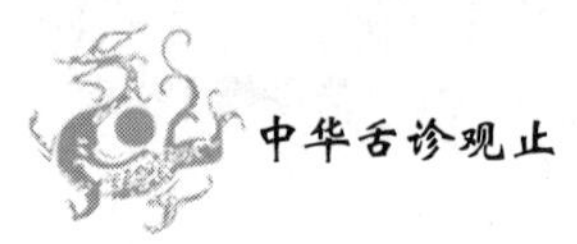

舌下肿，难言，舌纵，㖞戾不端，通谷主之，《甲乙经》千金主廉泉然谷。

舌下肿，难言，舌纵涎出，主阴谷。

舌下肿，难言，口疮，舌纵涎出，及舌根急缩。廉泉针三分，得气即泻，灸三壮。

舌肿胀甚，先刺舌尖，或舌上，或舌旁出血，唯舌下廉泉穴禁针。《万病回春》

舌卒肿，满口溢出，如吹猪肚胞，气息不得通，须臾不治杀人，急以指刮破舌两边，去汁即愈，或以铍刀决两边破之，再以疮膏敷之。

又方，刺舌下两边大脉出血，勿使刺著舌下中央脉，血出不止，如上治不愈，或血出数升，则烧铁篦令赤，熨疮数过，以绝血也。《得效方》云：舌肿如猪胞，以针刺舌下两旁大脉，血出即消，切勿刺中央脉，血出不止则死，急以铜箸火烧烙之，或醋调百草霜涂之，须臾自消。

凡舌肿，舌下必有禁虫，状如蝼蛄、卧蚕，有头有尾，头小白，可烧铁烙烙头上即消。

厥口僻失欠，下牙痛，颊肿恶寒，口不收舌，不能言，不得嚼，大迎主之。

舌急则哑门，舌缓则风府。

舌缓，涎下，烦闷，取足少阴。

舌缓，喑不能言，舌急语难，主风府。

舌上黄，身热，主鱼际。

舌本痛，主中卫。

侠舌缝脉青，主天突。

舌干胁痛，主尺泽。

重舌刺舌柱，以铫针。

舌本出血，取扶突、大钟、窍阴。

舌卷口干，心烦闷，主关卫。

舌卷不能言，主复溜。

舌卷独取手少阳络。《筋经》云：邪客手少阴之络，令人喉痹舌卷，口干心烦，臂外廉痛，手不及头，刺手中指、次指爪甲上，去端如韭叶，各一痏。又云：手阳明之筋，其病支痛，转筋舌卷，治在燔针劫刺，以知为度，以痛为输是也。凡治重舌、木舌、紫舌胀等疾，肿胀疼痛，硬强不语，又兼舌根并两齿合缝尽处作肿，瘀肉涂塞，口噤难开，俱用此法刺之。用粗绵针扎在箸头上，在患处点刺出血，红紫毒轻，紫黑毒重。患甚者数十点皆可，血尽温汤漱之，甚者金锁匙，轻者冰硼散，搽患上，流去热涎，内服凉膈散。《医学纲目》

第三[①]节 舌病导引法

重舌擦法，重舌急证，用指去爪，先于舌下筋上擦至根，渐深深擦入，如此三次。又用指蘸水，取项后燕窠上小坑中筋，自上赴下，至小屈深深擦入，亦三次。小儿若饮乳胜前，则病去矣。《得效方》

舌下重舌，先用患处推散，肾水升至舌下洗之，推开肺经，呵而吸之。《保生秘要》

卷三终

① 三：原作“二”，据前后文改。

辨舌指南图

白色舌总图一

白苔黄边舌图	左边白苔舌图	微白薄苔舌图
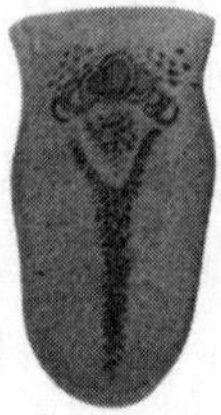 （第十）	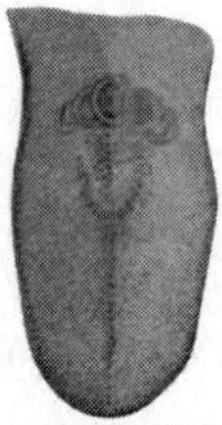 （第七）	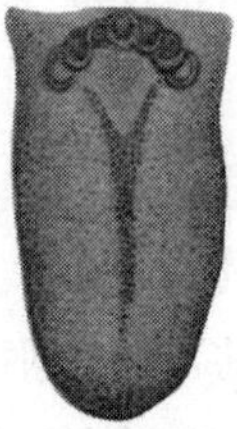 （第一）
白苔双黄舌图	右边白苔舌图	厚白滑苔舌图
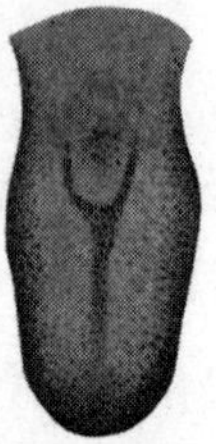 （第十一）	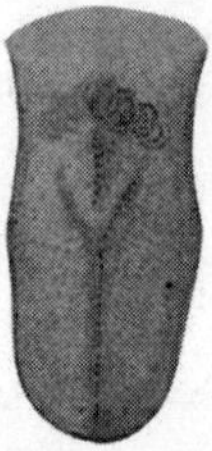 （第八）	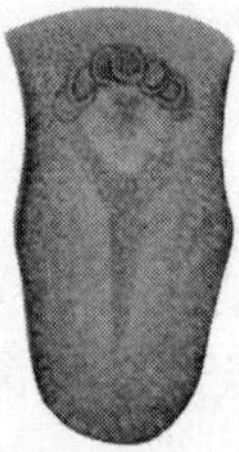 （第四）
半白滑半黑黄舌图	白苔黄心舌图	淡白透明苔舌图
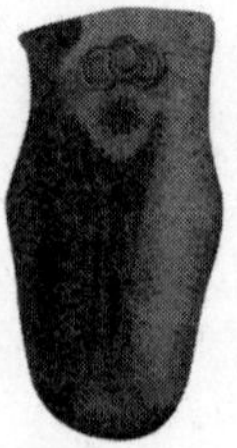 （第十二）	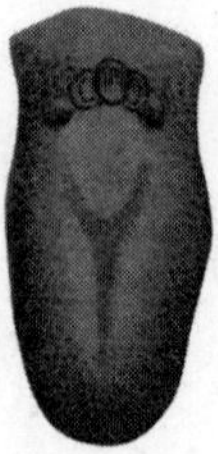 （第九）	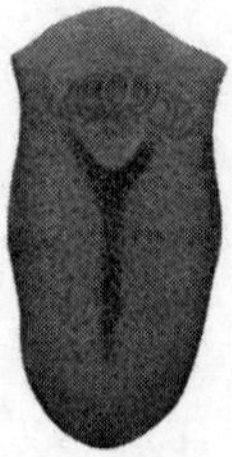 （第六）

白苔中红舌图	白苔尖中灰根黄舌图	白苔黑斑舌图	白苔黑根舌图
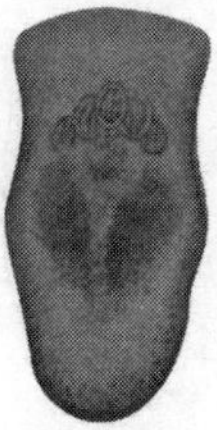 （第二十二）	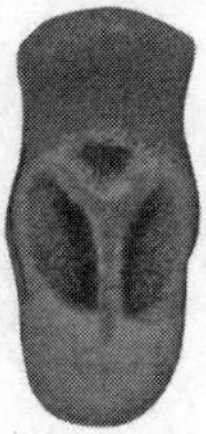 （第十九）	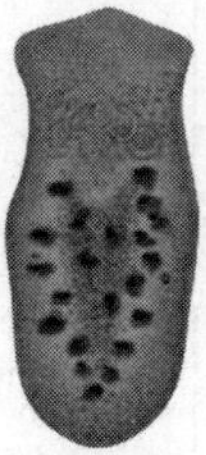 （第十六）	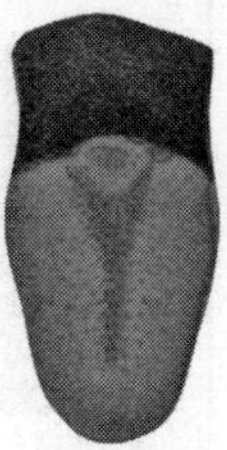 （第十三）
白苔尖红根舌图	白苔双灰舌图	白苔黑刺舌图	白苔双黑舌图
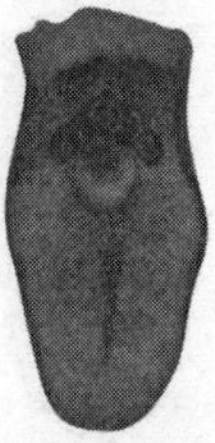 （第二十三）	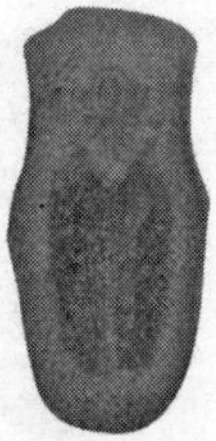 （第二十）	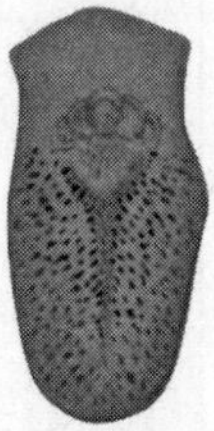 （第十七）	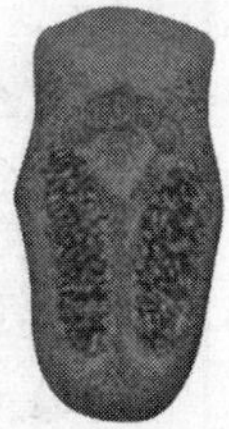 （第十四）
根白苔尖红舌图	白苔尖红舌图	白苔黄尖灰刺舌图	白苔黑点舌图
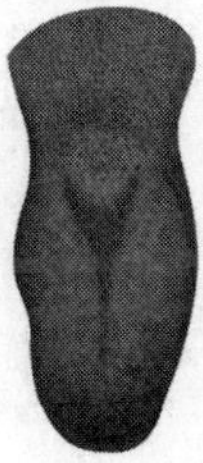 （第二十四）	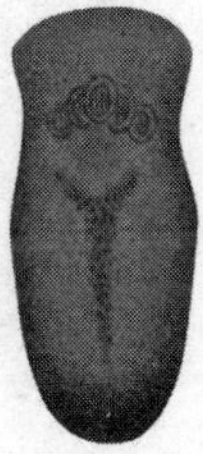 （第二十一）	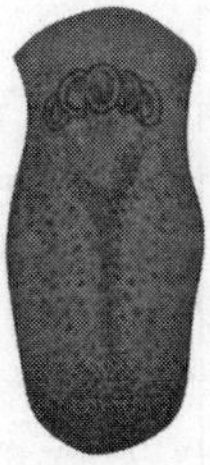 （第十八）	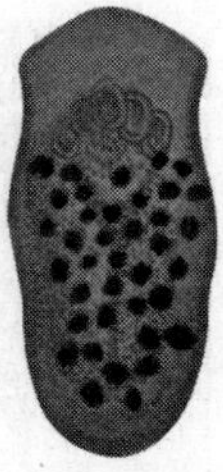 （第十五）

初病微黄舌图	黄色舌总图二	白苔燥裂舌图	白尖中红根黑舌图
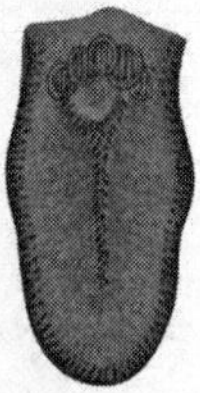 （第三十五）		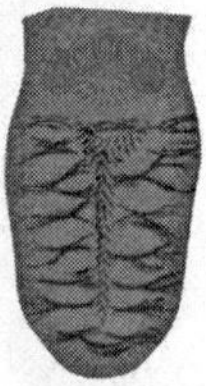 （第三十一）	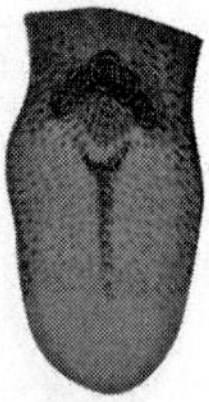 （第二十五）
深黄尚滑舌图		白苔干硬舌图	白苔红点舌图
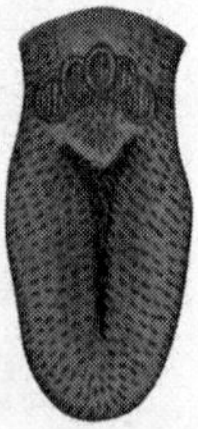 （第三十八）		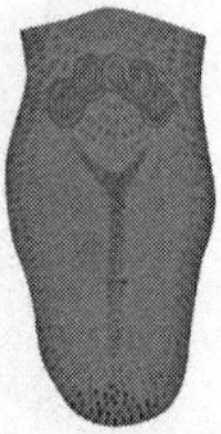 （第三十二）	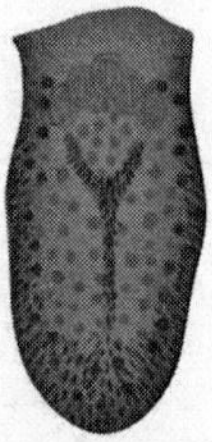 （第二十七）
黄干舌图		珍珠白泡舌图	白苔积粉舌图
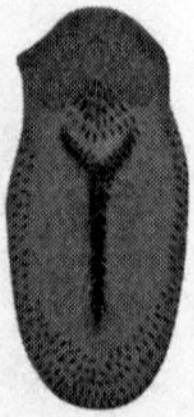 （第四十）		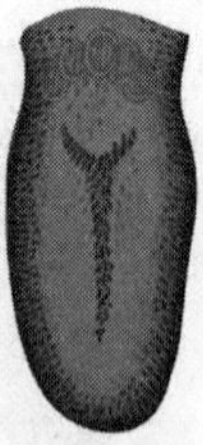 （第三十三）	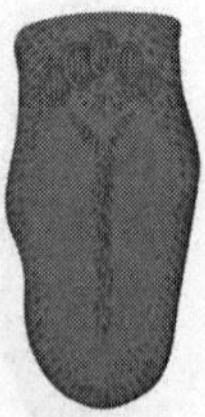 （第三十）

根淡红微黑尖黄舌图	黄苔黑心舌图	白尖黄根舌图	黄尖舌图
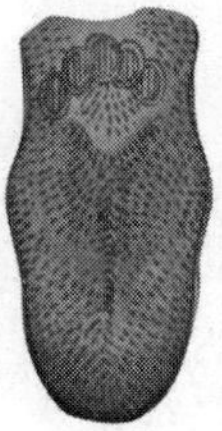 （第五十）	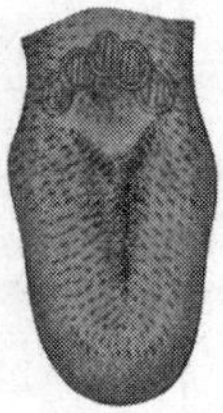 （第四十七）	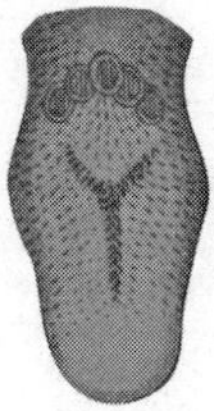 （第四十四）	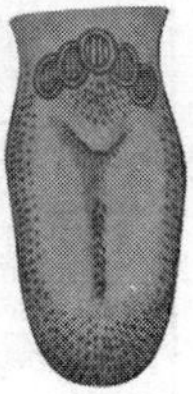 （第四十一）
红心黄滑舌图	黄苔中黑通尖舌图	黄根白尖短缩舌图	根中渐黄舌图
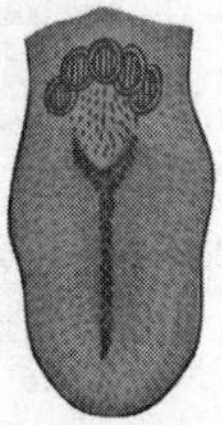 （第五十一）	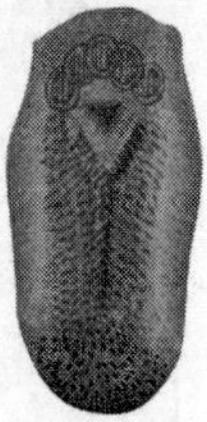 （第四十八）	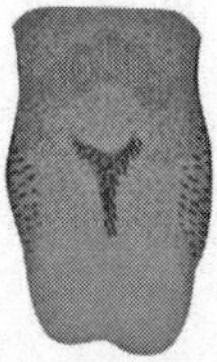 （第四十五）	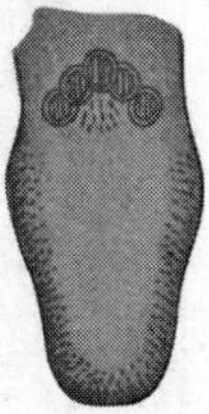 （第四十二）
黄双沉香色舌图	黄尖黑根舌图	黄大胀满舌图	黄尖白根舌图
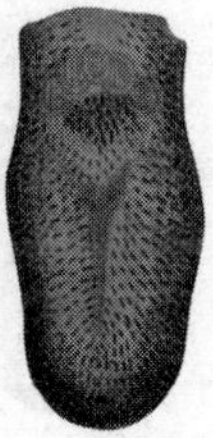 （第五十二）	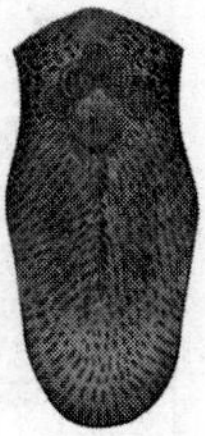 （第四十九）	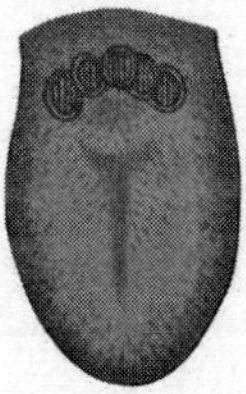 （第四十六）	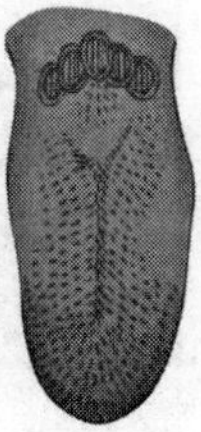 （第四十三）

纯黑舌图	黑色舌总图三	黄苔黑斑舌图	黄苔灰尖舌图
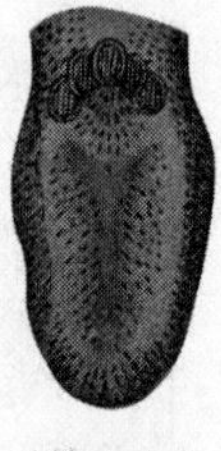		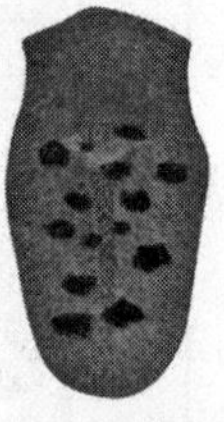	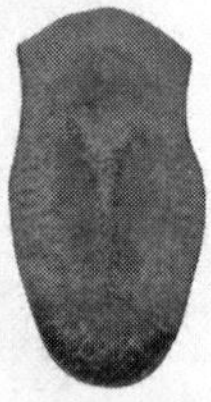
（第六十）		（第五十六）	（第五十二）
全黑无苔舌图		黄苔尖瓣舌图	黄苔灰根舌图
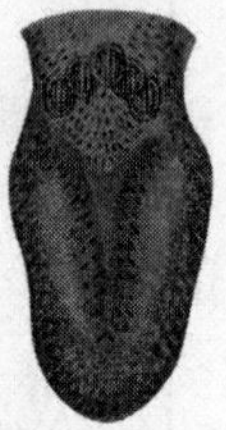		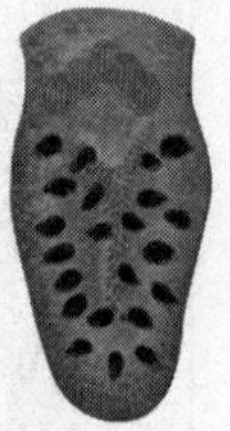	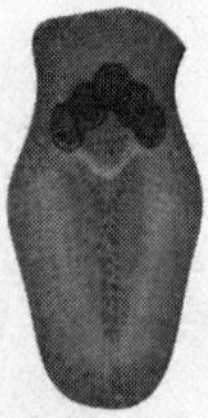
（第六十一）		（第五十七）	（第五十四）
中心黑苔舌图		黄苔黑刺舌图	黄苔黑点舌图
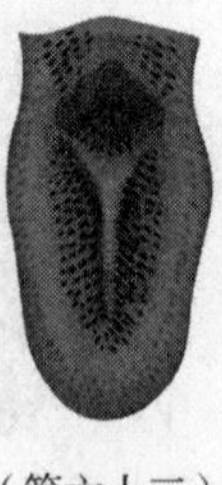		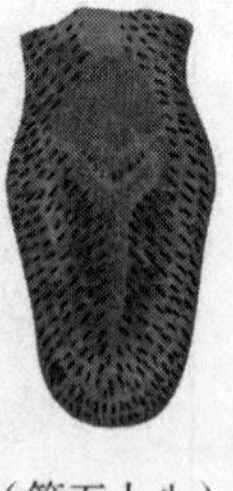	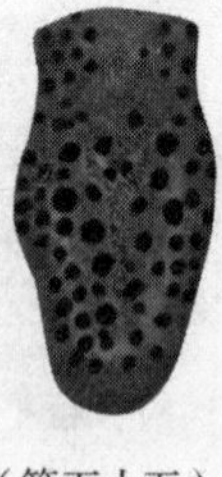
（第六十三）		（第五十八）	（第五十五）

黑苔瓣底黑舌图	沿白黑心舌图	干白黑心舌图	中黑无苔枯瘦舌图
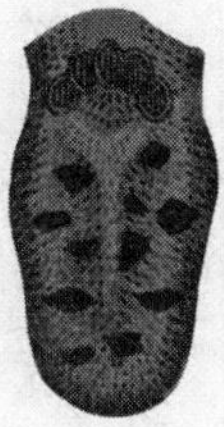 （第七十五）	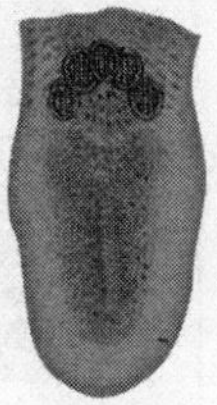 （第七十二）	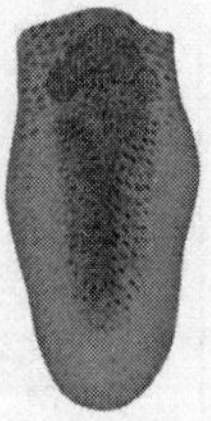 （第六十九）	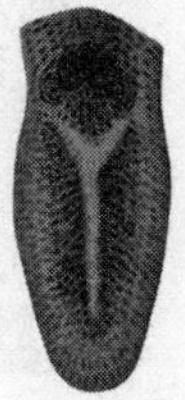 （第六十六）
黑苔瓣底红舌图	通尖干黑边白舌图	白苔尖根黑舌图	黑干短舌图
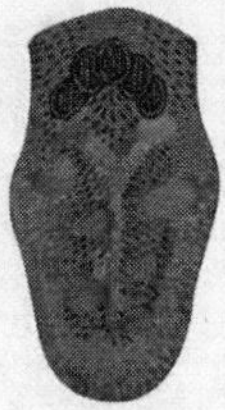 （第七十六）	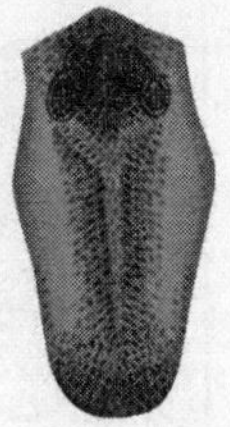 （第七十三）	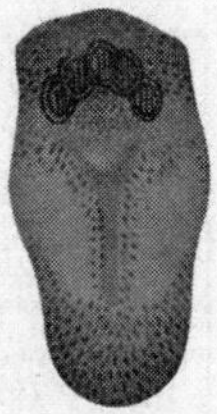 （第七十）	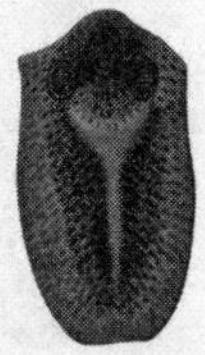 （第六十七）
满黑刺底黑舌图	黑苔灰纹舌图	边白中黑滑苔舌图	白滑黑心舌图
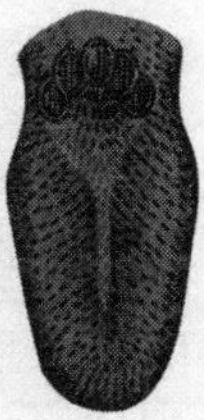 （第七十七）	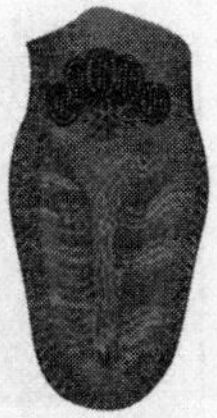 （第七十四）	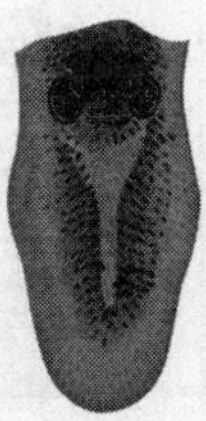 （第七十一）	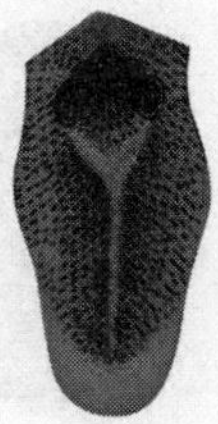 （第六十八）

红尖黑根舌图	里圈舌图	边红通尖黑干舌图	满黑刺底红舌图
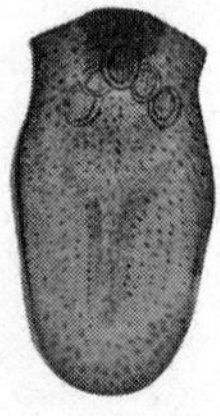	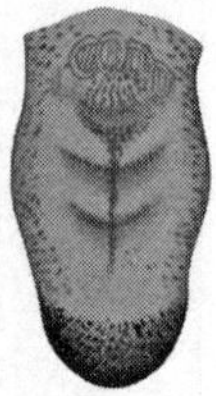	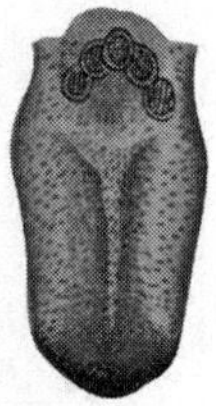	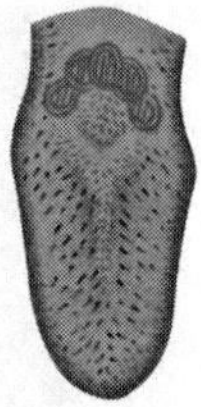
（第八十七）	（第八十四）	（第八十一）	（第七十八）
红中淡黑舌图	红舌黑尖舌图	里黑舌图	弦红中微黑舌图
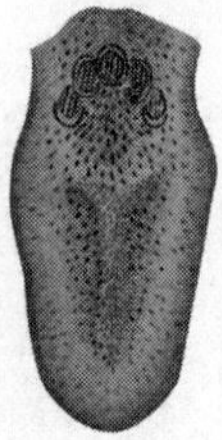	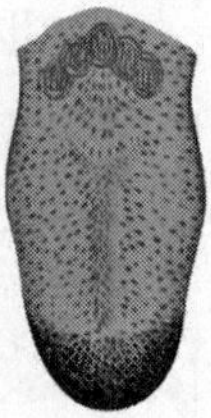	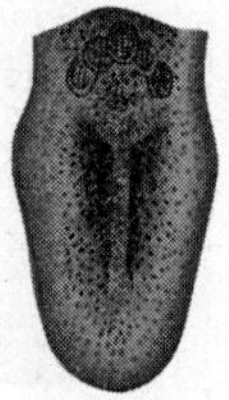	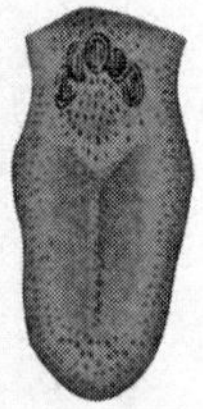
（第八十八）	（第八十五）	（第八十二）	（第七十九）
黑烂自啮舌图	红根黑尖舌图	中焙舌图	红边黑心滑苔舌图
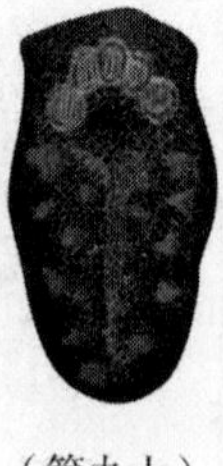	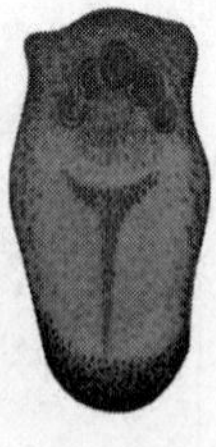	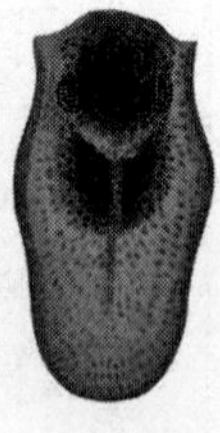	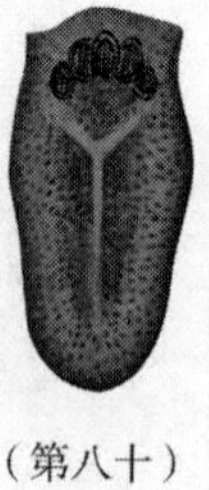
（第九十）	（第八十六）	（第八十三）	（第八十）

卷　四

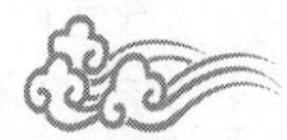

鄞县　曹赤电炳章撰述
绍兴　周炳墀越铭参订

第四编　辨舌各论

第二十二章　白苔类诊断鉴别法

白苔总论一

[舌鉴]舌乃心苗，心属火，其色赤。心居肺内，肺属金，其色白。故当舌地淡红，舌苔微白而红，必红润内充白苔，微不厚，或略厚有花，然皆干湿得中，不滑不燥，斯为无病之苔，乃火藏金内之象也。一经伤寒，白苔必滑，伤温伤热，红光必外露矣。是以伤寒苟能尽解其所伤之邪，而不脱其苔本来之白，此善能使邪正分局，元津元气无伤焉。其温病热病之舌，亦必使红色渐敛渐淡，白苔渐有渐生，此邪始得分越，而元阴日渐内充也。当知红乃脏气所蕴所发，白为津液所布所结耳。夫伤寒邪犯皮毛，舌上先有白沫，继则白涎白滑，再后则白屑白砂，甚则白泡白疳。有舌中、舌尖、舌根之不同，见寒邪入里之浅深微甚，即元气之厚薄，邪热之轻重，从此可测矣。盖舌固心之苗，其色本当赤。今反见白苔滑甚者，是火不

制金，乃水来克火之象。故称大病，其寒郁毛肤，毛窍不得疏通，阳气不得外发，故恶寒发热。在太阳时，头痛身疼，项背强，腰脊痛。至阳明经，则有白屑满舌，证虽烦躁，脉如浮紧，犹当汗之。系少阳者，白苔不滑，小柴胡汤和之。胃虚白苔滑甚者，理中汤加桂枝托之。边白中黄，大柴胡、小承气，分轻重下之。白苔亦有死症者，即水来克火之贼邪也。其温病热病，实由火烁金伤，元阴告匮，剧症脏气安危，皆关验舌。虚实寒热之机，一一分别，图论于下。

[辨正] 白色为寒，表证有之，里证有之，而虚者、实者、寒者、热者皆有之。故白色舌苔辨病较难。凡白色亦可以辨伤寒，其类不一，白浮滑薄，其苔刮去即还者，太阳表证受寒邪也。白浮滑而带腻带涨，刮之有净有不净者，邪在少阳证半表半里也。全舌白苔，浮涨浮腻，渐积渐干，微厚而刮不脱者，谓刮去浮面而其底仍有。寒邪欲化火也。辨伤寒舌，大约如此。伤寒有黄苔黑苔，分论于后。若杂病之人，舌白嫩滑，刮之明净者，里虚寒也。无苔有津，湿而光滑，其白色与舌为一，刮之不起垢腻，是虚寒也，口唇必润泽无缝。白厚粉湿滑腻苔，刮稍净，而又积如面粉发水形者，里寒湿滞也。舌白粗涩，兼有朱点、有罅裂纹之苔，粗涩则不光泽，朱点则显其脏腑有热，裂罅纹多，因误服温药之故。白干胶焦燥满苔，刮不脱，或脱而不净者，刮去垢泥后，底子仍留污质腻涩，不见鲜红，皆里热结实也。此舌颇多，其苔在舌，比之面上傅粉，刮之多垢，其白色与舌为二物，是热证也。又按：此与前论之虚寒舌相反，当认明此苔由浅而深，将黄未黄或竟黑变者，不可用温补之药也。若白苔夹变别色，见于某部，即是某经病重，凡表里寒热虚实证皆同。嘉约翰云：凡验病人之舌，而见其色或白或黄与及或湿或燥，即可知其病之轻重也。如舌苔有白而湿，湿而厚者，此必身发微热，而非大热也。至若舌白唇白，则恐流血过多，或因久病，或因肺有坏所致也。其他小儿之病，舌上每有白衣。内伤者，身体弱极，其舌亦有白衣。倘以显微镜照之，见其形似生草丝样者，险症也。白为

肺色，胃中阳气被饮食抑遏，胃中正气不能直达而上，故有暂白之时。

凡病初起体温不高，津液未消耗，舌必淡白，而有涎沫。若因消化器有妨碍，又食物过多，停滞不化，而口腔起酸酵腐败，发生浓厚浊沫，则舌起黏糊浊苔。若因病有内热，使口腔津液失杀菌之力，而细菌乘机发育，则舌起白屑如鹅口样。若因病菌发生毒素，妨碍吸养放炭之机能，致炭多养少，而分泌之口涎必腐败，则舌起白色浊腻苔，若因传染病之毒素，传至口腔，与口涎津液等化合，则舌起白苔如积粉，此参黄国材法也。

白苔证治图说（后附彩图）

微白薄苔舌第一

[图说]中根微白，边尖淡红，苔光滑有津。

[舌鉴]此无病之舌，元气元津不厚，故见此苔。

[辨正]此脾胃寒而心胆虚也，无病人见此舌可勿药，里虚证有此舌，宜投温补。若初感寒邪在太阳，头痛身热，恶寒无汗，脉浮紧而见此舌，宜温散表药。凡感邪尚浅者，多未显于舌，必执此为伤寒之舌则谬。凡风寒初入表分，则舌无苔，或生苔亦白润而薄，虽有发热恶寒，而口必不渴，此风寒之邪虽重，而津液不亏，宜辛温汗之可也。

白苔略厚舌第二无图

[图说]中根白苔滑厚有花，舌尖红，舌边淡红。

[舌鉴]此苔不但无病，乃元津元气充厚，故见此舌。

[辨正]此脾胃微寒，而心经热也。无病人有此苔可勿药。

薄白滑苔舌第三无图

[图说]中根苔薄白而滑，尖深红，或淡红。

[舌鉴]此太阳里证舌，二三日未得汗，致邪热深入丹田，急宜汗解。或太阳与少阳合病，宜柴胡桂枝汤汗之，若舌白苔滑有津，尖淡红，为寒邪初入太阳，头痛身热恶寒，宜香苏

饮、羌活汤发散之。

[辨正]此脾胃微寒，而心经热也。若偏于脾胃寒湿，则舌白滑，湿而多津，宜用辛温表散之。若偏于心经热重，则舌深红少津，宜用清凉药。若初感热邪，在太阳则头痛身热无汗，眩晕口干，鼻气热者，宜用辛凉散邪，得汗自愈，此系初感邪，未见于舌也，不可拘定白舌为寒，误用温散。《舌鉴》泥二三日伤寒未曾汗，太阳与少阳合病，方有是舌则谬甚。凡白舌苔虽薄而燥，或舌边舌尖带红，此风热之邪，伤于气分，病在手太阴肺经。只宜轻清凉解气分，如前胡、苏子、杏仁、连翘、黄芩、薄荷、竹叶之类，若白苔边尖深红少津，是温邪入肺，灼干肺津，不可辛温过表，宜清轻凉散为当。

厚白滑苔舌第四

[图说]中根白厚滑苔，边尖淡红。

[舌鉴]病三四日，其邪只在太阳，苔纯白而厚，却不干燥，证发热头疼，脉浮紧，不渴，仍须汗解而愈。

[辨正]此脾胃有寒湿也，表里证皆有之。伤寒邪在太阳，口不干，舌不燥，头痛发热，无汗恶寒，身痛脉浮紧者，宜麻黄汤发汗自愈。凡表证两脸必热。若杂病里证，宜茯苓、白术、苍术、干姜、附子等味。若舌厚白不滑，无津而燥，是实热也，断不可用此温燥药。《舌鉴》治法亦合，仅言表证，未及里证耳。如舌白苔厚而干，是邪已到气分。宜解肌清热，如葛根、荆芥、薄荷、连翘之类，不可用辛温猛汗也。

干厚白苔舌第五无图

[图说]中根干白，苔厚无砂，边不红。

[舌鉴]病四五日未汗，热深微渴，过饮生冷，停积在内，营热胃冷，故发热烦躁厥冷，苔白干厚，满口白屑，四逆散加生姜、淡豆豉。

《脉理正义》云：舌见白苔而干厚者，此太阳热病，过服寒剂，或误饮冷水，抑遏其热而致也。先以姜桂撤其寒，而后以香苏饮汗之。张石顽云：白厚滑苔，为胃虚寒饮结聚膈上之候，每于十三四日过经改变，不可泛视也。

[辨正]此脾胃热滞也。里证宜三仙丹。黄芩、川朴、枳实。加鲜石斛、山楂、麦芽等，若伤寒表证见此舌，是邪热在少阳，其证多口苦耳聋，发热烦躁，四肢逆冷，寒热往来，宜小柴胡汤。《舌鉴》说营热胃冷未合。若舌苔白厚而干燥者，此胃燥气伤也。而浊结不能化，当先养津，而后降浊。若苔薄而干者，肺津伤也，必用轻清之品，方能达肺，如麦冬、芦根汁之类。若初病舌即干，是津气素竭也。急当养正，略佐透邪。若初起舌干，脉滑脘闷，乃痰阻于中，液不上潮，宜宣肺顺气，清热化痰，未可投补也。

淡白透明苔舌第六

[图说]全舌明净无苔，淡白湿亮，间或稍有白浮胖，似苔且非苔也。

[舌鉴]年高胃弱，虽有风寒，不能变热，或误服汤药，伤其胃气，故无苔而舌淡白通明也，补中益气汤加盐水炒益智、醋炒升柴。

[辨正]不论老幼见此舌，即是虚寒，宜补中益气汤加姜桂附。如风寒伤寒证，均无此舌，此舌为虚寒之本色。若感寒邪者，必有薄浮滑苔，故云伤寒无此舌。《正义》云：舌白无苔而明淡，外证热，胃虚也。凡言苔者，有垢上浮是也。若无苔垢而色变者，则为虚也。林慎庵云：光亮无苔，俗名镜面舌，多见于老弱久病之人，是津液枯竭之候。余尝用大剂生脉散合六味地黄汤治之，因而得生者多矣。

左边白苔舌第七

[图说]全舌淡红薄白苔，惟左边中截至根白苔偏厚。

[舌鉴]此脏结之证，邪并入脏，最难疗治。若属阳证，口渴腹胀喜冷者，宜承气汤下之。若阴结口渴，而不喜饮冷，胸中痞满者，宜济川煎。当归、川芎、苁蓉、升麻、泽泻、枳壳。

[辨正]云:《舌鉴》治法是也。

右边白苔舌第八

［图说］全舌淡红薄白苔，惟右边中截至根白苔偏厚。

［舌鉴］此舌病在肌肉，邪在半表半里，必往来寒热，宜小柴胡汤和解之。

［辨正］《舌鉴》之说是也。或加茯苓，有咳嗽引胁下痛，而见此舌，宜小青龙汤，夏月自利多汗，宜人参白虎汤。

白苔黄心舌第九

［图说］全舌白苔，中心黄苔仍润滑者热轻，老黄兼黑者热重。

［舌鉴］太阳初传阳明腑病，舌微黄仍润，再宜汗之。苔燥腹痛，葛根汤加大黄下之。发热呕吐烦躁，大柴胡汤加减下之。亦有下淡黄水沫，无稀粪者，大承气汤下之。

［辨正］此舌伤寒传至阳明也。若微黄而滑润，仍当汗解，宜葛根汤。若苔焦，口渴烦躁，谵语烧热，宜白虎、三黄等汤。若苔燥大便闭，宜大柴胡汤。柴胡、大黄、枳壳、半夏、赤芍、黄芩、生姜、大枣。若杂病里证见此舌，中黄刮不净者，脾胃实热也，宜白虎、三黄，大黄酌用。若中间黄苔，一刮即明净，余苔俱白色不红，而多津湿润者，则为寒证，宜分经辨准，用辛温药，《舌鉴》未尽善。《正义》云：凡舌见白苔中微黄者，此太阳阳明合病也。如太阳未罢，双解散。太阳已罢，选承气下之。张石顽云：若舌苔中心黄黑，而边白滑润者，表证未尽，风寒尚未化热也。伤寒，则大柴胡汤解之。温热时疫，则凉膈散，或白虎合承气汤攻下之。

白苔黄边舌第十

［图说］中根白滑，边黄薄滑苔。

［舌鉴］舌中白边黄，此里寒外热。兼恶寒者，必泄泻，五苓散加姜、豉。恶热者，败毒散加葛根、木香。

［辨正］白苔黄边舌，如刮之净者，无病人也。所谓净者，必须清洁光明，见淡红润泽之底。若底留粗涩垢腻，如腐浆一层者，为不净，即是

内热。刮不脱或不净者，是脾胃真热假寒。黄色是真热，白色是假寒。心、肺、膀胱、肝，为阳火逼迫，邪热实火，均为阳火，而移热于大肠也。其为病多咳痛，心胸热，小便涩，大便或结或泄，或泻红白痢热极则脾缩不灵，故亦泻不等，宜生石膏、知母、三黄、花粉、竹茹等药。小便涩者，宜木通、车前、三黄等药。大便结或泄者，宜调胃承气汤下之。红白痢者，宜芩连治痢汤。《舌鉴》拘于白为寒，误也。

白苔双黄舌第十一

[图说] 白苔中夹两条黄色苔，然必不如图之整齐。

[舌鉴] 此阳明里证夹温舌也。邪热上熏，土色上溢，故令双黄，脉长烦躁，恶寒，转矢气者，大柴胡汤下之，或用调胃承气汤。

[辨正] 治伤寒以前说是也。若别证见此舌，是脾胃热而诸经无病，宜用生大黄、三黄、枳壳、厚朴等药治之。

半白滑半黑黄舌第十二

[图说] 半边白苔，半边或黑或老黄苔，不拘或左或右。

[舌鉴] 此舌皆寒邪结热在脏也，黄连汤加附子、淡豉。结在咽者，不能语言，宜生脉散去五味，加葱白，合四逆汤，十中可救一二。

[辨正] 家训云：历见此舌，依此等治法，十无一生。白滑无苔舌，虚寒体也。感寒邪者，色亦如此。若半边有黄黑苔，则寒邪已传里，郁结在脏，久而化火矣。当舍其白滑，急治其标，看某边色见老黄或黑者，即从黄黑边治。左黄黑者，邪火逼肝也，宜用胡黄连、羚羊角、犀角、青蒿、山栀、石膏、知母等药。右黄黑者，邪火逼胆也，宜龙胆草、青蒿、柴胡、石膏、知母、三黄等品。黄黑苔不论结左右，喉痛不能言语者，宜山豆根、石膏、知母、三黄、大黄、桔梗、甘草等药。对病施治，瞑眩乃瘳。见此舌能知治法，可保万全。《脉理

正义》云：舌上白苔，或左或右，而余见黄黑，外证下利，痛引少腹者，热结也。热甚者，桂枝大黄汤下之；无热者，用真武汤。十中可救一二也。

白舌黑根苔第十三

[图说] 舌苔白，渐黑至根者，非如图式。中根之黑白如截也。

[舌鉴] 舌黑根中尖苔白者，为火被水克之象。虽下亦难见功。

[辨正] 若黑根无积腻，白苔薄滑，刮之即净，舌上多津，口不渴，或渴而不消水者，真寒假热也，宜十全辛温救补汤加减，不次急投，黑根自退，病即愈。若黑根积腻粗涩，白苔干厚，刮之不净，无津燥苔，口渴消水者，真热假寒也，宜十全苦寒救补汤加减，不次急投，黑根渐退，疾乃瘳。《舌鉴》泥于火被水克之象，固甚谬甚。

白苔双黑舌第十四

[图说] 黑苔两轮，布于白苔中。

[舌鉴] 乃太阳少阳之邪，并入胃腑，中气衰竭，水反上侮，故手足厥冷，胸中结痛，理中汤、泻心汤合用，如邪结在舌根，不能言者，不治。

[辨正] 此舌乃寒邪入里化火，热逼脾胃也。实热杂证皆有之，宜白虎汤去粳米、甘草，加大黄治之。《舌鉴》用理中汤，医家多如此，误人不少，宜慎之。

白苔黑点舌第十五

[图说] 全舌白苔，中见黑点是也。

[舌鉴] 此少阳阳明也。有表者，凉膈散合小柴胡汤。里证已具，调胃承气汤。身有斑者，从斑治，用化斑汤。

[辨正] 凡伤寒白苔中，黑小点乱生，尚有表证者，其病来之虽恶，宜用凉膈微表之。连翘、焦栀、桃仁、大黄、甘草、朴硝、条芩、竹叶、薄荷、白蜜。表退即当下，用调胃承气汤，《舌鉴》说

是也。

白苔黑斑舌第十六

[图说]白苔中黑斑满布。

[舌鉴]此苔为火伏水乘，即是水来克火，凉膈散加炮姜、附子炭下之，十中可救一二。

[辨正]白苔黑斑舌，如刮之即净者，微湿热也，宜泻湿清热。若刮不净者，底子腻涩粗燥干枯，十二经皆实热，阳火烧阴将竭也，皆里证无表证，不论伤寒传里，及诸病证见此舌者，宜十全苦寒救补汤加减，不次急服，至黑斑退尽方愈。《舌鉴》指白中斑点，谓水克火，仅能十救一二，谬甚。

白苔黑刺舌第十七

[图说]白苔上，满生黑芒刺。

[舌鉴]白苔中生满干黑芒刺，乃少阳不解，热郁阳明腑也，其证不恶寒反恶热，脉实者有宿食，大柴胡汤加芒硝急下，然亦多危证也。

[辨正]白苔满黑干刺舌，如刮之黑刺即净，光润不干，口渴而消水不多，身灼热，欲剥衣滚地者，在杂病为真寒假热之里证，甘温除大热法加减，甘温救补汤治之愈。若刮之不净，干燥粗涩，乃十二经皆热极，不独伤寒传阳明里证始有此舌也，《舌鉴》谓其证不恶寒而恶热者，大柴胡汤加芒硝急下之。遵《伤寒舌鉴》不错，今人惑于时书，偏说谓芒硝等药，不可轻服，见有此舌，不敢急投，或限以一日一剂，误人多矣，能辨舌利害者，凡各病里证见此舌，即以十全苦寒救补汤。生石膏、知母、黄芩、黄连、黄柏、大黄、芒硝、川朴、枳实、犀角。不次急救，服至黑刺退净为止，履险不必如夷。

白苔尖灰刺舌第十八

[图说]白滑苔尖微黄，而有灰刺。（图上白苔下多一黄字）

[舌鉴]夹食伤寒，胃冷膈热，脉长者，小承气加黄芩、淡豉，脉弦者死。

[辨正]如湿润刮之即净者，真寒假热也，表里证均有，宜辛温燥湿，若干厚刮不净者，是脾胃为湿热所困，心肺热极里证也，宜苦寒药。若伤寒见此舌而干厚者，亦邪热入里，热逼心肺矣，不必论脉之长短，即用大承气汤，不次即下，以灰刺退净为止，十不失一。若服药限于一日一剂，则非救急之法，《舌鉴》指为阳明兼少阳舌，脉弦数者死，拘定旧法，不能急泻里热，宜其死也。《脉理正义》云：舌见白苔，尖微有刺者，此少阳阳明也。表未罢者，柴葛汤。表已罢者，承气下之。津润者生，干枯者死。

白苔尖中灰根黄舌第十九

[图说]全舌苔白尖，中兼灰，根黄色。

[舌鉴]此太阳经湿热并于阳明也，舌根黄润，面黄目黄，小便黄，宜茵陈蒿汤，加淡豆豉、紫背浮萍。

[辨正]此太阳经湿热并于阳明也，如根黄色间白，目黄，小便黄者，宜茵陈蒿汤加减，如《舌鉴》之说是也。

白苔双灰舌第二十

[图说]全舌白苔，双路灰色。

[舌鉴]此伤寒夹冷食舌，七八日后见此舌，而有津者可治，枳实理中汤一本理中四逆选用，加淡豉、葱白，无津者不治。如干厚见里证者，下之，得泻后，次日灰色去者生。

[辨正]白苔双灰舌，如滑润一刮即亮净者，中寒郁滞也，宜姜、桂、附、厚朴、春砂、香附等药。如干厚无津刮不净者，乃伤寒化火，郁热攻里也，宜大承气急下，灰色退净乃愈。《舌鉴》云：无津者不治，非也。

白苔尖红舌第二十一

[图说]满舌白苔，而尖色鲜红。

[舌鉴]此乃热邪内盛，而复感客寒，入少阳经也，小柴

胡汤加淡豆豉。

[辨正]若舌根白，舌尖红，湿渐化热，余湿犹滞，宜辛泄佐清热。如蔻仁、半夏、豆卷、连翘、菖蒲、焦栀子、绿豆衣、六一散。若舌边尖红中心燥白，乃上焦气分无形之热，其邪不在血分，切勿妄投滋腻血分之药，宜轻清凉解为治。

白苔中红舌第二十二

[图说]白苔舌，中轮红，尖亦兼白。

[舌鉴]此太阳经初伤寒邪之舌，乃元津内亏，亦有少阳受寒，经血素虚，而郁热俱不能解者，均宜小柴胡汤，去半夏，加淡豆豉。又云：有汗者解肌，无汗者发汗。

[辨正]白苔中红舌，太阳经初传也，无汗发汗，有汗解肌，亦有在少阳者，小柴胡汤加减治之，《舌鉴》之说是也。

白苔尖红根舌第二十三

[图说]舌尖苔白，根里红润。

[舌鉴]此邪居半表半里，经血内亏，而郁热不解，小柴胡汤去半夏加淡豆豉。

[辨正]白尖红根舌，邪在半表半里也，其证寒热往来，耳聋口苦，脚痛[①]，脉浮弦，小柴胡汤和解之，《舌鉴》之说是也。

根白苔尖红舌第二十四

[图说]舌尖红根，苔白厚，与二十一舌不同。

[舌鉴]此表邪不解而遏热不化，故恶寒身热头疼者汗之，不恶寒身热烦渴者，此邪在太阳之里，五苓散主之。

[辨正]舌红尖是本色，白苔为表邪，白浮薄滑者，如恶寒头痛身热宜汗之，不恶寒身热头痛烦渴者，太阳表证也。宜五苓散两解之，《舌鉴》尚是。若表证初起，往往不显于舌，若白苔厚腻，则又为里热证也。薛生白云：舌根白，舌尖红，为湿渐化热之兆。

---

① 脚痛：《舌鉴辨正》原文为胁痛，此处未做改动。

白尖中红根黑舌第二十五

[图说] 舌尖中心红，舌根灰黑。

[舌鉴] 为少阳邪热传腑，热极而伤冷饮也。如水停津液固结而渴者，五苓散。自汗而渴者，白虎汤。下痢而渴者，解毒汤。如黑根多，白尖少，中不甚红者，难治。

[辨正] 白尖中红黑根舌，如舌尖白，而根灰黑少者，乃少阳邪热传腑，热极而伤冷饮也，照《舌鉴》治法甚是。若黑根多，白尖少，中鲜红或不甚红而干涩者，宜大承气汤，不次急投，黑根退净乃愈。

白苔弦淡红舌第二十六无图

[图说] 全舌白苔，边沿淡红。

[舌鉴] 白苔薄白沿红，在表证为邪初入里，丹田有热，胸中有寒，乃少阳半表半里证，宜小柴胡汤、栀子豉汤。

[辨正]《舌鉴》治法甚善，凡邪在半表半里者，多宜散表防里，若里证见此舌，白苔一刮即光净者，乃寒结脾胃也，宜理中汤。

白苔红点舌第二十七

[图说] 白苔满布不滑，中有朱砂红点。

[舌鉴] 此暑疫失解，抑郁心阳，故见此舌。宜青蒿石斛饮汗之，痧疫舌亦如之，脉芤涩有别，宜清凉至宝饮。

[辨正] 此舌暑热入营，表邪未解，宜清营热，泄暑邪。

纯熟白苔舌第二十八无图

[图说] 白苔老极，如煮熟相似，到底不变，厚如物裹舌者。

[舌鉴] 此舌多心气绝，而肺之真脏色见也，因食瓜果冰水冷物，胃气先伤，阳气不得发越所致，为必死之候，急用枳实理中，间有生者。

[辨正] 纯熟白舌，乃气血两虚，脏腑皆寒极也，宜十全

甘温救补汤，加姜、附、桂，不次急投，至白色生活转为淡红乃愈，若用药迟疑，虚寒过度，急难治，伤寒证无此舌，如《舌鉴》谓冷食停滞，用枳实理中汤，必致十无一生，所见多矣。

偏白舌第二十九无图

[图说] 全舌光白无苔。

[舌鉴] 全舌光白，为虚寒也，如淡白兼微红无苔，则无病人也。若瘟疫见此舌，则舌上必有烟雾白色盖满，而有恶寒发热，胸脘不清，或呕吐，头痛身痛，日晡烦热，口臭难闻等证，宜以十全苦寒救补汤急救之，非表证也，《舌鉴》云：疫邪在表，用达原饮槟榔、川朴、草果仁、知母、白芍、黄芩各一钱，生甘草八分。二剂安者。或是白滑苔舌则可，否则谬，盖辨色未明，懵然施治，而偶中者也。

白苔积粉舌第三十

[图说] 白苔厚腻如积粉，边沿红者。

[舌鉴] 此瘟疫初犯膜原舌，宜达原饮，见三阳表证，随经加柴胡、葛根、羌活，见里证加大黄。

[辨正] 吴坤安云：凡时疫初起，苔形粉白而厚，四边红绛者，此疫症初入膜原，未归胃腑，其势最雄，顷刻传变，吴又可用达原饮，加引经表药，透之达之。如兼太阳加羌活，阳明加葛根，少阳加柴胡。

章虚谷云：瘟疫白苔如积粉之厚，其秽浊重也，若舌本红绛，则邪热为浊所闭，故当急急透解，此五疫中之湿疫，又可主以达原饮。

梁特岩云：倘舌白如积粉遍布，滑而不黄者，乃寒滞也。宜温中行滞，表证无此舌。《舌鉴》云：邪在胃家，又三阳表证，用柴葛羌活汤，里证加大黄，俱谬。

余师愚云：疫症苔如腻粉，此火极水化，误认为寒，妄投温燥，病反增剧，其苔愈厚，精液愈耗，水不上升，二火煎熬，变白为黑，其坚如铁，其厚如甲，言语不清，非舌短也，宜甘露消毒饮，增石膏、元参、犀、连、知、翘，加花粉等味。

白苔燥裂舌第三十一

[图说] 舌苔白厚，甚燥而裂。

[舌鉴] 伤寒胸中有寒，丹田有热，所以心烦，舌白因过汗伤营，血不能上荣于舌，故满舌无津燥裂，胃无实结上熏，故舌不黄黑也，宜小柴胡汤加芒硝微利之。脉不沉数，急宜清热养津。

[辨正] 白苔燥裂舌，《舌鉴》用小柴胡加芒硝微利之，此说似是而非，此方罕效。白苔燥裂，多因误服温补，灼伤真阴所致，非伤寒过汗所致也，无黄黑色者，真阴将枯竭，舌上无津，苔已干燥，故不能变显他色，脏腑有逼坏处，故舌形罅裂也，治宜大承气汤合增液汤，急下以救其阴，历试良效。

白苔干硬舌第三十二

[图说] 白苔干硬舌，有似砂皮，或燥如白砂。

[舌鉴] 白苔干硬舌，一名水晶苔，凡厚白苔本能变黄色，若此苔当其白时，津液已干燥，邪虽入胃，不能变黄，宜即下之，然白苔润泽者，邪在膜原也，邪微苔亦微，邪毒既盛，苔如积粉满布，此时未敢遽下，而苔色不变，口渴喜饮冷者，宜服三消饮。即达原饮，加大黄、羌活、柴葛、姜、大枣。次早即显黄色苔。梁氏辨证，亦云如是。

[辨正] 石芾南云：其有初起白苔即燥如白砂者，亦名白砂苔，此温燥之邪过重，宜速下之。佐以甘凉救液，亦有苔至黑而不燥者，或黄黑苔中，有一二条白者，或舌前虽燥，舌根苔白厚者，皆夹湿夹痰饮之故。亦有苔虽黄色，浇薄而无地质者，胃阴虚故也。

珍珠白泡舌第三十三

[图说]舌质红或紫，起粉白薄苔，间杂白泡如珍珠。

[舌鉴]舌上白泡如珍珠，乃火极水化之象，较之紫赤黄黑，古人谓之芒刺者更重。宜甘露消毒饮，增石膏、犀、连、元参、连翘，加花粉、银花、金汁水之类。亦有舌见白苔，组成栏圈子者，曾见冬月伤寒呕恶，误服白虎汤，脉伏，舌苔成圈，如白豹纹，用正气散，加肉桂、丁香、炮姜，数服愈。

孕妇白苔舌第三十四无图

[图说]孕妇白苔，与前各条鉴别无异，然必须兼察面色。

[舌鉴]孕妇初伤于寒，即见面赤，舌苔白滑，发热恶寒，当微汗以解其表。如误与凉剂，则腠理密秘，而邪气漫无解期，甚则入里，必厥逆吐利而死。

[辨正]孕妇伤寒白舌，初伤于寒，身热头痛无汗，两脸鼻气俱热，脉浮，舌上白浮滑者，宜温散，太阳表药，得汗则愈。若无表邪，而有白浮滑苔，或白嫩无苔湿润者，则里虚寒也，宜温中之药。《舌辨》云：舌白面赤，言孕妇初伤于寒，微汗之，表解邪退则安，不然恐邪传经，如八九月胎受邪热，致令不安，恐有堕坠之惊，汤内可加黄芩、白术，保固其胎。又云：孕妇面白舌亦白，皆因伤寒四五日发热，多食冷水瓜果冷物，致令阳极变阴，虽有烦躁，而手足厥逆，当先治厥逆为重，以温中之药加减治之则安，若见烦躁，用清凉则危殆也。又一孕妇伤寒证愈，次病头面肿大，而痛甚难禁，余用三黄俱酒浸煮，鼠粘子、薄荷、白芷、石膏，四剂全安。

第二十三章　黄苔类诊断鉴别法

黄苔总论二

[舌鉴]黄苔者，里证也，伤寒初病无此舌，邪传少阳亦

无此舌，直至阳明腑实，胃中火盛，或邪遏胃虚，土气洋溢，均能见此，初起微黄不滑，次则深黄苔尚滑，甚则干黄焦黄也，种种不同，当分轻重治之。夫微黄不滑者，火初入胃，宜清解，栀子豉汤主之。深黄苔尚滑者，乃邪郁胃虚，热迫于胃而土气洋溢也，宜汗解，葛根解肌汤。干黄，邪虽外解，火实内炽，宜白虎汤。焦黄，土燥火炎，阴液告竭，宜急下，调胃承气汤。若湿热发黄，则目黄如金，身黄如橘，茵陈蒿汤分利之。至蓄血发黄，在上焦犀角地黄汤，中焦桃仁承气汤，下焦代抵当汤。然必大热不解，大渴饮水，或漱水不欲咽，及便秘谵语，痞结自利，或小腹满硬，小便不利，大便反黑，脐下作痛，此血瘀证也，见血必愈，不可与饮冷水，饮之必死。方可议清议下。若胃虚黄色外溢，又当补中，而佐以和解，大抵舌黄证虽重剧，脉长，是中气有权，为可治。如黄中见黑，脉急弦细，为水土无气，必不可治矣。

[辨正]黄色舌苔，表里实热证有之，表里虚寒证则无，刮之明净，即为无病。必须清洁光明，见淡红润泽之底，凡言净者，皆仿此。刮之不净，均是热证。刮后仍留粗涩垢腻，如薄浆腐一层者，或竟刮不脱者。浅黄腻薄者，微热也。干涩深黄腻厚者，大热也。芒刺焦裂，老黄或夹灰黑色者，极热也。黄苔见于全舌，为脏腑俱热。见于某部，即是某经之热，表里证均如此辨，乃不易之理也。表证风火暑燥，皆有黄舌，惟伤寒邪在太阳少阳时，均无黄苔。待邪传阳明腑，其舌必黄，初浅久深，甚则老黄，或夹变灰黑，其证多大热大渴，或无汗，或自汗，谵语痞结，咽干目暗，大小便闭，衄血吐血，蓄血如狂，自利清水不等，以舌脉相较，审证无误。皆邪火里逼，实热里结诸危证，其脉往往伏代散乱，奇怪难凭，则当舍脉凭舌，专经急治，斯为尽善。若泥于火乘土位，故有黄苔之说，迂执误人矣。凡舌苔淡黄为正色，虚病黄苔必嫩而润，实病黄苔必粗而燥，黄苔有因病热渐重，而口涎为病毒变坏，酸素减少，炭气堆积，致满口

秽浊，故苔厚而黄，如化学之轻绿然，活则色黄，亦有因胆汁不能出清，肝液困在血里，而舌现黄色也。

黄苔证治图说

初病微黄色舌第三十五

[图说]舌边淡红，中根淡黄而润滑。

[舌鉴]初病舌微黄者，此表邪将罢而入里也，双解散主之。表未罢者，小柴胡汤合天水散。表已罢者，大柴胡汤下之。

[辨正]伤寒初病大汗[①]。谓当用表散之时，失误未表也。表邪入里见此舌者，每发谵语，宜并用双解散。防风、荆芥、连翘、麻黄、薄荷、川芎、当归、白芍、白术、山栀、黄芩、石膏、桔梗、甘草、滑石，解表兼解里，调气复和血，故曰双解。解毒汤，汗下兼行，《舌鉴》之说亦是。若热邪内传入深，及杂病里证见此舌，均为实热，宜白虎三黄等汤治之。

久病微黄舌第三十六无图

[图说]舌微黄而不甚燥。

[舌鉴]表邪失汗，而初传于里也，用大柴胡汤，身目俱黄者，茵陈蒿汤。

[辨正]日久微黄舌，如伤寒表病未罢者，宜小柴胡汤合益元散，若微黄而兼腻者，宜大柴胡汤下之。若身目俱黄者，热湿也，宜茵陈蒿汤，表里并除，《舌鉴》是也。如杂病里证见此舌者，均为实热。如黄色一刮即净者，为无病，可以勿药。张石顽云：黄湿而滑者，为热未盛，结当未定，不可即攻。攻之初硬后溏也，冬时宜守此例，俟结定乃攻，不得已，大柴胡汤微利之。若在夏日，一见黄苔，便宜润下，以夏月伏阴在内，多有下证最急，而苔不燥者，不可泥也。若苔黄薄而滑者，是热邪尚在气分，津液未亡，宜用柴、葛、芩、翘、栀、豉、薄荷

① 大汗：《舌鉴辨正》原文为失汗，此处未做改动。

之类，轻清泄热，以透表邪，从肌分而解。

微黄不滑舌第三十七无图

[图说] 白中带黄，或微黄而薄，苔不滑，边尖仍淡红。

[舌鉴] 少阳证罢，初见阳明里证，故苔变黄色不燥，兼矢气者，大柴胡汤倍半夏以下之。若舌见黄苔而涩者，此必初白苔而变黄，正阳阳明也，大承气汤下之，下后黄不退者死。身有黄者，茵陈大黄汤。

[辨正] 白苔变微黄舌，伤寒表邪，失于汗解，初传阳明。寒邪已化火，其证多大热大渴，宜竹叶白虎汤，从阳明经发汗清解之自愈，此邪在半表半里，不可骤下，如《舌鉴》急下之，必致陷胸矣。如全舌皆变黄而苔涩，则宜大承气汤下之。吴坤安云：如见舌苔白中带黄，或微黄而薄，是邪初传阳明，犹带表证，微兼恶寒，宜凉散之。若微黄黏腻，口不渴饮，而胸中满闷者，此湿邪结于气分，宜白蔻、橘红、杏仁、郁金、枳壳、桔梗之属，开泄气分，使邪仍从肺卫而出则解矣，不可用泻心，苦泄之法，逼邪入里。

凡舌苔黏腻，口不渴，为湿邪之证据。白而黏腻者，寒湿；黄而黏腻者，湿热。更验其小便不利，大便反快，为湿邪，痞满结于中焦，宜苍、朴、二苓、二陈之类，苦温以开泄之。若舌黄黏腻，痞闷呕恶，大小便俱不利，此湿热结于中焦，宜泻心法之类，苦辛寒以开泄之可也。

深黄尚滑舌第三十八

[图说] 苔色深黄而滑，边尖淡白微红。

[舌鉴] 邪热失汗，迫于中宫，故见此舌，急宜凉解以发泄之，不致斑黄狂乱耳。

[辨正] 凡舌见黄滑苔，外证身目俱黄，小便亦黄，宜用茵陈栀子汤，如便闭加大黄下之。《舌辨》舌见黄苔而滑者，此身已发黄，茵陈栀子汤、茵陈五苓散。《正义》黄滑而湿者，为热未盛，结当未定，不可便攻。石顽黄苔不甚厚而滑者，热未伤津，犹可清热透表。苔虽薄而干者，邪虽去而津受

伤也，苦重之药当禁，宜甘寒轻剂可也。叶天士

纯黄微干舌第三十九无图

[图说] 全舌纯黄，微干少津。

[舌鉴] 舌见黄苔，胃热迫于内，黄色见于舌，火灼津干，急宜调胃承气汤下之，勿令变黑致危耳。《舌辨》云：舌见纯黄苔，胃热已极，宜急下之，迟恐由黄老变黑色，为恶症。调胃承气汤下之。

张石顽云：苔黄厚而燥者，为热已盛，下之无疑。厚苔渐退，而底见红色，如猪肝者，火灼水亏，津液枯竭也。

[辨正] 纯黄微干舌，伤寒传经至阳明腑，寒邪已化火，故舌中尤黄。其证多大热大渴，谵语不等，宜白虎汤，不次急投，至黄苔渐退乃愈。如杂病里证见此舌者，是脏腑皆热极，宜三黄、承气酌用。吴坤安曰：舌苔黄而兼燥，外证不恶寒反恶热，是伤寒外邪初入阳明之里，或湿热内邪，欲出阳明之表。斯时胃家热而未实，宜栀豉白虎汤清之可也。又云：苔虽黄，而未至焦老裂纹起刺，大便虽闭，如未至痞满硬痛，尚属胃家热而未实，宜清不宜攻，必再验其舌形黄厚焦老，中心裂纹，或起刺，腹中硬满胀痛，方用承气下之则安。

黄干舌第四十

[图说] 全舌干黄。

[舌鉴] 舌见干黄，里热已极，急下勿缓，下后脉静身凉者生，反大热而喘脉躁者死。《正义》云：舌中心黄苔者，此太阳阳明也。必作烦渴呕吐之证，兼有表者，兼有表者[①]，五苓散合益元散。表证已罢，调胃承气汤下之。

[辨正] 黄干舌，全舌干黄，脏腑均大热，有病皆属里证。不论伤寒杂证，见此舌，即为实热，宜十全苦寒救补汤，不次急投。虽大热喘烦，频泻，亦不虑，以服至黄退色润为愈，十无一失。《舌鉴》云：下后脉静者生，大热喘烦者死，是未知

① 兼有表者：疑为衍文。

舍脉凭舌之法，又不敢连用苦寒，何以望生。

黄尖舌第四十一

[图说] 中根淡红，舌尖苔黄。

[舌鉴] 舌尖苔黄，此热邪传入胃腑，而元阴素亏也，调胃承气汤加人参、生地。脉浮恶寒，表未尽解，大柴胡加生地、人参。《正义》云：黄苔在尖者，此太阳合阳明也。表未罢者，双解散。表证已罢者，调胃承气汤。其根红者为太阳，其根白者为少阳，其根黑者死候也。

[辨正] 黄尖舌，邪热初传胃腑也，宜调胃承气汤。大黄、芒硝、甘草。如脉浮恶寒，表证未尽，则宜大柴胡汤两解之。《舌鉴》是。

根中渐黄舌第四十二

[图说] 根中渐黄，边尖白滑厚苔。

[舌鉴] 根中渐黄，舌外有白厚苔，热邪传膜原也。舌根渐黄，至中央，邪初入胃也。如有疫症已传三阳，宜达原饮。如胸膈满痛，大渴烦躁者，伏邪内攻也，宜急用三消饮下之。如既下后，大便燥结，又难再攻者，宜清燥养荣汤，知母、花粉、当归、白芍、陈皮、地黄汁、甘草、灯心。疫为热病，暴攻之后，余邪未尽，阴血未复，不可遽补，致生异症。凡阴枯血涩者，宜用此汤。或承气养荣汤。即小承气加知母、当归、白芍、生地。治伏邪未尽，攻补两难者。如痰壅不清，胸闷胁胀者，宜蒌贝养荣汤。知母、花粉、贝母、瓜蒌霜、橘红、白芍、当归、苏子、生姜。如痰中带血，加藕节、鲜茅根。

[辨正]《舌鉴》治法甚是。

黄尖白根舌第四十三

[图说] 黄尖中根白厚。

[舌鉴] 舌根白尖黄者，其色倒见，反乎寻常，必少阳邪热传入阳明腑也。阳明证多者，大柴胡汤。少阳证多者，小柴胡汤。若谵语烦躁，调胃承气汤少和之。

[辨正] 黄尖白根舌，伤寒少阳胆经，传阳明腑病也。若阳明证多者，宜大柴胡汤。少阳证多者，宜小柴胡汤。如谵语烦躁内热者，宜调胃承气汤。前说是也。

白尖黄根舌第四十四

[图说] 舌尖白，舌根黄苔。

[舌鉴] 凡尖白根黄，乃表邪将解，而里热盛也，天水散、凉膈散合用。如阳明无汗，小便不利，心中懊侬者，必发黄，茵陈蒿汤。

[辨正]《舌鉴》治法亦是。如大便难，胸中闷，睡时多梦者，里证实热也，宜调胃承气汤。又云：如伤寒见尖白根黄，为表证未罢，宜先解表热，然后攻里。如大便塞者，宜凉膈散。小便涩者，宜四苓散合益元散加木通是也。若杂病见此舌，属实热里证，宜分经审病，用苦寒药。《舌辨》云：黄根白尖，乃合病有之。是太阳表证，传入阳明里证，循经而传也。如有表邪一分，必须解表。必待表邪尽，方可攻里也。《正义》云：根黄尖白，表少里多，宜天水一凉膈二合服之。脉弦者，防风通圣散。又云：舌上黄苔在根者，此邪传太阳也。身有黄者，茵陈大黄汤。身无黄者，凉膈散加硝黄。其尖白者，桂枝大黄汤。小便涩者，五苓散合六一散，加木通、生姜汁。其说亦是。

黄根白尖短缩舌第四十五

[图说] 舌根黄，中心红，尖色白，短缩不能伸出口外。

[舌鉴] 根黄尖白，短缩不能伸出，但多谵妄烦乱，此痰夹宿食，占据中宫，大承气汤加生姜、半夏治之。

[辨正] 若黄根白尖短缩而硬，不燥不滑，但不能伸出，口不渴，其证多谵语烦乱，乃痰夹宿食，占据中宫，大承气汤加姜汁、半夏，前法是也。若黄根白尖中红赤者，表少里多也，宜凉膈散。

黄大胀满舌第四十六

[图说] 舌黄胀大满口。

[舌鉴] 舌黄胀大，乃阳明胃经湿热蕴结不消也。身黄便闭，口渴烦躁，茵陈蒿汤。小便不利无热者，四苓散加茵陈、栀子、黄连治之。

[辨正] 黄大胀满舌，乃阳明胃经湿热上乘心位也，致令人眼黄身黄，身热便闭，口渴烦躁，茵陈蒿汤。茵陈先煎，栀子、大黄后入。若小便不利而发黄者，宜四苓散白术、茯苓、猪苓、泽泻加茵陈、栀子、黄连、木通，如《舌鉴》是也。如大便自利而发黄者，宜茵陈栀连汤治之。如无上各证，而发热烦躁，胸中满闷，困倦不安者，宜大承气汤。叶天士云：若神情清爽，舌胀大不能出口者，此脾湿胃热，郁极化风酿痰，而毒延口也。用大黄磨入，当用剂内，则舌胀自消矣。

黄苔黑心舌第四十七

[图说] 全舌黄苔，中心黑滑或通尖。

[舌鉴] 舌黄而有黑滑心者，阳明里热甚也。虽不干燥，亦当下之。下后身凉脉静者生，大热不止，脉躁者死。若黄苔中心黑腻，是胃热蒸动脾湿，蕴结中宫，以致痞闷呕吐，便闭，用泻心汤开泄中焦。嗜酒人多此证，此亦《舌鉴》说也。

[辨正] 黄苔黑滑舌，其黑滑在中者，均阳明胃里证，宜白虎汤加三黄，不次急投，至舌净而止。如大便闭，则加大黄。《舌鉴》谓下后身凉脉静者生，大热脉躁者死。若舍舌执脉，以判生死，实因阅历未深，欺已欺人耳。

《正义》云：舌中心起黑苔者，此阳明瘟也。以大承气汤下之，津滑者生，干涩者死。未伤饮食可治，脉沉微者难治。若黑色浅淡，而有表证，双解散加解毒汤。吴坤安曰：舌中心属胃，凡肠中有燥矢，舌心必有黄燥、黑燥等苔。若腹无硬满攻痛之状，亦须养阴润燥，不可妄用承气攻之。

黄苔中黑通尖舌第四十八

[图说] 全舌黄苔，从中至尖皆黑色。

[舌鉴]黄苔从中至尖通黑者，乃火土燥，而热毒最深也。两感伤寒必死，恶寒甚者亦死。如不恶寒，口燥咽干，而下利臭水者，可用调胃承气汤下之。十中可救四五，口干齿燥形脱者不治。

[辨正]黄苔中黑通尖舌，乃心、肺、脾、胃、肾、大肠、小肠均热极也，皆里证，无表证。若两感伤寒见此舌，则邪已入阴矣，治法与实热证同。若昏愦，或恶寒，或不恶寒，口干苦，齿燥咽干，头面自汗如珠，出至颈而止，大小便闭，下利臭水，六脉怪奇伏代，各证若见此舌，医书俱云不治，然用十全苦寒救补汤，分为三黄白虎汤、大承气汤、白虎汤，三剂分三则服，力足循环连服，不次急投，约二点钟内，三剂各饮一服。如舌中黑渐退，则可略疏。至黑苔退净乃愈。此舌多为危病，能对证用药，十可救七。《舌鉴》用调胃承气汤，又不急投，十中恐难救一。

黄尖黑根舌第四十九

[图说]舌尖黄，中根皆黑，黄少黑多。

[舌鉴]尖黄少根黑多，虽无恶证恶脉，诚恐暴变一时，以胃气竭绝故耳。《舌辨》云：根黑多而尖黄少，为心胃无气。虽无热候，脉虽有力，恐暴变一时耳。

[辨正]黄尖黑根舌，黑处多而尖尚黄，是各经皆极热，而心经尚未甚极也。不论何病，皆属里证，即用苦寒救补汤，分单间服，以大承气，另为一单。不次急投，以服至黑根退净为准，病即愈。若畏用苦寒，虽胃气未竭，亦必转瞬而绝也。如《舌鉴》之迂，甘心坐视，见死不救矣。

根淡红尖黄舌第五十

[图说]舌根淡红，中灰黄，尖嫩黄，苔滑腻。

[舌鉴]舌根红尖黄者，乃湿热乘于心位也。伤寒里证初受，其证身热燥渴，便闭，大柴胡汤主之。温热初病，亦有此舌，凉膈散、解毒汤酌治之。

[辨正]黄尖红根舌，温热初病，多有此舌，宜凉膈散连翘、大黄、芒硝、甘草、栀子、黄芩、薄荷、竹叶。解毒汤黄连、黄芩、黄柏、黄栀等消息之。《舌鉴》之说是也。

红心黄滑舌第五十一

[图说]舌根黄滑，中淡红，尖红赤。

[舌鉴]湿热内盛，阳明胃腑受病。故舌根微黄，头汗，小便难者，茵陈蒿汤加栀子、香豉。

[辨正]中红根微黄滑苔，伤寒邪传阳明胃腑，宜白虎汤。若头汗身凉，小便难者，宜茵陈蒿汤加栀豉。《舌鉴》之说是也。若无病人见此舌，为脏腑微热，可以勿药。倘有病发，勿投温补。

黄变沉香色舌第五十二

[图说]舌苔老黄，而兼灰焦燥之状，似沉香之色。

[舌鉴]黄变沉香色，老黄焦燥之状也。若胸满热甚，则全舌将变黑生芒刺，邪毒最深，宜三消饮，加重大黄，或以大承气下之，后酌用养荣诸汤。

[辨正]吴坤安云：舌苔老黄燥裂即沉香色，为阳明实满，满及脐下少腹。若舌苔白而黏腻，为太阴湿满，满在心下胃口。太阴湿满，宜苦温开之，苍朴、二陈、二苓之类。阳明实满，按之痛者，热痰固结也，小陷胸汤主之。呕恶溺涩者，湿热内积也，宜泻心法。

石芾南云：若舌如沉香色，或黄黑而燥，脉沉实而小甚者，沉微似伏，四肢发厥，或渴喜热饮，此皆里气不通，酌用三承气汤下之。阴伤者加鲜生地、元参、鲜芦根之类，速下其邪，即所以存津液也。必得苔退脉静身凉，舌之两旁生白薄新苔，方为邪尽。

黄苔灰尖舌第五十三

[图说]舌根黄，中淡红，尖灰色。

[舌鉴] 舌乃心位，今见根黄尖灰，是胃土来侮心火，不吐不利，心烦而渴者，乃胃中有郁热，邪火甚，则上乘客位，或渴甚有转矢气者，调胃承气汤加黄连，下之乃安。

[辨正]《舌鉴》治法亦是。因舌尖属心，灰色在尖，故兼清心。吴坤安云：黄苔中心绛者，心受胃火蒸灼也。于清胃药中，加清心之品，其势必孤矣。

黄苔灰根舌第五十四

[图说] 舌根灰色，而中尖黄滑。

[舌鉴] 舌根灰色而尖黄，虽比黑根稍轻，再过二三日，亦黑根也，难治。无烦躁直视，脉沉有力者，宜大柴胡加减治之。如烦躁直视，宜大承气汤下之。

[辨正]《舌鉴》治法甚是，惟只举一端耳。

黄苔黑点舌第五十五

[图说] 全舌黄苔，上间生黑点。

[舌鉴] 黄苔黑点舌，乃脏腑俱热也，宜先投调胃承气汤，后进双解散。

[辨正] 黄苔黑点，为脏腑实热也。如伤寒传里化火，或感暑，热邪逼里，及杂病实热里证，皆有此舌，均宜白虎汤与大承气汤间服。不次急投，候黑点退净方愈。《舌鉴》治法，尚非妥当。

黄苔黑斑舌第五十六

[图说] 全舌黄燥，间生黑斑无津。

[舌鉴] 黄苔中乱生黑斑者，必大渴谵语，身不发斑，大承气汤下之。如脉涩评语，循衣摸床，身黄斑黑者，俱不治。下出稀黑粪者死，见黄粪者生。《正义》云：舌见黄苔而中有斑者，此身有斑也，化斑汤合解毒汤治之。无斑者，大承气汤下之，次进和解散，十中可救四五。

[辨正] 黄苔黑斑舌，在杂病为脏腑实热，在伤寒为邪传

阳明，转入三阴，其证或大热大渴，谵语狂乱，口燥咽干，循衣摸床，身热，黄黑斑不等。医书多云不治。如见此舌，即用十全苦寒救补汤，倍加生石膏，限定时刻，不次急投，服至黄黑苔渐退，则病立愈。《舌鉴》治法未周到。

黄苔隔瓣舌第五十七

[图说] 舌黄干涩，中隔有花瓣形。

[舌鉴] 舌黄干涩，而有隔瓣者，乃邪热入胃，毒结已深，烦躁而渴者，大承气汤。发黄者，茵陈蒿汤。《舌辨》加大黄下之。少腹痛，小便利者，有瘀血也，抵当汤。结胸头汗，大陷胸汤。水在两胁作痛，十枣汤。

[辨正] 黄苔生瓣舌，苔黄而涩，中有花瓣形者，热入胃腑，邪毒深矣。心火烦渴，宜大承气汤急下之。身黄如橘，目黄如金者，宜茵陈蒿汤。如下焦蓄血者，宜桃仁抵当汤。热在下焦，少腹硬满，瘀血在里，小便自利，屎硬，如狂善忘诸症，宜通瘀汤。大黄、生地、归尾、桃仁、穿山甲、元明粉、猺桂心。蓄血在胁内肿胀者，宜十枣汤。芫花醋炒，甘遂面煨，大戟蒸晒，大枣先煮。结胸甚者，宜大陷胸汤。伤寒当表，而误下之，胁痛烦躁，心下硬痛者，为结胸，方用大黄、芒硝、甘遂，先煮大黄。有瘀血者，宜大黄泻心汤。《舌鉴》尽善。凡用诸方，皆须重剂，勿妄用。须熟于伤寒，随症详审。

黄苔黑刺舌第五十八

[图说] 全舌老黄苔，中有黑刺。

[舌鉴] 舌苔老黄极，中有黑刺者，由失汗邪陷毒结已深，急用调胃承气下之，十中可保一二。

[辨正] 黄苔黑刺舌，乃脏腑热极也。在杂病为实热里结，在伤寒为邪已传里。不论何病，均宜白虎汤及大承气汤，循环间服，至苔刺退净乃愈。《舌鉴》用调胃承气，仅微下之，不敢连投苦寒，脏腑必坏。逡巡亦是误人。吴坤安曰：如厚黄燥刺，

或边黄中心焦黑起刺，脐腹胀满硬痛，乃阳明里证也，承气汤下之。叶天士曰：舌上生芒刺者，皆上焦热极也。章虚谷云：凡舌生芒刺者，苔必焦黄，或黑无苔者，舌必深绛。其苔白或淡黄者，胃无大热，必无芒刺。或舌尖或两边有赤小瘰，是营热郁结，当开泄气分，以通营清热也。上焦热极者，宜凉膈散主之。秦皇士云：凡渴不消水，脉滑不数，亦有舌苔生刺者，多是表邪夹食，用保和汤加竹沥、莱菔汁，或栀豉汤加枳实并效。若以寒凉抑郁，则谵语，发狂愈甚，甚则口噤不语矣。亦不可不知也。

孕妇黄苔舌第五十九无图

[图说]孕妇黄苔，燥润老嫩，同前看法，然必须参合面色。

[舌鉴]孕妇伤寒，发热不恶寒，舌苔黄，此邪入阳明，表里俱热，当清解以泄其热，热解而胎自安矣。

孕妇面赤舌黄，一二月是表证，当汗之，芎苏等药，轻表出汗则安。如五六月见里证时，无凶证，当微利之，庶免热邪伤胎之患。若面色俱黄，此失于发汗，湿热入里所致，当用清热利水药。

[辨正]孕妇伤寒黄苔舌，邪已化火，宜白虎汤。急服则愈，若稍迟疑，恐即传三阴。伤寒治法，男女无殊。若非伤寒，即为里热，宜白虎、三黄，审证酌用。

第二十四章　黑苔类诊断鉴别法

黑苔总论

[舌鉴]伤寒五七日，舌见黑苔者，最为危候，热在表无此舌，如两感一二日间，偶见黑舌，此心肾之气败绝于内，脏色外见于舌。黑独见而赤不见者，水能灭火，为必死也。若白苔上渐渐中心黑者，是伤寒邪热传里之候。红舌上渐渐有黑心

者，乃湿热疫疠传变，坏症将至也。盖舌色本赤，今反见黑者，是水来克火，水极似火，火过炭黑之理。然有纯黑，有黑晕，有芒刺不隔瓣，更有瓣底红、瓣底黑之不同。舌苔虽黑，苔底色红，外证虽危，尚可救治。大抵尖黑犹轻，根黑最重，如全黑而舌底亦黑者，虽有神丹，亦难救治也。

［辨正］凡舌苔见黑色，病必不轻，寒热虚实各证皆有之，均属里证，无表证也。在伤寒病，寒邪传里化火，则舌苔变黑，自舌中黑起延及根尖者多，自根尖黑起者少。热甚则芒刺干焦罅裂，其初必由白苔变黄，由黄变黑，甚至刮之不脱。湿之不润者，热极伤阴也。病重脉乱，舍脉凭舌，宜用苦寒以泻阳，急下以救真阴。在杂病见黑苔，皆因实热传里也。亦惟连泻炽火，毋使枯竭。若虚寒而舌黑者，则必湿滑无苔，多津，口不苦，唇不燥，无朱点，无芒刺，无罅裂，刮之明净，如水浸猪腰，有淡淡瀜瀜之形，是脏腑极寒之舌也，宜用十全辛温救补汤。亦有真寒假热证而见黑舌者，其舌必全黑而不分经，且必由淡白之时，忽然转黑，其初无变黄之一境，约略望之，似有焦黑芒刺干裂之状，然刮之必净，湿之必润，环唇皆白而不红焦，寒结在脏也。其证亦周身大热，烦躁恶衣被，与实热邪火证相似，实则中宫寒极，阳气尽发于外也。口大渴，喜饮冷水且不多，与实热诸证略异，外假热内极寒也。患此假证之人，必烦乱昏沉，六脉必迟弱无力，大便结，常欲下而不下，宜甘温救补汤。更有肾阴水亏而舌黑者，颇似寒舌之光亮无苔，又似热舌之焦干无津，宜六味地黄汤加减即投。然阴虚内伤之舌，大都绛色无苔。若肾虚绝则舌黑过尖，言归于命，别无治法。舌色全黑，当即死，而有迟延未死者，非脏腑热极，即为极寒。尚留一线生机，苟能辨准，且可不死。亦有烟瘾舌黑，与误食物而染黑，看法当比平常病人之黑舌减二等推算。按舌现黑色者，因肺不能改换炭气，渐侵营分而入血分。黑色者，血分火烁，瘀浊之极也。若燥硬而隐隐见紫者，是因血分受热蒸灼，以致血络中被酸

素燃烧，放出炭酸二空质于舌上，故舌呈黑色之苔，熏蒸日久，则血败坏，故舌质亦黑，为不治症也。若舌柔润隐隐淡黑者，水饮结而气不流行，以致血瘀也。若苔燥黑，为热邪深入少阴，阴液全干，血瘀气浊，发见枯滞之死色也。

黑苔证治图说计三十二舌

纯黑苔舌第六十

[**图说**]全舌纯黑，有润有燥。

[**舌鉴**]全舌黑苔，火极似水也，脏气已绝也。脉必代结，一二日必死。

[**辨正**]满黑舌，凡舌色纯黑，本为阴绝，当即死。而有迟延未死者，非脏腑极热，即为极寒。尚留一线生机，苟能辨准寒热，却可不死。如全黑无苔，而底纹粗涩干焦，刮之不净者，极热也。不论何证何脉，皆宜十全苦寒救补汤，数倍生石膏，急投必愈。如全黑无苔，而底纹嫩滑湿润，如浸水腰子，淡淡瀜瀜，洗之不改色者，极寒也，不论何证何脉，宜十全辛温救补汤，重加姜桂，急投可愈。《舌鉴》有谓水来克火，百无一生，则迂甚矣。

全黑无苔舌第六十一

[**图说**]全黑无苔无点刺。

[**舌鉴**]全舌无苔，而中心淡黑冷而滑者，少阴寒证也，四逆汤主之。

[**辨正**]全黑无苔舌，如无点无罅，湿滑多，如水浸腰子，淡淡瀜瀜者，极虚寒也，宜十全辛温救补汤。如无点无罅，干燥少津，光亮似钱者，即绛舌之变。阴虚肾水涸也，妊娠者亦有之，宜十全甘寒救补汤，生地、麦冬、天冬、生玉竹、元参、北沙参、山药、丹皮、地骨皮、泽泻，加减酌用。如有点有罅，干燥无津，涩指如锉者，极实热也，宜十全苦寒救补汤，数倍生石膏，不次

急投，服至黑色转红则痊。如黑色暗淡，无苔无点无罅，非湿非干，似亮不亮者，阳虚气血亏也。久病见之不吉，宜十全甘温救补汤。凡见此舌，皆危证也。寒热虚实，务当详辨，稍有不明，便易取祸。

纯黄黑苔舌第六十二无图

[图说] 纯黄舌质，满黑苔垢滑润者。

[舌鉴] 舌黄而苔黑滑者，阳明里证全也，宜下之。下后身凉脉静者生，仍大热烦躁者死也。

[辨正] 纯黄黑苔舌，乃实热已极，逼伤真阴也。不论何病何脉，均里证，无表证。病人气血不舒，脉多伏乱难凭。确见其舌纯黄，兼黑苔厚干涩，刮不净，谓底子不清洁光明，不显淡红润泽之色也。或刮不脱者，即用破格三黄白虎汤，黄芩、黄连、黄柏、生石膏、知母，破格重用也。与大承气汤，大黄、芒硝、川朴、枳实。循环间服，不次急投，服至黑苔退净则愈。

中心黑苔舌第六十三

[图说] 边黄白色，中心黑苔。

[舌鉴] 中心黑苔舌，若身热、溲短、便闭者，宜承气汤酌下之。

[辨正] 中心黑苔舌，若刮之即净，湿润多津者，真寒假热也，治宜十全辛温救补汤，不次急投，至舌色不黑则病愈。若刮之不净，干焦腻厚者，脾胃热极也。不论何症何脉，宜破格苦寒救补汤，加石膏，不次急投，服至黑净则愈。《舌鉴》但知用承气下之，而不兼凉脾胃，势难痊愈也。

黑燥厚心苔舌第六十四无图

[图说] 舌中心黑厚苔干燥，而边尖红色。

[舌鉴] 中心黑厚干燥边红者，此邪热灼烁，津液枯槁之候，宜生脉散合黄连解毒汤、黄龙汤以下之。

[辨正] 中心黑厚苔，舌苔燥厚，脾胃热极也。宜破格三

黄白虎，大承气汤，相间连服，至黑净乃愈。《舌鉴》用生脉散合黄连解毒汤，虽无大误，然病难愈。吴坤安曰：舌苔黑燥，为阳明之热，腹无痞满硬痛，非承气证，只宜清解。若清之不应，是肠中有燥矢，与热固结，胃土过燥，肾水不支，胃中阴液已干，宜大小甘露饮以救胃汁，阴液充溢，阳邪自解，二便自通也。

中黑无苔干燥舌第六十五无图

[图说] 舌黑无苔，边红干燥。

[舌鉴] 此津液受伤，而虚火用事也。脉必细数，证必昏沉，急宜生脉散合附子理中汤主之。

[辨正] 中黑无苔干燥舌，此舌宜详辨。如中黑无苔，而舌底干燥，有小点纹可见者，乃胃经实热，并无六气侵扰也，宜破格白虎三黄汤治之。如中黑无苔，而舌底湿嫩光滑，无苔无点纹者，乃胃经虚寒，亦非六气所扰也，宜附子理中汤加肉桂、黄芪治之。《舌鉴》不辨寒热，专用生脉散合附子理中汤，误人不少。

中黑无苔枯瘦舌第六十六

[图说] 舌形枯瘦，质不甚赤，色黑无苔。

[舌鉴] 伤寒八九日过汗，津枯血燥，舌黑无苔而枯瘦，大便五六日不行，腹中不硬满，神昏不得卧，或时呢喃叹息者，炙甘草汤减桂，加当归、知母主之。

[辨正]《舌鉴》治法是也。若杂病里证见此舌者，乃脾胃素热，而又误服温补辛燥药，伤其真阴也，宜大承气汤下之。

张石顽曰：中黑而枯，或略有微刺，色虽黑而中无积苔，舌形枯瘦，舌质而不甚赤，其证烦渴耳聋，身热不止，大便五六日，或十余日不行，腹不硬满，按之不痛，神识不昏，昼夜不得睡，稍睡或呢喃一二句，或常笑，或叹息，此为津枯血燥之候，急宜炙甘草汤，或生料六味地黄丸，换生地，合生脉

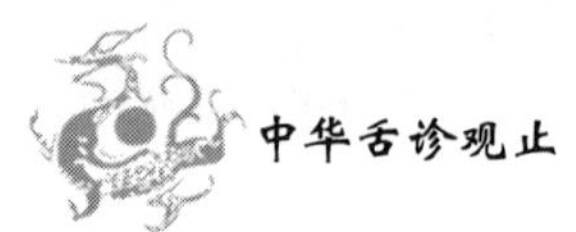

散，加桂，滋其化源，庶可获生。误与承气必死，误与四逆亦死。亦有直中少阴真寒，始病不发热，舌心便黑色，非由黄白而变黑，其苔虽黑而滑，舌亦瘦小，此真脏寒，外证必厥冷昏沉，自利呕吐，脉沉迟，四逆附子辈急温之，稍缓则不救。

吴坤安云：若苔黑而坚敛焦刺，如荔子形者，乃阳亢阴竭，胃汁肾液俱竭也，不治。

黑干短舌第六十七

[图说] 舌干焦黑短缩。

[舌鉴] 黑干短舌，乃手厥阴三焦、足厥阴肝经，二经热势已深，至危症也。或食郁热极，舌肿所致，急宜大承气汤《舌辨》加芒硝下之。服后粪黄，热退则生。粪黑热不止者，虽下亦死。

[辨正] 黑干短舌，《舌鉴》谓厥阴热极，或食填中脘，肿胀所致，急用大承气下之，所论甚是。又云：十中可救一二，服后粪黄热退则生，否则死者，此识见未透。仅知试用承气，而不敢多投，若能连服，十中必能救八九也。

白滑黑心舌第六十八

[图说] 边白苔，中心黑苔。

[舌鉴] 白苔中黑，为表邪入里之候，若太阳不解，大热评语，承气等加淡豉、鲜生地下之。倘食复发热不止，下利者死。

[辨正] 白滑苔黑心舌，若刮之即净，而湿润者，真寒假热舌也，宜十全辛温救补汤。附子、干姜、肉桂、半夏、豆蔻、川椒、丁香、藿香。若刮不净，而腻涩粗燥者，实热里证也，宜平阳清里汤。生石膏、知母、黄芩、黄连、黄柏、犀角、羚羊、生甘草。表邪入里者，亦有之。大热谵语，或食复发热不止者，皆宜十全苦寒救补汤加减，不次急投。凡言不次急投者，皆当循环连进，此余历代家传经验者也。服至黑苔退净为准，迟疑难治。

干白黑心舌第六十九

[**图说**]舌心燥黑，边干白无神。

[**舌鉴**]舌苔边白，中心干黑，太阳汗出不彻，热已入腑也。头汗者，可下之，调胃承气汤，少加淡豉，多加鲜生地。二三日未汗者死。

[**辨正**]干白苔黑心舌，其黑苔湿润，一刮即净者，里证，真寒假热舌也，当以十全甘温救补汤。人参、黄芪、白术、大熟[①]、川芎、归身、鹿茸、白芍、茯神、甘草。若干黑刮不净，是伤寒邪已化火，传阳明胃腑证，常发热评语，口干渴，不恶寒，或自汗从头面出，至颈而止者不等，宜白虎汤，不次急服。至黑苔渐退，周身出汗透彻，烧退即愈矣。倘服白虎数剂，而中苔仍干黑，烧热未退，大便闭结，继以大承气汤，间用破格白虎三黄汤，不次急投。必俟干者湿，黑者退，则病愈。若不明利害，偏执臆断之书，忌用苦寒，自误其生，别无补救之法。如《舌鉴》云：二三日未汗，有此舌必死。皆因临证少，未能凭舌求治耳。辨伤寒舌，必拘几日见某色，是食古不化，以耳为目，误已误人矣。

白苔尖根黑舌第七十

[**图说**]中边白苔，尖根黑苔。

[**舌鉴**]根尖俱黑，而舌中尚白者，金水交衰，火土气绝于内也。伤寒得之，虽无凶证，终不可治。

[**辨正**]白苔尖根俱黑舌，干厚刮不净者，乃心肾热极，脾胃真热假寒也。其证多发热谵语，呃逆干呕，食物即吐，昏迷似睡，而却非睡，惟十全苦寒救补汤，不次急投，勿稍迟缓，黑色退净方愈。《舌鉴》谓金水太过，火土气绝。乃临证少，治法穷之论也。

---

① 大熟：疑为"大熟地"。

边白中黑滑苔舌第七十一

[图说] 中黑滑，边尖白滑。

[舌鉴] 舌中心黑滑舌，边尖白滑，此表里虚寒，夹湿相搏之候，脉必微弱，证必畏冷，附子理中汤温之。夏月过食生冷，而见此舌，则宜大顺、冷香二方选用。张石顽云：黑而滑润或边白者，必夹寒食，古法用大顺散，然不若理中合小陷胸汤最当。若夹痰者，多见灰色之苔，多由邪热关及血分致此。余如蓄血一证，亦有寒有热，亦辨于苔之燥润也。

[辨正] 中黑边白滑舌，《舌鉴》谓表里俱虚，寒脉必迟弱，外证畏寒，附子理中汤。人参、白术、附子、干姜、甘草。夏月过食生冷，而见此舌者，则酌用大顺散、肉桂、杏仁、干姜、甘草，治虚寒人，夏月停冷食呃呕者。冷香散。生附片、草果仁、橘红、甘草、生姜，治同上。然此舌必当慎辨。若黑色润泽，光滑无苔，刮之平静者，是寒也。可遵《舌鉴》治之。若黑苔微厚粗腻，虽滑而刮之不净，口苦唇燥，外无寒证，脉非迟弱者，则是实热，宜用清凉脾胃药。寒热之判，势如冰炭。吴坤安云：如白苔而兼灰黑色，更有黏腻浮滑者，此太阴在经之湿邪，是从雨雾中得之，宜解肌渗湿，五苓散加羌防之类。如杂病而现黑滑苔者，必是湿饮伤脾，宜温中和脾逐饮治之。

沿白黑心舌第七十二

[图说] 弦边白燥，中根黑苔。

[舌鉴、辨正] 弦白黑心舌，在伤寒为邪入阳明，化火已久，热逼太阴少阴也，宜破格白虎汤及大承气汤轮服。不次急投，黑心退净则愈。在杂病为实热证，如吐血者，宜三黄白虎汤加犀角。大便闭者，宜大承气汤。大热大渴者，宜白虎汤。若据于弦白为寒，而不用苦寒药，则无救法。《舌鉴》用五苓散大谬。凡寒证，舌底光滑湿润，刮之明净，无点罅丝纹者是也。

通尖干黑边白舌第七十三

[图说] 两边白燥厚苔，中心黑干通尖。

[舌鉴]两感是少阴先伤，一二日间便见中黑边白厚苔者，虽用黑膏汤合调胃承气汤，恐终无济于病矣。

《正义》云：此少阴瘟也，五六日见之，大柴胡汤、凉膈散下之。无下证者，竹叶石膏汤。又云：舌尖白二分，根黑一分，外证身热恶寒，曾饮水者，五苓散。自汗渴者，白虎汤。下利者，解毒汤。

[辨正]通尖黑干边白舌，是脏腑实热独盛，火燥烦躁，熏蒸湿气，故边白也。其证多大热大渴，谵语烦躁，便闭咽干不等，宜白虎汤、大承气汤，合用连服，以黑退为度。如《舌鉴》指为阴阳两感伤寒，用大羌活汤，羌活、独活、防风、细辛、知母、生地、防已、黄芩、黄连、苍术、白术、川芎。及冲和灵宝饮，即大羌活汤，去独活、防已、黄连、苍术、白术，加柴葛、白芷、石膏。误人多矣。盖拘定白黑判阴阳，而不知黑舌均里证，无表证，况既干而通尖，里急已极，尚可杂投驱风燥药乎。

黑苔灰纹舌第七十四

[图说]中心黑，两畔起灰纹重晕者。

[舌鉴]中黑灰纹舌，若脉实者，急用大承气汤下之。若脉浮，渴饮水者，凉膈散。十人可救一二。

[辨正]前人治法，不过如斯而已。实则见此舌，不论何证何脉，用十全苦寒救补汤，不次急投，服至黑灰退净则立愈。非临症多者，不知其妙也。亦有淡灰色中起深黑重晕者，为瘟疫热毒攻里，急用凉膈散、双解散等，清中逐邪，《舌辨》云：灰黑重晕舌，乃邪毒传于手足少阴经也，宜即下之，解毒汤用大黄酒浸，搀芒硝，量轻重大小治之。

黑苔瓣底黑舌第七十五

[图说]全舌黑苔，拨开瓣底黑色。

[舌鉴]凡黑苔瓣底黑者，不可用药。虽无恶候，脉必暴绝，死不可救　。

[辨正]黑苔瓣底黑舌，此乃脏腑实热已极，或因六气之

燥火侵淫，或因百药之燥火逼迫，燥火与阳火，病人素有，实火曰阳火，虚火曰阴火是也。交战于中，熏蒸于上而成此舌，犹之当暑炎热，土木生菌，惟大雨时行，即自销灭。可知舌有黑瓣，非大寒凉药，断难起死回生。此证多热，大渴，口开吹气，或绞肠痛绝，或头眼胀痛求死，或口噤不言，或浑身发臭难闻，或卒然仆地，不省人事，双目直视不等。不论见何怪脉，舍脉凭舌。看黑瓣尚未敷满，仍可救治，急用十全苦寒救补汤，生石膏八两，知母六钱，川柏四钱，黄芩①钱半，犀角四钱。四倍石膏。或分为三黄白虎汤及大承气汤，分二罐主之。不拘时刻，不次急投。凡言不次急投，皆不限定剂数，须轮流急灌。服至黑瓣退净，舌底渐红则病愈。知此法者，虽危不死。倘不明利害，忌服苦寒，或不敢多服，必死无疑，别无救法也。如《舌鉴》云：见此舌不可用药，虽无恶候，脉必暴绝，不治。此拘于切脉，无知妄断，医家卸肩之积习耳。

黑苔瓣底红舌第七十六

[图说] 舌根淡红，全舌黑苔夹瓣，瓣底色红。

[舌鉴] 黄苔失治，久而变黑，乃实热亢极之候，而又未经服药，肆意饮食，而脉亦伏。目闭口开，谵语或自语，如伏脉男见左，女见右主脉者，宜大承气汤下之，燥粪必黑，蛔虫必死。医见此舌，必掘而视之，瓣底红者生，瓣底黑者死。

[辨正] 黑苔瓣底红舌，脏腑热甚灼血烁津也。多因实热人，误服温药燥药，逼伤阴血，故瓣底见淡红。其证口开目闭，烦躁谵语，狂妄便闭不等。勿论脉之伏代怪奇，即用破格三黄白虎汤加犀角，与大承气汤，循环间服，不次急投，黑瓣脱净方愈。若《舌鉴》仅以承气下之，而不敢重用苦寒，急凉血分，知其一，而不知其二，安能救人乎？

---

① 芩：原作“岑”，据医理改。

满黑刺底黑舌第七十七

[图说] 满舌黑苔黑刺，芒刺底肉色亦黑。

[舌鉴] 满黑舌起刺，芒刺底亦黑，凡见此舌，不必辨其何脉何经，虽无恶候，必死不治。

[辨正] 刺底黑舌，刮开芒刺底下舌色俱黑也。用第七十五舌黑苔瓣底黑舌，苦寒急救之法，尚有可医，《舌鉴》谓“不必辨其何经何脉，虽无恶候，必死勿治”。此固医家搪饰之常法。然病家往往见重证，安于必死，执定勿用苦寒，亦足以酿成时医之恶习也。

满黑刺底红舌第七十八

[图说] 满舌黑苔干燥，而生大刺，揉之如鲨鱼皮触手而响，拨开黑刺瓣底红者。

[舌鉴] 满黑燥苔起刺，拨开刺底红者，心神尚在，下之可生。凡肥盛多湿热人，感冒发热，痞胀闷乱，一见此舌，急用大陷胸丸攻下之，后与小陷胸汤调理。

《舌辨》云：下之热退脉静者生。

[辨正] 满黑刺底红舌，全舌黑苔干燥，而生大刺，手揉之有声，掘开刺底，尚见红色。不论何病，皆里证脏腑热极，宜合用破格三黄白虎汤、大承气汤。不次急投，以黑刺退净为止，病必愈。《舌鉴》但知以大陷胸汤下之，而不知寒凉急投，其黑刺必不退，倘能十救一二，亦幸事也。

弦红中微黑舌第七十九

[图说] 舌心淡黑，边沿淡红多津。

[舌鉴] 弦红中微黑舌，外淡红、淡黑者，恶风则表证未罢，用解毒汤、双解散各半，以微汗之。汗罢即下之，下后热不退者，不治。

[辨正]《舌鉴》治法甚是。如结胸烦躁，目直视者，宜大陷胸汤，及大承气间服。《舌鉴》云不治者，非也。

红边黑心滑苔舌第八十

[图说]舌心黑滑有津，边红润不燥。

[舌鉴]红边中黑滑舌，必表热里寒，证见谵语者，因邪在表时，未曾服药，不戒饮食冷物，结滞于胃而相搏也。虚人，黄龙汤去朴硝，加干姜，或枳实理中汤合小陷胸汤。壮实者，备急丸热下之。夏月中暍，亦多此舌，以人参白虎汤主之。

林慎庵云：此等舌属大虚之候，宜合脉证，审慎而施也。

[辨正]红边中黑滑舌，是脾胃肝胆俱热，而夹有湿邪也。若伤寒证见谵语者，为初传阳明，宜白虎汤，发汗自愈。大渴大热，则倍用之。《舌鉴》谓冷食结滞，虚人用黄龙汤，即大承气加党参、甘草、当归、桔梗、姜枣，邪热传里，谵语发渴，身热，心下硬痛，下利皆清水，此名结热利证。非内寒而利也，宜此汤。若年已衰老者，去芒硝。壮实人用备急丸，巴豆霜一钱，干姜三钱，大黄三钱，共研细末，米糊为丸，如豆大，治热邪暴死。夏月中暍者，用人参白虎汤。三法虽不甚谬，然难见效。

吴坤安云：若全舌黑滑，为太阴之寒，理中证也。若兼黏腻浮胖，是湿痰寒饮，伏于太阴，当用温药和脾，如二陈、厚朴、姜汁合五苓之类，开之逐之，痰饮自去。《舌辨》云：若边红中黑而津滑者，必谵语。因寒伤于营，营伤则恶寒而汗。头疼表证时，未曾服药，只以饮食为主，因而食胜，内外俱伤，轻而变重，重而致此。急下之，再不可食，如犯之不可救也。

边红通尖黑干舌第八十一

[图说]舌边红，中心黑干通尖。

[舌鉴]瘟疫内炽，宿食不消，故干黑通尖而边红也。急下一二次，稍解再下之，以平为期。

[辨正]边红通尖黑干舌，脏腑实热，而心肺脾胃尤亟也。伤寒传少阴证，燥暑中少阴证，瘟疫症，杂病实热，皆有之。

不论何病何脉，宜十全苦寒救补汤。不次连服，则必愈。《舌鉴》急下再下，以平为期是也。

里黑舌第八十二

[图说]外见纯红色，内有干硬黑色，如小长舌形，甚则其上有刺。

[舌鉴]里黑舌，外见红色，内有干硬黑苔，似小长舌，其上有刺者，热毒盛炽，为实热坚结大肠，急用调胃承气汤下之。

[辨正]《舌鉴》治法虽是，然不如用白虎汤、大承气汤，相间连服必愈。

张石顽云：亦有因中暑误认外感，而加温覆，多致中黑，边极红而润，脉必虚大，急用白虎汤清之。虚者加人参、竹叶。如更误认阴寒，而与热药，必致烦躁不救也。夏月中暑，多有黑舌，黑而中干者，白虎无疑。

中焙舌第八十三

[图说]舌色纯红，中心黑厚而干，形似小舌。

[舌鉴]舌苔中心黑厚而干，形如小舌，边畔纯红，名中焙舌。乃邪热结里，心火炽甚，宜凉膈散、大柴胡汤。

又云：此舌为热盛津枯之候，急用生脉散合黄连解毒汤以解之。林慎庵以甘露饮，加人参、黄连，或生料人参固本丸，加牛膝、元参、知母、地骨皮。

[辨正]张三锡云：余常见外感夹内伤，宿食重而结于心下者，五六日舌渐黄，或中干厚而边润，名中焙舌，此则里热尚浅。若全舌干，无论黄黑，皆属里证，分轻重下之。若曾经下，或屡下不减，乃宿滞结于中宫也。诊其脉之虚实，及中气何如。实者，润而下之。虚者，神气不足，当生津固中气，有用生脉散对解毒汤而愈者，有用附子理中汤冷服而愈者。一则阴极似阳，一则阳极似阴，不可不辨而正之。

里圈舌第八十四

[图说] 舌根至中淡红，中夹红晕，而尖沿皆纯黑。

[舌鉴] 里圈舌，淡红中有红晕，而弦又纯黑，乃心包络蕴热，复受邪火侵入，二火相逼，故现此舌，宜大承气汤下之。

[辨正]《舌鉴》治法甚是。炳章按：此包络热甚，宜清包络之热，如犀角、连翘、鲜生地、黑元参，合承气下之，则更妥当。

黑尖红舌第八十五

[图说] 中根红，舌尖黑，而有紫黑刺。

[舌鉴] 瘟疫汗后食复，而见红尖紫黑刺，证甚危殆，急宜栀子枳实豉汤，加大黄下之。刮去芒刺不复生者安，再生则更危。

[辨正] 红尖紫黑刺舌，乃心经极热，而又受邪熏蒸也，宜大承气汤加黄连五钱、连翘三钱，急服则愈。《舌鉴》用枳实栀子豉汤加大黄，虽下而不甚凉，芒刺再生，又不敢连投，安得不危。

红根黑尖舌第八十六

[图说] 舌中根红，而尖黑燥。

[舌鉴] 舌本红而尖黑者，足少阴温热乘于手太阴也，竹叶石膏汤。

[辨正] 红内黑尖舌，为脏腑皆热，而心经尤热也。伤寒邪火逼手少阴，温热直中手少阴，误服补心药，心血热者有之，宜大承气汤加川连三钱、连翘、黄芩、黄柏各二钱，服至黑尖退净则愈。《舌鉴》谓足少阴温热，乘手太阴，用竹叶石膏汤，未妥。

红尖黑根舌第八十七

[图说] 中尖纯红，舌根黑色或灰黑。

[舌鉴] 瘟疫二三日，舌根黑色，热邪炽甚，而宿食不消也，凉膈、双解微下之。至四五日火极似水，渐变深黑，少阴肾气已绝，下亦无济矣。若邪结咽嗌，目瞑脉绝，油汗者，一日夜必死。

[辨正] 红尖黑根舌，心肾火炽，脾胃受困也。伤寒邪入阴分，瘟疫毒中阴经，实热郁伤阴分，皆有之。不论何证何脉，用大承气汤，急下以去其毒，用三黄白虎，急凉以救其阴。二方连环服，至黑退则愈。《舌鉴》治法未善。彼谓瘟疫二三日可微下之，四五日后，舌变深黑，下无济矣。若邪结于咽，目瞑脉绝油汗者，一二日死。盖微下则不能去毒，仅一下之，而不间大凉药，则不能挽回已伤之阴。又偶尔尝试，无胆无识，安得不死耶。

红中淡黑舌第八十八

[图说] 红舌中见淡黑心，苔滑润者。

[舌鉴] 乃温热发于太阳也。如有表证恶寒，双解散合解毒汤微微汗之，汗罢急下。若结胸烦躁直视者，不治。章虚谷云：红中有黑苔者，热毒入少阴也，大承气合白虎汤治之。

[辨正] 红中淡黑舌，脏腑实热也。不论何病何脉，皆里证。伤寒传里，大发烧热，结胸烦躁，二便闭，双目直视，或疫毒中三阴，均有此舌，宜十全苦寒救补汤。不次急投，舌净必愈。《舌鉴》说先汗后下，又以结胸为不治，殊未当也。

红中焦黑心舌第八十九无图

[图说] 舌红色中，有焦黑厚苔，形如小舌。

[舌鉴] 乃瘟疫之毒，内结于胃，火极反兼水化也，宜凉膈散。若黑而干硬，指甲剔之有声，急用调胃承气汤下之，迟则不救。

[辨正] 红中焦黑舌，脏腑俱热，而脾胃尤热也。误服补剂，及中时疫者有之。不论何脉，皆属里证，宜十全苦寒救补

汤，倍加生石膏。不次急投，勿稍迟疑，以服至焦黑退净为准，则必愈。《舌鉴》近是，尚嫌姑息。

黑烂自啮舌第九十

[图说]舌苔黑烂，频欲自啮。

[舌鉴]乃心肾火灼，无以自安也。必烂至舌根而死，切勿用药。《正义》云：舌黑而中烂者，死候也，不治。《舌辨》云：白烂疮堪治，黑舌啮烂根，言黑烂无治法也。

[辨正]黑烂自啮舌，脏腑极热，兼受秽毒也。患梅杨疮者多有之，他症罕见。宜三黄、银花、承气汤等剂，土茯苓作茶饮。治如不效，则将如《舌鉴》所云，黑烂而频欲自啮，必烂至舌根而死也。

孕妇黑苔第九十一无图

[图说]孕妇舌黑，有微黑、深黑大不同。

[舌鉴]孕妇伤寒发热，舌苔黑，此邪入少阴，热伤胎元也。其子必死，当下死胎，以救其母。

凡孕妇面舌俱黑，不必问其月数，子母俱死。面赤舌微黑者，还当保胎。如见灰黑，乃邪热入子宫，其胎必不能固。若面赤者，为根本未伤，当急下以救其母。

[辨正]孕妇伤寒灰黑舌，乃热逼三阴之候。不论伤寒传阴，实火伤阴，必须苦寒急凉，宜三黄白虎汤，生大黄、元明粉、川朴、生枳壳等酌用。热清则胎安。慎勿妄用安胎补药，致益热而胎上冲。《舌鉴》谓面舌俱黑，水火相刑，子母俱死，（下略）云云，此皆医家相传粉饰之谈耳。《舌辨》云：面赤舌黑，如舌微黑，还可保胎，如黑甚必堕，用井底泥固脐内，服清热安胎药，如黄芩、知母、竹茹、柴胡、栀子等药治之，若胎安则稳，不然必坠之。

卷四终

灰黑沿红苔舌图	心灰弦黄苔舌图	纯灰色苔舌图	灰色舌总图四
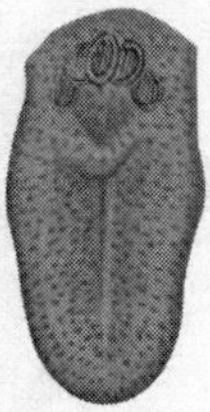 （第九十八）	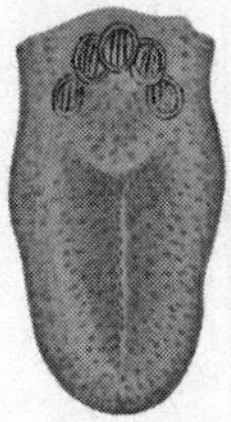 （第九十五）	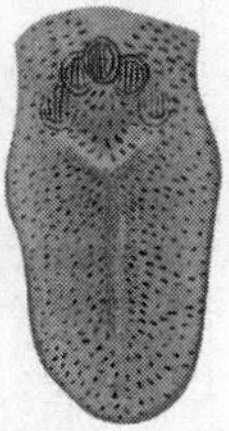 （第九十二）	
灰中带紫苔舌图	灰根中赤黄尖苔舌图	灰尖苔舌图	
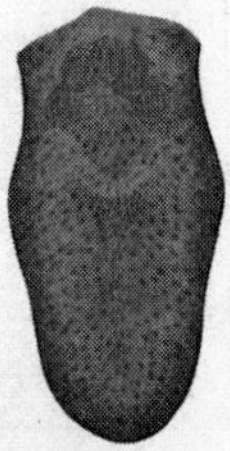 （第九十九）	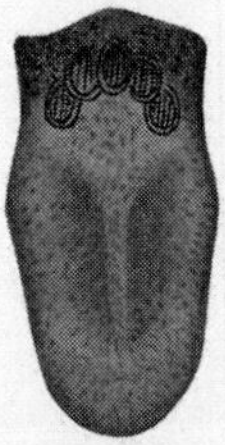 （第九十六）	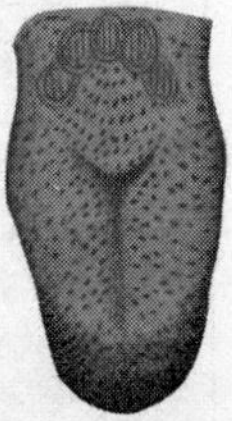 （第九十三）	
灰苔黑滑点舌[1]图	灰色重晕苔舌图	灰多黄少苔舌图	
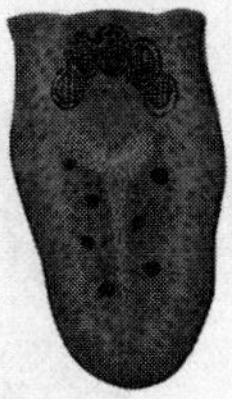 （第一百〇一）	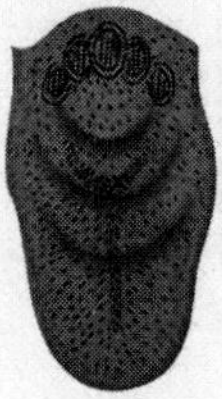 （第九十七）	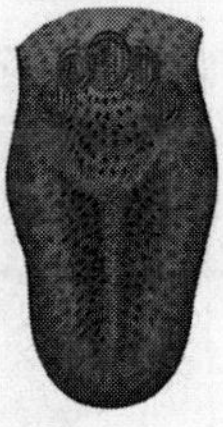 （第九十四）	

① 灰苔黑滑点舌：原文为“灰苔黑滑底舌”，今据正文改。

红中黑斑舌图	纯红舌图		微灰生刺苔舌图
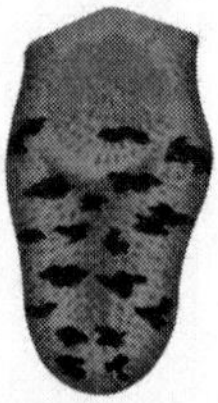	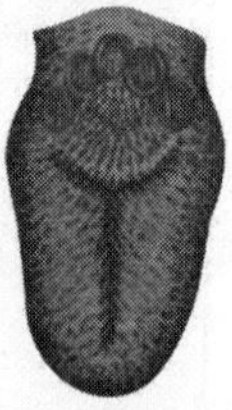		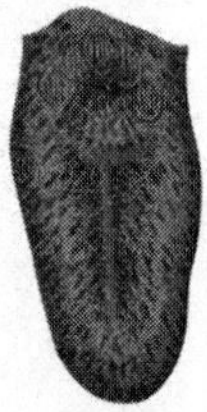
（第一百十）	（第一百〇六）		（第一百〇二）
红内双灰干舌图	红中微黄滑舌图		灰尖干刺苔舌图
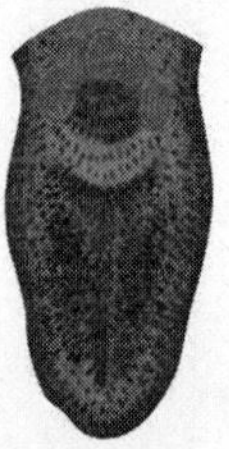	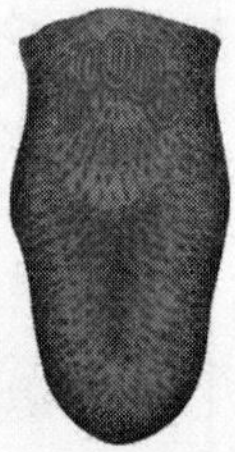	红色舌总图五	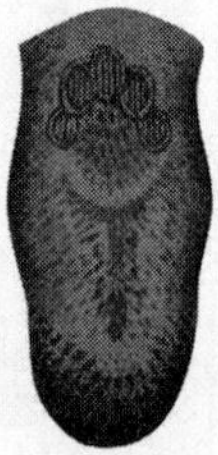
（第一百十一）	（第一百〇八）		（第一百〇三）
红内红星舌图	红根黄尖舌图		灰短硬卷舌图
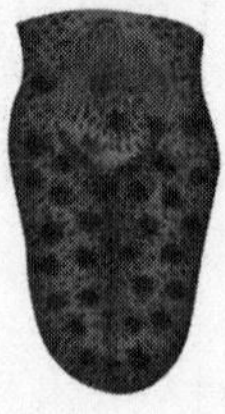	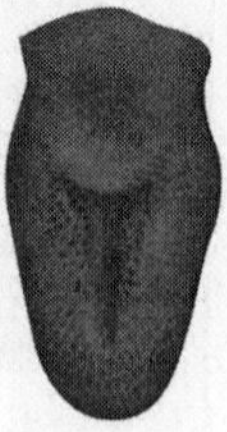		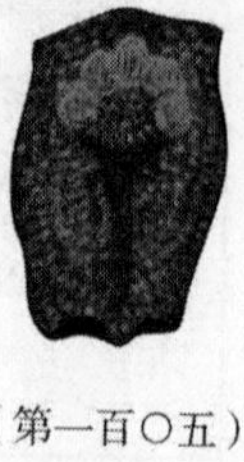
（第一百十二）	（第一百〇九）		（第一百〇五）

紫色舌总图六			
	红胀出口舌图	红色人字纹舌图	红内白泡舌图
	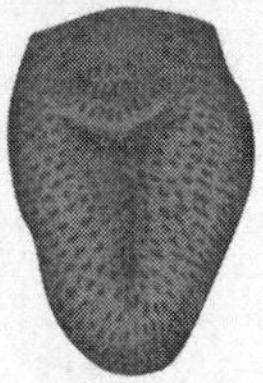 （第一百十九）	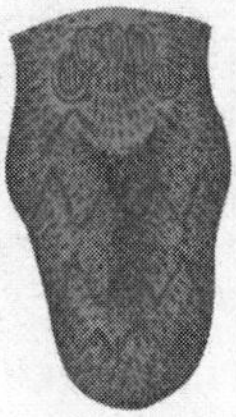 （第一百十六）	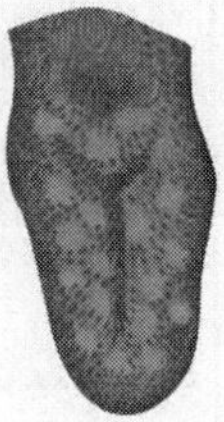 （第一百十三）
	厥阴舌图	红尖出血舌图	红色紫疮舌图
	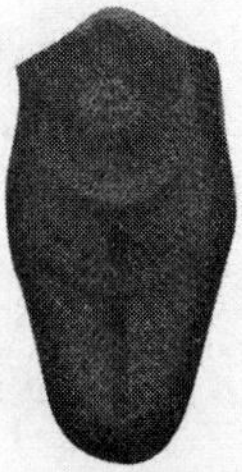 （第一百廿四）	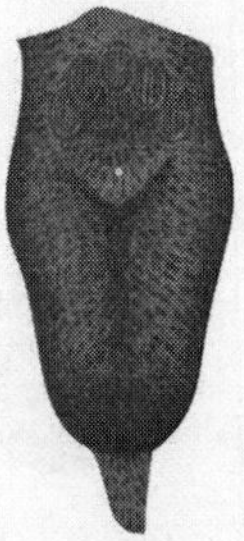 （第一百十七）	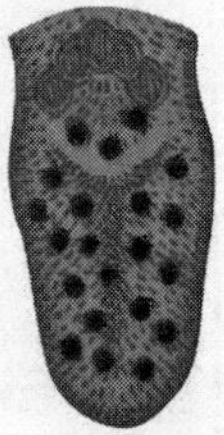 （第一百十四）
		红细枯长舌图	深红虫碎舌图
		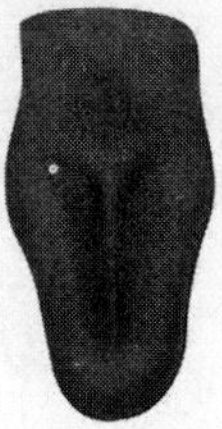 （第一百十八）	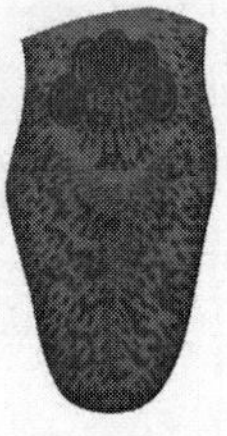 （第一百十五）

熟紫老干苔舌图	淡紫青筋苔舌图	紫上黄苔干燥舌图	纯紫苔舌图
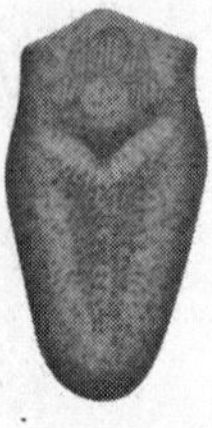 （第一百三十五）	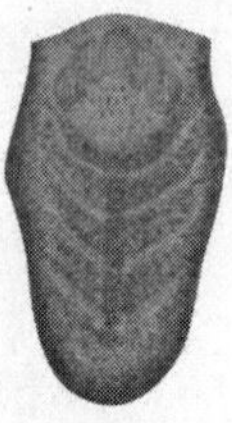 （第一百三十二）	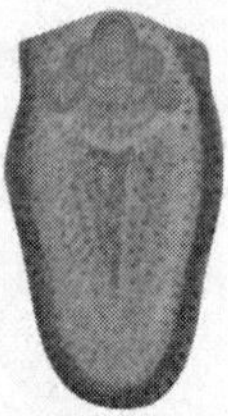 （第一百廿九）	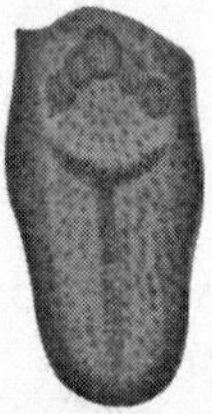 （第一百廿六）
紫尖瘖瘰苔舌图	紫中红斑舌图	淡紫灰心苔舌图	紫上白苔舌图
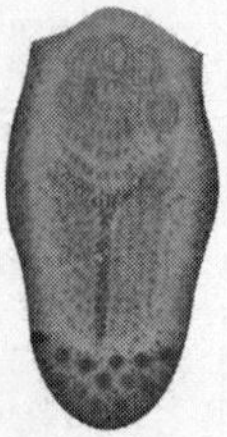 （第一百三十六）	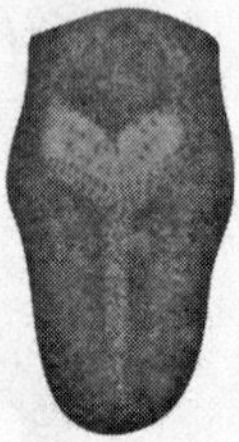 （第一百三十三）	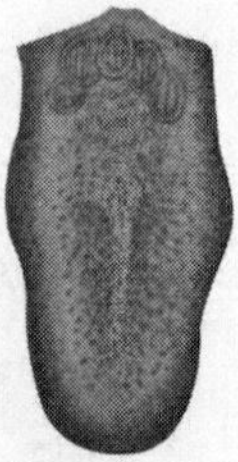 （第一百三十）	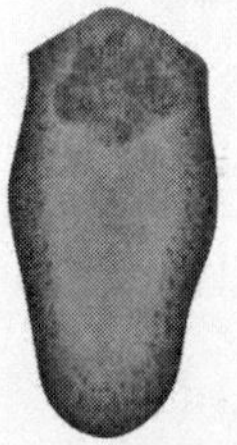 （第一百廿七）
紫短舌图	紫上青肿干焦苔舌图	淡紫带青苔舌图	紫上黄苔湿润舌图
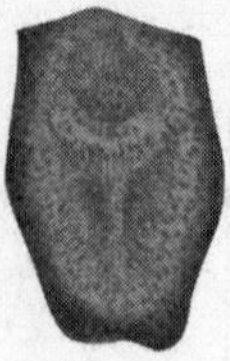 （第一百三十七）	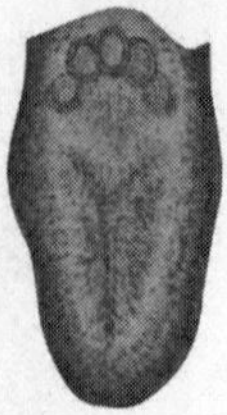 （第一百三十四）	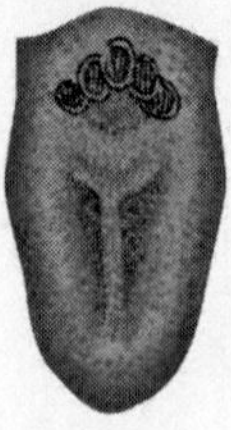 （第一百三十一）	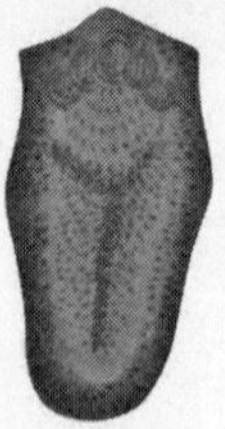 （第一百廿八）

霉酱色舌总图七	
纯霉色苔舌图	（第一百三十九）
中霉浮厚苔舌图	（第一百四十）
霉黄色苔舌图	（第一百四十一）

蓝色舌总图八	
蓝色舌图	（第一百四十二）
蓝纹舌图	（第一百四十三）
葡萄瘟舌图	（第一百四十四）

卷　五

鄞县　曹赤电炳章撰述
绍兴　周炳墀越铭参订

第二十五章　灰舌类诊断鉴别法

灰舌总论四

[舌鉴] 灰色舌苔，有阴阳之异，寒热之辨，直中阴湿，即时舌便灰色而无积苔。热传三阴必四五日，表证罢而舌变灰色黑苔也，有在根、在尖、在中之分，亦有浑舌俱灰色者，大抵传经热证，则有灰黑干苔，法当攻下，泄热以存其阴。若直中三阴，见灰色无苔之舌，又当温经散寒，以扶其阳。更有蓄血证，其人如狂，或[①]瞑目谵语，亦有不狂不语，不知人事而面黑舌灰者，当分轻重，以治其血。切勿误与冷水，引领败血入心而致不救也。

[辨正] 灰色不列五色，乃色不正也。舌见灰色，病概非轻，均里症无表证。有实热证，无虚寒证，有邪热传里证，有时疫流行证，郁积停胸证，蓄血如狂证。其证不一，而治法不外寒凉攻下。寒凉以救真阴，攻下以除秽毒。在当用之时，不得訾为戕伐焉。

《舌鉴》总论为热传三阴，则有灰黑干苔，皆当攻下，泄热是也。又谓直中三阴，见灰黑无苔者，当温经散寒，此说甚

① 或：原作“如”，据集古阁本改。

谬。盖灰黑与淡黑色颇相似，惟灰则黑中带紫，淡则黑中带白之殊耳。若寒邪直中三阴者，其舌淡黑无苔，宜温经散寒。如热邪直中三阴者，其舌灰黑无苔，宜三黄白虎大承气汤，并用连投，失出失入，其害非轻。故望舌者，小心谨慎焉。石顽云：灰黑舌者，足三阴互病，如以青黄和入黑中，则为灰色也。为痰水注于脉中，致血微停瘀也，然有传经、直中之殊。盖传经热邪，始自白苔而黄，黄而灰黑，或生芒刺黑点，不拘在根在尖，俱宜攻下泄热。灰色之苔，据化学原子分析之，由炭尼酸与铁化合而呈此灰色苔也。

灰苔证治图说计十四舌

纯灰色苔舌第九十二

[图说] 全舌灰色，或润或燥。

[舌鉴] 舌灰滑无苔者，直中三阴而夹冷食也，脉必沉细而迟。不渴不烦者，附子理中、四逆汤酌治之，次日舌变灰中有微黄色者生，如渐渐灰黑干缩者必死。

吴坤安曰：舌苔灰黑而滑润，此寒水侮土，太阴中寒证也。外症必腹痛吐利，手足指冷，六脉沉细，宜理中汤，甚则加附子。

[辨正] 纯灰舌，全舌无苔而少津者，乃火邪直中三阴证也。外证或烦渴，或二便闭，或昏迷不省人事，脉必散乱、沉细、伏代不等。含[1]脉凭舌，均属里证，凡灰舌无表证，治宜三黄、白虎、大承气并用。急投连服，至灰色转黄转红为止，病则立愈。《舌鉴》专指为寒，用附子理中汤、四逆汤，安得不致渐渐灰缩干黑而死乎？

张石顽云：凡直中三阴，始病无燥热便见灰色，舌润无

① 含：疑作“舍”。

苔，更不变别色，此必内夹寒食及冷痰水饮，或蓄血如狂等证，当随证治之。又有感冒夹食，屡经汗下消导，二便已通，而舌上灰黑未退，或湿润，或虽不湿，亦不干燥者，不可因其湿，误认为寒，妄投姜附，亦不可因其不润，误与硝黄。此因汗下过伤津液，虚火上炎所致。其脉必虚微少力，治宜救阴为急，虽无心悸脉代，亦当用炙甘草汤主之，内有生地、阿胶、麻仁、麦冬之甘润，可以滋阴润燥。盖阳邪亢盛，则用硝黄以救阴，阴血枯涸，则宜生地以滋阴，可不辨乎。

灰尖舌第九十三

[图说] 舌尖灰黑，中渐渐红至根。

[舌鉴] 已经汗解，舌尖见灰色者，宿食在胃口，或又伤饮食，热邪盛膈于内也，调胃承气汤下之，此釜底抽薪法也。

[辨正] 灰黑尖舌，伤寒已经汗解，而见舌尖灰黑，有宿食未消，或又伤饮食，热邪复盛之故也，以调胃承气下之。《舌鉴》是也。若杂病里热见此舌，宜大承气汤重加黄连。

灰多黄少舌第九十四

[图说] 中尖灰多，惟根黄色苔。

[舌鉴] 舌灰色而根黄，乃热传厥阴，膈热盛而胃有食停也，调胃承气汤下之。苔去后发热下利，汗出不止者死，正气脱也。

[辨正] 灰黑根黄舌，如苔厚干燥，刮之不净者，乃热入厥阴，脏腑实热，而脾胃之火尤炽也。其证多胃有积滞，二便闭，发烧热，大渴消水，自汗不止，出至颈以下不出者，诸病急宜十全苦寒救补汤以收汗，服至二便利，则热渴自汗必止，待舌色明净则愈。《舌鉴》谓伤寒六七日，不利

便发热而渴，汗出不止者，正气脱，必死。其说未尽然也。

心灰弦黄舌第九十五

[图说]舌心中根灰色，边弦皆淡黄。

[舌鉴]灰舌中，边有微黄色者，是阴回阳复，胃土有气，即宜调理胃气，不可轻忽，否则不治。当随现证治，中虚邪少者，补中益气汤，加温暖药治之。

[辨正]心灰弦黄舌，脏腑本热，疫毒复中脾胃也，宜三黄大承气急下之则愈。或伤寒证误服补中药，燥伤脾胃者，宜大柴胡汤下之。如下见黑粪，急以破格苦寒救补汤。不次急投，至舌净必愈。《舌鉴》云：否则不治者，误也。

灰根中赤黄尖舌第九十六

[图说]舌根灰色，中红，尖黄色。

[舌鉴]灰根黄尖中赤舌，乃肠胃燥热，真水涸竭之候，必大渴评语，五六日不大便，转矢气者，急下以存真阴。如温病热病，恶寒脉浮者，凉膈散、双解散两下之。

[辨正]灰根黄尖中赤舌，乃肠胃燥热也。如大渴谵语，五六日不大便者，以大承气汤急下之。如瘟疫证热证，恶寒脉浮者，酌用凉膈散、双解散，《舌鉴》之说是也。

灰色重晕舌第九十七

[图说]淡灰舌中，起灰黑重晕一二层，或灰舌黑晕。

[舌鉴]此瘟疫热毒传遍三阴也。热毒传内一次，舌增灰晕一层，最危之证，急用凉膈散，或双解散、黄连解毒汤、大承气汤酌用之。一晕尚轻，二晕为重，三晕必死。亦有横纹二三层者，与此重晕不殊。

《舌辨》云：如有表邪，先宜解表，表邪尽，宜再攻里。下黄粪者生，下黑粪者危。

[辨正]《舌鉴》之论尚合理，惟热毒传里已深，凉膈、双解二方，嫌有表药亦不宜，解毒汤太轻，大承气仅能利下而

不能凉透脏腑之热，不如用十全苦寒救补汤四倍加生石膏，不次急投，服至灰晕退净为止。虽见二三重晕，均能救治。周徵之云：此由病久寒热互结，夙有痰饮蓄血，又新加停滞也。若因内传一[①]次，即见一重，于理难通。或者邪气化寒化热，化燥化湿，转变一次，即增一重，又或伤寒伤热，伤食伤饮，多伤一次，即增一重也。又有灰舌黑晕舌，乃热毒中脏腑，火气交攻，故令舌灰色内兼黑晕，为时疫热毒内中脾胃，逼及于肾，多见此舌。伤寒救治失宜，邪陷厥阴，亦有此舌。不论何证何脉，将十全苦寒救补汤分为二剂，先服大承气汤，后服三黄白虎汤等药，循环急投，至黑晕灰苔渐退则愈。若用酒泡大黄旧说有此法则误矣。凡治实热及疫症，宜用生大黄，专泻阳明之火。治阴虚证，宜酒浸九蒸九晒之熟大黄。治伤寒证，宜酒洗大黄，以一洗为度，若炮制太过，失其生气，凝而不走，润而不凉，投之实热人，必将阳分之病，引入阴分，更难治也。

附：灰晕微红舌

[图说] 舌边围灰黑晕，中心有红晕者。

[舌鉴] 此邪热入心包之候，灼烁血分也。脉必数大，症必昏妄，宜凉膈散、承气汤下之。

《正义》云：舌苔黑晕二重，而中心红者，阳明传厥阴，热入心包也，大承气汤下之。

[辨正] 凡黑舌偶有寒者，红舌则无寒证。故黑晕间红，可断为热也。

灰黑沿红舌第九十八

[图说] 舌心灰黑，边沿与尖皆红。

[舌鉴] 此乃伤寒化火，传入阳明而逼太阳，宜承气汤，下三四次方退。若五六次下之不退者，不治。

① 一：原脱，据集古阁本补。

[辨正] 灰黑沿红舌，乃脾胃实火郁结，不得流通也。伤寒化火，传入阳明而逼太阳者亦有之。不论何证何脉，大承气汤，不次急投，服至灰黑色退净则必愈。《舌鉴》云：三四次下之方退，若五六次下之不退不治者，此未彻底明白之谈也。

灰中带紫舌第九十九

[图说] 边围淡灰，中根淡紫。

[舌鉴] 舌边灰色，舌中淡紫，时时自啮其舌尖，为夹阴证也。乃少阴厥气上逆，不自知其痛苦也，不治。

[辨正] 淡灰中紫舌，瘟疫中脏者居多，伤寒邪传手少阴，热逼心营者亦有之。其症多卒然倒地，不省人事，或狂妄昏迷，或疾呼大叫，或自啮舌尖，或拍胸嗟恨不等，治宜三黄泻心汤，加黄柏、连翘、木香、甘草，不次急投，服至舌色渐净则必愈。若稍涉迟疑，则淡灰转黑，淡紫转蓝，为邪毒攻心已甚，而伤腐脾胃则不治矣。《舌鉴》云：自啮舌尖，少阴厥气逆上，非药可治者，盖误于迟疑耳。

灰中红底舌第一百**无图**

[图说] 全舌红底，中央灰色。

[舌鉴] 凡灰色见舌中央，而消渴气上冲心，饥不欲食，食即吐蛔者，此热传厥阴，寒伤胃口之候，乌梅丸主之。

《舌辨》云：下之利不止，六七日来又当入腑，胃虚客热，饥不欲食，蛔闻食则出而吐，年壮者生，老弱者恐不治也。

[辨正] 灰中舌乃伤寒证，热邪转入厥阴，舌中央灰色，其症消渴，气上冲心，饥不欲食，食则吐蛔者，宜乌梅丸乌梅、细辛、干姜、当归、黄连、附子、川椒、桂枝、人参、黄柏，此丸能治寒痢。《舌鉴》是也。若杂病见此舌，为实热里证，宜大承气与白虎汤合用。

灰苔黑滑点舌第一百零一

[图说] 舌淡灰色，中间有滑苔，点子四五点，深黑如

墨汁。

[舌鉴]此邪热传里，内夹宿食不化也，大柴胡汤加干姜、芒硝少许下之。《舌辨》云：余见一人有此舌，墨滑数点。余用大柴胡汤加减下之，次早则舌滑俱无，而见少微红色，后调理而愈。

[辨正]灰中黑滑舌，淡淡灰色，中间有滑苔四五点如墨汁，此热邪传里，而腹有宿食未化，宜大柴胡汤，《舌鉴》是也。

微灰生刺舌第一百零二

[图说]全舌微灰，燥生芒刺。

[舌鉴]此乃疫邪实热中脾胃也，宜三消饮。老人生脉散主之。

[辨正]微灰生刺舌，乃疫邪中脾胃居多，或实热人误服温补辛燥药所致。不论老少，何证何脉，见此舌者，即宜十全苦寒救补汤，分两剂先大承气，后三黄白虎。不次急投，至苔刺退净乃愈。《舌鉴》用三消饮，则兼有表药舌色属里证，不宜表药，如羌葛、柴胡，温燥皆忌、温药槟榔、草果、姜枣等，温药皆忌，老人用生脉散人参、麦冬、五味子，甘补酸敛，热邪不解矣。皆误，不可从也。

灰尖干刺舌第一百零三

[图说]舌尖灰黑，干燥有刺。

[舌鉴]此乃热极津枯，得病后又加饮食之故，是宿食不消也。虽症见耳聋，胁痛，发热，口苦，不得用小柴胡，必用大柴胡汤，或调胃承气汤下之，或解毒汤加消导药，方可取效。

[辨正]如《舌鉴》治法甚是。

全灰干刺舌第一百零四无图

[图说]全舌灰黑，满生干刺。

[舌鉴]灰黑舌中又有干刺满舌，而见咽干口燥，喘满昏妄，乃邪热结于手足少阴，肾水涸极之候。不下必死，调胃承

气下之。又云：然必待其转矢气者，方可下。若下之早，令人小便难。

[辨正] 灰黑干刺舌，伤寒邪传少阴，口燥咽干证，偶见此舌，宜大承气汤下之。或脏腑实热已极，烦躁大渴，胸中胀满肉痛，饮食不进，一食即吐，常作干呕等症，宜十全苦寒救补汤。不次急投，服至灰黑色退净则愈。《舌鉴》必待其转矢气乃下之，迟疑误人矣。《伤寒阳明篇》云：少与承气汤，腹中转矢气者，有燥屎也，乃可攻之。彼以热邪初传阳明，故用探试之法。今见灰黑舌，且有干刺，是热邪已结阴分，无可疑矣。若灰黑舌起裂纹者，血液灼枯也。内热失治，邪火毒炽者有之，宜增液承气汤鲜生地、黑元参、麦冬、小枳实、生锦纹、芒硝，急下以救真阴，则裂纹自平。

附：灰黑裂纹舌无图

[图说] 灰黑苔干燥，满舌裂纹。

[舌鉴] 舌见灰黑起裂纹，是手足太阴二经邪毒至甚也，凉膈散、调胃承气汤均可酌下，十中可救二三。下后渴不止，热不退者死。

[辨正] 灰黑苔干裂纹舌，此脏腑热极。又因误食热物或误服温补辛燥药，灼伤真阴所致，凡裂纹者，多因误食温燥之故。治宜破格十全苦寒救补汤，不次急投，服至灰黑色退，纹裂自平则立愈。如《舌鉴》仅用凉膈散、调胃承气汤下之，热不退则不敢再用寒凉，遂归于不治，姑息贻祸也。

灰短硬卷舌第一百零五

[图说] 舌灰黑而燥，卷短而硬。

[舌鉴][辨正] 短硬或卷舌，凡舌短由于生就者乃初生时，将含口之血，吞下之故无关寿夭。若因病缩短不能伸出者，危证也。伤寒邪陷三阴，及实热证火逼三阴，皆能致舌短。不论何脉，当辨其苔色。如确是内热，则宜大承气汤急下以救其阴。

若少自绝症则不治。凡舌硬者即重舌、木舌、肿舌、大舌、强舌之类，脏腑俱热而心经尤热也，宜十全苦寒救补汤加羚羊角三钱，不次急投则愈。

附：孕妇卷短舌无图

[图说]舌干卷短，或黄黑刺裂。

[舌鉴]孕妇伤寒，发热至久，热深热极，舌干卷短，或黄黑刺裂，乃里证至急，不下则热邪伤胎，下之则危在顷刻。如无谵妄直视、循衣撮空等危证，下之或可救十中之一二。

[辨正]孕妇卷短舌，面黑而舌干卷短，或黄黑刺裂，乃伤寒化火传足厥阴也。宜大承气汤加元明粉，急泻之则愈。《舌鉴》谓不泻则热邪伤胎，下之则危在顷刻，此见识未透耳。若明于医者，除暴即以安良，无多疑虑。

第二十六章　红舌类诊断鉴别法

红舌总论五

[舌鉴]红色者，舌之正色也。舌属南方火，其色本当红，第红光外露，不能内藏，斯为有病之舌。夫红舌是少阴伏热蓄于心胃，乃自里而达于表也。仲景云：冬伤于寒，至春变为温病，至夏变为热病，故舌本暄红而面色亦赤，至瘟疫之候，一方之内，老幼皆相似者，舌亦正赤而加以积苔也。如或失治，则蕴热内蒸，岂但舌赤而已？必舌疮疳腐、瘪细长短，病斯剧矣。然病有轻重，舌有微甚。且舌有根尖、中下、左右种种之不同，皆瘟毒蕴热之所化以，见病之浅深、轻重有殊，治法亦各不相侔。当清化者内解其毒，宜攻下者搜涤其邪。纵使元阴元气无伤，庶不失中和之治。若论攻邪无过，达源解毒，栀子

淡豉，三黄石膏，大小承气皆是。至于养正，又须滋阴养营，六味七味，保元左归，生脉无疑矣。

[辨正]全舌淡红，不浅不深者，平人也。有所偏则为病。表里虚实热证，皆有红舌，惟寒证无此舌。如全舌无苔，色浅红者，气血虚也。色深红者，气血热也。色赤红者，脏腑俱热也。色紫红瘀红者，脏腑热极也。中时疫者有之，误服温补者有之。色鲜红，无苔无点，无津，津出舌底，无液，液出舌面者，阴虚火炎也，有苔可作热论，虚极不能生苔。色灼红，无苔无点而胶干者，阴虚水涸也。色绛红，无苔无点，光亮如钱，或半舌薄小而有直纹，或有泛涨而似胶非胶，或无津液而咽干带涩不等。红光不活，绛色难名如猪腰将腐，难以言状。水涸火炎，阴虚已极也，瘦人多火，偏于实热。医者拘于外貌，辄指为虚，误服温补，灼伤真阴，或误服滋补名为滋阴降火，实则腻涩酸敛，胶黏实热，引入阴分。俾郁渐耗真阴，亦绛舌而为阴虚难疗矣。其初必有黄苔，医者不知，久之内伤已甚，不能显苔，而变绛色矣。凡阴虚火旺之病，自生者极少，多由医家误服补药逼成也。不论病状如何，见绛色舌则不吉。《舌鉴》引仲景云：冬伤于寒，春变为温病，至夏变为热病。故舌红面赤，此专言瘟疫与伤寒也。而红舌各病，实非瘟疫伤寒所可赅括，勿泥古以致误。

红舌证治图说计二十舌

纯红舌第一百零六

[图说]红赤如瘀血之色，不杂他苔。

[舌鉴]乃温热内蓄，自里而达于表也，宜败毒散去防风，加淡豆豉、葱白，或葛根解肌汤炳章按：暑证多见此舌，宜鲜地、栀、翘、豆豉、黄连、黄芩、知母、青蒿、薄荷、益元散之类，不宜此法。

[辨正]纯红舌，非纯而不杂，即瘀血之色也。脏腑极热

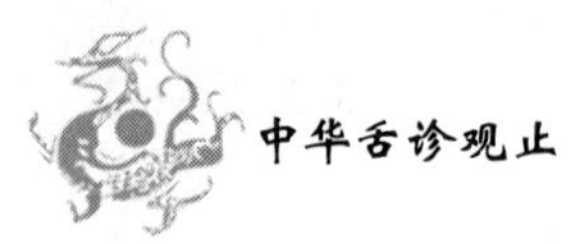

者，中时疫者，误服温补者，皆有之。宜三黄白虎汤加连翘，或大小承气汤等药酌用。此舌亦有表证者，则两脸周身必发热，头晕目眩，乍寒乍热，脉浮数，邪热在太阳也。宜用薄荷、荆芥、葛根、竹叶、生甘草等，以凉散表邪，不可遽用寒凉攻下，《舌鉴》专指表证，用人参败毒散人参、羌活、独活、柴胡、前胡、桔梗、川芎、枳壳、茯苓、甘草。余恪守家训，不敢妄用人参、柴胡，以升燥少阳经，及羌独活逼燥诸经。必须风邪深入方可用。若热邪在太阳用之，适引邪入他经。

光红柔嫩舌第一百零七**无图**

[图说] 全舌鲜红柔嫩，光而无津液，或谓镜面舌。

[舌鉴] 舌色光红，柔嫩无津，良由汗下太过，元精耗极于内，宜生脉保元清补之。张石顽云：光红舌，柔嫩如新生，望之似润，而燥涸殆甚者，为甚行汗下，津液竭也，多不治。宜生脉散合三白汤主之。更有病后绛舌，如钱发亮而光，或舌底咽干而不饮凉，此肾亏已极，宜大剂六味地黄汤投之，以救其津液。凡少阴虚证，舌形必圆大胖嫩，吴坤安曰：如舌形胖嫩，而色淡红者，外症必见躁扰不宁，六脉迟微，或动气内发，腹寒畏冷，或初起吐利，手足逆冷，或格阳躁狂，六脉洪数无根，此肾气大亏，宜人参八味汤主之。

[辨正] 红嫩无津舌，全舌鲜红柔嫩，而无津液，望之似润而舌燥涸者，乃阴虚火旺也，宜十全甘寒救补汤常服之。旧说用生脉散、人参三白汤人参、泽泻、茯苓、白术、白芍、姜枣。医家积弊，误人不少，五味、白芍酸敛，人参燥肺，苓术、姜枣皆温补，以此治阴虚人，则肾火愈旺，真水益亏矣。若舌绛而光亮者，胃阴亡也，急用甘寒濡润之品，如炙甘草汤，去姜桂加鲜石斛、蔗浆、麦冬。叶天士云：舌淡红无色者，或干而色不荣者，当是胃津伤而气无化液也，宜用炙甘草汤，不可用寒凉药。章虚谷云：淡红无色，心脾气血素虚也，更加干而色不荣，胃中津气亦亡也。故不可用苦寒之药，以炙甘草汤，养营血以通经脉，其邪自可渐去矣。薛生白云：舌光如镜，外证口大渴，胸闷欲绝，干呕不

止，此乃胃液受劫，胆火上冲，宜西瓜汁、金汁水、鲜生地汁、甘蔗汁，磨服木香、郁金、香附、乌药等味。章虚谷云：此营阴素亏，肝火素旺者，肝火乘胃，耗其津液，故舌光无苔，实津枯，非浊壅。胸闷欲绝者，肝胆气上逆也，故以诸汁滋胃液，辛香散逆气。凡治阴虚气滞者，可以仿此用药。此证近时甚多，特附录之。

红中微黄滑舌[①] 第一百零八

[图说] 淡红舌中，见黄滑薄苔。

[舌鉴] 红中微黄滑舌，乃伤寒五七日，舌中见黄苔，则为阳明证热势初盛也。如脉沉实，谵语，虽苔滑，亦宜大柴胡汤。若苔干燥者，内邪热盛也，急以大承气汤下之。

[辨正] 凡伤寒见此舌，《舌鉴》治法甚是。如无病人有此舌，是脏腑本热而饮食复留湿热也。行动即消化，可勿用药。

吴坤安云：若舌质绛黏，腻苔上浮，暑湿酿蒸，痰浊蒙闭心包也，急用芳香逐秽、宣窍涤痰之品，如西黄、至宝丹、鲜菖蒲、天竺黄、川贝母之类，若舌绛中仍带黄白等苔，是邪在营卫之间，当用犀羚以透营热，荆薄以散卫分表邪，两解以和之可也。章虚谷云：若其舌四边红而不绛，中兼黄白苔而渴，此热不在血分，尚在上焦气分，当用凉膈散清之。勿用血药，引入血分，以滋腻难散。若舌绛望之若干，以手扪之，原有津液，此津亏湿热熏蒸，胃中浊气成痰，蒙闭心包。宜用宣窍涤痰等法，若舌苔白，底色绛者，热被湿遏，不得外透也，用犀角、滑石等药，以泄湿透热。

红根黄尖[②]舌 第一百零九

[图说] 舌根红赤，尖苔黄色。

[舌鉴] 乃湿热上乘心位，温热初起，多见此舌，宜银翘散、凉膈散酌治之。

[辨正]《舌鉴法》甚是（当再与黄苔类第四十一～五十一

① 舌：原作“石”，形近之误，据文义改。

② 尖：原作“根”，据原书前后文改。

舌参看)。

红中黑斑舌第一百十

[图说] 全舌纯红，中有小黑斑点。

[舌鉴] 乃瘟疫热毒陷于阳明也。热极则斑黄狂乱，身上亦有红紫斑者，解毒汤合调胃承气汤急下之，迟则不救。

《正义》云：舌红而中见紫斑者，将发斑也，元参升麻葛根汤。斑已见者，化斑汤。舌淡红而中见红赤点者，将发黄也，茵陈五苓汤。

[辨正] 生斑舌，全舌纯红而有小黑斑点者，脏腑皆热也。伤寒邪传阳明腑，失治以致邪火逼入三阴证，或疫毒直中三阴证，或实热人误用辛温药，燥伤三阴证，均有之。不论老少，何病何脉，见此舌，即宜十全苦寒救补汤倍加犀角尖，连服必愈。《正义》用元参升麻葛根汤及化斑汤人参、生石膏、知母、生甘草，误人多矣。非阴火何可用元参，非表证何可用升麻、葛根，热毒正旺时，以补邪火，吾愿后起学者，勿再泥古不化，甘受其误矣。章虚谷云：舌红极而有紫斑及红斑，且周身亦发斑者，此阳毒入心，人参白虎汤加犀角、黄连治之。吴坤安云：若舌上见赤斑，而身上亦见赤斑丹疹者，此邪在营分、血分，舌质亦必绛赤，宜犀角、鲜大青、连翘、鲜生地、人中黄、银花等，透营解毒，大忌升葛足经之药。若斑疹发于气分，其色淡红而白者(名曰白瘩)，其舌苔亦白，宜葛根、防风、蝉衣、荆芥、连翘、薄荷、牛蒡等，松肌达表，此斑疹瘩)，各证治法也。

红内双灰干舌第一百十一

[图说] 全舌红色，两畔夹两路红灰苔。

[舌鉴] 乃疫热内炽夹宿食不化也。故身热谵语，脉滑者，一下即安。如脉涩，下黑粪者死。张石顽云：红中夹两路灰色苔者，温热而夹寒食也，凉膈散加消导药一二味。

[辨正] 红中双灰干舌，乃脏腑皆热而脾胃尤极也。伤寒邪入胃腑，发热谵语，循衣摸床，神昏撮空者有此舌，实热人

饮食郁结者亦有之，不论何脉，宜十全苦寒救补汤，分二剂先大承气汤，后三黄白虎，不次急投，循环连服，将黑粪下净则愈。《舌鉴》谓下黑粪者死，谬甚。

红内红星舌第一百十二

[图说] 纯红舌中，满布深红红星，如珠鼓起。

[舌鉴] 纯红舌中，红星满布，如疮如瘭，乃温热伤于心脾也。瘟而将欲发黄，宜茵陈蒿汤合五苓散主之。石硕云：红舌中，红珠鼓起如红星者，心包络之火上炎也，凉膈散主之。

[辨正] 红星舌，乃脏腑血分皆热也。中燥火者，中疫毒者，实热人误服温补者，皆有之。其病多大热大渴，心胸胀满，皮肤燥痒，日夜不能眠，大便闭，小便涩不等，宜十全苦寒救补汤，急投则愈。《舌鉴》指为伤寒将发黄，用茵陈蒿汤合五苓散，误也。按：热毒传里，茵陈蒿汤不济事，五苓散内有苓术肉桂，皆不宜于热证。吴坤安云：湿温证，舌现红星点点者，此热毒乘心，必神昏谵语，宜苦寒之品清之。狂乱者非川连、金汁水不解。

红内白泡舌第一百十三

[图说] 舌红短而起白泡。

[舌鉴] 口疮舌短而起白泡，声哑咽干，烦躁者，乃瘟疫强汗，伤其津液，伤寒未汗，遏热伤经，瘟疫黄连犀角汤清之，伤寒三黄石膏汤汗之。张石硕云：舌红短起白泡者，大气燔灼也。因浮浅不入血络，故起白泡，宜三黄石膏汤去麻黄。

[辨正]《舌鉴》治法亦是。

红色紫疮舌第一百十四

[图说] 纯红舌上起紫色疮。

[舌鉴] 瘟疫多此舌，乃疫毒上熏，肺胃受病，故烦躁作渴，咳嗽多痰，宜解毒汤并益元散，加元参、薄荷。尺无脉者必死，战栗者亦死。《正义》云：舌红而尖起紫泡者，此心经热毒也，黄连泻心汤。张石硕云：红舌起紫疮者，此火气郁伏也，宜解毒汤。

[辨正] 红色紫疮舌，疮在心肺经位者，乃时疫毒中心肺，或杨梅毒注心肺皆有之，宜十全苦寒救补汤倍加生石膏、黄连，不次急投，至疮平则愈。《舌鉴》谓疫气烦渴或咳，用解毒汤并益元散加元参、薄荷。此时非大承气不能驱毒，非白虎不能救阴解毒。益元散轻不济事，元参为阴分凉药，病属阳火，而反泻阴火，则无益有损。薄荷亦不对证。尺脉无则死病重脉乱，当舍脉凭舌，皆不明治法之论也。

深红虫碎舌第一百十五

[图说] 深红舌中，更有红点坑烂，如虫蚀之状。

[舌鉴] 乃水火不能既济，热毒炽盛于中也。不拘日数，宜小承气汤下之，不退调胃承气汤下。

《正义》云：舌红而碎烂如虫蚀者，少阴瘟毒也，小承气汤二三下可愈。

张石顽曰：红舌红点坑烂者，湿热入脾也，小承气汤加芩连半夏。

[辨正] 虫碎舌，红舌中更有红点如虫碎之状者，热毒炽盛也，宜小承气汤下之，不退再用大承气汤下之，《舌鉴》之说是也。然不如将十全苦寒救补汤，分为大承气、三黄白虎等，二剂循环连服，以舌净为度。

吴坤安云：舌绛碎而有黄白腐点者，此湿热邪毒，蕴久不宣，蒸腐气血，化为瘀浊，得风木之气化而成虫也。叶桂曰：舌绛而有碎点黄白者，当生疳也，黄连金汁皆可加入。

红色人字纹舌第一百十六

[图说] 深红舌中，有裂纹如“人”字、“川”字、“爻”字者。

[舌鉴] 相火上乘君位，致令舌红燥而纹裂作痛也，宜黄连解毒汤加麦冬，以寒润之。红极而纹裂者，燥热入肝也，大承气加柴胡、白芍，甚则加芩连。如舌色赤红，苔厚腻而裂纹者，脏

腑实热也，宜十全苦寒救补汤倍加犀角。如灼红色（即比绛色略鲜）无苔无点而裂纹者，阴虚火炎也，黄连解毒汤加麦冬可也。阳火阳药，阴火阴药，误投必败。舌深红而碎裂，如“人”字纹者，乃阳明热毒熏蒸于膈上，传热于少阴心也，凉膈散加白蜜以润之。如内实腹胀，口渴而转矢气者，大承气汤合解毒汤下之。若舌淡红而碎裂如“川”字纹者，外症神昏自利，用导赤散加黄连，后再用生脉散加黄连、枣仁。

[辨正]人裂舌，红色中有裂纹如“人”字者，君火燔灼，热毒炎上，故发裂也。如渴甚躁热者，宜大承气汤下之，《舌鉴》亦是。然不论白黄红黑各舌，若中有裂纹，如“川”字、“爻”字、“人”字不等，或裂直槽者，多由实热人误服温补药，以致热火在脏腑相争。大承气虽能下毒，而未能凉沁肠胃，宜以白虎汤与承气循环服。不知者以为太重，实则力求周密之策也。凡治实热内逼之证，皆宜如此。

红尖出血舌第一百十七

[图说]全舌红绛色，舌尖出血如溅。

[舌鉴]邪热内逼心脏，心血不藏，故舌尖出血如溅也，宜犀角地黄汤加大黄、黄连治之。《正义》云：舌红而出血如衄，此热伤心包也，犀角地黄汤或四生丸。林慎庵将前方再加黄连、蒲黄炭更效。

[辨正]红尖出血舌，乃手少阴心经邪热壅盛所致，宜三黄泻心汤，加川柏、连翘、生地各三钱，真犀角尖四钱，不次急投，则愈。《舌鉴》论证尚合，用药嫌杂，如犀角地黄汤黑犀角、鲜生地、西赤芍、粉丹皮。内之丹皮辛窜上升，皆于邪盛时不宜。

红细枯长舌第一百十八

[图说]舌色干红，枯而细长。

[舌鉴]乃少阴之气绝于内。石顽云：干红舌，忽瘦而长，为心绝

也。而不上于舌也。虽无危症，脉若衰绝，朝夕恐难保矣。吴坤安云：舌形紫晦，如猪肝色，绝无津液者为枯，不治。

[辨正]红细枯长舌，如绛红无苔，干枯红长而有直纹透舌尖者，此阴亏已甚，手少阴之气已绝于内，不能上通舌根，故不显苔也，命绝难治。即用滋阴降火，亦为敷衍而已。若赤紫红色中尚能显苔腻者黄黑不等，虽有真纹透尖，亦为脏腑实热证不作阴虚。宜三黄白虎、大承气汤合投可愈。倘用二地、二冬等滋腻药，引邪入阴分，即难治矣。辨之详慎，方不误人。

红胀出口舌第一百十九

[图说]舌红长大，胀出口外，不餂者。

[舌鉴]乃热毒乘心，舌本弛长也。内服三黄泻心汤，外用银针砭去恶血。从舌之脾经部位，轻以出毒。若误治伤筋络，则血出不止，亦足误人。以梅冰片和人中黄末，掺于舌上即愈。

[辨正]《舌鉴》治法甚善。如不针则合用大承气三黄泻心汤，不次急投，必大泻、频泻乃愈。

红餂舌第一百二十无图

[图说]全舌紫红，频出口外，餂至鼻尖上下，或口角左右。

[舌鉴]乃热伤心脏，热极生风，舌故动摇，餂出时弄不止也。急用解毒汤，加鲜生地，效则生，不效则死。

《正义》云：舌红而吐弄者，此热在心脾也，安神汤主之。

[辨正]红餂舌，天行燥火时疫症多有之，全舌必紫而兼于脏腑，为疫毒内攻，逼迫心经，所以舌长出口外，时弄不止或餂上下唇、左右口角，或餂至鼻尖不等，宜十全苦寒救补汤倍加川连、生石膏，不次急投，至舌收回乃愈。知治法者，可以十全，否则十无一生。《舌鉴》用解毒汤加生地，必不效也。

红战舌第一百二十一无图

[图说] 全舌深红或淡红，蠕蠕瞤动于口中。

[舌鉴] 此因汗多亡阳，心阳不振，故漏风心悸而舌战也，宜十全大补汤、大建中汤酌用。《正义》云：舌淡红而战动难言者，此心脾虚也。汗多亡阳者有之，应用方中多加人参可救。

[辨正] 红战舌，颤掉不安，蠕蠕微动也。深红、赤红而战者，宜三黄石膏等汤。紫红瘀红而战者，宜三黄白虎、大承气汤。淡红而战者，宜十全大补汤党参、白术、茯苓、甘草、当归、黄芪、川芎、白芍、熟地、肉桂。鲜红、灼红而战者，宜六味地黄汤，熟地、萸肉、丹皮、怀药、茯苓、泽泻。此舌虚火、实火皆有之，误治即坏。《舌鉴》指为汗多亡阳，或漏风所致，且不详辨，而概用温补，谬也。

红痿舌第一百二十二无图

[图说] 舌本萎软，不能举动，色淡红、深红、赤红、灼红不等，故不能列图。

[舌鉴] 舌本萎软，不能转动，此心脏受伤，心气不振也。当参脉证施治，然亦十难救一也。

《正义》云：红而萎软不能言者，此心脾虚极，或有痰也，死不治。张石顽云：舌萎不能转动者，肝绝也，不治。

[辨正] 萎者，软而不能动也。淡红萎者，宜补气血。深红萎者，宜凉气血。赤红萎者，宜清凉脏腑。紫红萎者，宜寒凉脏腑，并攻泻之。鲜红灼红萎者，宜滋阴降火。惟绛红萎者，为阴亏已极，无药可救。《舌鉴》但云红萎不治，而不分类，谬甚。叶天士云：其有虽绛而不鲜，干枯而萎者，肾阴涸也，急以阿胶、鸡子黄、天冬、生地等救之，缓则恐涸，疾而无救矣。

吴坤安云：舌形敛缩，伸不过齿，紫绛不鲜者为萎，为肝肾阴液枯涸而败。若舌色红绛而光，其色鲜明者，属胃阴干涸，犹可滋养胃阴，如鲜生地、鲜石斛、鲜大青叶、蔗浆、梨汁之类。

红硬舌第一百二十三**无图**

[图说] 全舌深红或紫红，舌根强硬不语。

[舌鉴] 邪结咽喉，舌根强硬，失音不语，死证也。脉若有神，外无危证者，急用清心降火，兼祛风痰药，亦有得生者。

《正义》云：舌红而强硬，失音者，死候也。有痰者，舌必灰胖而硬，宜胆星、橘红、半夏、菖蒲、竹茹主之。内实者可下之。大抵温热暑邪舌硬不语，属下证为多。杂证不语，同中风，治用黄芪防风汤，或人参汤加竹沥。

[辨正] 红硬舌，脏腑实热已极，又为燥火浸淫，或误服温药，则舌根强硬，不能言语。或时疫直中三阴者亦有之。均里证实热证，无表证虚寒证。宜十全苦寒救补汤，不次急投，必愈。若舌尖能动而舌根胖硬，不能言语，此痰阻舌根，有内风上逆也。宜开降豁痰中加辛凉咸润，以熄内风也。脾肾之脉，皆连舌本。亦有脾肾气败而舌短硬不能伸者，其形貌面色，亦必枯瘁，多为死证也。

厥阴舌第一百二十四

[图说] 全舌纯红或紫红，内有黑丝纹满布。

[舌鉴] 厥阴舌旧图全舌纯红或紫红，内有黑丝纹环其后，方正而不达边。余以为凡舌色纯红，兼显黑丝，必非寒证，当是热气结于足少阴，宜用寒凉药。《舌鉴》指为阴毒中厥阴，以理中四逆汤温之，末知合否。寒凉之判，吉凶所系，余未见此舌，不敢妄断，请识者辨之参辨正。

孕妇纯赤舌第一百二十五**无图**

[图说] 全舌纯赤，若有兼色，当参前各证看法。

[舌鉴] 孕妇伤寒湿热，而见面舌俱赤，宜随证汗下，子

母无虞。若伤寒面色皖白而舌赤者，母气素虚，宜温中，如姜桂等温暖药治之，桂不坠胎，安常所言是也。若面黑舌赤，亦非吉兆。若临分娩，则子得生而母当殒也。五六个月之胎，岂能生乎？亦必同死。

《舌辨》云：母面白如膏，舌赤似朱，此心热乘肺，热虽在里，因初感寒邪尚轻，宜小柴胡汤加减，以平其热。若面黄舌赤者，面黄有浅深，舌赤有轻重，言感邪之多少也。宜清热安胎，如黄芩、白术、栀子等药，治之则安。

[辨正]孕妇纯赤舌，凡孕妇发温，舌色纯赤，此阴血素虚，少阴伏热外发，脏腑俱热也，必发斑，当养阴泄热以安胎。实热盛者，宜三黄白虎汤并投，则子母俱安，万无可虑。《舌鉴》泥定伤寒，又指面白为气虚，而投姜桂，窃虑如火益热，有损无益，岂可不辨乎。

第二十七章　紫舌类诊断鉴别法

紫舌总论六

[舌鉴]紫色舌苔者，乃酒后伤寒也，或由大醉露卧当风取凉，或凉饮停积不散，或已病仍饮不节，或感冒不即解散，妄用姜葱发汗，汗虽出而酒热留于心包，伏于经络，血气不能上荣于舌。或酒后雄饮冰水，致令酒之余毒，冲行经络，酒味入心，汗虽已出，心包络内还有酒毒不尽，皆能令舌现紫色且又有微白苔膜也。苔之初结舌之根尖左右，长短厚薄之变，红黄白黑之色，涎滑干焦之异，刺瘰隔瓣之殊，种种不同，当参脉证调治之。周徵之云：推其所以，皆由寒气束于肌表，酒力不能外行，而内积于胃与包络也。

[辨正]紫见全舌，脏腑皆热极也。紫之微甚，亦热毒之

微甚也。见于舌之某部，即某经之郁热也。伤寒邪化火者，中时疫者，内热熏蒸者，误服温补者，酒食湿滞者，皆有紫舌。有表里实热证，无虚寒证。若淡紫中夹别色，则亦有虚寒证矣。凡辨舌无苔则论舌之本色，有苔则凭舌之见色，参之望问，以判表里寒热虚实之真假，虽不中不远矣。余数十年来，但知有紫色舌，未闻有紫苔舌。但见紫舌为各种热证，未闻概属酒后伤寒。《舌鉴》专指酒后伤寒，未免拘执。

紫舌证治图说计十三舌

纯紫苔舌第一百二十六

[图说]全舌浑紫色，上无浮苔。

[舌鉴]舌见浑紫色者，乃酒后伤寒舌也。或伤寒在表，不用药而以葱酒发汗，或未汗又饮烧酒取汗，致令酒毒入心，心含酒毒，故舌见紫色。况汗未尽邪热至甚，又加酒毒，愈助其热，宜升麻葛根汤加石膏、滑石治之，解酒毒又解其表也。若心中烦，或懊侬不安者，栀子豉汤主之，否则发斑。身有斑者，黄连化斑汤加葛根、青黛。

[辨正]《舌鉴》治法尚是。然紫舌非专属伤寒也。如伤寒寒邪化火，或中时疫毒，或误服温补药，或内热郁结诸证皆有之，均宜十全苦寒救补汤急服。

紫上白苔舌第一百二十七

[图说]全舌紫色，中心白苔上罩。

[舌鉴]舌紫而中心见白滑苔者，此醉后伤寒，或误饮冷酒，停积不散。亦令人头痛，身热恶寒，是酒毒在太阳也。有表者，葛根汤加生石膏，或兼服葛花解醒汤皆治之。《舌辨》用麻黄葛根汤以取汗。

[辨正]紫上白滑舌，此脏腑本热，或因感冒时邪，身热

恶寒，头痛者，宜紫苏、薄荷、荆芥、甘草等轻表之，若白苔不滑而厚腻，则实热内蓄也。如无表证，宜苦寒清里药，《舌鉴》谓酒后感寒，或误饮冷酒所致，亦令人身热头痛恶寒，随证解表可也。

紫上黄苔湿润舌第一百二十八

[图说] 外淡青紫色，中有黄滑湿润苔。

[舌鉴] 此食填胃口，寒伤太阴也，心下必痛，小承气汤加附子，或黄龙汤主之。

张石顽云：若舌质青紫，苔且黄厚，甚则裂纹，但觉口燥，舌仍不干者，此阴证夹食也。周徵之云：青紫是有瘀血，非阴证也。湿是邪蕴结，深陷于血分也。脉或沉细而伏，或虚大而涩，按其心下或脐旁硬痛，此结痰与瘀血相夹。而间有矢气者，即宜大承气，另煎生附子，佐大黄下之。若脉虚者，黄龙汤主之。热极烦躁者，更加鲜生地、麦冬，夏月尤宜。若冬时阴证夹食夹痰瘀者，舌上苔黄必不燥，宜附子理中合承气下之。时常矢气，非有宿食燥矢，即为气脱之候，不可救药也。总之，凡中宫有痰饮水血者，舌多不燥，不可因其不燥而延缓时日致误也。

[辨正] 紫上黄苔湿润舌，外淡青紫色。而中有苔湿润而滑，此食伤太阳也。脉必沉细，而心下脐旁，按之必硬痛，或转矢气者，小承气加附子，或黄龙汤。《舌鉴》尚是，而石顽治法更备。余意热邪既已深入，无须温以附子，表以桔梗，补以参姜枣。原本专指伤寒证之伤寒者，若杂病里证有黄苔必热，宜下而兼凉。

紫上黄苔干燥舌第一百二十九

[图说] 外紫干色，中有黄燥苔。

[舌鉴] 乃嗜酒食辛之人，又伤寒邪。至四五日，舌紫上积干黄苔者，是湿火内盛，宜大承气汤加芩连、葛根，如表证

未尽，用大柴胡汤。如邪在半表半里，其舌色微黄者，必有胁痛耳聋，止可用小柴胡汤，内少加鲜生地之类。

[辨正] 紫上黄苔干燥舌，乃脏腑素热，脾胃尤甚。或嗜酒积热，或燥火入里，或误服温补所致，皆实热里证，宜十全苦寒救补汤对证加减，连服则愈。《舌鉴》用大承气汤近是，用大柴胡汤则非也。

淡紫灰心舌第一百三十

[图说] 外边皆淡紫，舌心带灰，或青黑不燥。

[舌鉴] 淡紫舌中心生薄青紫苔，或略带灰黑，而不燥不湿，此湿中生热，热伤血分也。下证复急者，犀角地黄汤加酒大黄微利之。

[辨正] 淡紫灰心舌，或青黑不燥不湿者，为伤寒邪伤血分，虽有下证，只宜犀角地黄汤犀角、鲜生地，丹皮、西赤芍，加酒洗大黄微利之，《舌鉴》近是。

淡紫带青舌第一百三十一

[图说] 全舌淡紫带青，滑润无苔，舌质瘦小。

[舌鉴] 舌色青滑，乃直中肾肝阴证，阴寒之象，急宜吴茱萸汤、四逆汤温之，再加化痰之品。外证若见面青唇紫，男子囊缩，妇人乳缩，厥逆筋急，直视等症，厥阴败证也，不治。

[辨正] 淡紫带青舌，青紫无苔，多津滑润而瘦小，为伤寒直中肾肝阴证，宜吴茱萸汤吴茱萸、人参、姜枣，治胃气虚寒，中夹寒饮者效，四逆汤温之。《舌鉴》是也。肝色青，肾色黑，青黑相合，而见于舌，变化紫晦者，肾肝色泛也，此舌虽无邪热，亦必难治。

淡紫青筋舌第一百三十二

[图说] 舌淡紫，中带两路青黑筋而润者。

[舌鉴] 此寒邪直中厥阴，真寒证也。外证必身凉，四肢厥冷，脉沉面青，宜理中、四逆二汤，并加葛花治之。脉沉面

黑者，不治。

[辨正] 淡紫青筋舌，舌淡紫带青而湿润，又绊青黑筋者，乃寒邪直中阴经也。必身凉四肢厥冷，脉沉缓或沉弦，宜四逆汤、理中汤。小腹痛甚者，宜回阳救急汤即四逆、理中[①]，又加肉桂，半夏、五味子、茯苓、陈皮。《舌鉴》之说是也。若舌不湿润而干枯，则是实热，宜用凉润之剂。何报之曰：酒毒内蕴，舌必深紫而赤，或干涩。若淡紫而带青滑，则为寒证矣。须辨。

紫中红斑舌第一百三十三

[图说] 舌浑紫而有红斑满舌者。

[舌鉴] 舌浑紫色，而上满舌红斑，或浑身亦发出赤斑者，此酒毒内蕴，湿中生火之证也。宜化斑汤或三黄解毒汤加青黛、葛根。有下证者，凉膈散或消斑青黛饮主之。吴坤安云：舌苔两旁有红紫点者，肝脏伏毒也，急用犀角尖、鲜大青、人中黄，透之，解之。

[辨正]《舌鉴》治法亦是。惟消斑青黛饮青黛、川连、石膏、犀角、柴胡、人参、甘草、知母、山栀、元参、生地、姜枣，加醋一匙和服。大便实者，去人参加大黄，此陶节庵方。之人参、元参、生地、柴胡、姜、枣、醋七味，皆与阳火实热里证不当，除去乃效。若泥古亦足误人。张石顽云：若紫中有红斑，或紫而干黄，紫而短缩，俱宜凉膈散主之。

紫上青肿干焦舌第一百三十四

[图说] 舌边紫，而中心赤肿或青肿。

[舌鉴] 紫上赤肿干焦舌，乃是阳明受邪，或已下后，即食酒肉，邪热复聚所致。若赤肿青润，大柴胡汤微利之。若烦躁厥逆脉伏，先用枳实理中汤即理中汤加枳实、茯苓，次用小承气汤下之，或加芩、连、葛花亦佳。

[辨正]《舌鉴》是指伤寒证之寒食结胸也。若杂病见此

---

① 理中：原作"连中"，据前后文改。

舌，乃脾胃实热已极。不论何脉，将十全苦寒救补汤分两剂—大承气汤，二三黄白虎汤。循环急投，服至赤肿消尽则必愈。过于迟疑，势必误人。凡舌忽然紫肿作疼，不能言语饮食者，用元明粉、枯矾、蒲黄、飞盐各二钱，飞月石、薄荷、僵蚕各一钱，煅皂矾钱半，共研极细末，频频吹之，吐去涎痰，遂愈。

熟紫老干舌第一百三十五

[图说]舌全紫干老，如煮熟猪肝者，即死肝色也。

[舌鉴]乃湿热传入厥阴，胃气不化，阳极似阴也，其外证必厥冷，脉必沉滑。血脉瘀阻，阳郁不达。急宜当归四逆汤加酒浸大黄桃仁下之，然多不救。周徵之曰：当归四逆，尚嫌近补，大黄又嫌泄气，此证宜宣散化血，通脉，使血开气达耳。

[辨正]熟紫老干舌，乃脏腑热极，又因邪热传厥阴也。惟有十全苦寒救补汤，分剂连投，先服大承气汤，次服三黄白虎汤加犀角尖等药。服至舌色嫩净则愈，迟疑则不治。《舌鉴》明知是热邪传阴，而仍用当归四逆汤之温补，谬极。

紫尖瘔瘰舌第一百三十六

[图说]舌色淡紫，尖生瘔瘰。

[舌鉴]感寒后不戒酒食，或醉饱后感寒，遏热于里，血气不得流通，而见咳嗽生痰、烦躁不宁。舌色淡紫，尖生瘔瘰，乃酒毒伤胆，咳痰伤胃所致也。宜小柴胡汤加葛花、滑石、鲜生地、赤芍治之。

[辨正]紫尖瘔瘰舌，乃热毒中心血也，时疫酒湿梅毒等证皆有之，宜三黄、犀角、连翘、银花、生大黄、鲜大青叶各三钱治之。《舌鉴》谓伤寒不戒酒食所致，殊未当也。若舌苔焦紫起刺，如杨梅状者。此阳邪热毒已入肝脏，险证也。大便闭者，急以更衣丸下，金汁水、人中黄之类。

紫短舌第一百三十七

[图说]全舌色紫短而团圞。

[舌鉴] 紫短舌乃食滞津亏，热传厥阴也，而筋脉挛缩，五六日间至危困。恐邪毒又遗于脾土，即用大承气汤下之，下后热退脉静，舌舒者生，不然难治。《正义》云：紫且肿厚者，此酒毒而又饮冷，壅压其热也。外证烦躁四逆，先进以理中丸，彻其在上之寒。次以承气汤下之，微有脉者可治。

[辨正] 紫短舌，色紫短而团圞，乃食滞中宫又热传厥阴也，急以大承气汤下之，《舌鉴》尚是。又云：下后热退脉静，舌柔和者生，否则死。是不知舍脉凭舌之治法也。余意必当下净其积，凉透其热，以十全苦寒救补汤，分两剂循环急投，若偶尔尝试，迟疑误人。

孕妇紫青舌第一百三十八**无图**

[图说] 全舌紫色带青，不杂他色。

[舌鉴] 孕妇伤寒面赤舌紫，乃感寒头痛身热，腰脊强，恶寒。脉浮而紧。此寒邪在表，当发太阳经之汗即安。若误用葱酒发汗一二次，致令酒毒逼内传经则烦躁、懊侬，宜栀子豉汤，不然则发斑矣。若不发热但恶寒，乃酒毒内传寒邪直中，阴证兼夹冷食者，舌必淡紫带青，恐胎损腹中，枳实理中汤加味治之。如面赤舌青，母虽无妨，子殒腹内，宜即下死胎，用平胃散加芒硝下之，或用元明粉三钱研末，童便送下，或天花粉三钱为末，长流水调送下，胎即出也，或用黑龙丹研灌，皆能下死胎于俄顷也。

[辨正] 孕妇紫青舌，伤寒无此舌。其或有者乃热体误投温补，胞胎受热上冲所致，宜用三黄解毒汤。误药则母子俱危紫青为热，若青紫则为寒，辨之宜慎，《舌鉴》谓伤寒夹食非也。

第二十八章　霉酱色舌类诊断鉴别法

霉酱舌总论七

[舌鉴] 霉酱色苔者，为黄赤兼黑之色，如物经久雨，青黑而曰霉色是也。乃夹食伤寒而复夹湿热，胃气不化，熏蒸于舌，故见此象也。伤之轻者，苔色薄，虽腹中疼痛不止，下利恶寒者，可用桂枝汤加枳、朴、橘、半，痛甚便闭不通者，加姜汁煮大黄。因冷食不消加干姜、厚朴、草蔻，甚则调胃承气汤加炮姜下之。其苔色厚，而腹痛甚，服药不应者，必危。要知霉酱色乃老黄兼黑色酿成，食填太阴郁遏不得发越，久盦而成酱色也，确是土邪克水，水精不获上荣，故口齿燥，唇干焦，下利大渴，不能多饮。如胃气绝、脉结代者死，虽应下夺，鲜有克愈者。

《正义》云：舌生厚苔而如霉色者，此夹食伤寒也，色淡者生，色浓者死。下之得通者生，不得通者死。周徵之曰：此即沉香色也，总是血瘀气浊所致，湿热夹痰亦常有之，不仅夹食也霉音梅。

[辨正] 霉酱色者有黄赤兼黑之状，乃脏腑本热而夹有宿食也，凡内热久郁者，夹食中暑者，夹食伤寒传太阴者，皆有之。凡见此舌，不论何症何脉，皆属里证实热证，无表证虚寒证。《舌鉴》谓：苔薄用桂枝汤加枳、橘、半夏，苔色厚为土邪克水，鲜有得愈者，皆谬说也。

霉酱色舌证治图说计三舌

纯霉酱色舌第一百三十九

[图说] 全舌黄赤兼黑之色如沉香色。

[舌鉴] 舌见霉酱色，乃饮食填塞于胃，复为寒邪郁遏，内热不得外泄，湿气熏蒸盦而变成此色也。其脉必沉紧涩数，其人必烦躁腹痛五七日，下之不通者必死，太阴少阴气绝也。

[辨正] 纯霉酱色舌，为实热蒸胃，为宿食困脾。伤寒传阴，中暑躁烦，腹痛泻利或闭结，大渴大热，皆有此舌。不论老少，何病何脉，宜十全苦寒救补汤，连服而愈。《舌鉴》谓下之不通必死，骇人误人。

中霉浮厚舌第一百四十

[图说] 全舌灰黑兼紫中霉厚苔，如酱饼浮于舌中。

[舌鉴] 乃食结中宫湿滞不化之象，如脉有胃气不现结代，嘴不尖齿不燥，不下利者，揩去舌苔不再长者，可用枳实理中汤加姜汁炒川连，若舌苔揩去复长仍前者必难救也。

[辨正] 中霉浮厚苔乃宿食在中郁久，内热胃伤脾困也，或刮不净而顷刻复生者。不论何证何脉，宜十全苦寒救补汤，分三剂先大承气汤，次三黄白虎等药，循环急服则愈。《舌鉴》用枳实理中汤加姜炒川连，此治寒实结胸者，与此舌不对。

霉黄色舌第一百四十一

[图说] 舌霉色中有黄苔者。

[舌鉴] 此乃湿热之物郁滞中宫也，二陈汤加枳实、黄连，若苔干焦黄更加酒大黄下之。

[辨正] 霉黄色黄苔舌，全舌霉色中有黄苔，实热郁结显然可见，宜大承气连服。《舌鉴》谓二陈加枳实、黄连，恐未必效也。

第二十九章　蓝色舌类诊断鉴别法

蓝色舌总论八

[舌鉴]蓝色者，肝脏之纯色也，因无胃气而发见于外也。如伤寒日久屡经汗下，失于调理致胃气伤极，精微不能上奉，而心火无气，胃失其所依，而肺亦乏其生气，则肝寡于畏，反假浊污之气以上乘膈中，而胃脘之阳和顿失，故纯蓝之色见于舌上也，明是肺肝相并，心脾气绝之候，是以必死。《正义》云：舌见蓝色者，为肺气已绝，肝火独盛，来侵土位也。如舌色微蓝或略见蓝纹者，脉不沉涩，因正气不至，脉形断绝不匀也。犹可温胃强脾，调肝益肺，十中可救其一。脉微弦者，气能至而血阻之，故脉绷急也，为脏气未绝，可治，用小柴胡汤加肉桂、炮姜主之。若纯蓝色现，确是肝木独旺，胃失阳和，虽无剧证，必死无疑。至葡萄瘟疫，其舌色青蓝或兼紫兼酱，乃是病邪致然，非若伤寒之蓝舌，必关脏气为死候矣，宜并参合之。

[辨正]蓝者，绿与青碧相合，犹染色之三蓝也。舌见蓝色，而尚能生苔者，脏腑虽伤未甚，犹可医治。若光蓝无苔者，不论何脉，皆属气血极亏，势难延年。《舌鉴》泥于五行肺肝相并，心脾气绝不分，有苔无苔，概云不治，亦管窥之见耳。马良伯云：有微蓝而不满舌者，法宜平肝息风化毒。《舌鉴》主用小柴胡汤加姜、桂。然邪热鸱张，肝阴焦灼，逼其本脏之色外见，再用姜、桂，是抱薪救火也。瘟疫及湿温，热郁不解，亦有此舌，治宜芳香清泄。湿痰痰饮证，亦有舌满滑腻中见蓝色者，为阴邪化热之候，法宜清化。

周微之曰：余常见痫厥及胃气久痛者，舌体全蓝，此亦瘀血在胃，肝气不舒也，故青黑蓝绛，皆谓之浊，皆竭血分，须辨寒热燥湿及痰血宿食、燥屎癥块而治之，总以松动血分为主。

蓝色舌证治图说计三舌

纯蓝色舌第一百四十二

[图说]全舌纯蓝，如染布三蓝之色。

[舌鉴]舌见纯蓝，乃中土气衰，胃阳将绝之候，见之则百不一生矣。

[辨正]纯蓝色舌，凡病舌见蓝光无苔者不治，若蓝色而有苔者，心肝肺脾胃为阳火内攻，热伤气分以致经不行血也，其症有癫狂、大热大渴、哭笑怒骂、捶胸惊怪不等，宜十全苦寒救补汤倍生石膏、黄连急服则愈。若孕妇舌见蓝色者，胎死腹中也，宜下之。

蓝纹舌第一百四十三

[图说]全舌微蓝如靛花五分，铅粉五分，调和之色也，上有蓝色之纹。

[舌鉴]舌见蓝纹，乃胃土气衰，肝气相乘之候，小柴胡汤去黄芩加炮姜、桑叶。苦寒物积滞中宫，急宜附子理中汤或大建中汤。

[辨正]蓝纹舌有蓝色之纹也，在伤寒为胃气衰微，小柴胡汤去黄芩加炮姜。若因寒食积滞者，宜附子理中汤或大建中汤黄芪、当归、桂心、芍药、人参、甘草、半夏、附子、姜、枣急救。《舌鉴》之法尚合。

葡萄瘟舌第一百四十四

[图说]全舌微蓝中兼青、兼紫、兼黄、兼酱等，具有五色杂呈。

[舌鉴]葡萄瘟疫乃瘟病中之一，原杂病气、尸气与杂气蕴酿而成，其舌或青，或紫，或酱，或黄，或蓝，犹可按法治之。

[辨正]口舌起泡如葡萄，并有青黄紫黑绿色罩于舌上，

唇肿，咽痛，口秽喷人，臂斑或蓝或紫或起紫泡，甚则心胸亦见灼热神昏，便闭溲短，彻夜不寐，脉形细数而涩，此痰阻上焦，热伏营分，气机郁结、热毒上涌也。宜急用鲜生地、鲜大青叶、黑元参、人中黄、焦山栀、连翘壳、紫草、天花粉、金银花、竹茹、枇杷叶、夏枯草、蔷薇根、海蜇煎汤，调神犀丹等味为剂，不次急投，服至舌本转赤，舌苔转黄，泡平肿消为止。外以紫雪丹涂口舌紫泡上，并用锡类散吹喉。

附：孕妇辨舌通论

妊娠伤寒邪入经络，舌苔渐生，轻则子殒，重则母伤，枝损果必坠，母伤胎必倾。母子安危当验于舌，舌青面赤，子死母活，舌赤面青，母死子活，舌面俱赤，子母皆活。《舌辨》云：舌灰是伤寒里证热入子宫，恐胎不固，宜小柴胡汤加白术、苎麻根等药，内解邪热，外固胎元。若面黑舌蓝，主子在胎将死，因母伤寒后，已过经，失于调理，致令如此，恐二命皆难保也。梁特严云：余家训望舌分经，察色辨苔。但求于表里寒热虚实，详审明确，即得治法要领。初无男妇老少之殊，亦无妊娠伤寒之异名也。治孕妇勿误用损胎之药，然亦不能妄用保胎药，以助火而扰胎，夫表有感邪必发散之，里有虚寒必温补之。倘里有实热留之为害，亦必攻泻之，《内经》所谓有故无损也。有故者有病也，宜用重药时适对其病，则病当之，而无害也。如孕妇或有黄黑舌厚，苔腻芒刺，大便闭者，亦可酌用生大黄、元明粉等药，以去大热而不伤胎也。如此则不必别立妊娠伤寒一门，旧本《舌鉴》既有图说，因踵为之辩，不敢人云亦云，将错就错。旧论谓邪入经络，轻则母伤，重则子伤，而视母舌，以知子命，色泽则安，色败则毙。面青舌青者，子死母活，面舌俱青出沫者，母子俱死，亦有面舌皆白，而母子俱死者，盖色不泽也。

梁玉瑜云：以上一百四十四舌，伤寒杂病皆有之。大半为重病不常见者，其轻病常见之舌，分经别色，辨其表里及某经寒热虚实，不必拘定图说，庶能随机应变，虚则卫母，实则泄子。急则治标，缓则治本，审病用药以平为期，补泻温凉，无或轩轾。本书后附古案新案诸条，力言用补药保全黑舌，不可枚举，命意偏重温补，是但知甘温为补，而不知当用苦寒之时，虽泻亦补也。原本又论燕都王生黑舌，既用甘温大剂，复用冷水一二斗妄治而愈，彼亦不知其故，辄归功于温补，以余观之安知非热病而得力于冷水乎。总之，黑舌有实热、有虚寒区别之法，已详总论，若不将病源认明在先，而以探试幸中之药味表彰于后，断定某药可治某舌，鲜不传误。

附录：

王文选《伤寒舌鉴》拔[①]云：以手拭舌，滑而软者病属阴，粗而燥者病属阳，胸喜热物者病属阴，胸喜冷饮者病属阳，病在阴者宜温宜散，在阳者宜解宜下，数语尚是。然阅者若固执鲜通，必多遗误，何也？虚寒者舌固滑而软，邪初传里者，真热假寒者，亦间有滑软之舌。实热者与邪入阴者舌固粗而燥，阴虚水涸者，真寒假热者，亦或有粗燥之舌。其别异处，虚寒证必全舌色淡白滑嫩，无点无罅缝无余苔，邪初传里证，全舌白滑而有浮腻苔，寒滞积中者，舌亦相类，惟问所因，以辨证耳。真热假寒证，必全舌色白而有点花，罅裂积沙，各实苔不等。面苔刮不净，底色却隐红，多刮欲呕或干呕，重刮沙点旁或出血少许，假证最惑人，宜慎辨之。以上为滑软舌之别。真寒假热证，全舌亦或有黑色干焦，罅裂芒刺厚苔，惟用老生姜切平，轻擦即脱净，舌底必淡白而不红，或口呼渴而不多饮水者也，若用姜擦之，而苔坚不退，或口极渴而饮水常多者，是实热甚也。寒热之判关乎生死。实热者与邪

① 拔：疑作“跋”。

火入阴之证，全舌必有或黄或黑积滞。干焦、罅裂、芒刺等苔，阴虚水涸者，全舌必绛色无苔，或有横直罅纹而舌短小不等，以上为粗燥舌之别。至若胸喜热物者，不必定属虚寒，胸喜冷饮者，不必定属实热，真寒假热者，胸亦喜冷饮。又当别之。舌色舌苔，参之望闻问切，以穷其变。辨证诸条，辄言用苦寒重剂，不次急投，盖察舌色苔状与病证毫无疑义，确知急病不可缓治，必神速方能奏功，苟逡巡退缩，拘于一剂一日，势必贻误。古所谓药到病除者，谓用药已到胜病之分量，病方能痊，到者药力之到也，或数剂而到，或数十百剂方到，非入口即愈也。此中消息，惟阅历深者知之，若心气粗浮，察舌不准，审证未确，遽执余说，妄投重剂，又将致祸。所谓辨舌者，小心谨慎于表里寒热虚实六字，鉴别至当，庶几经权正变，悉合中庸。余恪遵家训，用自摄养，非欲与世争长，过承垂询。不敢人云亦云，罄布愚忱，遑问知我罪我。

卷五终

卷　六

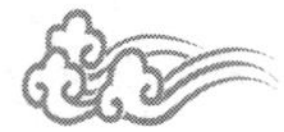

鄞县　曹赤电炳章撰述
绍兴　周炳墀越铭参订

第五编　杂论方案

第三十章　辨舌杂论补遗

本章专采诸家辨舌精论，能阐幽发微，故辨论不嫌其详，以期推源寻流，互相参考。庶几察舌用药，能决死生于俄顷也。间有已见前卷各条者，未免偶有重复。惟前则东鳞西爪，未窥全斑，此皆摘录全编，可无遗憾焉。（编述者志）

伤寒辨舌总论一

舌乃心之苗，心为君主之官，应南方赤色。甚者或燥，或涩，或青，或白，或黑，是数者，热气浅深之谓。舌白者，肺金之色也。由寒水甚而致火不能平金，则肺自甚，故色白也。舌青者，肝木之色也。由火甚而金不能平木，则肝木自甚，故色青也。色青为寒者，讹也。仲景云：少阴病，下利清谷。色青者，热在里也，大承气汤下之。舌黄者，由火盛则木必衰，所以一水不能制五火，而脾土自旺，故色黄也。舌红为热，心火之色也。或赤者，热深甚也，舌黑亦言为热者，由火热过极，则兼水化，故色黑也。五色应五脏固如此。敖氏以舌白者，邪在表，未传于里也。舌白苔滑者，痛引阴经，名脏结也。舌之赤者，邪将入也。舌之紫者，邪毒之气盛也。舌之红点者，火亢极也。舌之燥裂者，热深甚也。或有黑圈黑点者，水之萌发也。舌根黑者，水之将至也。舌心黑者，水之已至也。全舌黑者，水之体也，其死无疑。舌黄者，土之正色也。邪初入于胃，则本色微黄。发见舌黄白者，胃热而大肠寒也。舌之通黄者，则胃实而大燥也，调胃承气汤下之，黄自去矣。舌灰黑者，厥阴肝木相承，速用大承气汤下之，可保五死一生。

舌乃心苗，心开窍于舌。心属火，主热，象黎明。人得病，初在表，则舌自红而无白苔等色。表邪入半表半里之间，则舌色变为白苔，而滑见矣。切不可不明表证。故邪传于里则舌必见黄苔，乃邪已入于胃，急宜下之，苔黄自去，而疾安矣。至此医者或误用汤丸，失于迟下，其苔必黑，变证蜂起，遂为难治。若见舌苔如漆黑之光者，十无一生，此心火自焚，与邪热二火相攻，热极则有兼化水象，故色从黑而应水化也。若乃脏腑皆受邪毒日深，其证必作热证，急宜下之，以去胸中之热。否则其热散入络脏之中，鲜有不死者。譬如火之自炎，初则红，过则薪为黑色炭矣。此“亢则害，承乃制”之理是也。上见《敖氏伤寒金镜录》。

伤寒辨舌秘法二

凡见舌系白苔，邪火未甚也，用小柴胡汤解之。舌系黄色者，心热也，可用黄连、栀子以凉之。凡见黄而带灰色者，系胃热也，可用石膏、知母以凉之。凡见黄而带红者，乃小肠膀胱热也，可用栀子以清之。见舌红而白者，肺热也，用黄芩、苏叶以解之。见舌黑而带红者，乃肾虚而夹邪也，用生地、元参，又入柴胡以和解之。见舌红而有黑星者，乃胃热极也，宜用石膏以辛凉之，元参、干葛亦可，终不若石膏之妙。见舌红而有白点者，乃心中有邪也，宜用柴胡、黄连以解之，心肝同治也。见红舌而有大红点者，乃胃热而带湿也，须茵陈五苓散以利之，盖水湿必归膀胱以散邪，非肉桂不能引入膀胱。但止可用一二分，不可多入。见舌白苔而带黑点者，亦胃热也，宜用石膏以凉之。见舌黄而有黑者，乃肝经实热也，用柴胡、栀子以解之，不使入里。柴胡乃半表半里之药，不可不用也。见舌中白而外黄者，乃邪入大肠也，必须五苓散以分水，水分则泻止矣。见舌中黄而外白者，乃邪在内而非在外，邪在上而非下，止可加柴胡、枳壳以和解，不可骤用大黄以轻下也，天水散加五苓散亦可，终不若柴胡、枳壳直中病源，少加天水则更妥。或不加用天水散，加五苓散亦可也。见根黄而光白者，亦胃热而带湿也，亦须用石膏为君，而少加利水之品，如猪苓、泽泻之味也。见舌黄而隔一瓣一瓣者，乃邪湿已入大肠，急用大黄、茵陈下之，不必用抵当、十枣汤也。若下之迟则不得而用之。然须辨水与血之分，下水用十枣汤，下血用抵当汤。见舌有红中如虫蚀者，乃水未升而火上乘也，亦须用柴胡、黄连以和解之。见舌红而开裂，如“人”字者，乃邪初入心，宜用黄连、石膏以解之。见舌有根黑而尖带红者，乃肾中有邪未散，宜用柴胡、栀子以解之。见舌根黑而尖白者，乃胃火乘肾，宜用石膏、知母、元参以解之，不必论其渴与不渴，亦不必问其下利也。舌根黑而尖黄者，亦邪将入肾，须急用大黄下之，然须辨其腹痛与否。若腹痛拒按者急下之，否则只用柴胡、栀子以和解之。见舌纯红而尖独黑者，乃肾虚而邪火来乘也，不可用石膏汤。肾既虚而又用石膏，是速之死也，当用元参一两或二两以救之，多有能生者。见舌有中心红晕而四围边旁纯黑者，乃君相二火炎腾，急用大黄，加生地两许，下而救之，十中可救五六。见舌有中央灰黑而四边微红者，乃邪结于大肠也，下之则愈，不应则死。以肾水枯槁，不能推送，故润之。此时又不可竟用熟地补肾之药，盖邪未散不可补，补则愈加胀急，适所以害之也。必邪下，而后以生地滋之则可，然亦不可多用也。见舌有纯灰色，中间有两晕黑者，亦邪将入肾也。急用元参一两许，少加柴胡治之。见舌有外红而内黑者，此火极似水也，急用柴胡、栀子、大黄、枳实以和利之。若舌又见刺，则火亢热之极矣，尤须多加前药。总之，内黑而外白，内黑而外黄，皆前证也。与上同治，十中可得半生也。惟舌中淡黑而外或淡红，外或淡白内或淡黄者，较前稍轻，俱可以前法治之，十中可愈八人。见舌有纯红而露黑纹数条者，此火极似水也。一带纯黑，俱不可治。伤寒能知舌之验法，便有把握。庶不至临证差误耳。

黑色　阴寒而直中肾经，舌黑眼闭，下身尽黑，上身仍青，大便出，小便遗，此更危急之证。余用救心汤人参五两，附子一枚，白术八两，肉桂一两，菖蒲五分，良姜三钱，水煎服。此方参术多用者，少则力不能胜任，以驾驭附桂之热药也，故必多加。而后可望其通达上下，以尽祛周身之寒毒。若得大便止，而小便不遗，便有生机。再进一剂，则目开而舌黑亦退，而身黑身青俱尽解也。苟服药后，仍前大小便不禁，不必再服药，听其身死而已矣。十中可救一二耳。

生刺　人有火盛之极，舌生芒刺。唇口开裂，大渴呼饮，虽非伤寒之证所得，而患此病即不身热，亦去死不远也。白虎汤亦可救，但过于太凉，恐伤胃气，往往有热退而生变，仍归于亡。故白虎汤不可轻投也。宜清凉散元参二两，麦冬一两，甘菊、青蒿各五钱，白芥子、生地、车前子各三钱，水煎服。此方妙在元参为君，以解上焦之焰；麦冬为臣，以解肺中之热；甘菊、青蒿为佐，以消胃中之火；尤妙在车前子、白芥子、生地为使，或化痰，或凉血，尽从膀胱以下泻其大热之气。是上下之间，无非清凉而火热自散，又不损胃，故能扶危而不至生变也。

燥裂 亡血之后，舌燥裂不能饮食者死。盖亡血，自然无血以生精，精涸则津亦涸，必然之势也。欲使口舌之干者重润，必须使精血之竭者重生，补精之方，六味丸最妙，然而六味丸单补肾中之精而不能上补口舌之津也，虽补肾于下亦能通津于上，然总觉缓不济急。余今定一方，名上下相资汤。熟地、麦冬各一两，山萸肉、北沙参、当归、怀牛膝、生玉竹各五钱，人参、元参各三钱，北五味子二钱，车前子一钱，水煎服。此方补肾为君，而兼以补肺之药，子母相资，上下兼润，精生而液亦生，血生而津亦生矣。安在危亡之证，不可庆再生耶？

干肿 燥证舌干肿大，溺血便血不止，亦是死证。盖感暑热之毒，至秋而燥极，肺金清肃之令不行，大小便热极，而齐出血也。论理见血宜治血矣，然而治血，血偏不止，及至燥添而不可救。吾不治血而专治燥，方用兼润丸。熟地、当归、白芍各一两，元参、麦冬、北沙参各二两，生地、车前子各五钱，地榆三钱，水煎服。一剂减半，二剂血止，便有生机。此方纯是补血妙品，惟用地榆以清火，车前子以利水，火清水利，不治血而血自治也。上录陈远公《石室秘录》。

舌病之原三

心开窍于舌，舌者心之官也。心属火，而火性升。其下降者，胃土右转，金敛而水藏也。胃逆而肺金失敛，则火遂其炎上之性，而病见于舌，疼痛热肿，于是作矣。火之为性降则通畅，升则堙郁，郁则苔生。舌苔者，心液之瘀结也，郁于胃则苔黄，郁于肺则苔白。火盛而金燥则舌苔内涩，火衰而金寒则舌苔白滑，火衰而土湿则舌苔黄滑，火盛而土燥则舌苔黄涩。五行之理，旺则侮其所不胜，衰则见侮于所胜。水者，火之敌，水胜而火负，则苔黑而滑；水负而火胜，则苔黑而涩。凡光滑滋润者，皆火衰而寒凝。凡芒刺焦裂者，皆火盛而燥结也。心主言，而言语之机关则在于舌。舌之屈伸上下者，筋

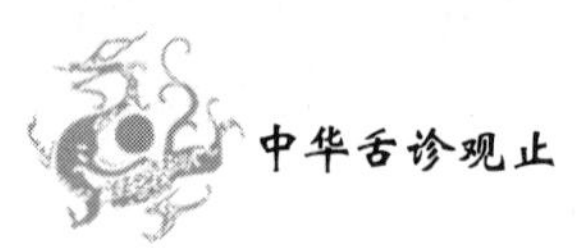

脉之柔和也。筋司于肝，肝气郁则筋脉短缩，而舌卷不能言。《灵枢·经脉篇》云：足厥阴气绝则筋急，筋者聚于阴器，而脉络于舌本，脉弗荣则筋急，筋急则引舌与卵，故唇青、舌卷、囊缩。足太阴气绝则脉不荣其唇舌，脉不荣则舌萎、人中满，《素问·热论》：少阴脉贯肾，络于肺，系舌本，故口燥、舌干而渴。足三阴之脉皆络于舌，凡舌病之疼痛热肿，则责心火之升炎，若其滑涩、燥湿、挛缩、弛长诸变，当于各经求之也。上录黄坤载《四圣心源》。

舌苔辨四

舌者心之官，法应南方火，本红而泽。伤寒邪气在表者，舌无苔，及邪气传里津液相搏，则舌生苔矣《明理》。舌上苔滑者，以丹田有热，胸中有寒，邪气相传入里也仲景。寒变为热者，则舌上之苔不滑而涩，是热耗精液，而滑者已干也。若热聚于胃，则舌黄。《金匮》云：舌黄者，下之黄自去。若舌上黑色者，又为热之极也。《灵枢》曰：热病口干，舌黑则死。心开窍于舌，黑为肾水之色。水火相刑，故知必死《明理》。肾虚有火，是为无根虚火。舌色淡黑二三点，用补肾降火之药。凡舌黑俱系危症，惟冷而滑如淡墨然者，乃无根之火也。上录《东医宝鉴》。

舌色辨五

舌为心之官，本红而泽。凡伤寒三四日以后，舌上有苔，必自润而燥，自滑而涩，由白而黄，由黄而黑，甚至焦干或生芒刺，皆邪气内缚，由浅入深之证也。故凡邪气在表，舌则无苔，及其传里则津液干燥，而舌苔生矣。若邪犹未深，其在半表半里之间，或邪气客于胸中者，其苔不黑不涩，止宜小柴胡之属以和之。若阳邪传里，胃中有热，则舌苔不滑而涩，宜栀子豉汤之属以清之。若烦躁欲饮数升者，白虎汤加人参之类主之。大都舌上黄苔而焦涩者，胃腑有邪热也，或清之或微下之。《金匮》曰：舌黄未下者，下之黄自去。然必大便燥实，脉沉有力而大渴者，方可下之。若微渴而脉不实，便不坚，苔不干燥芒刺者，不可下也。其有舌上黑苔而生芒刺者，则热更深矣，宜凉膈承气汤、大柴胡汤之属酌宜下之。若苔色虽黑，滑而不涩者，便非实邪，亦非火证，非惟不可下且不可清也。按伤寒诸书皆云：心为君主之官，开窍于舌。心主火，肾主水，黑为水色而见于心部，是为鬼邪相刑，故知必死。此虽据理之谈，然实有未必然者。夫五刑相制难免无克，此其所以为病。岂因克为病，便为必死？第当察其根本何如也。如黑色连地而灰黯无神，此其本原已败，死无疑矣。若舌心焦黑而质地红活，未必皆为死证。阳实者，清其胃火，火退自愈，何虑之有。其有元气大损而阴邪独见者，其色亦黄黑；真水涸竭者，其舌亦干焦。此肾中水火俱亏，原非实热之证。欲辨此者，但察其形气脉色，自有虚实可辨。而从补从清，反如冰炭矣，故凡以焦黑干涩者，尚有非实非火之证。再若青黑少神而润滑不燥者，则无非水乘火位，虚寒证也。若认此为火，而苦寒一投，则余烬随灭矣。故凡见此者，但当详求脉证。以虚实为主，不可因其焦黑而热，言清火也，伤寒固尔，诸证亦然。上录《张景岳全书》。

辨舌法六

舌尖属心，舌根属肾，中间属脾胃，两边属肝胆。赤为热，深黄为湿热食滞，厚白为湿寒水饮，灰白为极虚极寒，紫黑为热极，或脾胃有瘀血、伏痰，芒刺燥裂亦为热极，红紫如猪肝为火灼胃烂，死证也。录《医镜》

舌者心之窍，凡病俱现于舌，能辨其色，证自显然。舌尖主心，舌中主脾胃，舌边主肝胆，舌根主肾。假如津液如常，口不燥渴，虽或发热，尚属表证。若舌苔粗白，渐厚而腻，是寒邪入胃，夹浊饮而欲化火也，此时已不辨滋味矣，宜用半夏、藿香。迨厚腻而转黄色，邪已化火也，用半夏、黄芩。若热甚失治而变黑色，胃火甚也，用石膏、半夏，或黑而燥裂，则无半夏而纯用石膏、知母、麦冬、花粉之属以润之。至厚苔渐退，而舌底红色者，火灼水亏也，用鲜生地、麦冬、石斛以养之，此表邪之传里者也。其有脾胃虚寒者，则舌白无苔而润，甚者连唇口面，色俱痿白，此或泄泻或受湿，脾无火力，速宜党参、焦术、木香、茯苓、炙甘草、干姜、大枣以振之。虚甚欲脱者，加附子、肉桂。若脾热者，舌中苔黄而薄，宜黄芩。心热者，舌尖必赤，甚则起芒刺，宜连心、麦冬、竹叶卷心。肝热者，舌边赤或生芒刺，宜柴胡、黑山栀。其舌中苔厚而黄者，胃微热也，用石斛、知母、花粉、麦冬之类。若舌中苔厚而黑燥者，胃大热也，必用石膏、知母。如连牙床、唇口俱黑，则胃将蒸烂矣，非石膏三四两，生大黄一两，加金汁水、鲜生地汁、天冬麦冬汁、银花露大剂投之，不能救也。此惟时疫发斑及伤寒证中多有之。余尝治一独子，先后用石膏至十四斤余，而斑始透，病始退，此其中全恃识力。再有舌黑而润泽者，此系肾虚，宜六味地黄汤。若满舌红紫色而无苔者，此名绛舌，亦属肾气虚乏，宜生熟地、天麦冬等。更有病后绛色舌，如钱发亮而光，或舌底咽干而不饮凉，此肾气亏极，宜大剂六味地黄汤投之，以救其津液，方不枯涸。上录《笔花医镜》。苔因内热致脾气闭滞不行，饮食津液停积于内，故苔见于外。若脾气不滞，则饮食运化津液流通，虽热甚不必有苔也。吾每诊寒湿内盛者，往往舌不见苔，及服温散之剂，乃渐生白苔，转黄而病始愈矣。舌青或青紫而冷滑者为寒证，青紫而焦燥或胀大或卷缩者为热证。寒甚亦必卷缩，筋脉得寒而收引也，然必不焦燥，凡舌强硬短缩及神昏妄语者，不治。亦有痰病，而舌本硬缩及神昏不语者，当以形证色脉参之。热病舌本烂，热不止者死，伤寒阴阳易，舌出数寸者死。按:此乃房劳复非阴阳易也。

上录郭元峰《脉如》

舌苔辨寒热七

伤寒表里轻重，验舌色，辨苔垢，亦得大半。今余分立白苔、黑苔、黄苔、燥苔、滑苔五者以为要。若舌色如常，身虽大热，是表热而里未有热也，但治其表。如见白苔而滑，邪在半表半里未入于里也，但宜和解。若见黄苔者，热在胃家，苔黄而干裂者，热已入里，宜清里热，若有下证者，可以下之。若见黑苔者，有二条分别：黑而焦裂硬刺者，里热已极，火极似炭之苔也；黑而有水软润而滑者，里寒已甚，水来克火之寒苔也。以上五者，验舌之大节目也，然仍要看症切脉，以参定之。

如舌上黑苔燥裂有刺，此里热无疑矣，然或身痛，或足冷，或无汗，或脉浮，或脉伏，仍从表证治之。虽不可用辛温之药，必宜辛凉散表，然后清里。若过用清热，则表汗不出，表邪不解。

如舌上生苔，口渴不能消水，脉浮大不数，用清热之药，及加谵语神昏，此证多见不治。以舌苔主里热，渴宜消水，脉宜沉数，脉证相反故耳。然余以渴不消水，脉滑不数，拟以食滞，用消导治之，亦有生者。自此而知，表邪夹食之证亦有舌苔生刺者也。大凡察病人之舌，沿边缺陷如锯齿状者，此不治之症也。以上录秦皇士《伤寒大白》。

然有苔黑属寒者，必舌无芒刺，口有津液也，即小便之赤白，口中之润燥，舌苔之滑涩，亦皆因乎津液之荣枯，未足凭以遽断寒热也。故尤宜以脉之有力、无力细辨之，总之医家治病，须随机应变，活泼泼地，不可胶执一方，不可泥滞一药，不必以药治病，惟以药治脉可也。古今气运不同，旧方新病，何能符合，只可读其书，广其义，考其方，得其理，潜心默究，自得其神。即罗氏譬之拆旧料而改新房，务必工稳耳。上录顾练江《疡医大全》。

舌色辨吉凶八

在表则无苔按：白苔亦属表证，在半表半里，苔白而滑，在里则黄苔，热甚则黑苔，芒刺，不热不渴，黑苔有津为寒。舌乃心苗，红为本色，故吉；黑为水色，故凶。凡舌硬、舌肿、舌卷、舌短、舌强者，十不救一二。舌缩神昏脉脱者，死不治。夏月黑苔可治，冬月黑苔难医，黑苔刮不去，易生刺裂者，死。

凡见舌苔，以井水浸青布擦净舌苔，以薄荷细末，蜜调敷之。吐舌者，掺冰片末即收。上录李士材《伤寒括要》。

温热辨舌心法九

心开窍于舌，脾之大络系于舌本，肝肾脉亦通舌本。凡木舌、重舌、舌衄，属心经燥热。舌菌、舌垫、舌肿大塞口，属脾经湿热夹心火上壅，舌本强硬为热兼痰。若舌卷短，萎软枯小，则肝肾阴涸，而舌因无神气矣。温病初起，舌苔白而少津者，宜杏仁、桔梗、牛蒡之类，辛润以解搏束，桑叶、蒌皮之类轻清以解燥热，佐栀皮、连翘之微苦微燥。舌苔白而底绛，湿遏热伏也，须防变干，宜辛淡轻清，泄湿透热，如三仁汤以蔻皮易蔻仁，稍佐滑石、淡竹叶、芦根之类，以清化之。初病舌苔白燥而薄，或黄燥而薄，为胃肾阴亏。其神不昏者，宜鲜生地、元参、麦冬等味以救阴，分两不宜过重，恐遏伏邪热，银花、知母、芦根、竹叶等味以化邪，尤须加辛润以透达。若神即昏者，加以开闭，如普济丹、清上丸，此二方无考，开闭可用紫雪丹、王定牛黄清心丸可也。迟则内闭外脱，不治。舌苔燥如白砂者，此温邪过重，宜速下之，佐以甘凉救液。白燥而厚者，调胃承气汤下之，佐以清润养阴，如鲜生地、元参、梨汁、芦根之类。若白腻不燥，自觉闷极，口甜吐浊涎沫，宜加减正气散，加佩兰、神曲。若舌胀大不能出口，属脾湿胃热郁极，前法加大黄汁利之。舌白不燥，或黄白相兼，或灰白不渴，此湿热郁而未达，或素多痰饮，虽中脘痞痛，亦不可攻，宜用开化，如杏、蔻、枳、桔、陈皮、茯苓、通草之类。舌苔白腻，胸膈闷痛，心烦干呕，欲饮水，水入则吐，此热因饮郁而生，宜辛凉化饮，如白芥子、细辛、通草、茯苓、猪苓、泽泻、米仁、滑石、竹叶、芦根。如饮热并重，舌苔黄腻，宜辛苦通降，佐以淡渗，如小陷胸汤、半夏泻心汤，去参、甘、大枣，以姜汁炒黄连代干姜，加通草、茯苓、蒌皮、薤白等味。黄芩滑石汤、黄连温胆汤，均可选用。邪传心包，神昏谵烦，如舌苔黄腻，仍属气分湿热内蒙包络，宜半夏泻心汤、小陷胸等汤。或用杏仁、白芥子、姜汁、炒川连、盐水炒木通、连翘、滑石、淡竹叶、芦根、蒌皮之类辛润以通之，咸苦以降之，清淡以泄之，凉膈散亦可间用，宁上丸、普济丹亦效。若舌赤无苔，此证与前证同一神昏，而虚实相反，前系湿热明证，此系伤阴。确据神昏为内闭之象，闭则宜开。心宫乃虚灵之所，虚则忌实，宜犀角、鲜生地、连翘、银花、郁金、鲜石菖蒲、鲜芦根、梨汁、竹沥，少和姜汁，缓煎热服，再用宁上丸、普济丹，开闭养阴。地黄用鲜者，取其滑利，少和姜汁，凉药热饮，取其流连，此即阴阳开阖之理。芦根尤宜多用，轻清甘凉，两饮金水，又能泄热化湿，从膀胱而解。如此治法，断无不效之理。最忌一派苦寒，永伏阴柔浊腻。今时习俗，尤误于温病伤阴之说，不知气分热郁烁津之理，每见舌绛，便用大剂阴柔，是浊热已遏上焦气分，又用浊药，两浊相合，逼令邪气深入膏肓，深入骨髓，遂成固结不解之势。又或舌苔黄腻，明系气分湿热熏蒸，法宜辛苦开化，乃不用开化，而用大剂凉药，亦足逼令邪气深伏，邪伏则胃气不得上升，舌苔因之亦伏，转成舌绛无苔矣。若舌色紫暗，扪之湿润，乃其人[①]胸膈中素有虚瘀，与热相搏，宜鲜生地、犀角、丹皮、丹参、赤芍、郁金、花粉、桃仁、藕汁等味凉血化瘀。舌紫肿大或生大红点者，乃热毒乘心，用导赤犀角加黄连、金汁治之，或稍加大黄汁利之。舌绛欲伸而抵齿难伸者，此痰阻舌窍，肝风内动，宜于清化剂中加竹沥、姜汁、胆星、川贝等味以化热痰。切勿滋腻遏伏火邪，其有因寒凉阴柔遏伏者，往往愈清愈燥，愈滋愈干。又宜甘平、甘润，佐以辛润透邪，其津乃回。若舌有碎点黄白者，欲生疳也。舌与满口，生白衣为霉苔，或生糜点，谓之口糜。因其人胃肾阴虚，中无砥柱，湿热用事，混合熏蒸，证属难治，酌用导赤、犀角、地黄之类服之。舌心绛干，乃胃热上烁心营，宜清心胃。舌尖绛干，乃心火上炎，宜导赤以泻其府。舌绛而光亮、绛而不鲜，甚至干晦痿枯者，或淡而无色如猪腰样者，此胃肝肾阴枯极，而舌无神气者也，急宜加减炙甘草汤，加沙参、玉竹、鸡子黄、生龟板等类，甘平濡润以救之。黑为肾色，苔黑燥而厚，此胃肠邪结伤及肾阴，宜大承气汤，咸苦下之。黑燥而不甚厚，调胃承气汤微利之，或增液承气汤润下之。若舌淡黑，而津不满者，此肾虚无根之火上炎，用复脉、生脉辈救之。舌苔黄厚，脉息沉数，中脘按之微痛，大便不解，或虽解无多，或虽多而仍觉不爽，宜于辛苦剂中兼用酒制大黄为丸，缓化而行，往往服一二次，大解一次，再服再解，如此五七次，而邪始尽也。若舌如沉香色，或

① 人：原作“入”，据文义改。

黄黑而燥，脉沉实而小，甚者，沉微似伏，四肢发厥，或渴喜热饮，此皆里气不通之象，酌用三承气汤下之。阴伤者，加鲜生地、元参、知母、芦根之类足矣。盖速下其邪即所以存津液也，必得苔退脉静身凉，舌之两旁生出白薄苔，方为邪尽，一切外邪伏邪均系如此。

按：此篇诊舌之法颇为精细，录于石芾南《医原》中，至于舌苔白燥、黄燥、黑燥始用承气汤下之，亦未尽善。余曾治温病数人，往往数日不大便，燥粪已结，而舌苔始终滑润，无舌苔可据者，要之余所遇者其变，石氏所论者其常也，知常知变，而后可与言医。

舌质舌苔辨十

凡察舌，须分舌质舌苔。舌苔虽恶，舌质如常，胃气浊恶而已。苔从舌里生出，刮之不能全净者，气血尚能交纽，为有根也。

凡舌苔，以匀薄有根为疾。白而厚者，湿中有热也。忽厚忽薄者，在轻病为神气有权，在困病为肾气将熄。边厚中黄或中道无苔者，阴虚血虚也。中道一线深陷极窄如隙者，胃痿也。舌根高起累累如豆，中路人字纹深广者，胃有积也。舌上星点赤而鼓起者，胃热也，在两旁主肝热，在尖主心热。淡而陷下者，胃虚也，在小儿为有滞、有虫。望似有苔，一刮即净，全无苔迹者，血虚也。一片厚苔，或黄或白，如湿粉所涂，两边不能渐匀渐薄者，胃绝也。

舌上津液如常，邪尚在表，见白苔而滑，厚而腻是寒邪入胃矣；黄而厚者，已化热也；黄而燥者，热已盛也；厚苔渐退而底色红如猪肝者，火灼水亏津液将竭也。见黑苔有二：如黑而焦裂硬刺者，为火极似炭之热苔；如黑而有津软润而滑者，为水来克火之寒苔；如连牙床唇口俱黑者，则胃将蒸烂矣。在

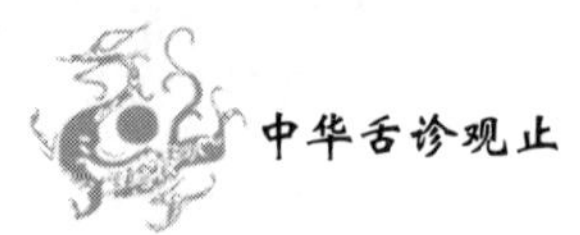

时疫斑疹伤寒热病多有之。更有舌中忽一块如钱无苔而深红者，此脾胃包络津液大亏润溉不周也。亦有瘀血在于胃中，无病或病愈而见此苔者，宜疏消瘀积，不得徒滋津液。按：舌面细如鱼子者，心与命门真火所鼓，若包络有凝痰，命门有伏冷，则舌面忽一块光平如镜。此论伤寒外感也。

温热初发便烦热发渴，舌正赤而多白苔如积粉者，虽滑，亦当以白虎清内热也。又中宫有水饮者，舌多不燥，不可误认为寒证也。亦有虚热者，舌心虽黑或灰黑而无积苔，舌形枯瘦而不甚赤，其证烦渴耳聋，身热不止，大便五六日或十余日不行，腹不硬满，按之不痛，睡中或呢喃一二句，或带笑或叹息，此津枯血燥之虚热也，宜大料六味汤，若误与承气必死矣。此论温热也。

黑苔者，血瘀也；灰苔者，血瘀而夹痰水也。妇人伤寒时病，最易生黑苔，不得遽以为凶，旧法黑苔以芒刺、燥裂、湿润、细腻分寒热。余历诊瘀血苔黑，虽内热而不遽起刺，有烟瘾人苔易燥刺，而非必内有真热，不过肺胃津伤耳。凡见灰黑二苔，总宜兼用行血，其证寒热甚者，必神昏谵语，无寒热者，必胸肋有一块结热，内烦而夜不安眠也。若僵缩言语不利或身重不能转侧，及一边不能眠，乃凶。

舌枯晦而起刺者，血燥热结也，虽结黑壳，犹有生者。平人胃中，夙有冷痰瘀血，舌上常见一块光平如镜，又凡有痞积及心胃气痛者，病时舌苔多见怪异，妇女尤甚。以上摘录周徵之《诊家直诀》。

第三十一章　察舌辨证之医案

一、黑苔医案八则

薛立斋云：余昔留都时，地官主事郑汝东妹婿患伤寒，舌见全黑。院内医士鲁禧曰：当用附子理中汤。人咸惊骇而止，及其困甚治棺，鲁与其邻，往复视之，谓用前药犹有生意。其家既待以死，拼而从之，数剂而愈。大抵舌黑之证，有火极似水者，即杜学士所谓"薪为黑炭之意也"，宜凉膈散之类，以泻其阳。有水来克火者，即鲁医士所疗是也，宜理中汤以消阴翳，又须以老姜切平擦其舌，色稍退者可治，坚不退者不可治。

又弘治辛酉，金台姜梦辉患伤寒，亦得黑苔，手足厥冷，吐逆不止，众医犹作火治。几致危殆，判院吴仁斋用附子理中汤而愈。夫医之为道，有是病必有是药，附子疗寒，其效可数，奈何世皆以为必不可用之药，宁视人之死而不救，不亦哀哉？凡用药得宜，效应不爽，不可便谓为百无一生而弃之也。

张景岳云：余在燕都，尝治一王生，患阴虚伤寒，年出三旬，而舌黑之甚，其芒刺干裂，焦黑如炭，身热便结，大渴喜冷，而脉则无力，神则昏沉，群医谓阳证阴脉必死无疑。余察其形气未脱，遂以甘温壮水等药大剂进之，以救其本，仍间用凉水以滋其标。盖水为天一之精，凉能解热耳，可助阴，非若苦寒伤气者之比。故于津液干燥，阴虚便结，而热渴火盛之证，亦所不忌。由是水药并进，前后凡用人参、熟地各一二斤，附子、肉桂各数两，冷水亦一二斗，然后诸证渐退，饮食渐进，神气俱复矣。但察其舌黑，则分毫不减，余甚疑之，莫得其解。再后数日，忽舌上脱一黑壳，而内则新肉灿然，始知

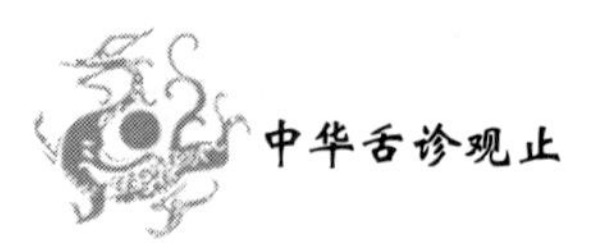

其肤腠焦枯，死而复活。使非大为滋补，安望再生。若此一证，特举其甚者纪之。此外凡舌黑用补，而得以保全者，盖不可枚举矣。所以凡诊伤寒者，当以舌色辨表里，以舌色辨寒热，皆不可不知也。若以舌色辨虚实，则不能无误，盖实固能黑，以火盛而焦也，虚亦能黑，以水亏而枯也。若以舌黄、舌黑悉认为实热，则阴虚之证万无一生矣。上录《金镜录》。

龚子才曰：一人舌青黑有刺，乃热剧也，欲以舌贴土壁上稍可。良由思虑过度怒气所得，为制一方，名清心散，服之即效。方用赤茯神、枣仁、麦冬、胡麻仁、黄连各一钱，远志五分，木通、连翘各八分，甘草三分，清水煎服。

《舌辨》云：一妇人症已危笃甚，其舌黑而厚隔瓣。余掘开其舌，底有红色，余曰：症虽危可救，以大承气汤加减，一剂则知人，二剂而安。

又云：一人有此舌，墨滑数点，用大柴胡汤加减下之，次早则舌滑俱无，而见稍微红色，次调理而安。

又云：一孕妇伤寒证已愈，次病头面肿大，痛甚难禁。余用三黄俱酒煮、牛蒡子、薄荷、白芷、防风、石膏，四剂痊愈。

梁特严云：余于辛卯七月，道出清江浦，见船户数人同染瘟疫，浑身发臭，不省人事，医者俱云不治，置之岸上，徐俟其死。余目击心悯，姑往诊视，皆口开吹气，舌则黑苔黑瓣底。其亲人向余求救，不忍袖手，即教以十全苦寒救补汤，生石膏加重四倍，循环急灌。一日夜连投多剂，病人陆续泻出极臭之红黑粪甚多，次日黑中舌瓣渐退，复连服数剂，三日皆痊愈。是时清江疫疠大作，未得治法，辄数日而死。有闻船户之事者，群来求治，切其脉皆怪绝难凭，望其舌竟皆黑瓣底，均以前法告之。其信者皆一二日即愈，其稍知医书者，不肯多服苦寒，仍归无救。余因稍有感冒留住十日，以一方救活四十九人，颇得“仙方”之誉。

王孟英治王氏妇，年七旬有三，风湿伤肺，头晕目眩，舌缩无津，身痛肢厥，口干不饮，昏昧鼻鼾，语言难出，寸脉大。证属痰热阻窍，先清气分邪热，杏仁、象贝、羚羊、花粉、竹茹、桑叶、焦山栀，一服症减肢和。但舌心黑而尖绛，乃心胃火燔，惧其入营劫液，用鲜生地、犀角汁、元参、丹皮、麦冬、阿胶、蔗浆、梨汁，三服色润神苏，身凉脉静。但大便未通，不嗜粥饮，乃灼热伤阴，津液未复，继与调养胃阴，兼佐醒脾，旬日霍然。

二、红舌医案二则

孟英治姚某，年未三旬，烟瘾甚大。适伊母病温而殁，劳瘁悲哀之际，复病温邪，胁痛筋掣，气逆痰多，壮热神昏，茎缩自汗。医皆束手，所亲徐丽生嘱其速孟英视之。脉见芤数，舌绛无津，有阴虚阳越、热炽液枯之险，况初发即尔，其根蒂之不坚可知。与犀、羚、元参、知母壮水息风，苁蓉、楝实、鼠矢、石英潜阳镇逆，沙参、麦冬、石斛[①]、玉竹，益元充津，花粉、栀子、银花、丝瓜络蠲痰清热，一剂知，四剂安，随以大剂养阴而愈。

又治姚令舆室，素患喘嗽，复病春温。医知其本元久亏，投以温补，痉厥神昏，耳聋谵语，面赤舌绛，痰喘不眠，医皆束手矣。延孟英诊之，脉犹弦滑，曰证虽危险，生机未绝，遽尔轻弃，毋乃太忍。与犀角、羚羊、元参、沙参、知母、花粉、石膏以清热息风，救阴生液，佐苁蓉、石英、鳖鱼甲、金铃、旋覆、贝母、竹沥以潜阳镇逆，通络蠲痰。三剂而平，继去犀、羚、石膏加生地，服旬日而愈。

① 石斛：原作“石解”。

三、紫疱舌医案二则

程杏轩治汪木工，夏间寒热呕泻，自汗头痛。他医与疏表和中药，呕泻止而发热不退，汗多口渴，形倦懒言，舌苔微黄而润，脉虚细，用清暑益气汤加减。服一剂，夜热更甚，谵狂不安，次早复诊脉更细，舌苔色紫，肉碎，凝有血痕，渴嗜饮冷。此必热邪内伏未透，当舍脉从证，改用白虎汤加鲜生地、丹皮、山栀、黄芩、竹叶、灯心。服药后，周身汗出，谵狂虽定，神呆，手足冰冷，按脉至骨不见，阖目不省人事，知为热厥。舌形短而厚，满舌俱起紫泡，大如葡萄，并有青黄黑绿杂色罩于上。后用紫雪丹，蜜调涂舌上，前方再加入犀角、黄连、元参以清热，金汁、人中黄、银花、绿豆以解毒，另用冬雪水煎药，厥回脉出，舌疱消，苔退仅紫干耳。再剂热净神清，舌色如常。是役也，程谓：能审其阳证似阴，于后未能察其实证类虚。于前自咎学力未到，以初用清暑益气汤之误也。

王士雄治徐月严令正，年逾四旬，暮春患痰嗽发热。医者询知病当汛后，于荆防发散中，加当归、姜枣为方。服三剂，血随痰溢，口舌起泡如紫葡萄者八枚，下唇右角肿凸如拇指大，色如黑枣，咽痛碍饮，或云瓜瓤瘟，或云葡萄瘟。医者望而却走，凂余往视。口秽喷人，颊颚如漆，舌紫苔色如靛，臂斑或黑或蓝，溲若沸油，渴呃多汗，脉形细涩，数夜无眠，此仍阴分素亏，热伏营分，气机郁结，痰阻上窍。询其胸背，斑已遍身，幸而血溢汗多，毒邪犹有出路，故不昏陷。令取锡类散吹喉，并以童溺、藕汁、梨汁频灌，随用元参、丹参、紫草、花粉、银花、焦栀、连翘、鲜石斛、鲜大青、竹茹、枇杷叶、夏枯草、蔷薇根、海蛇煎调神犀丹。两剂后，舌本转赤，苔色见黄。四剂后，血止咽松脉转弦数。六剂便行，口秽始减，疱平而唇肿亦消。八剂嗽平而苔退，脉柔和，斑回而痕如黑漆，始改轻清，善后径愈。

四、人字纹舌医案二则

白苔亦有人字纹。如程杏轩治一农人，患伤寒数日，寒热交作，自汗如雨，脉虚神倦，舌苔白滑，分开两歧，宛如刀划。考《己任编》有阴证误服凉药，舌见人字纹之语，先与六味回阳饮，继进左右二归饮数剂，舌苔渐退而愈。黑苔亦有人字纹，如杨乘六治沈姓外感证，危甚，舌黑而枯，满舌遍裂人字纹，曰：脉不必诊也，此肾气凌心，八味证也，误用芩连无救矣，逾日果殁。他如《伤寒金镜录》有裂纹如人字形者，因君火燔灼，热毒炎上而发，用凉膈散治之。以上两案，一则舌白，一则舌黑，皆用温药，尤当辨明脉证，分别治之。

五、蓝舌医案二则

《舌辨》云：余治孙仁泉伤寒后月余。舌蓝如靛，其斑亦蓝如大萍遍身，自服表剂不应，询其故，曰：斑不赤故表之。余曰:非表可治，三脏气已绝矣。因心不能生脾，脾不能生肺，肺不能制肝，肝木猖獗，脾土受克，则不食，四肢坠，脾痞，口不知味。余谓不治，果旬日而殁。

又云：浑蓝舌者，乃病后失于调理，脾胃全无生气也，必死。囊治一伤寒后二十余日，失于调理，恣意饮食，得此舌苔，胸微闷，脉微细。余不下药，何也？盖肝色纯蓝而胃土无气也，众不信，翌日果死。

六、舌强医案四则

薛己治一妇人，善怒，舌本强，手臂麻。薛曰：舌本属脾，被木克制，故耳用六君子汤加柴胡、白芍治之。

又治郑秋官过饮，舌本强肿，语言不清。此脾虚湿热。用补中益气汤加神曲、麦芽、干葛、泽泻而愈。

又学士吴北川过饮痰壅，舌本强硬，服降火化痰药，痰气益甚，肢体不遂，薛作脾虚湿热治之而愈。

又一男子舌下牵强，手大指，次指不仁，或大便闭结，或皮肤赤晕。薛曰：大肠之脉散舌下，此大肠血虚风热，当用逍遥散加槐角、秦艽治之。

七、舌肿医案五则

宋度宗欲赏花，一夜忽舌肿满口，蔡御医用蒲黄末等分，干掺而愈。盖舌乃心之外候，而手厥阴相火乃心之臣使，蒲黄活血凉血，得干姜是阴阳相济也。《芝隐方》。

薛己曰：一膏粱之人患舌肿，敷服皆消肿之药。舌肿势急，与刺舌尖，反两旁出紫血杯许，肿消，二更服犀角地黄汤二剂。翌早复肿胀，仍刺去紫血杯许，亦消一二，仍服前汤。良久舌大肿，又刺去黑血二杯许，肿渐消，忽寒热作呕，头痛作晕，脉浮洪而数。此邪虽去而元气愈伤，与补中益气汤，倍参、芪、归、术，四剂而安，又数剂而愈。

张子和曰：南邻朱老翁，年六十余岁。身热数日不已，舌根肿起，和舌尖亦肿，肿至满口，比原舌大二倍。一外科以燔针刺其舌两旁下廉泉穴，病势转凶，将至颠巇。戴人曰：血实者宜决之，以铍针磨令锋极尖，轻砭之，日砭八九次，血出约一二盏，如此者三次，渐而血少，痛减肿消。夫舌者，心之外候也，心主血则血出则愈。又曰：诸痛疡疮皆属心火，燔针艾火，是何义也。一妇人，木舌胀，其舌满口，诸药不愈。余用铍针，小而锐者，砭之五七度，肿减，三日方平。计所出血，几至盈斗。

缪氏子，年十六岁。舌上重生小舌，肿不能言，不能食物。医以刀割之，敷以药，阅时又生，屡治不痊，精力日惫。向余求药，检方书，用蛇蜕烧灰，研末敷之立愈，后不复发。

八、舌出医案四则

元顺帝之长公主驸马刚噶勒藏庆王，因坠马得一奇疾，两眼黑睛俱无，而舌出至胸。诸医罔知所措，广惠司卿聂济尔，乃伊罗勒琨人也，尝识此证，遂剪去之，顷间复生一舌，亦剪之，又于真舌两边，各去一指许，却涂以药而愈。录《辍耕录》。

凌汉章治一男子，病后舌吐。凌兄亦知医，谓曰：此病后近女色太早也。舌者心之苗，肾水竭，不能制心火，病在阴虚，其穴在左股太阳，是当以阴攻阳。凌曰:然。如其穴针之，舌吐如故。凌曰：此知泻而不知补也，补数针，舌渐复如故。《明史》

何首庸治前锋赖将军，舌本肿出不能缩入，何曰：心气亟热也，如久则饮食不下而死矣。炙饮器灼之，肿消，再投以汤剂立愈。《云南通志》。

《古今医统》曰：王贶治一大贾，因失惊舌伸出，遂不能收，经旬食不下咽，尪羸已甚。国医不能疗，其家榜于市曰：有能者酬千金。贶医名未著，学且未精，因捡《针经》，有针法治此疾，遂往治之。用针舌之底，抽针出，舌遂伸缩如平时。

九、舌缩医案一则

冯楚瞻治一人，无故舌缩不能言，用白芥子研末，醋调敷颈项下，即能言。服清脾降火等汤，再用紫雪冰片散吹之而安。

十、舌烂医案三则

先兄口舌糜烂，痰涎上壅，饮食如常，遇大风欲仆地。用补中益气汤及八味丸即愈，间药数日仍作。每劳苦，则痰盛目赤，漱以冷水，舌稍愈，顷间舌益甚，用附子片噙之即愈。服前二药，诸症方痊。《薛氏医案》。

工部徐检斋口舌生疮，喜冷饮食，或咽喉作痛，大便秘结，此实热也。同上。

王孟英治段春木之室烂喉，内外科治之束手。姚雪蕉孝廉荐孟英视之。骨瘦如柴，肌热如络，韧痰阻于咽喉，不能咯吐，须以纸帛搅而曳之，患处红肿，白腐，龈舌皆糜烂，米饮不沾，月事非期而至。按其脉左细数，右弦滑。曰：此阴亏之体，伏火之病失于凉降，扰及于营。先以犀角地黄汤清营分而调妄行之血，续与白虎汤加西洋参等，肃气道而泻燎原之火，外用锡类散扫痰腐而消恶毒，继投甘润药蠲余热而充津液。日以向安，月余而起。

十一、舌痛医案一则

仲侍御多思虑，舌作痛，用苦寒降火药，发热便血，盗汗口干，肢体日瘦。此脾气亏损，血虚生热，用加味归脾汤而愈。《薛己治验》

十二、舌断医案二则

有人自行被攧，穿断舌心，血出不止。米醋用鸡翎刷所断处，其血即止，仍用真蒲黄、杏仁去皮尖、硼砂少许研为细末，炼蜜调药，稀稠得所，噙化而安。《得效方》

钱国宾治板桥李氏仆刘二，与租房之妇私，年余不收其租。一日主人算账无抵，刘二坐逼，妇恨将刘舌咬下二寸。延视，根肿满，汤水不下，制金疮药，用败龟板烧烟带黑色一两、血竭一钱、冰片三分共末掺上，血痛俱止，肿尚未消。其人昏厥不省，梦关帝示以半红半白鸡豆子大药一粒，用无根水吞服，即生矣。惊觉难言，讨笔书，众人方知。自是其肿渐消，可灌饮汤，或薄粥。其舌长完，比前大小一样，日服参芪归术汤愈。

第三十二章　辨舌证治要方

察病于舌色，较切脉更有把握，盖舌无隔膜，且为心苗，目视明澈，胜于手揣，病既察定，然后立方用药，自必效如桴鼓。兹就本书引用应备各方，分列发表、攻里、和解、化利、清凉、温散、补益、杂治为八节，聊备参考，略附主治、效能于各方之下，俾互相发明。

第一节　发表之剂

香苏饮

生香附钱半　紫苏叶二钱　陈皮钱半　生甘草七分　加姜葱煎。咳嗽加杏仁、桑皮，有痰加半夏，头痛加川芎、白芷，伤风鼻塞头昏加羌活、荆芥。

加味香苏饮《医学心悟》

即前方加秦艽、荆芥、川芎、蔓荆子各一钱。

参苏饮

治外感风寒，内积痰饮，虚热便血，表里虚实兼治之剂。西党参　紫苏叶　干姜　前胡　半夏　茯苓　陈皮　生甘草　炒枳壳　桔梗　木香　加姜枣煎。外感多者去枣加葱白，肺中有火者去人参，加杏仁、桑叶。泄泻者加萹豆、白术。

大羌活汤

羌活　防风　独活　细辛　防己　黄芩　黄连　苍术　白术炒　生甘草　知母　川芎　生地黄　水两碗，煎一碗服。

冲和灵宝饮

即前方去独活、防己、黄连、苍白术、知母，加柴胡、白芷、葛根、石膏。

柴葛解肌汤 治太阳阳明合病，头痛鼻干不眠，恶寒无汗。柴胡 葛根 羌活 白芷 黄芩 芍药 桔梗 甘草 生石膏 加姜枣煎服。无汗恶寒甚者去黄芩，冬月加麻黄，春月少加，夏月加苏叶。

葛根汤 治头项强痛，背强，脉浮，无汗恶寒，兼治风寒在表而自利者。葛根 麻黄 生姜 桂枝 芍药 甘草 大枣 水煎服。

升麻葛根汤钱氏 治阳明表热下利，兼治痘疹初发。

升麻 葛根 芍药各二钱 炙甘草一钱钱[①] 加生姜 水煎服。

柴胡桂枝[②]汤 治心腹卒痛，肝木乘脾土。柴胡 黄芩 半夏 生甘草 芍药 桂枝 大枣 生姜

人参败毒散

人参 茯苓 枳壳 桔梗 前胡 柴胡 羌活 独活 川芎各一钱 生甘草五分 加生姜煎。烦热口渴加黄芩，本方加陈仓米名仓廪散，治噤口痢。

藿香正气散 治外感风寒，内伤饮食，憎寒壮热，胸膈满闷。

藿香 紫苏叶 白芷 大腹皮 茯苓 白术炒 陈皮 半夏曲 厚朴 桔梗 生甘草 加姜枣煎。

小续命汤 治中风㖞斜不遂，语言涩蹇，及刚柔二痉，亦治厥阴风湿。

防风钱半 桂枝 麻黄 人参 酒芍 杏仁 川芎 黄芩 防己 甘草各八分 附子四分 加姜枣煎服。

香薷饮 香薷 制川朴 扁豆衣

黄连香薷饮 即前方加黄连。

---

① 钱：疑为衍文。

② 桂枝：原作“桂桂”，据医理改。

五物香薷饮 即前方加茯苓、生甘草。

六味香薷饮 即五物香薷饮加木瓜。

十味香薷饮 即六味香薷饮加参、芪、陈、术。

二香散 即五味香薷饮合香苏饮。

藿薷汤 即三物香薷饮合藿香正气汤。

香葛汤 即三物香薷饮加葛根。

银翘散辛凉平剂

金银花 连翘壳 苦桔梗 苏薄荷 竹叶 生甘草 淡豆豉 荆芥 牛蒡子 鲜苇根 水煎服。

葱豉汤 治虚人风热，伏气发温，及产后感冒皆效。

葱白一握 香豉三合 水煎日三服。

栀豉汤 治汗下之后，正气已虚，尚有痰涎滞气，凝结上焦，以此引吐。

栀子十四枚 香豉四合 水四升，先煮栀子得二升半，同豉煮取升半，去滓，分为二服，得吐止后服。

元参升麻汤

黑元参 牛蒡子 绿升麻 僵蚕 连翘 防风 黄芩 黄连 桔梗 生甘草 水煎服。

化斑汤

犀角 鲜生地 黑元参 丹皮 生石膏 肥知母 鲜大青叶 生甘草 金银花 水煎服。

人参化斑汤 即前方加人参。

黄连化斑汤 即前方加黄连。

消斑青黛饮

犀角 黄连 青黛 生石膏 知母 栀子 元参 鲜生地 柴胡 人参 生甘草 姜枣 水煎服，加醋一匙冲。大便实者，去人参，加大黄。

葱豉白虎汤

鲜葱白三枚　淡豆豉三钱　生石膏四钱　知母三钱　北细辛三分　生甘草五分　生粳米三钱　水煎服。

第二节　攻里之剂

大承气汤　治阳明病，痞满燥实，谵语烦渴，腹痛便闭。大黄酒浸四钱　芒硝二钱　川朴姜制四钱　枳实麸炒二钱　水煎温服。

小承气汤　治阳明病，心腹痞满，潮热，狂言而喘。

大黄酒浸三钱　厚朴二钱　炒枳实一钱　水煎温服。

调胃承气汤　治阳明病，不恶寒，反恶热，大便闭，谵语者。

大黄酒浸三钱　芒硝三钱　炙甘草二钱　水煎温服。

白虎承气汤

大黄三钱　芒硝钱半　知母三钱　甘草钱半　生石膏六钱　粳米一钱　水煎温服。

增液承气汤

鲜生地　黑元参　麦冬　大黄　芒硝　水煎温服。

桃仁承气汤　治热结膀胱，小腹胀满，大便黑，小便利，燥渴谵语，蓄血发热如狂，及血瘀胃痛，腹痛胁痛。

桃仁五十粒　大黄四钱　芒硝　甘草　桂枝各二钱　水煎温服。

抵当汤　治脉微而沉，反不结胸，其人如狂者。以热在下焦，小腹当硬满，小便自利者，必有蓄血，令人善忘。所以然者，以太阳随经，瘀热在里故也。

水蛭三十个，猪脂熬黑　虻虫三十个，去头足翅　桃仁二十枚，去头尖，研　大黄四两

桃仁抵当汤　治热在下焦，小腹硬满，瘀血在里，小便

自利，屎硬如狂善妄等症。

大黄三钱　鲜生地四钱　当归尾二钱　桃仁三钱　炒穿甲钱半　元明粉钱半　猺桂心五分　冲水煎温服。

养荣承气汤

大黄酒浸二钱　厚朴　枳实各一钱　知母　当归　芍药　鲜生地各一钱　加姜煎。

小陷胸汤　治痰热塞胸。

瓜蒌实五钱　黄连钱半　半夏三钱　水煎温服。

大陷胸汤

煨甘遂一钱　生锦纹二钱　元明粉钱半　水煎温服。

更衣丸

芦荟七钱　朱砂五钱　上药研末，滴烧酒为丸。

备急丸　治热邪暴死。

巴豆霜一钱　干姜三钱　大黄三钱　共为末糊丸，如绿豆大。

十枣汤　治水蓄积胁内肿胀者。

芫花醋炒三钱　甘遂面煨三钱　大戟蒸晒三钱　共研末，枣肉煮烂为丸。

己椒苈黄丸　治腹满，口舌干燥，肠间有水气。

防己　川椒目　葶苈子熬　大黄各等分　上四味为末，蜜丸如梧子大，先食饮服一丸，日三服。口中有津液渴者，加芒硝半两。

陶氏黄龙汤　治胃实失下，虚极热极，循衣撮空，不下必死者。

人参钱半　熟地三钱　当归二钱　大黄酒浸三钱　芒硝二钱　枳实二钱　厚朴钱半　水煎温服。

新加黄龙汤

鲜生地五钱　人参钱半　生大黄三钱　芒硝一钱　元参五

钱　生甘草二钱　麦冬五钱，连心　当归钱半　海参二条　姜汁六匙　水八杯，煮取三杯，先用一杯冲参汁五分、姜汁二匙。顿服之，如腹中有响声，转矢气者为欲便也。

十全苦寒救补汤

生石膏八两研粉　生知母六钱去毛　黄柏四钱　黄芩六钱　生大黄　元明粉各三钱　制川朴一钱　生枳实钱半　黑犀角尖四钱　水煎温服。

三黄泻心汤

大黄三钱　小川连一钱　青子芩钱半　水煎温服。

大黄黄连泻心汤　此泻虚热，非荡实热也。

大黄三钱　黄连钱半　麻沸汤渍之，须臾后去滓，分温再服。

半夏泻心汤

半夏　黄芩　干姜　炙甘草　人参各二两　黄连一两　大枣十二枚　水一斗，煮取六升，去滓再煎取三升。温服一升，日三服。

济川煎方

当归三钱　川芎一钱　淡苁蓉三钱　泽泻三钱　升麻一钱　炒枳壳钱半　清煎服。

第三节　和解之剂

小柴胡汤

柴胡三钱　黄芩二钱　人参　炙甘草各二钱　半夏三钱　生姜二钱　大枣三枚　水煎温服。

柴胡汤

柴胡三钱　黄芩一钱　陈皮一钱　生甘草一钱　大枣二枚　小柴胡用人参、半夏，今表实故不用人参，无呕吐不加半夏。

大柴胡汤　治表有寒热，胁痛诸症。

柴胡四钱　姜半夏钱半　黄芩二钱　芍药一钱　生姜二钱　大枣一枚　枳实一钱，炒　大黄酒浸二钱　水煎温服。

达原饮

槟榔二钱　厚朴一钱　草果仁五分　知母一钱　芍药一钱　甘草五分　黄芩一钱　上水二钟，煎八分，午后温服。

三消饮

槟榔二钱　草果五分　厚朴一钱　白芍一钱　甘草一钱　知母一钱　黄芩一钱　大黄一钱　葛根一钱　羌活一钱　柴胡一钱　水煎温服。

防风通圣散　治憎寒壮热，二便秘涩，表里俱热。

防风　荆芥　薄荷　麻黄　当归　川芎　白芍　炒白术　连翘　栀子　大黄酒浸　芒硝各五分　桔梗一钱　黄芩一钱　滑石三钱　甘草二钱　水煎服。

增损双解散　此温病时毒主方。

白僵蚕酒炒三钱　蝉蜕十二枚　广姜黄七分　防风一钱　薄荷叶一钱　荆芥一钱　全当归一钱　白芍一钱　黄连一钱　连翘去心一钱　栀子一钱　黄芩二钱　桔梗一钱　生石膏六钱　滑石三钱　生甘草一钱　大黄　芒硝各二钱　水煎去滓，冲芒硝入蜜三匙，黄酒半酒杯，和匀冷服。

甘露饮

大生地三钱　鲜石斛三钱　淡天冬钱半　麦门冬二钱　生甘草八分　西茵陈一钱　青子芩一钱　炒枳壳八分　枇杷叶三钱　先用熟地六钱，切丝泡取汁两碗，代水煎药。

小甘露饮

鲜生地四钱　鲜石斛二钱　西茵陈一钱　黄芩　苦桔梗各一钱　焦栀子一钱　升麻三分　水煎温服。

甘露消毒丹　治湿温时疫，发热倦怠，胸闷腹胀，肢酸咽肿，斑疹身黄，颐肿口渴，溺赤便闭，吐泻疟痢，淋浊疮疡等证。但看病人舌苔淡白或厚腻或干黄者，是暑湿疫热之邪尚在气分，悉以此丹治之立效。

飞滑石十五两　绵茵陈十一两　淡黄芩十两　石菖蒲六两　川贝母　木通各五两　藿香　射干　连翘　薄荷　白蔻仁各四两　上药晒燥，生研为末，每服三钱，开水调服，日二次。或以神曲糊为丸，如弹子大，开水化服亦可。

清瘟败毒饮

生石膏大剂六两至八两，中剂二两至四两，小剂八钱至一两二钱　小生地大剂六钱至一两，中剂二钱至五钱，小剂二钱至四钱　乌犀角大剂六钱至八钱，中剂三钱至四钱，小剂二钱至四钱　真川连大剂四钱至六钱，中剂二钱至四钱，小剂一钱至钱半　焦山栀三钱　桔梗钱半　黄芩三钱　青连翘三钱　赤芍二钱　白知母三钱　粉丹皮二钱　乌元参三钱　鲜竹叶五十片　先煮石膏数百沸，后下诸药，犀角磨汁和服。

加减法：头面肿大，加紫花地丁草五钱、生锦纹酒浸钱半。痄腮颈肿，加金银花二钱、上青黛五分。红丝绕目，眼光昏瞀，加羚羊角钱半、龙胆草八分、滁菊花三钱、藏红花五分。耳后肿痛，加大青叶钱半、紫花地丁草四钱。嗒舌弄舌，加木通一钱，童便一杯冲。舌上白点如珍珠，加蔷薇根五钱、金汁水一两。舌上发疔或红或紫，甚则流脓出血，舌上成坑，加银花露、金汁水各一两冲入，外以锡类珠黄散掺之。舌苔如腻粉，言语不清，加梨汁、竹沥、西瓜汁、蕉根汁各一瓢冲。舌衄齿衄鼻衄，加鲜茅根五十支、陈京墨汁、童便各一钟冲。气粗呃逆，加鲜竹茹五钱、鲜枇杷叶一两去毛抽筋，煎汤代水，冲沉香、青皮、广郁金、小枳实汁各一匙。气粗胸满去地、芍、甘、桔，加瓜蒌仁六钱、旋覆花三钱，再用萝卜、淡海蜇各四两，活水芦根三两煎汤代水。咽喉肿痛，加山豆根八分，金汁水一两冲。再以生萝卜四两，西藏橄榄二钱、安南子五枚煎汤代水，外以锡类散吹之，吹后嗽口净，以玉霜梅含之。筋脉抽惕，甚则循衣摸床撮空，加羚羊角钱半、滁菊花三钱、龙胆草八分，再以嫩桑枝二两、丝瓜络一个煎汤代水。若气实者，宜兼通腑，加生锦纹三钱、风化硝二钱、小枳实二钱。血虚者，兼养阴，加鲜金钗三钱、熟地露一两、童便一杯同冲。骨节烦疼，腰如被杖，加黄柏钱半、木通一钱。口秽喷人，加鲜佩兰钱半，野蔷薇露、金汁水各一两冲。里急后重，或下恶垢，或下紫血，似痢非痢，加元明粉四钱、青泻叶一钱、净白蜜一两，煎汤代水。小便混赤短涩，甚则血淋，加滑石四钱、琥珀末四分冲，再以鲜茅根五十支、鲜车前草两株、杜牛膝五钱，煎汤代水。按此十二经泻火之大剂，凡一切温毒热疫，表里俱热，狂躁心烦，口干咽痛，大热干呕，错语不眠，吐血衄血，热甚发斑，头痛如劈，烦乱谵妄，身热肢冷，舌刺唇焦，上呕下泻，六脉沉细而数，即用大剂，沉而数者即用中剂，浮大而数者即用小剂。如斑一出，即加鲜大青叶二钱，少佐升麻四五分，引毒外透，此内外化解，浊降清升之法。得一治一，得十治十。此余师愚《疫症一得》之言也。若六脉细数沉伏，面色青惨，昏愦如迷，四肢逆冷，头汗如雨，其痛如劈，腹内搅肠欲吐不吐，欲泄不泄，男则仰卧，女则覆卧，摇头鼓颔，由热毒深入厥阴，血瘀气闭所致。此为闷疫，毙不终朝，清瘟败毒饮不可轻试。治法宜急刺少商、曲池、委中三穴，以泄营分之毒，灌以瓜霜、紫雪丹八分至一钱，清透伏邪，使其外达。更以新加绛覆汤，加来复丹钱半至二钱，通其阴络，庶可挽回。

升阳散火汤

人参　当归　麦冬　柴胡　白术　芍药　甘草　茯苓　陈皮　黄芩　水煎温服。

梁氏三仙汤

淡黄芩　制川朴　炒枳壳　清水煎服。

四逆散

柴胡五分　炙甘草五分　白芍药钱半　炒枳实八分　水煎

温服。

柴胡桂姜汤

柴胡　生牡蛎各一钱，煅　桂枝　干姜　黄芩　甘草各五分　瓜蒌仁一钱　清水煎服。

甘桔汤

桔梗　生甘草各一钱　水煎温服。邹润安曰：肾家邪热循经而上，肺不任受，遂相争竞，二三日邪热未盛，故可以甘草泻火而愈。若不愈是肺窍不利，气不宣泄也，以桔梗开之，肺窍既通，气遂宣泄，热自透达矣。

第四节　化利之剂

二陈汤

姜半夏二钱　白茯苓钱半　陈皮　甘草　生姜各一钱　水煎温服。

三仁汤

苦杏仁五钱　飞滑石六钱　白通草二钱　白蔻仁二钱　制川朴二钱　竹叶二钱　生米仁六钱　制半夏五钱　甘澜水八碗，煮取三碗，每服一碗，日三服。

四苓散　治中风发热，六七日不解而烦，有表里证，渴欲饮水，水入则吐者。

焦白术　浙茯苓　猪苓　泽泻　为末，以白饮和服。

五苓散　即前方加官桂。

六一散

飞滑石六两　生甘草一两　研末和匀。

平胃散加芒硝汤

茅山苍术五两　制川朴　广皮红各三两二钱　炙甘草二两　芒硝一两　为末，每服三钱，水一盏，姜一片，同煎七分，温服。

导赤散 鲜生地 木通各三钱 甘草梢 淡竹叶各一钱 水煎温服。

黄芩汤

黄芩三钱 炙甘草 白芍药各二两 大枣十二枚 水煎温服。

黄连汤 治太阳伤寒，胸中有热，胃中有邪，腹痛呕吐者。黄连 桂枝 人参 半夏 生甘草 大枣 生姜 水煎温服。

芩连治痢汤

黄芩 黄连 炒枳壳 新会皮 制川朴 油当归 归尾 桃仁泥 麻子仁 水煎温服。

黄芪防风汤 又名理气防风汤

柴胡 升麻 黄芪 防风 陈皮 羌活 甘草 藁本 豆蔻 黄柏 水煎温服。

茵陈蒿汤

茵陈蒿六钱 栀子十四枚 大黄三钱 水一斗，先煮茵陈减六升，入栀子、大黄，煮取三升，去滓，温分三服。小便当利，溺如皂角汁状，色正赤，一宿腹减，病从小便去也。徐洄溪云：先煮茵陈，则大黄从小便出。

附子汤 治少阴病，身体疼，骨节痛，手足冷，脉沉者。淡附子一钱 茯苓 炒白术各三钱 人参 芍药各二钱 水煎温服。

第五节 清凉之剂

三黄汤 《金匮》倍大黄名泻心汤

黄连酒煮 黄芩酒炒 大黄酒浸各等分 麻沸汤二升渍之，须臾绞去汁温服。

本方去大黄，加黄柏等分煎，名金花汤。更加栀子，名栀子金花汤，即黄连解毒汤。为末蜜丸，名金花丸、金花汤蜜丸，名三黄丸。加黄柏等分，滴水丸，名大金花丸。

张石顽云：金花汤止芩、连、柏三味作丸，名三补金花丸，较汤多栀子。作汤名解毒，更加大黄，则名大金花汤。汤丸虽异，功用则同。

黄连解毒汤

黄连　黄芩　黄柏　栀子各一钱　水煎冷服。

平阳清里汤

生石膏研　知母　黄芩　黄连　黄柏　黑犀角　羚羊角　生甘草　清煎温服。

十全甘寒救补汤

鲜生地　黑元参　麦冬　天冬　生玉竹　北沙参　怀山药　粉丹皮　地骨皮　建泽泻　水煎温服。

凉膈散　又名连翘饮子

连翘四两　大黄酒浸　芒硝　生甘草各二两　黄芩　薄荷　栀子各一两　为粗末，每服三五钱，加竹叶七片，水一碗半，煎一碗去渣，入白蜜一匙，微煎温服。与四物各半服，能和营泄热，名双和散，《本事方》加赤芍、干葛治诸热累效。徐洄溪云：此泻中上二焦之火，即调胃承气，加疏风清火之品也。

白虎汤

生石膏八两　知母三两　炙甘草一两　粳米三合　水一斗。煮米熟汤成，去滓一升，日三服。

白虎加人参汤　即前方加人参一两五钱。煮服同前法。

竹叶白虎汤

生石膏　知母　淡竹叶　水煎温服。

三黄白虎汤

黄连一钱　黄芩二钱　生栀子三钱　生石膏八钱　白知母三钱　生甘草八分　粳米三钱　煎服同前法。

三黄石膏汤　一方无知母、元参、甘草，加豆豉、麻黄，治表里大热，脉洪长滑数者。

黄连一钱　黄芩二钱　黄柏一钱　知母钱半　生石膏三钱　生栀子一钱　黑元参二钱　生甘草七分　煎服同前法。

清营汤

犀角尖三钱　鲜生地五钱　黑元参三钱　麦冬三钱　丹参二钱　黄连二钱五分　金银花三钱　连翘三钱，连心　水八杯，煮取三杯，日三服。

黄连犀角汤

黄连　黄芩　焦山栀　川柏　鲜生地　黑犀角　丹皮　赤芍　水煎温补。

犀角地黄汤　治温热入络，舌绛烦热，八九日不解，得此汤立效。

黑犀角磨汁　连翘各三钱　生甘草五分　水煎去滓服。

又方　黑犀角　鲜生地　西赤芍　粉丹皮 水煎冲入。

犀角导赤散

黑犀角　鲜生地　连翘　生甘草　木通　淡竹叶　水煎温服。

清凉至宝饮

薄荷　黑元参　花粉　焦山栀　丹皮　地骨皮等分　细辛钱半　水二三钟，煎七分，稍冷服。

王定 牛黄清心丸

西牛黄　上腰黄　黄连　黄芩　栀子　黑犀角　广郁金　辰砂各一两　珍珠粉五钱　梅冰　麝香各二钱五分　上药各研极细净末，蜜丸每重一钱，金箔为衣，蜡封固。

西黄至宝丹

生黑犀角　生玳瑁[1]　琥珀镜面辰砂研　上腰黄研，各一

---

① 瑁：原作“瑂”，据医理改，同下。

两　西牛黄五钱　梅冰片研　麝香研，各一钱　安息香一两五钱，酒研飞净一两，熬膏，用水安息亦妙　金箔　银箔各五十片，研细为衣　上药先将犀、瑁为细末，入余药研匀，将安息膏重汤煮，凝成后入诸药中，和捣成丸，如梧子大，蜡护。临服剖开，用人参汤化下，三丸至五丸。《本事方》有人参、南星、天竺黄。

局方紫雪丹

飞滑石　生石膏　寒水石各一斤　磁石二斤　黄金三千[①]页一本无黄金　以上并捣碎，用水半斛，煮至二斗，去滓入下药。

羚羊角屑　犀角屑　青木香　沉香各一斤十两　紫丁香七钱　元参　升麻各六两　炙甘草三两　以上各药再入前药汁中，煮取七升半，去滓，入下药。

元明粉三斤五两　淡牙硝一斤五两　二味入前药汁中，微火上煎。柳木篦搅不住，俟有三升半，投入木盆中半日，欲凝，入下药。

辰砂一两　当门香四钱　二味入前药中，搅调令匀，瓷器收藏，药成霜雪而色紫，新汲水调下《鸡峰方》磁石、滑石、硝石只用各十两，丁、沉、木香各五两，升麻六两，朴硝二斤，麝香用三两，六味同。徐洄溪云：邪火毒火，穿经入脏，无药可治，此能消解，其效如神。

叶氏神犀丹　治温热暑疫诸邪，不即解散，耗液伤营，逆传内陷，痉厥昏狂，谵语发斑等证。但看病人舌色干光或紫绛，或干硬，或黑苔，皆以此丹救之。若初病即觉神情昏躁而舌赤口干者，是温暑直入营分。酷暑之时，阴虚之体，及新产妇人，患此最多，急须用此，多可挽回。

黑犀角磨汁　石菖蒲　黄芩各六两　鲜生地二斤　金银花一斤

---

① 三千：集古阁本作“三十”。

捣汁　金汁水　连翘各十两　板蓝根九两　淡豆豉八两　黑元参七两　天花粉　老紫草各四两　各生晒研忌用火炒，以犀角、生地汁、金汁水和捣为丸。切勿加蜜，可将香豆豉煮烂，每重三钱，凉开水化服，日二次，小儿减半。

第六节　温散之剂

理中汤　加附子，名附子理中汤

人参　焦冬术　炙甘草　干姜各三钱　水煎温服。呕者冷服。

枳实理中汤　即理中汤加枳实钱半、茯苓三钱。

四逆汤

淡附子三钱　干姜四钱　炙甘草二钱　水煮温服。呕者冷服。

回阳救急汤

淡附子钱半　淡干姜三钱　炙甘草二钱　西党参三钱　焦白术三钱　浙茯苓三钱　肉桂五分　半夏三钱　五味子五分　新会皮钱半　水煎冷服。

吴茱萸汤　治胃气虚寒，中有寒饮者。

淡吴萸一钱　西党参三钱　生姜三片　大枣三枚　水煎温服。

大建中汤

炙黄芪三钱　全当归三钱　桂心六分　炒白芍三钱　西党参三钱　炙甘草钱半　制半夏三钱　淡附片一钱　姜枣煎。

乌梅丸　此丸又治寒痢。

乌梅肉　细辛　干姜　当归　黄连　附子　川椒　桂枝　人参　黄柏　为末蜜丸。

大顺散

甘草炙钱半　干姜一钱　杏仁三钱　肉桂心六分　水煎温服。

冷香饮子

淡附子　陈皮　草果各一钱　炙甘草钱半　生姜五片　水煎冷服。

王士雄云：此方与大顺散，皆治阴寒冷湿之气客于太少二阴，而为霍乱吐下之方也。多由畏热而浴冷卧风，过啖冰瓜所致，乃暑月之中寒证，非病暑也。

十全辛温救补汤

淡附片一钱　干姜　肉桂心　白豆蔻　木香各一钱　陈皮钱半　川椒　公丁香各六分　半夏三钱　藿香钱半　水煎温服。

第七节　补益之剂

十全甘温救补汤

黄芪　人参　白术　熟地　川芎　归身　鹿茸　白芍炒　茯神　甘草　水煎温服。

参附养荣汤

西潞参　淡附片　焦白术　浙茯苓　炙黄芪　全当归　熟地　炒白芍　五味子　新会皮　远志肉　肉桂心　加姜枣煎。

清燥养荣汤　凡阴枯血燥者，宜此汤。

生地黄　全当归　炒白芍　新会皮　肥知母　天花粉　生甘草　灯心　水煎温服。

按：疫为热病，暴攻之后，余邪未尽，阴血未复，不可遽补，致生异症，宜此方。

蒌贝养荣汤　如痰中带血，加藕节、鲜茅根。

肥知母　天花粉　川贝母　瓜蒌霜　橘红　炒白芍　全当归　苏子　生姜　水煎温服。

十全大补汤

大熟地三钱　炒白芍钱半　全当归钱半　川芎　肉桂各五

分　人参　白术　茯苓　炙甘草　炙黄芪各钱半　水煎温服。

归脾汤

西潞参　炒白术　炙黄芪　全当归　浙茯神　远志肉各一钱　炙甘草　炒枣仁　广木香　龙眼肉各五分　姜一片　枣一枚　煎服。

复脉汤

肉桂　炙甘草各五分　大生地三钱　麦冬　麻子仁各二钱　阿胶一钱　加姜枣煎。

人参三白汤

西潞参二钱　炒白术　浙茯苓　炒白芍　生姜各三钱　大枣三枚　水煎温服。

参胡三白汤　即前方加柴胡三钱。

补中益气汤

清炙芪　陈皮　人参　当归　炒白术各一钱　升麻　柴胡　炙甘草各五分　水煎温服。

清暑益气汤

西党参　清炙芪　炒白术　广皮　神曲　泽泻各五分　苍术　升麻各一钱　麦冬　炙甘草　葛根　当归　黄柏各二分　青皮二分半　五味子九粒　水煎温服。

人参固本汤

治瘟疫虚极热极，循衣撮空，不下必死者。下后神思稍苏，续得肢体振寒，怔忡惊悸，如人将捕之状，四肢厥逆，眩晕昏迷，项背强直。此大虚之兆，将危之候也，此方救之。

按此等症，竟有至十日外，昏迷不醒，四体冰冷，形如死人而心口微动者。以附子理中回阳，渐苏，静养而愈。但不可多用久用耳。服后虚回，即止服。

西党参　生地各二钱　熟地三钱　炒白芍钱半　天冬　麦冬　五味子　知母　炙甘草　陈皮各一钱　水煎微温服。

六味地黄汤

大熟地　炒萸肉　浙茯苓　丹皮　怀山药　建泽泻　水煎温服。

人参八味汤　即六味汤加西党参、附子、肉桂。

生脉散

北沙参三钱　破麦冬二钱　五味子三分　水煎温服。

增液汤

大生地八钱　破麦冬四钱　黑元参六钱　水煎温服。

局方黑锡丹

黑锡　硫黄各三两，同炒结砂，研至无声为度　葫芦巴　沉香　熟附子　桂心各五钱　大茴香　破故纸　肉豆蔻　金铃子去核　木香各一两　上药研末，酒煮面糊为丸，如梧桐子。阴干，以布袋擦令光泽。

第八节　杂治之剂

黑龙丹　又名琥珀黑龙丹。治产难胞衣不下，血迷血晕，不省人事，一切危急恶候垂死者。但灌药得下，无不全活。亦治产后疑难等症。

大熟地　全当归　五灵脂　川芎　良姜各二两切片，入砂锅内，纸筋盐泥固济，火煅过　百草霜一两　硫黄　乳香各二钱　琥珀　花蕊石各一钱　上药共研细末，醋糊为丸，如弹子大。每用一二丸，炭火煅红，投入生姜自然汁中，浸碎，以童便调灌下。

黑神散　一名乌金散，又名玉桂散。治产难及热病胎死腹中，或因跌仆，或从高坠下，或房室惊搐，或临产惊动太早，触犯禁忌，或产时未至经血先下，恶露已尽，致血干胎死，身冷不能出。

熟地焙干　蒲黄　当归　交趾桂　白芍　炮姜去皮　甘草各

一两　小黑豆炒二两　百草霜五钱　上为末，每日二钱，米醋半合许，沸汤六七分，寝起温服。疑似之间，且进佛手散，酒水合煎。二三探之，若未死，子母俱安，若已死，服立便遂下。

[方考]

查《局方》黑神散无百草霜，用童便、酒各半调服二钱；《良方》黑神散，有蒲黄、炮附子半两。《简易方》黑神散，止用百草霜一味。又一方，加乳香、血竭，亦名黑神散；《纲目》用熟地一斤、生姜半斤，同炒干为末，乌梅汤下二钱，为治产后血块痛之黑神散。俱各有证治，录此以别黑神散之方不一，聊备参考。

导痰开关散　治顽痰毒涎上壅，牙关紧闭，用此吹入喉关，能引痰吐出。

土牛膝根汁晒粉五钱　牙皂五钱去皮弦　炒僵蚕三钱　枯矾二钱五分　共研细用。

锡类散　治烂喉时证，及乳蛾牙疳，口舌腐烂。凡属外淫为患，诸药不效者，吹入患处，濒死可活。

象牙屑焙　珍珠各三分　飞青黛六分　梅冰片一分　壁钱二十一个，即泥壁蟢子窠窠[1]　西牛黄　人指甲男病用女甲，女病用男甲，须分别，各五厘　上研极细末，密装磁瓶内，勿使泄气。

玉丹

将明矾如指头大者入罐内，放桴炭火上熔化，以箸试看罐底。无块时，随投火硝如矾一两，下硝三钱为则，硼砂亦每研一两，下硼砂三钱，少顷又投，明矾化尽，又下硝、硼如前法，逐层投完，待罐口铺地如馒头样，方用武火炼至干枯，用净瓦覆罐口。一时取起，将研细牛黄少许，用水五六匙调和，以匙挑滴丹上，将罐仍入火内烘干即取起，连罐覆净地上，以纸衬地

① 窠：疑为衍文。

上，用瓦盖七日，收贮听用。

碧丹 碧丹消痰清热，解毒祛风。

玉丹三分配百草霜半匙研匀，入灯心灰一厘、甘草末三匙、苏薄荷末三分。上药研极细，然后入好冰片六厘，再研匀，入小磁瓶内，勿泄气，此丹宜临用合，不可日多。

金丹 功主消肿出痰，并牙咬舔舌，穿牙疔毒，专用此丹治之。

提净牙硝一钱八分 生蒲黄末四分 共研细，次下僵蚕末一分、牙皂角末一分，研成淡黄色，加梅冰片一分再研。此药可以久留，冰片临用时加更佳。如证重者，本方再加牛黄，喉肿及喉风，倍加僵蚕、牙皂。

盖碧丹消痰清热，解毒祛风，固为良剂，尚属平缓。不如金丹消肿毒，除风热，开喉闭，出痰涎，最为神效。但喉证初起，金丹不宜多用，因其能直透入内，且善走散。初起若多用之，恐轻证不胜药力，反扞格难入也。凡喉症及单双蛾，只用碧丹。其他重证，金碧兼之，须分先后多寡，初起碧丹九、金丹一，吹五管。后碧丹八、金丹二。再吹碧丹七、金丹三。如证重者，碧丹、金丹各半，用至三五次后，痰涎必上涌，然后金丹六、碧丹四，将管直入喉中，重吹一次，随收出管，即吊出痰，竟用金丹八、碧丹二亦可。

珠黄散

珠粉二分 牛黄二分 川贝母六分 辰砂二分 共研极细末。

牛黄散 治重舌、木舌、肿舌，心脾火甚者。

西牛黄 人参 大黄炒 炙甘草各五钱 茯苓七钱五分 全当归 辰砂 麝香各二钱五分 共为末，每服五分，沸汤调服。

卷六终

附　录

舌　图

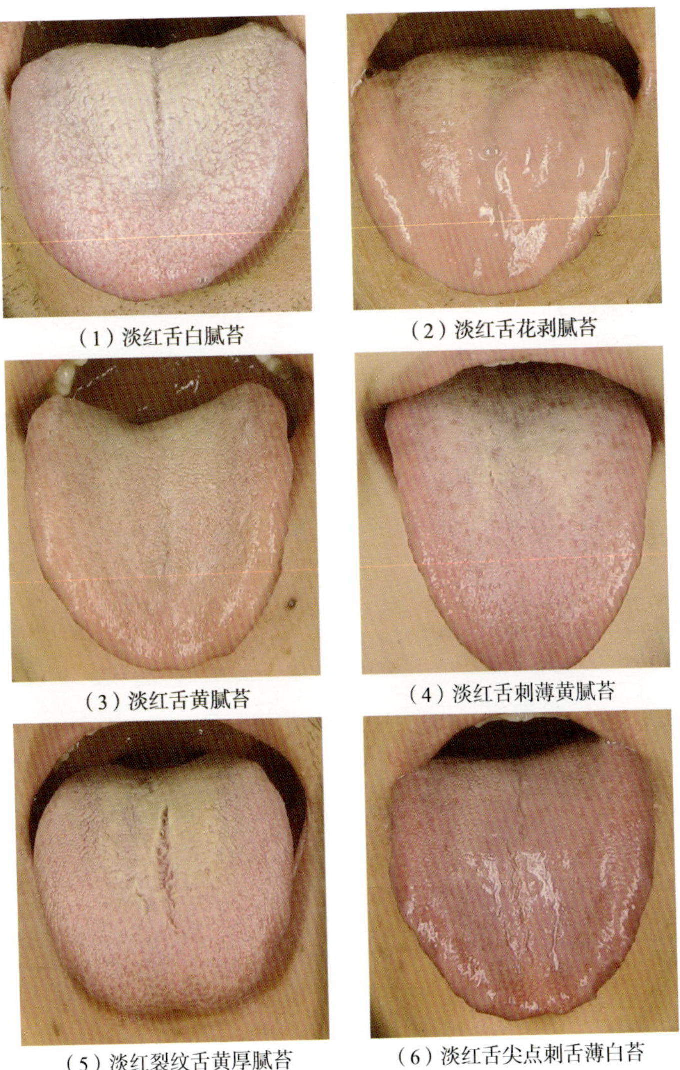

（1）淡红舌白腻苔

（2）淡红舌花剥腻苔

（3）淡红舌黄腻苔

（4）淡红舌刺薄黄腻苔

（5）淡红裂纹舌黄厚腻苔

（6）淡红舌尖点刺舌薄白苔

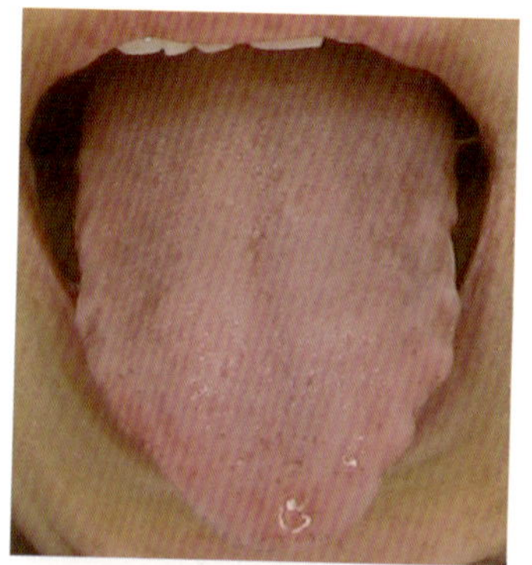
（7）淡红齿痕舌薄白苔

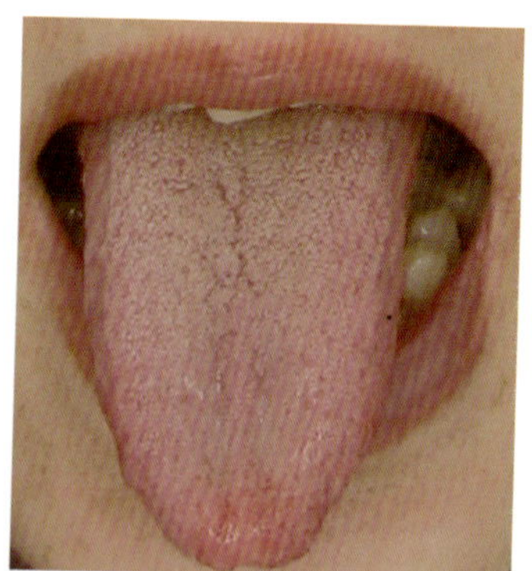
（8）淡红舌尖红舌舌根黄燥苔

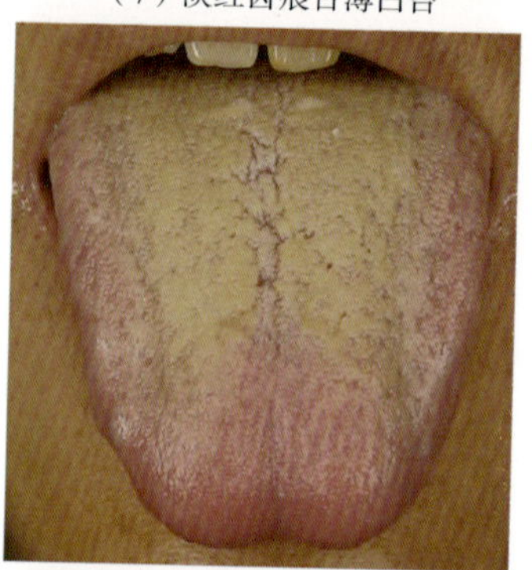
（9）淡红舌黄厚腻苔

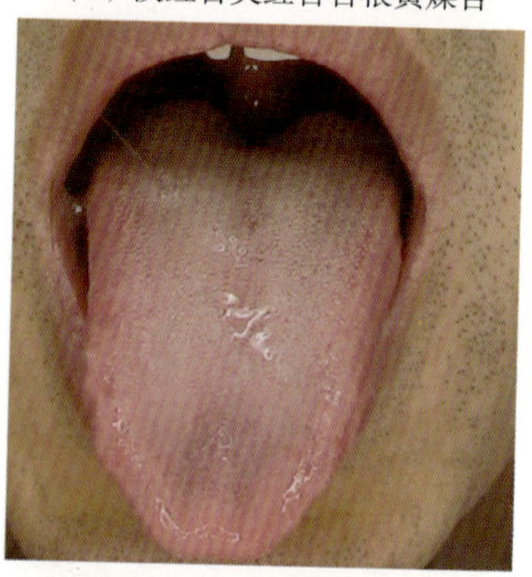
（10）淡红瘦薄舌白滑苔

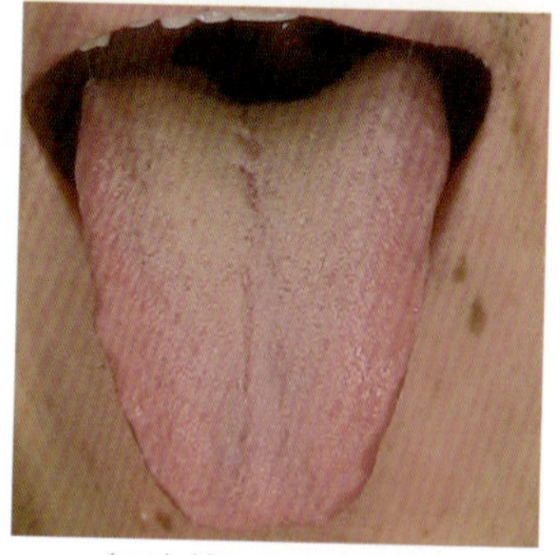
（11）淡红齿痕舌黄腻苔

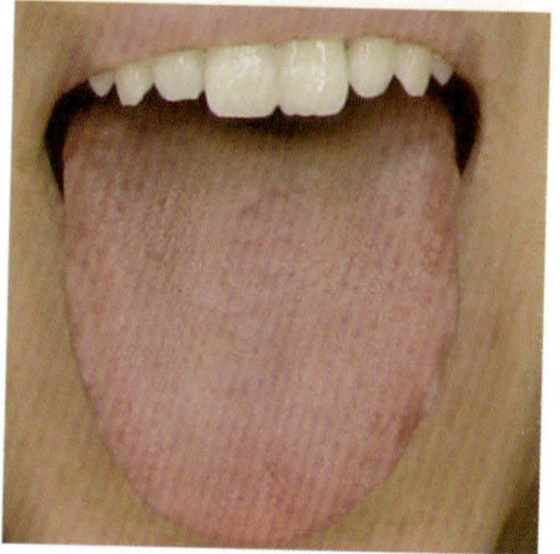
（12）淡红齿痕舌舌根黄腻苔

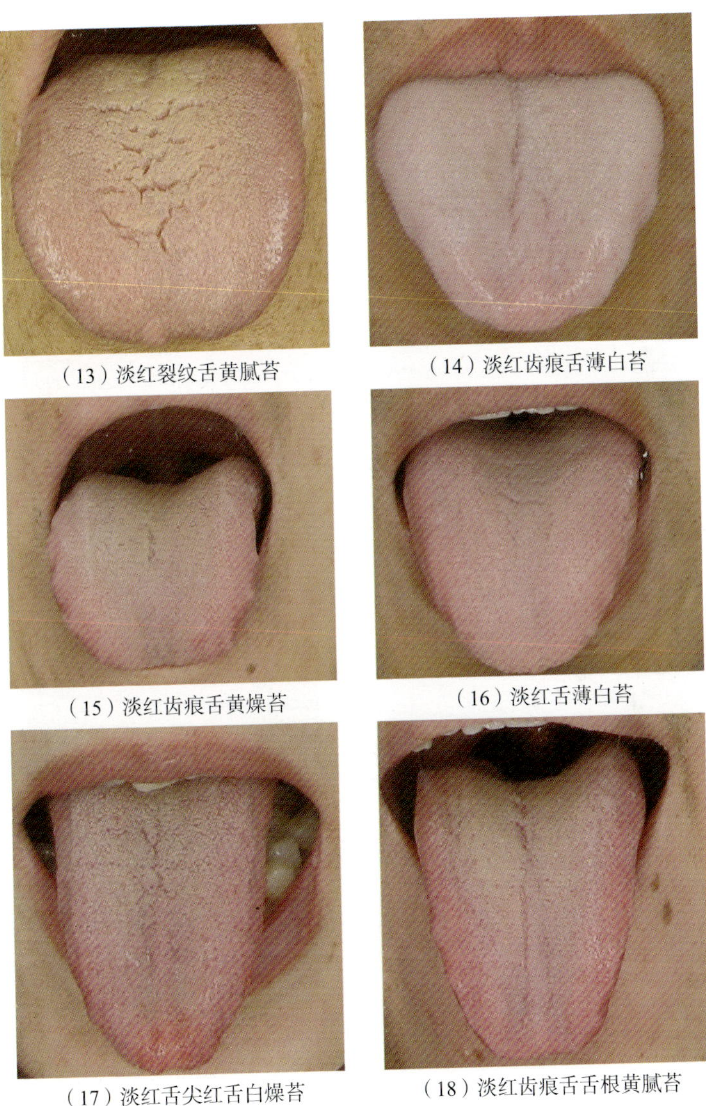

（13）淡红裂纹舌黄腻苔

（14）淡红齿痕舌薄白苔

（15）淡红齿痕舌黄燥苔

（16）淡红舌薄白苔

（17）淡红舌尖红舌白燥苔

（18）淡红齿痕舌舌根黄腻苔

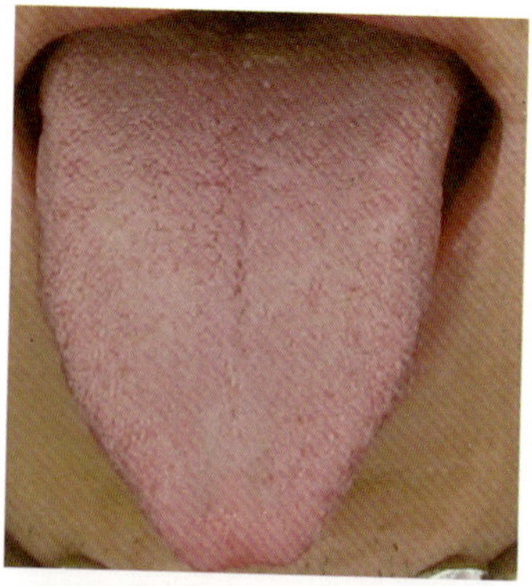

（19）淡红舌白腻苔

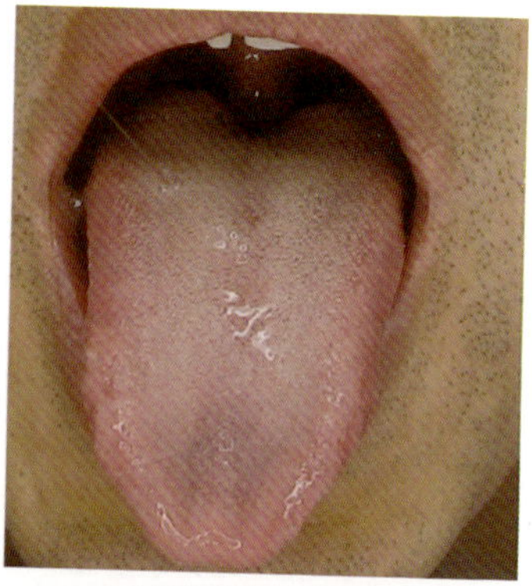

（20）淡红舌腻滑苔

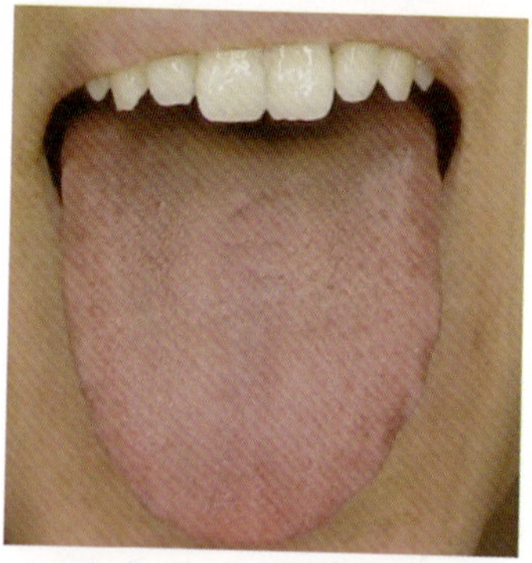

（21）淡红瘦舌舌根黄腻苔

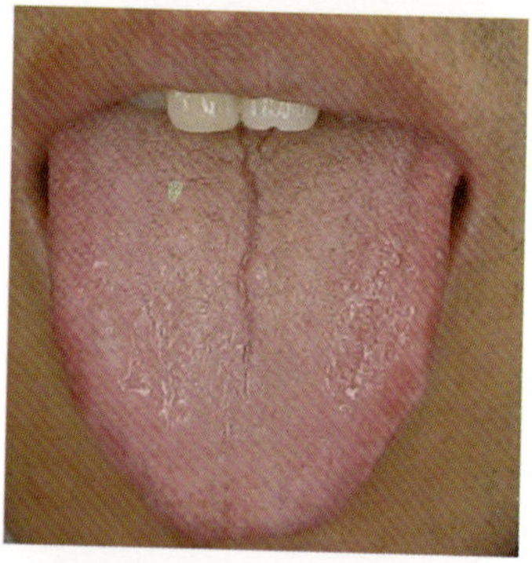

（22）淡红舌白腻苔

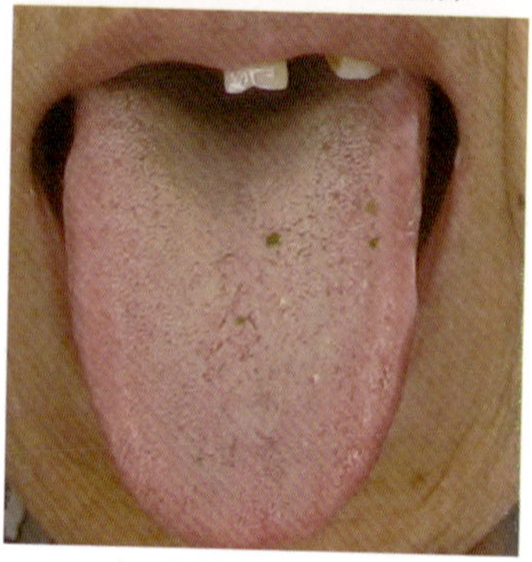

（23）淡红舌微黄燥苔

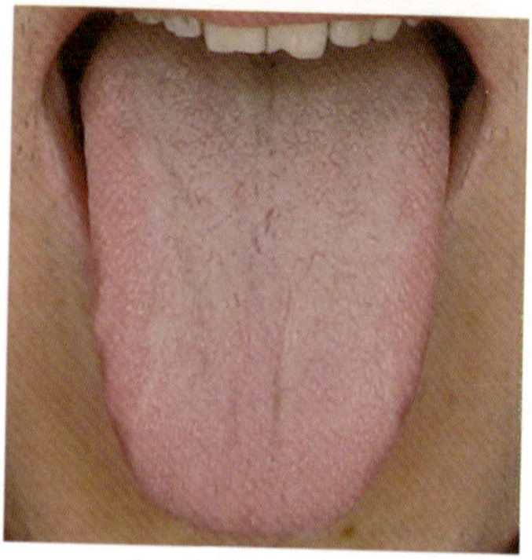

（24）淡红舌白腻苔

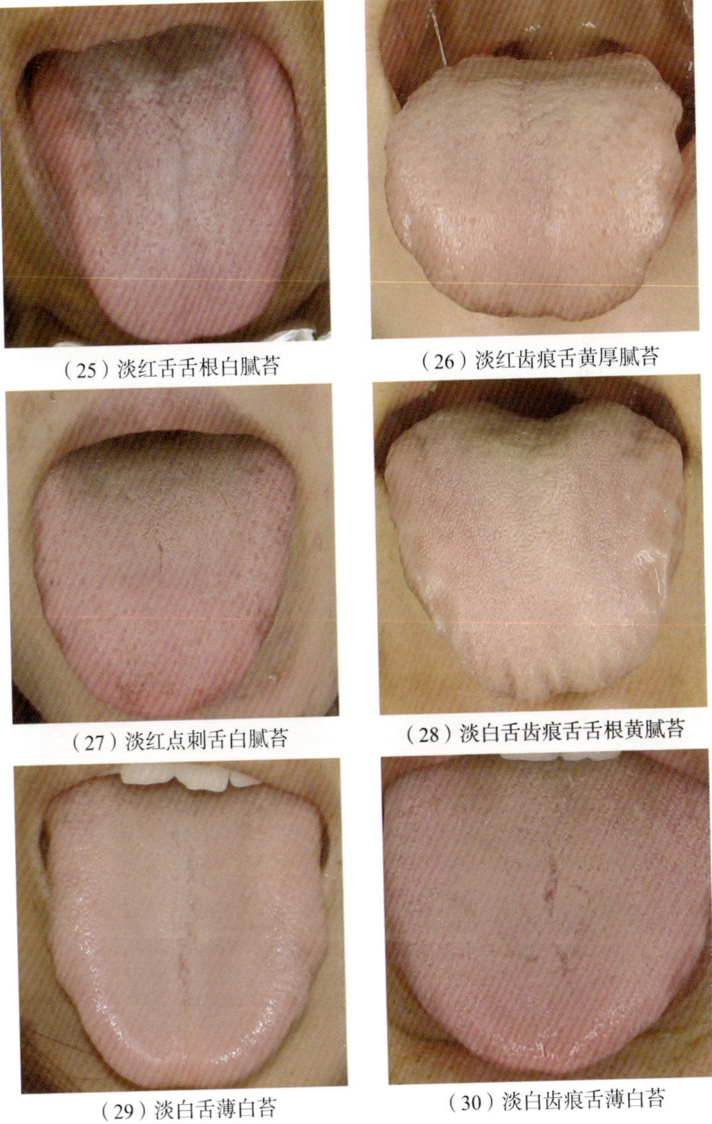

（25）淡红舌舌根白腻苔

（26）淡红齿痕舌黄厚腻苔

（27）淡红点刺舌白腻苔

（28）淡白舌齿痕舌舌根黄腻苔

（29）淡白舌薄白苔

（30）淡白齿痕舌薄白苔

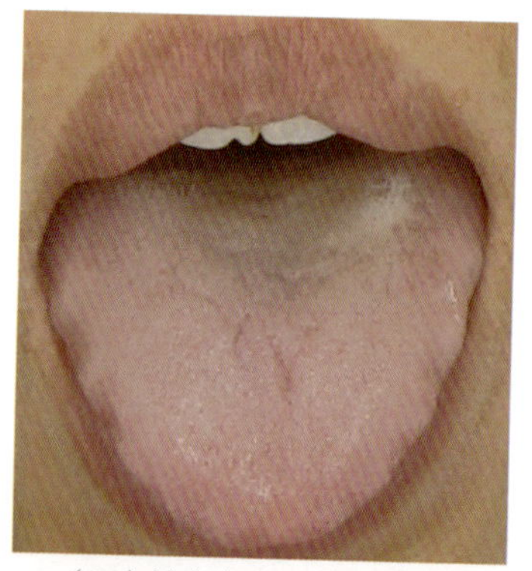
（31）淡白齿痕舌舌根黄腻苔

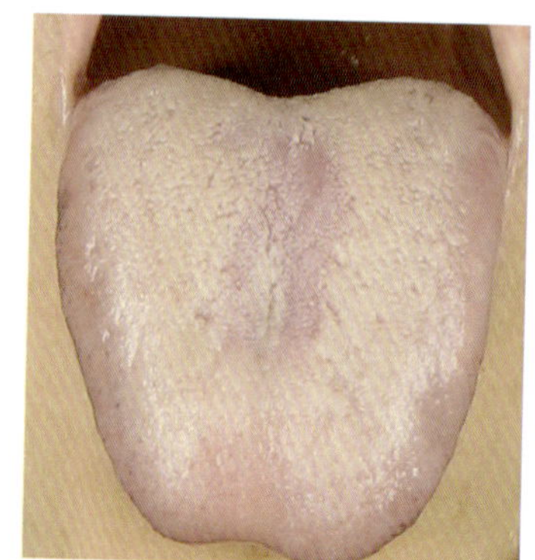
（32）淡紫舌黄厚腻苔

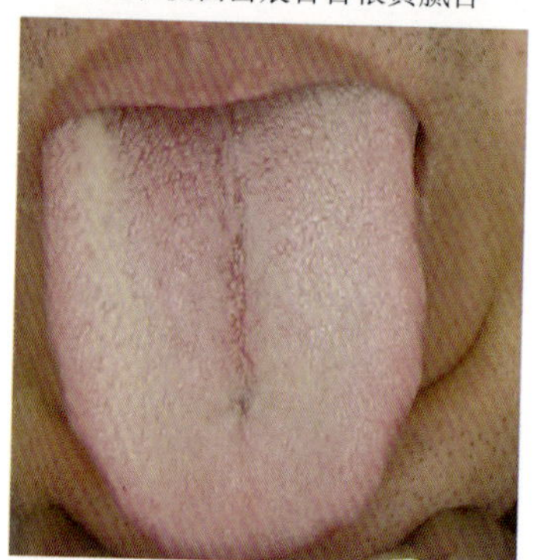
（33）淡紫齿痕舌白腻苔

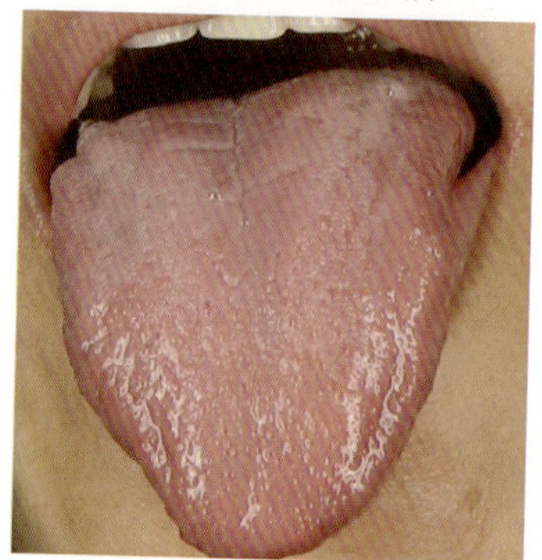
（34）暗红瘦薄舌无苔

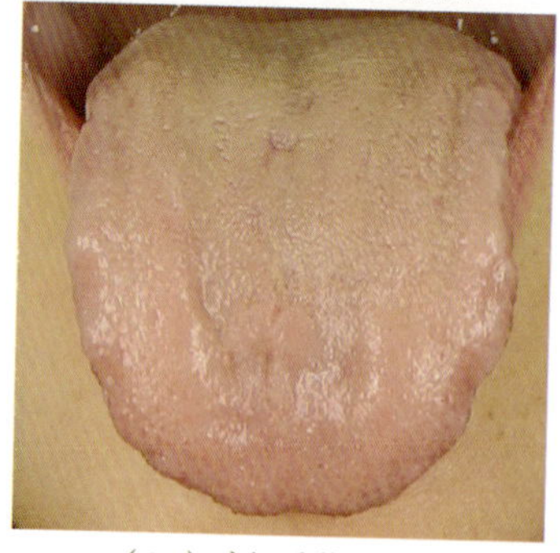
（35）暗红舌黄厚腻苔

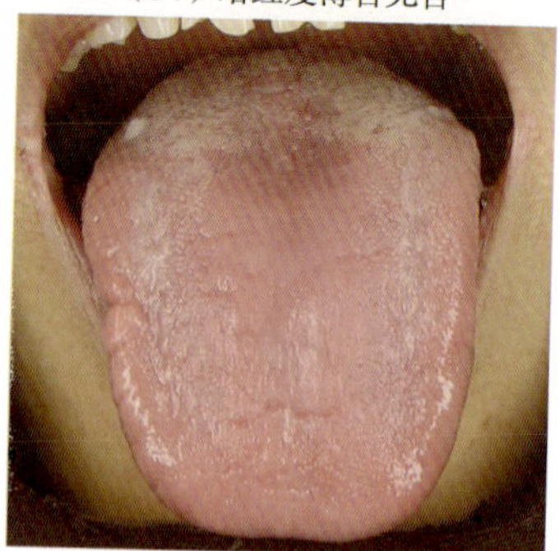
（36）暗红舌剥苔

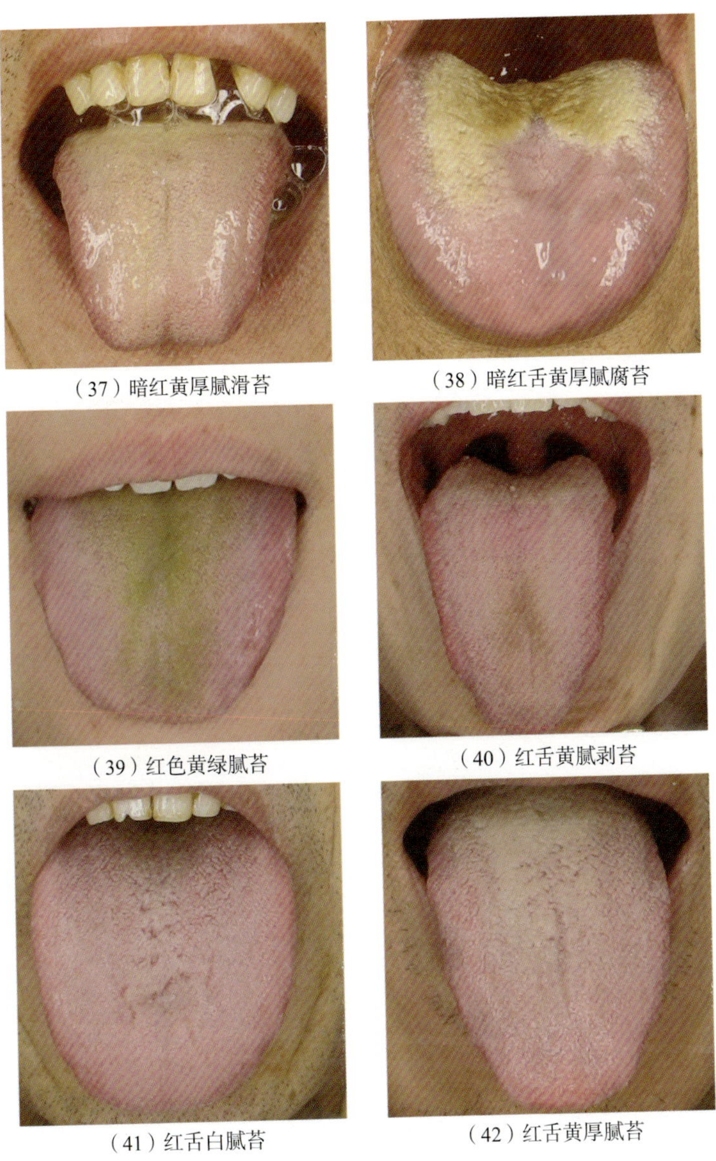

（37）暗红黄厚腻滑苔

（38）暗红舌黄厚腻腐苔

（39）红色黄绿腻苔

（40）红舌黄腻剥苔

（41）红舌白腻苔

（42）红舌黄厚腻苔

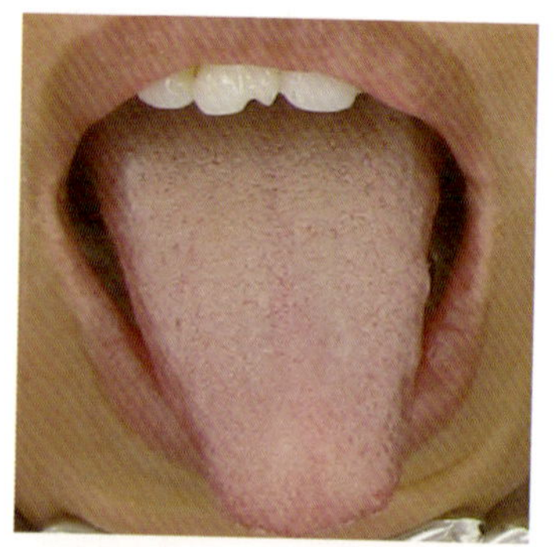

（43）红舌黄腻苔

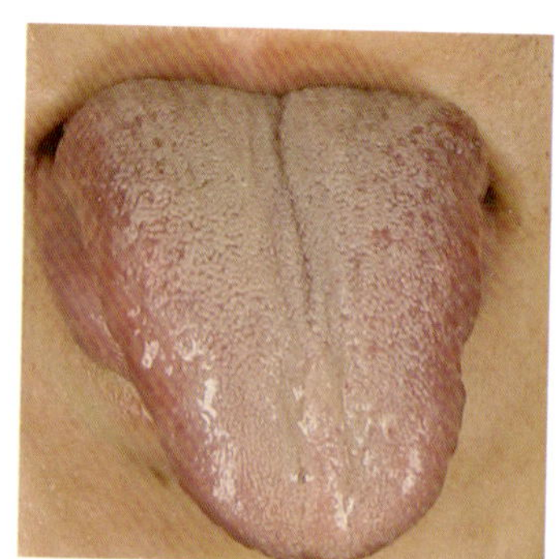

（44）红齿痕舌白腻苔

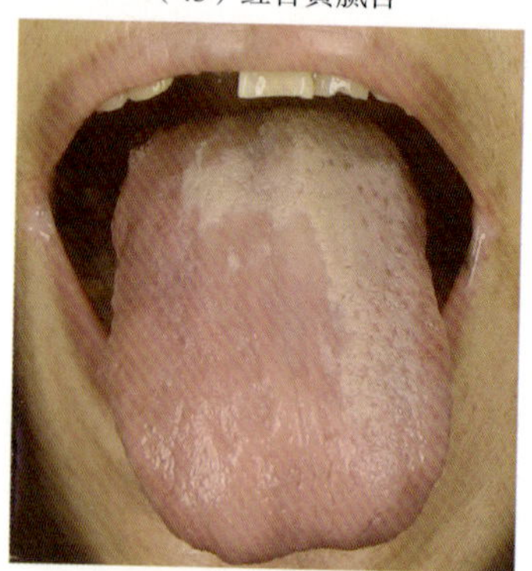

（45）红舌花剥腻苔

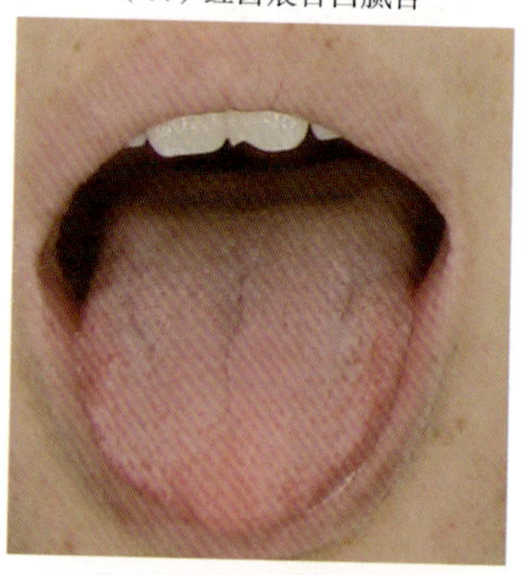

（46）红瘦点刺舌薄白苔

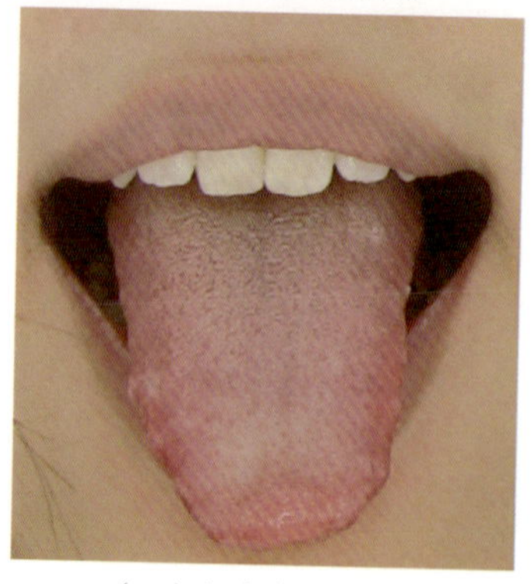

（47）红齿痕舌黄腻苔

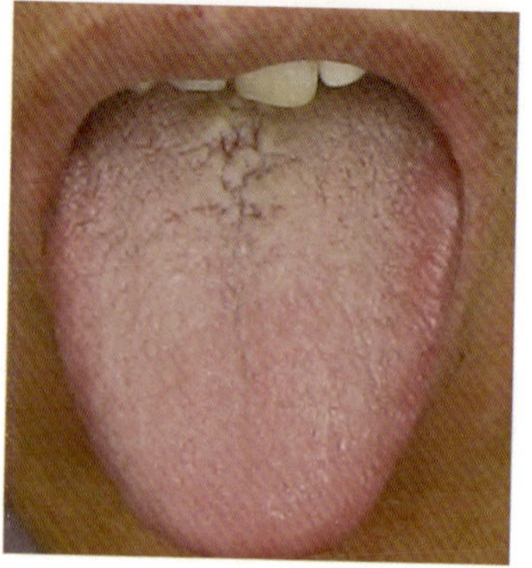

（48）红瘦舌白腐苔